受験生の皆さんへ

　過去の問題に取り組む目的は、(1)出題傾向(2)出題方式(3)難易度(4)合格点を知り、これからの受験勉強に役立てることにあります。出題傾向などがつかめれば目的は達成したことになりますが、それを一歩深く進めるのが、受験対策の極意です。

　せっかく志望校の出題と取り組むのですから、本番に即した受験対策の場に活用すべきです。どうするのか。

　第一は、実際の入試と同じ制限時間を設定して問題に取り組むこと。試験時間が六十分なら六十分以内で挑戦し、時間配分を感覚的に身に付ける訓練です。

　二番目は、きっちりとした正答チェック。正解出来なかった問題は、正解できるまで、徹底的に攻略する心構えが必要です。間違えた場合は、単なるケアレスミスなのか、知識不足が原因のミスなのか、考え方が根本的に間違えていたためのミスなのか、きちんと確認して、必ず正解が書けるようにしておく。

　正答が手元にある過去問題にチャレンジしながら、正解できなかった問題をほったらかしにする受験生もいます。そのような受験生に限って、他の問題集をやっても、間違いを放置したまま、次の問題、次の問題と単に消化することだけに走っているのではないかと思います。過去問題であれ問題集であれ、間違えた問題は、正解できるまで必ず何度も何度も繰り返しチャレンジする。これが必勝の受験勉強法なことをお忘れなく。

入試問題検討委員会

【本書の内容】

1. 本書は過去6年間の問題と解答を収録しています。薬学科(6年制)の試験問題です。

2. 英語・数学・化学の問題と解答を収録しています。尚、大学当局より非公表の問題は掲載していません。

3. 当社の本書解説執筆陣は、現在直接受験生を教育指導している、すぐれた現場の先生方です。

4. 本書は問題と解答用紙の微細な誤りをなくすため、実物の入試問題を各大学より提供を受け、そのまま画像化して印刷しています。

　尚、本書発行にご協力いただきました先生方に、この場を借り、感謝申し上げる次第です。

目　　次

		問題	解答
平成30年度 ［B方式前期・ 後期試験・ C方式掲載］	英　語	1	56
	数　学	11	63
	化　学	15	68
	解答用紙		79
平成29年度 ［B方式前期・ 後期試験・ C方式掲載］	英　語	1	60
	数　学	12	65
	化　学	16	71
	解答用紙		83
平成28年度 ［B方式前期・ 後期試験・ C方式掲載］	英　語	1	58
	数　学	12	64
	化　学	16	70
平成27年度 ［B方式前期・ 後期試験・ C方式掲載］	英　語	1	58
	数　学	12	63
	化　学	16	69
平成26年度 ［B方式前期・ 後期試験・ C方式掲載］	英　語	1	54
	数　学	11	58
	化　学	15	62
平成25年度 ［B方式前期・ 後期試験・ C方式掲載］	英　語	1	52
	数　学	10	56
	化　学	14	59

平成30年度

平成30年度

問　題　と　解　答

英 語

問題

B方式 前期試験

Ⅰ 次の英文を読んで，下の設問（１）〜（１１）に答えなさい。なお，*印の語には，注が付いています。

　　The word 'polymath*' is overused, but Hermann von Helmholtz certainly counts as one.　He did important work in the study of human vision and in physics, and he also invented （　a　） is arguably the first musical synthesiser. That invention came about after von Helmholtz pioneered the analysis of musical sounds into their component harmonic frequencies*.　Through elaborately structured listening experiments, he figured out that what made the characteristic sound of an oboe* different from （　b　） of a flute or a violin was mainly due to the different sets of harmonic tones the instruments generated above the fundamental tone, which is the 'note' played (usually the only tone we consciously hear).　Then, { 　c　　① little　　② more　　③ of　　④ out　　⑤ than　} wood and brass, von Helmholtz constructed a series of tone generators built on tuning forks made to vibrate repeatedly with electromagnets. By playing different sets of forks simultaneously to recreate the harmonics* he had heard in real instruments, he managed to create eerily instrument-like sounds, and even various recognisable vowel-sounds from human speech.

　　One crucial point of his musical researches chimes with what became his more celebrated arguments in the theory of human vision.　When we （　d　） the sound of a violin, he said, we *sense* all the different harmonic tones, because we have dedicated structures within the ear that respond to different frequencies. (This is absolutely true, though the anatomy of his time was slightly off on the details.)　But (あ)it is only when the mind combines all those different harmonics in its internal processing that we recognise the sound and perceive it as the sound of a violin.　Perception, therefore, must (e)itself involve some process of unconscious reasoning.

　　And what was true of hearing was true of vision, as von Helmholtz argued in his great *Treatise on Physiological Optics*.　What the human eye *senses* are merely gradations of colour and light.　In order to understand (い)all this data, the mind must be working behind the scenes, pulling the available information together and drawing sensory inferences or 'unconscious conclusions' from it, so that it seems to us as though we perceive a table or a pint of beer. Then (f). And it is not merely a straightforward process of nerve excitation. The world must somehow be rationally reconstructed in our heads from ambiguous hints out there. Logical reasoning, then, if only unconscious, is a fundamental part of perception.

(g)This idea was very controversial in the late nineteenth century, when many investigators assumed human perception (h) be reduced to a merely mechanical process. Only in the last few decades of the twentieth century, indeed, was von Helmholtz seen to have been way ahead of his time, as the new discipline of cognitive psychology took his ideas and ran with them. These days, the Cambridge neuroscientist Paul Fletcher says, von Helmholtz is widely referenced in (i)papers and lectures about cutting-edge models of how the mind works. And his insight also gives us a clue as to what might be happening when the modern mind seems to go wrong.

(出典 : *Rethink: The Surprising History of New Ideas*, by Steven Poole. 一部変更)

(注) polymath: 博識家   frequencies: 周波数
oboe: オーボエ（木管楽器の一種）   harmonics: ハーモニクス，倍音

（１）　下線部(あ)を日本語に訳し，解答用紙に書きなさい。

（２）　下線部(い)の all this data とはどのような情報を指すか，本文に即してその内容を１５字以内の日本語で表し，解答用紙に書きなさい。

（３）　空所(a)に入れるのに最も適切なものを，次の①〜④から一つ選び，マークカードの解答欄 　1　 にマークしなさい。
　　① that　　　　② this　　　　③ what　　　　④ which

（4） 空所(**b**)に入れるのに最も適切なものを，次の①～④から一つ選び，マークカードの解答欄 <u>2</u> にマークしなさい。

① it　　　　② its　　　　③ that　　　　④ this

（5） { **c** }内の語を並べ替え，意味の通る英文を作りなさい。並べ替えたものの中で2番目と4番目に来る語の番号を，それぞれ次のようにマークカードにマークしなさい。

2番目 → マークカードの解答欄 <u>3</u>

4番目 → マークカードの解答欄 <u>4</u>

（6） 空所(**d**)に入れるのに最も適切なものを，次の①～④から一つ選び，マークカードの解答欄 <u>5</u> にマークしなさい。

① ask　　　　② hear　　　　③ listen　　　　④ obey

（7） 下線部(e)と同じ用法の itself を含む文を，次の①～④から一つ選び，マークカードの解答欄 <u>6</u> にマークしなさい。

① One cat doesn't seem itself today.

② The cat lay on the sofa, washing itself.

③ She meant more to him than life itself.

④ The government found itself confronted by massive opposition.

（8） 空所(**f**)に入れるのに最も適切なものを，次の①～④から一つ選び，マークカードの解答欄 <u>7</u> にマークしなさい。

① when you see something, you are imaging what is really there in order for you to have that experience

② the way we see objects in our everyday world is not as though we're looking through a transparent window

③ something like seeing a vision when there's nothing there cannot be a product of the way the brain has to work anyway

④ what I am doing when I 'see a table' is not anything like guessing that a table would produce the same sort of pattern of coloured light I'm seeing

（９）下線部(g)の This idea が指す内容を最もよく表しているものを，次の①〜④から一つ選び，マークカードの解答欄 8 にマークしなさい。

① 何かを見たり聴いたりするとき，脳内での無意識の推論によって外界のどうとでも解釈できるヒントから情報を再構築しているという考え

② 何かを見たり聴いたりするとき，脳内での計算は明解であり，視覚や聴覚によって得た外界の情報をそっくりそのまま再現しているという考え

③ 何かを頭の中でいろいろ想像するとき，視覚や聴覚によって得られた外界の情報をどう解釈していいか分からず，まったくあてにしていないという考え

④ 何かを頭の中でいろいろ想像するとき，視覚や聴覚によって得られた実際の具体的な外界の情報とはまったく異なるイメージを再現しているという考え

（１０）空所(h)に入れるのに最も適切なものを，次の①〜④から一つ選び，マークカードの解答欄 9 にマークしなさい。

① as to   ② could   ③ has to   ④ may

（１１）下線部(i)と最も近い意味の paper を含む文を，次の①〜④から一つ選び，マークカードの解答欄 10 にマークしなさい。

① She works as a junior reporter on a local paper.

② She wrote her name and address on a slip of paper.

③ This journal is available in paper and electronic form.

④ She was invited to give a paper on the results of her research.

II 次のじゃんけんに関する英文を読んで，下の設問（１）〜（４）に答えなさい。なお，＊印の語には，注が付いています。

When important decisions are on the line, one cannot simply rely upon basic strategy to win. One must break out the advanced strategies of Rock, Paper and Scissors* (RPS) to stay one step ahead of the opponent. (ア)<u>While</u> there are enough strategies in use around the world to fill a thousand books, we shall focus （ **a** ） several of the most common defensive and offensive strategies.

<u>DEFENSIVE STRATEGIES</u>
"Spring Loading" (Difficulty: ☆)

Keeping a pair of spring-loaded Scissors handy is a (イ)<u>must</u> for any serious player. Spring loading involves applying pressure against the thumb with the index and middle (or "Scissor fingers") during the approach. This allows for a quicker release of Scissors, thus catching the opponent completely （ **b** ） guard. Holding Scissors under camouflage until the last possible moment has many defensive (ウ)<u>benefits</u>; however, excessive use of spring loading will result in a visible (エ)<u>tell</u> that can make Scissors easy prey for the watchful player's Rock.

"Pattern Shattering" (Difficulty: ☆☆☆☆)

Humans are unable to （ **c** ） their throws truly random. The advanced player will take advantage of this fact and (オ)<u>attempt</u> to identify and avoid his own natural patterns of throws. One common pattern is known as Escher's Staircase, in （ **d** ） one plays the throw that beats the throw he delivered previously, i.e., Rock followed by Paper, followed by Scissors, followed by Rock, and so on. Another is the tendency for beginners to repeat a throw when faced with a stalemate*. Discover personal (カ)<u>patterns</u> and keep a list of gambits handy to shake things up when faced with the nagging suspicion that you are becoming predictable.

"Throw Counting" (Difficulty: ☆☆☆☆☆)

Throw counting is the act of keeping mental (キ)<u>records</u> during the game of all the opponent's throws in order to spot short-term patterns.　The key here is accuracy under pressure.　It can be difficult to keep one's mind on the game while simultaneously making mental notes, which is why this strategy does not fall into the basic category.

<u>OFFENSIVE STRATEGIES</u>
"Broadcasting False Tells" (Difficulty: ☆☆☆)

　　The essence of this strategy is the purposeful projecting of false muscle, stance, and eye cues to misdirect an (ぅ)<u>opponent</u>.　This strategy should be used only against expert players, since it is ineffectual against players who are not sophisticated enough to watch for tells.　Make sure not to wear gloves or sunglasses; (ぇ)<u>otherwise</u>, the effect is greatly reduced.

"Shadowing" (Difficulty: ☆☆☆☆☆)

　　Shadowing is related to broadcasting false tells.　It involves indicating one throw prior to (　e　) another at the last possible moment.　This is extremely difficult and requires great care in execution.　Referees generally take a dim view of shadowing, and, should (　f　) be any ambiguity about the throw, a player is likely to lose the point.　An advanced method of shadowing involves twitching fingers slightly during the prime.　A hand-watching opponent may believe this to foreshadow a throw of Scissors or Paper.　This has the potential to confuse or (　g　) most opponents and will likely befuddle* a hand watcher completely.

　　While not all of the strategies will be effective in the blundering hands of the neophyte*, familiarity with them is crucial for playing above the level of the recreational player.

（出典：*The Official Rock Paper Scissors Strategy Guide*, by Douglas and Graham Walker.　一部変更）

（注）　Rock, Paper and Scissors: グー, パー, チョキ（いわゆるじゃんけんのこと）
　　　　stalemate: こう着状態（いわゆるあいこのこと）　　befuddle: 困惑させる
　　　　neophyte: 初心者

（1）下線部(ア)～(オ)の意味に最も近いものを，それぞれ次の①～④から一つ選び，
マークカードの解答欄 **11** ～ **15** にマークしなさい。

(ア) While **11**

① although ② because ③ during ④ when

(イ) must **12**

① extra ② obligation

③ requisite ④ responsibility

(ウ) benefits **13**

① advantages ② bothers

③ constraints ④ obstacles

(エ) tell **14**

① answer ② clue ③ solution ④ story

(オ) attempt **15**

① assure ② forget ③ inspire ④ try

（2）空所（ **a** ）～（ **g** ）に入れるのに最も適切なものを，それぞれ次の①～④
から一つ選び，マークカードの解答欄 **16** ～ **22** にマークしなさ
い。

(a) **16** ① about ② into

③ on ④ the

(b) **17** ① off ② on ③ out ④ over

(c) **18** ① bring ② give ③ have ④ make

(d) **19** ① contrast ② reality

③ what ④ which

(e) **20** ① throw ② throwing

③ thrown ④ to throw

(f) **21** ① it ② may ③ not ④ there

(g) **22** ① distract ② leave

③ neglect ④ relieve

（3）　下線部(あ)～(う)と第一アクセントの母音が同じであるものを，それぞれ次
の①～⑧から一つ選び，マークカードの解答欄　23　～　25　にマー
クしなさい。

① category　　② definition　　③ foreigner　　④ grateful
⑤ loneliness　　⑥ many　　⑦ royalty　　⑧ stomach

(あ)　patterns　→　マークカードの解答欄　23
(い)　records　→　マークカードの解答欄　24
(う)　opponent　→　マークカードの解答欄　25

（4）　下線部(え)の otherwise とはどういうことか。その内容を最もよく表してい
るものを，次の①～④から一つ選び，マークカードの解答欄　26　にマー
クしなさい。

① サングラスも手袋も逆さに装着していたら，
② サングラスと手袋をどちらも装着していたら，
③ サングラスや手袋をどちらか一方でも装着したら，
④ サングラスと手袋のどちらとも装着しなかったら，

III 次の日本文と英文の意味が同じになるように，空所（　1　），（　2　）を補いなさい。解答用紙には空所に当てはまる部分のみ書きなさい。

　　私の願いは，その子供たちが絶え間なく努力することで夢をかなえることだ。

　　My hope is (　　　　　　　　1　　　　　　　　) their dreams by
(　　　　　2　　　　　).

IV 次の英文を読み，空所（１）～（５）に入れるのに最も適切な動詞を下の
｛　　　　　｝内から選び，必要があれば語形を変えて解答用紙に書きなさい。
なお，一つの語を複数回使ってはいけません。

　　　The word *emoji* is an English adaptation of Japanese 絵文字—the *e* of
emoji means "picture" and the *moji* （　1　） for "letter, character." So, the
definition of *emoji* is, simply, a "picture-word"—a rather accurate
characterization of what an emoji （　2　）. The word itself can be （　3　） as both
singular and plural in English, although it is now also commonly pluralized
(*emojis*). The first emoji symbols, as different from emoticons, were created
around 1998 by a Japanese telecommunications worker （　4　） Shigetaka Kurita,
who was (purportedly) an avid reader of manga comics, adapting the visually
（　5　） manga style to replace the more graphic emoticon style.

(出典：*The Semiotics of Emoji*, by Marcel Danesi. 一部変更)

　　　｛　appeal　　　be　　　name　　　stand　　　use　｝

数　学

問題

30年度

B方式 前期試験

Ⅰ　次の　　　　にあてはまる答を解答欄に記入しなさい。

(1) x の関数 $f(x) = \int_0^2 |t^2 - x^2| dt$ の $0 \leqq x \leqq 2$ における最大値は　(a)　，最小値は　(b)　である。

(2) 5人の生徒に英語の試験を実施したところ，5人の得点は 58, 65, 72, x, 76（点）であった。この5人の得点の平均が 71（点）のとき $x =$　(c)　であり，5人の得点の分散は　(d)　である。

(3) 方程式 $2x + 3y = 40$ の解 (x, y) で x と y がともに自然数であるものは　(e)　個ある。

(4) 三角形 OAB において，辺 OA を $1:2$ に内分する点を C，辺 OB を $3:4$ に内分する点を D とし，線分 AD と BC の交点を P，直線 OP と辺 AB との交点を Q とする。このとき $\dfrac{\text{AP}}{\text{PD}} =$　(f)　であり，$\dfrac{\text{OP}}{\text{PQ}} =$　(g)　である。

II 次の ☐ にあてはまる答を解答欄に記入しなさい。

自然数 n の正の約数の個数を $\phi(n)$，約数の総和を $S(n)$，約数それぞれの逆数の総和を $T(n)$ とする。例えば，$n = 12$ の場合，12 の正の約数は $1, 2, 3, 4, 6, 12$ だから

$$\phi(12) = 6, \quad S(12) = 1 + 2 + 3 + 4 + 6 + 12 = 28, \quad T(12) = \frac{1}{1} + \frac{1}{2} + \frac{1}{3} + \frac{1}{4} + \frac{1}{6} + \frac{1}{12} = \frac{7}{3}$$

である。

(1) $\phi(360) = $ ☐(a) ，$S(360) = $ ☐(b) ，$T(360) = $ ☐(c) である。

(2) 任意の n に対して $\dfrac{S(n)}{T(n)} = $ ☐(d) が成り立つ。

(3) 自然数 m と素数 p により $n = 2^m \cdot p$ と表されており，$T(n) = 2$ が成立していると仮定する。このとき，m を用いて $\phi(n)$ と p を表すとそれぞれ

$\phi(n) = $ ☐(e) と $p = $ ☐(f) となる。

III 次の ☐ にあてはまる答を解答欄に記入しなさい。

放物線 $y = x^2$ 上に異なる 2 点 A$(2a, 4a^2)$, B$(2b, 4b^2)$ がある。ただし，$a > b$ とする。点 A における接線の方程式は ☐(a) であり，点 A と点 B のそれぞれの点における接線の交点を C とすると，点 C の座標は ☐(b) である。また，三角形 ABC の面積は ☐(c) となる。

次に，点 A と点 B のそれぞれの点における接線が，互いに直交する場合を考える。点 A と点 B が放物線上を動くとき，これらの接線の交点 C の軌跡の方程式は ☐(d) となり，三角形 ABC の面積は $a =$ ☐(e) で最小値 ☐(f) をとる。

IV 次の ☐ にあてはまる答を解答欄に記入しなさい。

座標空間内に点 $A\left(-\dfrac{5}{2}, \dfrac{\sqrt{3}}{2}, 0\right)$ と $B(0, -2\sqrt{3}, 0)$ がある。x 軸上に中心があり，A と B を通る球面を S とすると，S の中心の座標は ☐ (a) であり，半径は ☐ (b) である。また，点 A を通り x 軸に垂直な平面を α とする。球面 S と平面 α の交わりの円を C とすると，C の中心の座標は ☐ (c) ，半径は ☐ (d) である。

点 P が円 C 上を x 軸の正の方向から見て反時計回りに 1 周 30 秒の速さで回転する。ただし，時刻 0 のとき A にいるものとする。また，点 Q は時刻 0 のとき B におり，yz 平面と球面 S との交わりの円上を x 軸の正の方向から見て反時計回りに 1 周 120 秒の速さで回転する。最初に線分 PQ の長さが最小になる点 P の座標は ☐ (e) ，点 Q の座標は ☐ (f) である。

化　学

問題

30年度

B方式 前期試験

I　次の記述を読み，下記の問いに答えよ。

　　天然に存在する炭素原子には，質量数が異なる ^{12}C, ^{13}C および ^{14}C がある。これらの炭素原子は互いに　ア　であり，原子核中の　イ　の数は　ウ　個で同じであるが，　エ　の数が違うため質量数が異なる。　ア　の中には，原子核が不安定で放射線と呼ばれる粒子や電磁波を放出して他の原子に変わるものがあり，このような変化を壊変という。たとえば ^{14}C は　エ　が電子を放出して陽子になるため，質量数は変化しないが原子番号が1だけ　オ　い<u>原子</u>に壊変する。植物が枯れると ^{14}C の吸収は途絶えるが壊変だけは進むため，^{14}C が一定の割合で減り続ける。この原理を利用することで，遺物の年代測定が可能になる。

問1　ア　～　オ　に適当な語句または数字を記せ。

問2　下線部の**原子**を原子番号と質量数を含めて例にならって記せ。
　　　例：$^{2}_{1}H$

問3　ある遺跡から発見された木材中の ^{14}C の割合を調べると，天然に含まれる量の 87.50% が壊変していた。^{14}C の半減期を 5730 年とすると，この木材が切り出されたのは何年前であると推測されるか。

問4　炭素原子 1000 個中には，^{13}C が 11 個の割合で存在している。^{14}C はごく微量で無視できるものとするとき，炭素の原子量を小数第 3 位まで求めよ。ただし，^{12}C, ^{13}C の相対質量はそれぞれ 12, 13 として計算してよい。

II 下図は，ある化合物 0.10 mol に圧力 1.0×10^5 Pa の下で 1 時間あたり 5.0 kJ の熱を加え，固体から気体になるまで変化させたときの加熱時間と化合物の温度の関係を示している。以下の問いに答えよ。

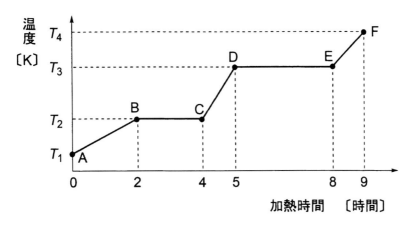

問 1 この物質の融点と沸点を示せ。

問 2 「固体と液体がともに存在する領域」及び「液体と気体がともに存在する領域」を例にならって示せ。
　　　　例：領域 GH 間

問 3 この物質 1 mol あたりの融解熱〔kJ/mol〕と蒸発熱〔kJ/mol〕を求めよ。

問 4 この物質では，固体と液体でどちらが大きな比熱（物質 1 g の温度を 1 K 上げるのに必要な熱量）をもつか。ただし，物質の質量 m〔g〕，比熱 c〔J/(g・K)〕，温度変化 Δt〔K〕，及び熱量 Q〔J〕の間には $Q=mc\Delta t$ という関係が成り立つ。

問 5 領域 BC 間や DE 間では，加熱しているのに温度の上昇がない。領域 BC 間を例に理由を簡潔に説明せよ。

III 次の記述を読み，以下の問いに答えよ。

塩素のオキソ酸には次亜塩素酸などがあり，次表のようにまとめることができる。

オキソ酸	分子式（Cl の酸化数）
次亜塩素酸	a
亜塩素酸	b
塩素酸	c
過塩素酸	d

これらのオキソ酸のうち，最も酸性の強い ア 以外は水溶液中にのみ存在し単独では取り出せないが，塩にすれば取り出すことができる。例えば，塩素水中に存在する次亜塩素酸は取り出せないが，i) 水酸化ナトリウム水溶液に塩素を通じると，ナトリウム塩である次亜塩素酸ナトリウムを得ることができる。

ii) 消石灰（水酸化カルシウム）に塩素を吸収させると，次亜塩素酸カルシウムと塩化カルシウムとの複塩を生じる。この複塩を主成分とするものをさらし粉とよぶ。また，さらし粉から塩化カルシウムを除いたものを イ とよび，殺菌・消毒剤や漂白剤に広く用いられ，プールの消毒剤などにも広く用いられる。

塩素酸カリウム 1.0 mol に酸化マンガン(IV)を加えて加熱すると最大で塩化カリウム ウ mol と酸素 エ mol を生じる。この分解過程のエネルギー変化の概略は図のように表される。図から，この分解反応は オ 熱反応で，その反応熱の大きさは カ である。また，正反応の活性化エネルギーの大きさは キ となる。この分解反応に酸化マンガン(IV)は ク として働くので，これを加えないと【ケ：E_1, E_2, E_3】の値が大きくなる。この反応の反応速度が温度を 10℃上げる毎に2倍になるものとすると，温度を 50℃上昇させると反応速度はもとの温度のときの コ 倍になる。

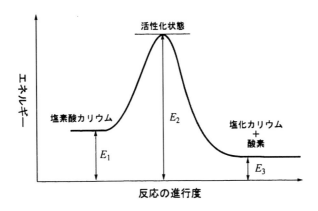

問1　例にならってa～dに記入し，表を完成せよ。

例

オキソ酸	分子式（Nの酸化数）
硝酸	HNO₃　（+5）
亜硝酸	HNO₂　（+3）

問2　下線部 i)，ii) を化学反応式で示せ。

問3　　ア　～　コ　に適当な語句，式，数値を入れよ。ただし，【ケ】は E_1, E_2, E_3 のいずれかを選べ。

IV 金属 **A**〜**F** は次の 6 種類の物質のうちのいずれかである。記述 **ア**〜**カ** を読み，下記の問いに答えよ。

アルミニウム カルシウム 銅 亜鉛 銀 金

ア **A**〜**D** は銀白色または灰白色だが，**E** と **F** は特有の色をもつ。

イ **C** は常温の水と反応し，水素が発生する。**A** と **B** は常温の水とほとんど反応しないが，高温の水蒸気と反応して水素が発生する。**D**〜**F** は高温の水蒸気ともほとんど反応しない。

ウ **A**〜**C** は希塩酸と反応し，水素を発生させながら溶解する。

エ **D** と **F** は希塩酸に溶解しないが，希硝酸に溶解する。

オ **E** は希塩酸や希硝酸には溶解しないが，王水には溶解する。

カ **B** は希硝酸に溶解するが，濃硝酸には溶解しない。

問 1 金属 **A**〜**F** に該当するものを元素記号で答えよ。

問 2 **F** と希硝酸の反応式を記せ。

問 3 記述 **カ** のようになる理由を 20 字以内で記せ。

V 次の記述**ア〜カ**を読み，下記の問いに答えよ。ただし，原子量は H＝1.0，C＝12.0，O＝16.0，Br＝80.0 とし，構造式は例にならって記せ。

例：

$$H_3C-CH=CH-CH(OH)-CH(CH_3)-C(=O)-C_6H_5$$

ア 炭素，水素，酸素のみからなるエステル**A**（分子量 350 以下）がある。**A**を加水分解したところ，ジカルボン酸**B**および 2 種類の中性化合物（**C**と**D**）が得られた。

イ **B**（分子式 $C_5H_6O_4$）は環をもたず，臭素を反応させると分子量が 160 増加した不斉炭素原子 1 個をもつ化合物が得られた。

ウ 白金触媒存在下で**B**に水素を付加させると，不斉炭素原子を 1 個もつ化合物が得られた。

エ **C**（分子式 $C_4H_8O_2$）は不斉炭素原子 1 個をもち，アンモニア性硝酸銀水溶液を反応させると銀が析出した。また，**C**にヨウ素と水酸化ナトリウム水溶液を作用させると黄色沈殿が生じた。

オ **D**はベンゼン環をもち，その 61 mg を完全に燃焼させると，二酸化炭素 176 mg と水 45 mg が生成した。

カ **D**を酸化すると，化合物**E**が得られた。**E**を加熱すると脱水反応が起こり，化合物**F**が生成した。**F**は，触媒に酸化バナジウム(V)を用いて，ナフタレンを酸化しても得ることができる。

問1 **D**の分子式を記せ。

問2 **B**，**C**，**D**，**F**の構造式を記せ。

英　語

問題

30年度

B方式 後期試験

Ⅰ　次の英文を読んで，下の設問（１）～（１３）に答えなさい。

Science means different things to people.　Sometimes we narrowly equate "science" and "technology" such that recent developments in science often consist of lists of new inventions, drugs, and other important discoveries.　This is unfortunate because this narrow definition leaves out many interesting scientific discoveries (particularly (あ)those in human evolution) that have no direct or immediate practical benefit, but (a)do inform us about the world and universe that we live in.　It is also an unfortunate correspondence because, although science informs technology, that is not its only function or its essential (b)nature.

At its core, science is a way of knowing, specifically a way of knowing about the natural world (including human behavior, as dealt with by the social and behavioral sciences).　Although we sometimes think (　c　) science in terms of its direct benefits or the total accumulation of knowledge, it is most importantly a *process* that (　d　) us to learn more about the physical world.　We can break down the scientific method into a process of making observations, developing possible explanations for what we see (hypotheses), and testing them in some manner.　Scientific evidence changes over time because this is a dynamic process as we ultimately discard hypotheses that have been rejected.　In the general sense, a hypothesis is simply a proposed explanation.　Some hypotheses can be supernatural (literally, "(　e　) nature") and invoke forces (f)that we cannot directly perceive.　(い)To be a scientific hypothesis, we have to propose an explanation that is rooted in natural processes and is subject to testing.

A key feature of the scientific method is openness to being shown wrong. This does not mean that we *like* to (g)have our hypotheses rejected (we don't) or that we don't resist new ideas and interpretations ((h)we do).　It means that ultimately we are open to (　i　①　showing　　②　sufficient　　③　we　　④　us　　⑤　that　　⑥　evidence) were wrong, and that there might be a better way to look at things (although we might disagree with what is considered *sufficient*). In the jargon of the scientific method, we do not *prove* hypotheses so much as we fail to reject them (sort of like assuming someone is innocent until proven guilty).

When a hypothesis is rejected in science, we throw it out and move on, coming up with a new explanation or modifying an old (ⱼ)one.　This is not always easy to do, as we are all subject to biases and feelings about pet hypotheses, but ultimately we reject or modify rejected hypotheses (or, if we do not, (ₖ)someone else will!).

(出典：*50 Great Myths of Human Evolution*, by John H. Relethford. 一部変更)

（1）下線部(あ)が表しているものを，5字から10字の日本語で解答用紙に書きなさい。

（2）下線部(い)を日本語に訳し，解答用紙に書きなさい。

（3）下線部(**a**)と同じ用法の do を含む文を，次の①～④から一つ選び，マークカードの解答欄　　1　　にマークしなさい。
　　① Tony, I do understand.
　　② What can I do for you?
　　③ Do you have a Spanish dictionary?
　　④ Girls receive less education in the developing world than do boys.

（4）下線部(**b**)に最も近い意味の nature を含む文を，次の①～④から一つ選び，マークカードの解答欄　　2　　にマークしなさい。
　　① It is impossible to change the laws of nature.
　　② We have often been reminded that nature is an awesome force.
　　③ She was very anxious to get away from cities and back to nature.
　　④ Our equipment is merely reflecting the changing nature of society.

（5）空所(　**c**　)に入れるのに最も適切なものを，次の①～④から一つ選び，マークカードの解答欄　　3　　にマークしなさい。
　　① as　　　　　　② in　　　　　　③ of　　　　　　④ to

（6）空所（ d ）に入れるのに最も適切なものを，次の①〜④から一つ選び，マークカードの解答欄 **4** にマークしなさい。

① enable　　② enabling　　③ enables　　④ in enabling

（7）空所（ e ）に入れるのに最も適切なものを，次の①〜④から一つ選び，マークカードの解答欄 **5** にマークしなさい。

① above　　② little　　③ much　　④ under

（8）下線部(f)と同じ用法の that を含む文を，次の①〜④から一つ選び，マークカードの解答欄 **6** にマークしなさい。

① It was that big, perhaps even bigger.

② It is possible that we have misunderstood.

③ The bag that he lost last week has been found.

④ The official reason given is that the facility needs to be closed for essential maintenance.

（9）下線部(g)と同じ用法の have を含む文を，次の①〜④から一つ選び，マークカードの解答欄 **7** にマークしなさい。

① I have got to leave now.

② I would not have it spoken of.

③ Are you going to have a party?

④ Jane and her husband have three children.

（10）下線部(h)の内容を最もよく表しているものを，次の①〜④から一つ選び，マークカードの解答欄 **8** にマークしなさい。

① 私たちは，まずは新しい考えや解釈を優先する傾向がある

② 私たちは，新しい考えや解釈をすぐには受け入れたりしないものだ

③ 私たちは，周囲に反対されても新しい考えや解釈を生み出すことを望む

④ 私たちは，新しい考えや解釈を取り入れたいという気持ちを抑えられない

（１１）空所（ ⅰ ）内の語を並べ替え，意味の通る英文を作りなさい。並べ替えた
　　　ものの中で３番目と５番目に来る語の番号を，それぞれ次のようにマークカー
　　　ドにマークしなさい。

　　　　３番目 → マークカードの解答欄　　9

　　　　５番目 → マークカードの解答欄　　10

（１２）下線部(j)が表しているものとして最も適切なものを，次の①〜④から一つ
　　　選び，マークカードの解答欄　　11　　にマークしなさい。

　　　① jargon　　　　　② method　　　　③ science　　　　④ explanation

（１３）下線部(k)が表している意味として最も適切なものを，次の①〜④から一つ
　　　選び，マークカードの解答欄　　12　　にマークしなさい。

　　　① 誰か別の人が偏見や従来の仮説にとらわれたりすることになるだろう

　　　② 誰か別の人がその仮説を却下したり，却下された仮説を修正したりするであ
　　　　ろう

　　　③ 私たち以外の人にとっては，私たちが立てた仮説を受け入れたり認めたりす
　　　　ることは難しいだろう

　　　④ 私たち以外の人が私たちの立てた仮説を却下したり修正案を出したりする
　　　　ことに反対するだろう

II 次の英文を読んで，下の設問（1）～（5）に答えなさい。なお，*印の語には，注が付いています。

From the very beginning of Richard's Korean language study, he felt frustrated with his progress. It seemed as if no matter （ **a**) he tried, he was not advancing fast enough. His teachers were constantly （ **b**) him to study harder and to memorize more. He knew that he was working hard—studying for class, meeting with native Korean speakers for language exchange, watching videos, and learning Korean songs. At first, he thought he had hit the age wall. Richard had been successful when he had studied German, Portuguese, French, and Japanese, but he began the study of Korean at age fifty-two, and he thought that perhaps he was now （ **c**) old to take on another language. Certainly, according to conventional wisdom, he should not expect much progress.

One day, he was having coffee with his Korean language exchange partner (who has the inviting name "Welcome"). Richard wondered out loud whether Welcome felt his English had （ **d**) since coming to the United States. It certainly seemed to Richard that Welcome's English had gotten better, and Richard was expecting Welcome to tell (A)him that (B)he thought so too. Instead, Welcome said (C)he didn't know. When Richard asked (D)him what his teachers thought, Welcome replied that because American teachers always (e)compliment students, he couldn't trust what they told him. Welcome went so far as to wish that his teachers would be more (f)critical. For Welcome, the more they criticized, the more they showed that they were interested in his progress.

This was an eye-opening conversation for Richard. From then on, he realized that his perceived lack of progress in Korean was a (g)function of his own expectations about what it means to be a successful language learner. Richard had been measuring his progress by how much he didn't know. He saw the glass as half empty, and therefore pushed himself to memorize more and more (h)material. But relying on rote memory* alone is the second-worst thing any adult foreign language learner can do.

Of course, memorization is required to learn a foreign language; however, rote memorization exercises (such as listening to a text and then parroting it back verbatim*, memorizing long passages of dialogue, slogging through flashcards) (i)place the adult learner at a disadvantage cognitively.　Because this ability (E)declines with age, placing too much (F)emphasis on rote memory can lead to frustration, is demoralizing, and can ultimately cause any adult language learner to quit.

　　You may be wondering, if rote memorization is the second-worst thing for an adult learner, what is the (G)worst?　It is the belief that (H)one is too old to learn a foreign language.

(出典 : Becoming Fluent, by Richard Roberts and Roger Kreuz. 一部変更)

（注）　rote memory: 機械的学習による記憶　　　verbatim: 一語一句そのままに

（1）空所（　a　）～（　d　）に入れるのに最も適切なものを，それぞれ次の①～④から一つ選び，マークカードの解答欄 ┃ 13 ┃ ～ ┃ 16 ┃ にマークしなさい。

(a)　┃ 13 ┃　　① even though　　　② how hard
　　　　　　　③ what if　　　　　④ whenever

(b)　┃ 14 ┃　　① encourage　　　② encouraged
　　　　　　　③ encouraging　　④ had encouraged

(c)　┃ 15 ┃　　① enough　　② less　　③ much　　④ too

(d)　┃ 16 ┃　　① acquired　　② better　　③ improved　　④ taught

（2）下線部(A)～(D)の代名詞が指している人物の組み合わせとして正しいものを，次の①～④から一つ選び，マークカードの解答欄 ┃ 17 ┃ にマークしなさい。

①　(A) Richard　　(B) Welcome　　(C) Welcome　　(D) Richard

②　(A) Welcome　　(B) Richard　　(C) Richard　　(D) Welcome

③　(A) Richard　　(B) Welcome　　(C) Welcome　　(D) Welcome

④　(A) Welcome　　(B) Richard　　(C) Richard　　(D) Richard

（3）下線部(e)～(i)の意味に最も近いものを，それぞれ次の①～④から一つ選び，マークカードの解答欄 18 ～ 22 にマークしなさい。

(e) compliment 18
① bother ② close
③ praise ④ train

(f) critical 19
① disapproving ② friendly
③ gentle ④ patient

(g) function 20
① burden ② effect
③ importance ④ necessity

(h) material 21
① ability ② quality
③ score ④ stuff

(i) place 22
① put ② recommend
③ skip ④ square

（4）下線部(E)～(G)と第一アクセントの母音が同じであるものを，それぞれ次の①～⑧から一つ選び，マークカードの解答欄 23 ～ 25 にマークしなさい。

① circle ② safety ③ severe ④ social
⑤ source ⑥ technical ⑦ title ⑧ wound

(E) declines → マークカードの解答欄 23
(F) emphasis → マークカードの解答欄 24
(G) worst → マークカードの解答欄 25

（5）下線部(H)と同じ用法の one を含む文を，次の①～④から一つ選び，マークカードの解答欄 26 にマークしなさい。

① There's only room for one person.
② One must admire him for his willingness.
③ His response is one of anger and frustration.
④ She was wearing her new dress, the red one.

III 次の日本文と英文の意味が同じになるように，空所（ 1 ），（ 2 ）を補いなさい。解答用紙には空所に当てはまる部分のみ書きなさい。

ジョンは医師と結婚したいと思っていたが，しかし彼が結局結婚することになったのは，言語学者であった。

John (1   ), but
(2   ) was a linguist.

IV 次の英文を読み，空所（ 1 ）～（ 6 ）に入れるのに最も適切な動詞を下の
　{　　　　　　}内から選び，必要があれば語形を変えて解答用紙に書きなさい。
なお，一つの語を複数回使ってはいけません。

　　Gravity definitely still （ 1 ） a few hundred kilometers above our heads.
But surely the whole point of being in space is that you get to be weightless.
What about all those astronauts （ 2 ） about in zero gravity, （ 3 ）
desperately not to spill anything because it'll float around for days?　Today, the
International Space Station is orbiting above our heads.　The astronauts who
live on board this huge scientific facility proudly （ 4 ） that they are flying on
particular missions, and I don't begrudge them that.　It sounds a lot less
exciting to say that you're going to （ 5 ） six months falling.　But they're not
flying and they are falling.　Just as Sputnik was falling towards the ground and
missing, so （ 6 ） the astronauts and the space station.

（出典：Storm in a Teacup, by Helen Czerski. 一部変更）

　　{　　be　　drift　　matter　　spend　　state　　try　　}

数　学

問題　　　　30年度

B方式 後期試験

I　次の□□□にあてはまる答を解答欄に記入しなさい。

(1) 整式 $x^4 - 2x^3 + x - 2$ を整式 $P(x)$ で割ると商が $x^2 + 1$，余りは $3x - 1$ であるという。このとき $P(x) = $ (a) である。

(2) 三角形 ABC は面積が $9\sqrt{3}$ であり，$\dfrac{\sin A}{\sqrt{3}} = \dfrac{\sin B}{\sqrt{7}} = \sin C$ が成り立っている。このとき三角形 ABC の内角のうちで最も大きい角の大きさは (b) であり，外接円の半径は (c) である。

(3) それぞれの目が出る事象が同様に確からしいサイコロを3回投げ，出た目を順に左から書いて3桁の整数を作る。このとき，一の位，十の位，百の位が全て異なるものは (d) 個あり，それらの和は (e) である。

II　次の　　　　　にあてはまる答を解答欄に記入しなさい。

a を定数とする。xy 平面上の点 A$(3, 2)$ と直線 $l : x + (2a-1)y - 8a + 3 = 0$ に対し，A から l に下ろした垂線を AP とする。ただし，l が A を通る場合は A $=$ P とする。

l は a の値にかかわらず定点　(a)　を通り，a が変化するとき P の軌跡は中心が　(b)　で半径が　(c)　の円（ただし，　(d)　を除く）となる。したがって，線分 AP の長さの最大値は　(e)　である。

III　次の　　　　　　にあてはまる答を解答欄に記入しなさい。

関数 $f(x) = x^3 + kx^2 - (k^2-1)x$（ただし，$k$ は定数）は，$x = \alpha$ で極大値，$x = \beta$ で極小値をもつ。このとき，k のとりうる値の範囲は　(a)　である。また，極大値と極小値の差は k を用いて　(b)　と表される。

極大値と極小値の差が 4 であるとき，k の値は　(c)　である。このとき $\alpha\beta$ の値は　(d)　であり，$\beta - \alpha$ の値は　(e)　である。

IV　次の　　　　　　にあてはまる答を解答欄に記入しなさい。

n を整数とする。ただし，必要ならば $\log_{10} 2 = 0.3010$ とせよ。

(1) $-\dfrac{1}{2} \leqq \log_2(\log_2 2^n) \leqq \dfrac{7}{2}$ を満たす n のなかで最小のものは $n = \boxed{\text{(a)}}$ であり，最大のものは $n = \boxed{\text{(b)}}$ である。

(2) $n = \boxed{\text{(c)}}$ のとき $\log_2(\log_2(\log_2(\log_2 2^n))) = 1$ が成立する。

(3) $n = \boxed{\text{(d)}}$ のとき $\log_2(\log_4(\log_8 2^n)) = 1$ であり，このとき 2^n は $\boxed{\text{(e)}}$ 桁の数である。

化 学

問題   30年度

B方式 後期試験

I　次の図は原子1〜6の電子配置を模式的に示したものである。下記の問いに答えよ。ただし，中心の丸（🌑）は原子核を，その外側の同心円は電子殻を，円周上の黒丸（●）は電子をそれぞれ表す。

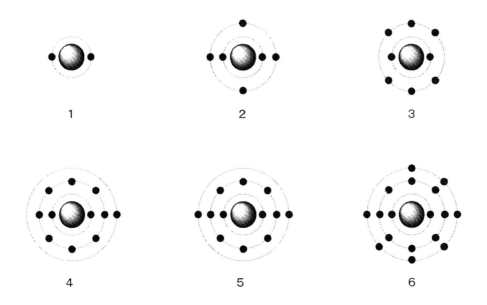

問1　電子配置がNeと同じ構造で最もイオン半径の小さい安定なイオンを生じる原子を1〜6より選び，番号で示せ。また，その元素記号も記せ。

問2　原子6と同一周期で，価電子をもたない原子を元素記号で記せ。

問3　単体が常温で乾いた空気や水と反応する金属元素の原子を1〜6より選び，番号で示せ。また，その元素記号を記せ。

問4　1つの原子が4つの水素原子と結合して安定な化合物をつくる原子を1〜6より選び，番号で示せ。また，この化合物を形成する結合の名称を記し，さらにこの化合物を電子式で書け。

Ⅱ 次の記述を読み，下記の問いに答えよ．

酸化物はその性質によって ア ， イ ， ウ の 3 種類に分類される．

ア は非金属元素の酸化物で，水と反応して酸を，塩基と反応して塩を生じる．一例として NO_2 があげられる．

イ は主に金属元素の酸化物で，水と反応して塩基を，酸と反応して塩を生じる．

ウ は金属元素の酸化物のうち，酸とも塩基とも反応するものである．一例として Al_2O_3 があげられる．

ア と水が反応して生じる分子中に酸素原子を含む酸を エ という． エ の分子では中心の非金属元素の原子に何個かの酸素原子が結合し，さらにその酸素原子のいくつかに水素原子が結合している．その水素原子が電離によって水素イオンとして放出される．一般に エ は中心の非金属元素の原子が同じ場合，その酸化数が オ ものほど強い酸となる．ハロゲン元素の原子の酸化数は，+1, +3, +5, +7 と最大+7 までとることができる．これはハロゲン元素の原子の カ の電子数が 7 だからである．

問 1　 ア ～ カ に適切な語句を入れよ．ただし， オ は解答欄から適当な語句を選び，丸をつけよ．

問 2　NO_2 と水の反応の反応式を記せ．

問 3　 エ に分類される酸で，塩素の酸化数が+7 である化合物を化学式で記せ．

問 4　硫黄原子は最大 6 個まで，リン原子は最大 5 個までの結合を作ることができる．下図のリン酸の構造式にならって硫酸の構造式を記せ．

例

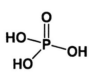

III 次の記述を読み，下記の問いに答えよ。

(A)

実験1：1.0 mol/L の塩酸 100 mL と水 44 mL を混合して断熱容器に入れ，20℃に保った。この溶液に同じ温度の固体の水酸化ナトリウム 6.0 g を加えて溶解した。このときの溶液の温度上昇は図1のように 19.5℃であった。

実験2：水酸化ナトリウム 6.0 g を水 94 g に溶解して断熱容器に入れ，20℃に保った。この溶液に同じ温度の 2 mol/L の塩酸 50 mL を加えて温度変化を記録した。

ただし，中和熱を 57 kJ/mol，水とすべての水溶液の密度を 1.0 g/cm³，溶液の比熱（比熱容量）を 4.0 J/(g・K)，水酸化ナトリウムの式量を 40.0 とする。

問1　実験1の結果から中和による温度変化を求めよ。固体の水酸化ナトリウムの溶解熱を求め，熱化学方程式で示せ。

問2　実験1の時間に対する溶液の温度の変化はグラフのようになる。実験2の温度はどのように変化するか。グラフ①〜⑤の中から選べ。ただし，時間と温度の目盛は全て同一である。

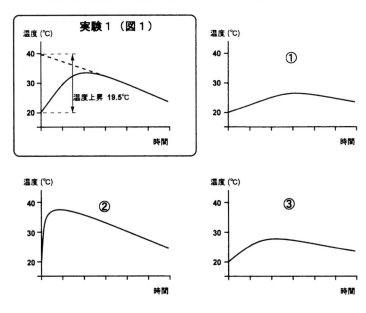

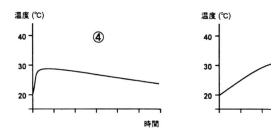

(B)

　結晶を構成する粒子間の結合をすべて切って気体状態にするのに必要なエネルギーを格子エネルギーという。NaCl(固)の格子エネルギーQは，図のエネルギーA〜Dの合計からエネルギーEを差し引いた値として求めることができる。

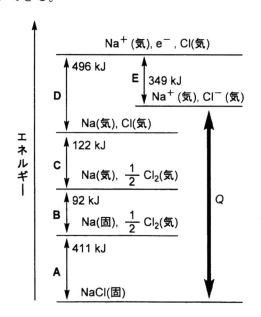

A: NaCl (固) の ［ ア ］　　B: Na (固) の ［ イ ］
C: Cl_2 (気) の ［ ウ ］ の 2 分の 1　　D: Na (気) の ［ エ ］
E: Cl (気) の ［ オ ］

問3　［ ア ］〜［ オ ］に相当するエネルギーの名称を記せ。

IV 図に示す装置により実験を行った。下記の問いに答えよ。

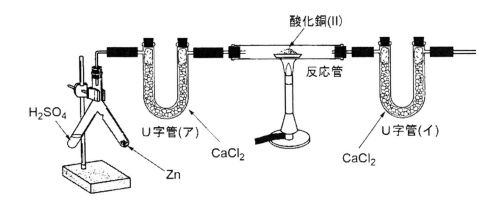

【実験】ふたまた試験管に 3 mol/L の硫酸 10 mL および亜鉛 2.0 g を入れ、気体を発生させた。発生した気体をU字管（ア）を通して酸化銅(II) 3.0 g を入れた反応管に導入し、加熱して反応させた。反応後の気体はU字管（イ）を通して排気した。なお、U字管（ア），（イ）には、十分な量の $CaCl_2$ を入れてある。また、ふたまた試験管やU字管、反応管内に存在する気体の影響は無視できるものとする。

なお、原子量は H＝1.0, O＝16.0, Zn＝65.4, Cu＝63.5, 気体定数 $R＝8.3×10^3$ Pa・L /(K・mol) とする。

問1 ふたまた試験管で発生する気体を化学式で記せ。

問2 発生した気体と酸化銅(II)との反応を化学反応式で記せ。

問3 反応終了後、U字管（イ）の質量は 0.18 g 増加した。このとき、反応管内の酸化銅(II)の何%が反応したか，小数第1位まで求めよ。

V 糖類に関する次の記述を読み，下記の問いに答えよ。ただし，原子量は H＝1.0，C＝12.0，O＝16.0 とし，標準状態における気体 1 mol の体積を 22.4 L とする。

　天然の単糖には，｜ ア ｜とよばれる炭素原子が 6 個のものが多く，グルコース，ガラクトース，フルクトースなどがある。グルコースは，水溶液中で鎖状構造と環状構造との間で平衡状態にある。鎖状グルコースは 1 個の｜ イ ｜基と｜ ウ ｜個の｜ エ ｜基をもつ構造で示される。一方，環状グルコースには｜ エ ｜基の立体的な配置の違いにより α-グルコース，β-グルコースとして区別される 1 組の異性体が存在し，それぞれ｜ オ ｜個の不斉炭素をもっている。グルコースとガラクトースは【 ① 】異性体の関係にあり，いずれも｜ イ ｜基をもつ化合物に共通な性質として，｜ カ ｜液を【 ② 】し，赤色沈殿を生じる。
　いま，グルコース 225 g に酵母菌（イースト）に含まれる酵素の混合物（チマーゼ）を作用させると，エタノール【 a 】g と二酸化炭素【 b 】g が生成する。この反応は｜ キ ｜とよばれ，古くから酒造りに利用されている。
　フルクトースはグルコースの【 ③ 】異性体で｜ イ ｜基をもたないにも関わらず，グルコースやガラクトースと同様，｜ カ ｜液に加えて加熱すると赤色沈殿を生じる。これは，フルクトースが｜ ク ｜基に隣接する炭素原子に｜ エ ｜基が結合した構造をもつためである。

問1　｜ ア ｜～｜ ク ｜に適切な語句または数字を記せ。

問2　【 ① 】～【 ③ 】に入る適切な語句を下記から選び，番号で記せ。なお，同じものを複数回使ってもよい。
　　　　1　構造　　　2　立体　　　3　鏡像
　　　　4　中和　　　5　酸化　　　6　還元

問3　下線部に記載した変換が標準状態において完全に進行するとき，【 a 】，【 b 】に入る数値を整数で記せ。

VI 次の記述を読み，下記の問いに答えよ。

　生体の主要な成分であるタンパク質は約 | ア | 種類のアミノ酸からなり，それらのアミノ酸どうしのペプチド結合によってタンパク質の一次構造は成り立っている。さらに，ペプチド結合の部分で | イ | 結合が形成されることでタンパク質の二次構造ができあがる。二次構造の規則的に繰り返される立体構造にはらせん状の | ウ | 構造やひだ状の | エ | 構造などがある。タンパク質は，糖類， | オ | と共に三大栄養素のひとつである。食品中のタンパク質を定量する方法のひとつに，タンパク質の分解により生成した窒素をアンモニアとして定量することで，食品中のタンパク質含有率を求める方法がある。

問1　| ア | ～ | オ | に適切な語句または数字を記せ。

問2　1〜4の文中の下線部に**誤りを含むもの**を1つ選び番号を記し，下線部を正しい文章に訂正せよ。
1　タンパク質の加水分解により生じるアミノ酸は，おもにα-アミノ酸である。
2　タンパク質水溶液に多量の電解質を加えると，水に溶けにくい固体が沈殿する。
3　タンパク質にアルコールを作用させると変性するが，これはペプチド結合が切れるためである。
4　タンパク質水溶液に少量の濃硝酸を加えて加熱すると黄色になり，冷却後にアンモニア水を加えると橙黄色になる。この反応はタンパク質中にベンゼン環が存在することを示す。

問3　食品 2.0 g をはかりとり，容器に移して濃硫酸を加えて加熱し，含まれる窒素分をすべて硫酸アンモニウムとした。これに十分量の水酸化ナトリウムを加えて加熱し，発生したアンモニアを 0.10 mol/L の硫酸 50 mL に完全に吸収させた。この吸収液を 0.20 mol/L 水酸化ナトリウム水溶液で滴定したところ，中和に 20 mL を要した。

　　発生したアンモニアの物質量を有効数字 2 桁で記せ。また，この食品中に含まれるタンパク質は何%か，整数で記せ。ただし，タンパク質は窒素を質量パーセントで 16% 含むものとし，タンパク質以外の食品中の成分は窒素を含まないものとする。また，原子量は H＝1.0, N＝14.0 とする。

Ⅶ エーテル溶媒中にほぼ等量の芳香族化合物 **A**, **B**, **C** および **D** が含まれる混合物がある。4つの化合物をそれぞれ単離するために、次の実験を行った。下記の問いに答えよ。ただし、実験を通じて **A**〜**D** は完全に分離されるものとする。なお、原子量は H＝1.0，C＝12.0，O＝16.0 とし，構造式は例にならって記せ。

例

実験 1　試料を分液ろうとに入れ、飽和炭酸水素ナトリウム水溶液を加えた。よく振り混ぜたのち静置し、上層のエーテル層（O1）と水層（W1）に分離した。W1 には **A** 由来の化合物 **E** が含まれていた。

実験 2　実験 1 の O1 に 20%（質量パーセント濃度）の水酸化ナトリウム水溶液を加え、よく振り混ぜたのち静置し、上層のエーテル層（O2）と水層（W2）に分離した。W2 には **B** 由来の化合物 **F** が含まれていた。

実験 3　実験 2 の O2 に 10%（質量パーセント濃度）の塩酸を加え、よく振り混ぜたのち静置し、上層のエーテル層（O3）と水層（W3）に分離した。O3 には **C** が、W3 には **D** 由来の化合物 **G** が含まれていた。

実験 4　**A** と **B** のエタノール溶液に $FeCl_3$ 水溶液を加えたところ、いずれも青〜紫色を呈した。

実験 5　**B** 37.6 mg を完全燃焼させると、CO_2 105.6 mg と H_2O 21.6 mg が得られた。

実験 6 **C** は常温で特異臭を持つ固体であり，昇華性があることがわかった。

実験 7 **D** を冷やしながら塩酸および亜硝酸ナトリウムと反応させると化合物 **H** が生成した。**H** と別途合成した **F** を反応させると，NaCl とともに分子式が $C_{13}H_{12}N_2O$ で表される化合物 **J** が生成した。

問 1 **A**〜**D** は次の 8 つの化合物のうちのいずれかである。**A**〜**D** の構造式を記せ。

p-キシレン，ナフタレン，フェノール，p-クレゾール，
アニリン，p-メチルアニリン，安息香酸，サリチル酸

問 2 **E** および **J** の構造式を記せ。

問 3 W3 に含まれる **G** から **D** を得るためにはどのような実験を行えばよいか。簡潔に説明せよ。

化 学

問題

30年度

C方式

I　次の記述を読み，下記の問いに答えよ。

　陽イオンと陰イオンが　ア　力によって結びついた結合をイオン結合といい，イオン結合でできた結晶をイオン結晶とよぶ。例えば塩化ナトリウム結晶の単位格子は図のような構造であり，Cl^-のみの配列に注目すると，面心立方格子になっている。塩化ナトリウム結晶の単位格子あたりの粒子数は　イ　個である。また，ナトリウムイオンと塩化物イオンは立体的に交互に規則正しく配置されており，それぞれのイオンの配位数は　ウ　である。他のハロゲン化ナトリウムの結晶も塩化ナトリウムと同じような結晶構造をとっている。

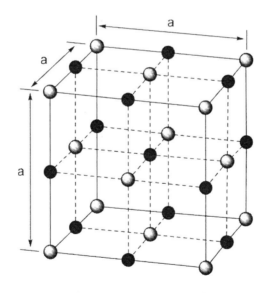

塩化ナトリウムの単位格子

● Na^+　　○ Cl^-

問1 　ア 　〜 　ウ 　に適切な語句または数字を入れよ。

問2 　Na^+, Cl^-のイオン半径をそれぞれr_1とr_2としたとき，塩化ナトリウム結晶の単位格子の一辺の長さaを，それぞれの半径r_1とr_2を用いて表せ。ただし，結晶内では最近接の原子は互いに接触しているものとする。

問3 　塩化ナトリウム結晶の密度〔g/cm^3〕を，一辺の長さa〔cm〕とアボガドロ定数N_Aを用いて分数で示せ。ただし，原子量はNa＝23.0，Cl＝35.5とする。

問4 　第5周期までのハロゲン化物イオンのナトリウム塩の中で，最も融点が低いものはどれか。組成式で示せ。また，その理由を「**イオン半径**」という語句を用いて説明せよ。

Ⅱ 塩素は，実験室的には次の2つの方法で発生させることができる。下記の問いに答えよ。

（方法1）さらし粉に塩酸を加える。
（方法2）図の装置を用いて酸化マンガン(Ⅳ)に濃塩酸を加えて加熱する。

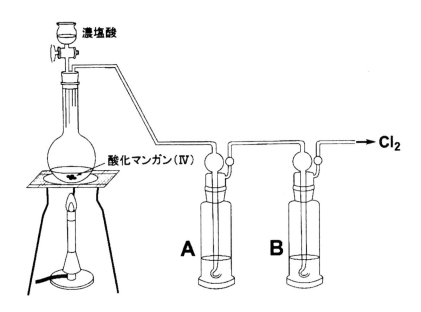

問1 方法1の反応を化学反応式で記せ。また，この反応でさらし粉はどのような働きをするか記せ。なお，さらし粉の主成分は塩化カルシウムと次亜塩素酸カルシウムとの複塩で，その組成式を2倍すると，塩化カルシウムと次亜塩素酸カルシウムに水2分子を水和させたものの合計の組成に等しくなる。

問2 方法2の反応においてMnの酸化数はどのように変化するか示せ。

問3 図の（ア）A，Bには何を入れるか。また，（イ）それぞれ何を吸収させる目的か，いずれも物質名で答えよ。

問4 洗気びんBから発生した塩素を捕集する最も適当な装置はどれか，番号で示せ。また，その理由を記せ。

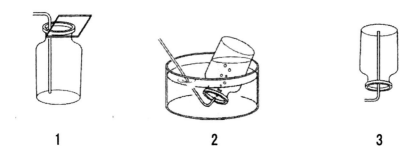

問5 捕集した集気びん内の塩素に，湿らせた青色リトマス試験紙を近づけたところ，一瞬赤くなったが，すぐに色が消えた。塩素と水の反応を考えて，その理由を簡単に述べよ。

Ⅲ 次の記述を読み，下記の問いに答えよ。なお，気体は理想気体として扱うものとする。

四酸化二窒素は不安定な化合物で，一部が解離して二酸化窒素との平衡混合物を与える。
$$N_2O_4（気） \rightleftarrows 2 NO_2（気） \qquad (1)$$

この反応の圧平衡定数 K_p は，四酸化二窒素の分圧 $P_{N_2O_4}$〔Pa〕と二酸化窒素の分圧 P_{NO_2}〔Pa〕を用いて，次のように表される。

$$K_p = \frac{(p_{NO_2})^2}{p_{N_2O_4}}$$

また，四酸化二窒素の生成熱は-9.16 kJ/mol，二酸化窒素の生成熱は-33.18 kJ/mol である。

問1 四酸化二窒素から二酸化窒素が生成する反応の熱化学方程式を示せ。

問2 式（1）の反応が平衡状態にあるとき，温度および圧力と二酸化窒素の生成量の関係の概略を示す最も適当なグラフはどれか，下図から1つ選び番号で答えよ。

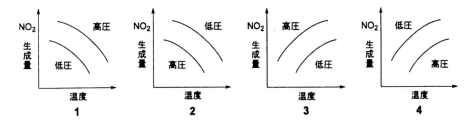

問3 四酸化二窒素 1.0 mol を 5.0 L の容器に入れ 27 ℃ にしたところ，0.40 mol の二酸化窒素を生成し平衡状態となった。このとき，容器内に存在する四酸化二窒素の物質量を有効数字2桁で求めよ。また，容器内の全圧と圧平衡定数 K_p を，気体定数 R〔Pa・L/(K・mol)〕を含む形で単位とともに記せ。

IV 次の記述を読み，下記の問いに答えよ。ただし，気体はすべて理想気体とする。

　オゾンは酸素の　**ア**　であり，酸素中で放電を行ったり，酸素に　**イ**　をあてると発生する。オゾンは酸化作用が強く，オゾンをヨウ化カリウム水溶液に作用させると，ヨウ素を遊離する。この性質を利用して，オゾンの物質量を測定できる。オゾンをヨウ化カリウム水溶液に通じ，完全に反応させてヨウ素を生成させた。このヨウ素を含む溶液を　**ウ**　水溶液を指示薬として 0.10 mol/L のチオ硫酸ナトリウム水溶液で滴定すると，次の化学反応式で示される反応が起こり，20.0 mL 加えたところで無色になった。

$$I_2 \ + \ 2\,Na_2S_2O_3 \ \rightarrow \ 2\,NaI \ + \ Na_2S_4O_6$$

問1　**ア**　～　**ウ**　にあてはまる適切な語句を記せ。

問2　オゾンと同様に下線部の変化を起こさせる物質を下記からすべて選び，化学式で記せ。

　　　アンモニア　　　塩化水素　　　臭素　　　水素　　　二酸化硫黄
　　　硫化水素

問3　酸素中で放電しオゾンを発生させた。(1)～(3)に答えよ。
　(1)　この反応を化学反応式で記せ。
　(2)　酸素 1 mol のうち α〔mol〕がオゾンに変化したとき，気体の全物質量を α を使って表せ。
　(3)　標準状態において，1.0 L の酸素中で放電したところ，体積が 5.0%減少した。生成したオゾンの体積は標準状態で何 L か。有効数字 2 桁で答えよ。

問4　記述中の滴定により求められたオゾンの物質量を有効数字 2 桁で答えよ。

V 次の記述を読み，ア～カに該当する化合物を化学式で記せ。

$Al^{3+}, Ag^+, Ba^{2+}, Ca^{2+}, Cu^{2+}, Fe^{3+}, Na^+$ を含む水溶液がある。これらのイオンから得られる沈殿を図の操作ごとにろ過して分離した。各操作でイオンは完全に分離され，沈殿1にはアが，沈殿2にはイが含まれていた。沈殿3, 4はそれぞれ複数の金属の塩が含まれていた。また，ろ液4には1つの金属イオンが含まれていた。

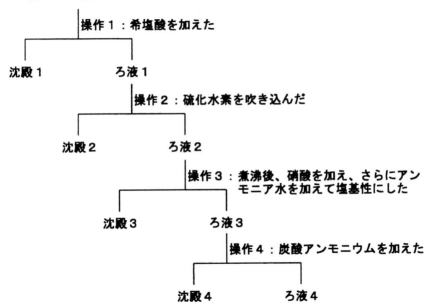

明治薬科大学 30 年度 (51)

　さらに，**沈殿 3, 4** に含まれる金属塩を分離するために，以下の操作を行った。

沈殿 3　過剰の水酸化ナトリウム水溶液を加えて沈殿の一部を溶かした後，溶け残った赤褐色沈殿　**ウ**　をろ過した。ろ液に塩酸を加えた後，アンモニア水を加えると白色沈殿　**エ**　が生じた。

沈殿 4　希塩酸を加えて酸性下で加熱し，二酸化炭素を十分除いた後にアンモニア水で弱アルカリ性として，クロム酸カリウム（K_2CrO_4）水溶液を加えた。生じた黄色沈殿　**オ**　をろ過した後，ろ液に硫酸ナトリウムを加えると白色沈殿　**カ**　が生じた。

明治薬科大学　30 年度　(52)

Ⅵ　芳香族化合物 **A**，**B** および **C** に関する次の記述**ア**〜**カ**を読み，下記の問いに答えよ。ただし，原子量は H＝1.0，C＝12.0，N＝14.0，O＝16.0 とし，構造式は例にならって記せ。

例：

ア　**A** は炭素，水素，窒素，酸素からなり，分子量は 150 以下である。**A** の元素分析を行ったところ，炭素 71.1%，水素 6.7%，窒素 10.4% であった。

イ　**A** を加水分解したところ，芳香族化合物 **D** と刺激臭のある **E** が得られた。**D** は水に溶けにくいが，希塩酸によく溶け，その分子量は 93 である。**E** は水によく溶け，酸性を示した。

ウ　**B** と **C** はいずれもオルト置換体である。

エ　**B** は分子式 $C_9H_{10}O_3$ で表される液体であり，水に溶けにくいが，水酸化ナトリウム水溶液によく溶ける。**B** のエタノール溶液に $FeCl_3$ 水溶液を加えると，青〜青紫色を呈した。

オ　**B** を加水分解すると，芳香族化合物 **F** と中性物質 **G** が得られた。**F** は水にはわずかにしか溶けないが，飽和炭酸水素ナトリウム水溶液によく溶ける。また，**F** のエタノール溶液に $FeCl_3$ 水溶液を加えると，青紫色を呈した。一方，**G** は水によく溶け，適切な酸化剤で酸化すると **E** が生成した。

カ　**C** は分子式 $C_9H_8O_4$ で表される固体であり，加水分解すると **F** と **E** が生成した。**C** は水にはあまり溶けないが，飽和炭酸水素ナトリウム水溶液によく溶ける。また，**C** のエタノール溶液に $FeCl_3$ 水溶液を加えても呈色しなかった。

問1 **A** の組成式を記せ。

問2 **A**，**B**，**C**，**F** の構造式を記せ。

問3 0.24 g の **E** を中和するためには，0.10 mol/L の水酸化ナトリウム水溶液を何 mL 用いればよいか。

VII 次の記述を読み，下記の問いに答えよ。ただし，原子量は H＝1.0，
C＝12.0，N＝14.0，O＝16.0 とする。

　　化学繊維には，天然繊維を化学反応により溶解させ，繊維状高分子化
合物に作り直した ア 繊維，天然高分子化合物を化学的に処理し，
官能基の一部を化学変化させて製造する イ 繊維，おもに石油から
得られる比較的簡単な低分子量の化合物を重合させて製造する ウ
繊維がある。 ウ 繊維には エ 重合で得られるものと， オ
重合で得られるものなどがある。

　　ペットボトルなどの原料としても用いられているポリエチレンテレ
フタラート（PET）は，**A** と **B** の エ 重合で得られる。一方，日本
で開発された ウ 繊維であるビニロンは **C** を オ 重合させ，得
られた重合体を水酸化ナトリウム水溶液でけん化して **D** とした後に，ホ
ルムアルデヒドでアセタール化することによってつくられる。

問1　 ア ～ オ に適当な語句を記せ。

問2　**A**～**C** の構造式を次の **1**～**7** からそれぞれ 1 つ選び，番号で答えよ。

　1　$H_2C=CH_2$　　　　**2**　$H_2C=CH \atop OCOCH_3$　　　**3**　$H_2C=CH \atop CN$

　4　$HO-CH_2-CH_2-OH$　　**5**　$HOOC-\!\!\!\!\bigcirc\!\!\!\!-COOH$

　6　$HOOC\!-\!(CH_2)_4\!-\!COOH$　　**7**　$H_2N\!-\!(CH_2)_6\!-\!NH_2$

問3　**D** の構造式を例にならって記せ。

　　　例：$\left[\begin{array}{c} CH_2-CH \\ X \end{array}\right]_n$

問4　下線部の操作によりビニロンが得られる。この操作はどのような
　　　性質の変化を期待して行っているか説明せよ。

問5　**D**を22 g用いて下線部に記した操作を行ったところ，ヒドロキシ
　　　基の30%がアセタール化された。このとき得られるビニロンの質量〔g〕
　　　を小数第1位まで求めよ。

英　語

解答　30年度

B方式 前期

I

〔解答〕

（1）　心がその内部で処理を行う際に、それら全ての異なる倍音を結び付けて初めて、私たちはその音を識別し、それがバイオリンの音だと分かる。

（2）　人間の目が読み取る情報

（3）　③　　（4）③　　（5）2番目③　4番目②

（6）　②　　（7）③　　（8）②

（9）　①　　（10）②　　（11）④

〔出題者が求めたポイント〕

和訳　内容説明　空所補充　語句並び替え　文法　語彙

（1）　全体は＜ It is X that ～＞の形で X を強調する強調構文。X に相当するのは only ～ processing。
＜ only when ～＞は「～して初めて」「～してやっと」などと訳すとよい。
＜ perceive O as C ＞「O が C であるとわかる」

（2）　直前の文の What the human eye senses を指す。

（3）　（　a　）から synthesiser までは invented の目的語になる名詞節。（　a　）は名詞節を導き、なおかつ、その名詞節の主語となっている。その二つの条件を満たすのは③か④。ただし④は先行詞がないと疑問詞「どれ」であり、文意がおかしい。よって先行詞を含む関係代名詞の③が正解。what ≒ the thing(s) which

（4）　that = the characteristic sound

（5）　完成したものは out of little more than。
＜ construct A out of B ＞「A を B から組み立てる」の out of B が文頭に出たもの。＜ little more than ～＞「～同然のもの」

（6）　目的語に the sound of a violin が来るのは②。③は自動詞なので listen to としないと目的語を取れない。

（7）　下線部(e)は Perception と同格（強意用法）。
①「1匹のネコは今日は具合が悪いようだ」itself は seem の補語。itself はここでは「本来の自分」の意味。＜ be oneself ＞で「本来の調子である」。
②「その猫は毛繕いしながらソファーに横になっていた」itself は washing の目的語。
③「彼女は彼にとって命そのものよりも重要だった」itself は life と同格。
④「政府はいつの間にか猛反対に直面していた」itself は found の目的語。

（8）　（　f　）の直前の Then は「ということは」の意味で、前に書いてある内容から論理的に導き出されることを述べる際に用いられる。よって前に書いてある内容と矛盾しない選択肢が正解。前に書いてあるのは、人間がある物体を見る際、人間の目が読み取る情報は色と明るさのグラデーション（段階的変化）に過ぎないため、人間は頭の中で推論し、その物体が何であるか識別している、という内容。　つまり人間は目の前の物体をそのまま知覚しているわけではなく、視覚的に得られたデータと、最終的な知覚との間には、脳内での推論という過程がある。

①「人は何かを見る時に、それを見るという経験をするために、実際にそこに何があるのかを想像している」「想像する」というのは、実際には経験できないものを頭の中に思い描くことである。ここでは見えないものを想像しているのではなく、目が実際に読み取る情報に基づいて推論している。よって不適切。

②「現実世界における私たちの物体の見方は、透明な窓を通して物体を見るようなものではない」透明な窓を通して物体を見る＝目の前の物体をそのまま知覚する。よって前に書いてある内容と矛盾しない。

③「そこに何も存在しないのに幻影を見るというようなことは、脳の何らかの作用の結果であるはずがない」本文の内容から、幻影を見るのは、頭の中で推論した結果、つまり脳の作用の結果である、と導き出せる。よって本文の内容と矛盾する。

④「私が『テーブルを見る』時にしていることは、私が目にしているのと同種のパターンの色と明るさをテーブルが生み出すだろう、と推測するようなことではない」3段落の内容に基づくと、人は例えばテーブルを見る際に、目が読み取ったデータに基づいて「これはテーブルと同じ色と明るさのパターンだからテーブルだ」と推論していると言える。よって本文の内容と矛盾する。

（9）　①は3段落の最後の2つの文に合致する。3段落では主に視覚について述べているが、3段落の冒頭で「聴覚に当てはまることは視覚にも当てはまる」と書いてあるので、①の「何かを見たり聴いたりするとき」は問題ない。

（10）　主節の動詞 assumed に時制が一致している②が正解。

（11）　下線部(i)は「論文」の意味。この意味の時は paper は可算名詞。「紙」の意味の時は不可算名詞。
①「彼女は地元紙の記者見習いとして働いている」ここでは「新聞」の意味。この意味の時は paper は可算名詞扱い。
②「彼女は1枚の紙片に名前と住所を書いた」ここでは「紙」の意味。
③「この新聞は紙媒体と電子媒体で読むことができる」ここでは「紙」の意味。
④「彼女は研究結果に関する論文を提出するように勧められた」ここでは「論文」の意味。

〔和訳〕

「博識家」という言葉は使われすぎるきらいがあるが、ヘルマン・フォン・ヘルムホルツは間違いなく博識家とみなされる。彼は人間の視覚の研究と物理学において重要な仕事をした。彼はまた、おそらく最初のミュージック・シンセサイザーと呼べるものも発明した。この発明は、フォン・ヘルムホルツが史上初めて楽音をそれらを構成する倍音の周波数に分解した後に生まれた。入念に構成された聴取実験を通して、彼はオーボエ特有の音がフルートやバイオリン特有の音と区別されるのは、主に楽器が基音の上に生みだす倍音のさまざまな組み合わせによるものであることを理解した(基音とは実際に演奏される音であり、通常は私たちが聞こえると意識する唯一の音である)。その後、フォン・ヘルムホルツは、ほぼ木材と真鍮のみから、電磁石と繰り返し共振するように作られた音叉を用いた、一組のトーン・ジェネレーターを組み立てた。異なる音叉を同時に鳴らして、実際の楽器で聞いた倍音を再現することにより、彼は不気味なほど楽器に似た音や、人間が発する母音のように聞こえる様々な音さえも生み出すことに成功した。

彼の楽音研究の中の一つの極めて重要な点が、人間の視覚に関する理論における、彼のさらに著名な学説と一致する。彼によると、人がバイオリンの音を聞く時、あらゆる異なる倍音を感じ取るのは、耳の中に、様々な周波数に反応する機構があるからである(これは完全に正しいのだが、彼の時代の解剖学では細部が少し間違っていた)。しかし心がそれらの異なる倍音をすべて、内部処理する際に結び付けて初めて、私たちはその音が何の音であるか理解し、それをバイオリンの音として知覚するのだ。従って、知覚それ自体が何らかの無意識的推論の過程を伴っているに違いないと考えられる。

そしてフォン・ヘルムホルツが大著『生理光学論』の中で主張したように、聴覚に当てはまることは視覚にも当てはまる。人間の眼が読み取るものは、単に色と明るさのグラデーションに過ぎない。このデータすべてを理解するためには、心が背後で作用し、入手可能な情報をつなぎ合わせ、そこから感覚的な推論、つまり「無意識的推論」を導き出さなければならない。その結果として、私たちには例えばテーブルやビール1パイントが見えているように思われるのだ。ということは、現実世界における私たちの物体の見方は、透明な窓を通して物体を見るようなものではない。しかもそれはただの単純な神経興奮の過程ではない。私たちが見る世界は、そこで得られる曖昧なヒントを手がかりにして、何とか理にかなうように脳内で再構成されねばならない。従って、論理的推論は、例えそれが無意識に行われるものだとしても、知覚の基本要素である。

この発想は19世紀後半に大きな議論を引き起こした。その当時は多くの研究者が、人間の知覚はつまるところ機械的な過程にすぎないと考えていた。実際、20世紀後半の数十年になってようやく、フォン・ヘルムホルツの考えは彼の時代よりも遥かに進んでいたと考えられるようになり、認知心理学の新分野が彼の考えを採用した

り、発展させたりするようになった。ケンブリッジ大学の神経科学者のポール・フレッチャーによれば、今日ではフォン・ヘルムホルツは、心的作用に関する最先端モデルを扱った論文や講義で広く引用されている。そして現代人の心が異常をきたす際に何が起きているのか、という疑問についても、彼の知見は手がかりを与えてくれる。

Ⅱ

〔解答〕

(1) (ア) ① (イ) ③ (ウ) ①
　　 (エ) ② (オ) ④
(2) (a) ③ (b) ① (c) ④ (d) ④
　　 (e) ② (f) ④ (g) ①
(3) (あ) ① (い) ⑥ (う) ⑤
(4) ③

〔出題者が求めたポイント〕

語彙　空所補充　発音　アクセント　内容選択

(1)

(ア) while は接続詞で、ここでは「〜だけれども」の意味。①「〜だけれども」②「〜なので」③「〜の間に」④「〜する時」

(イ) must はここでは名詞で「絶対必要なこと」。①「余分なもの」②「義務」③「必要なもの」④「責任」

(ウ) benefit はここでは「利益」の意味。①「利益」②「厄介なこと」③「束縛」④「障害」

(エ) tell はここでは名詞。文脈から、spring loading(バネ仕込み)を使いすぎると a visible tell になってしまい、相手に見破られてしまう、ということが分かるので、ここでは tell は相手にとっての「ヒント」「手がかり」くらいの意味だと推測できるはず。①「答え」②「手がかり」③「解決策」④「物語」

(オ) attempt は「〜を試みる」の意味。①「〜に保証する」②「〜を忘れる」③「〜を鼓舞する」④「〜を試みる」

(2)

(a) ＜ focus on 〜＞「〜に焦点を合わせる，〜に重点的に取り組む」

(b) ＜ catch 〜 off guard ＞「〜の不意をつく」

(c) ＜ make a throw ＞「投げる」ここでは「(グー・チョキ・パーのいずれかを)出す」の意味で用いている。

(d) ①＜ in contrast ＞や②＜ in reality ＞は副詞句であり、文と文をつなぐことはできない。③は名詞節を導くため、カンマだけで文につなぐことはできない。④はここでは Escher's Staircase を先行詞とする関係代名詞。(d)に Escher's Staircase を代入すると文意が通じる。

(e) ＜ prior to 〜＞は「〜より前に」を意味する前置詞。よって選択肢の中で直後に置けるのは動名詞

の②のみ。④の不定詞は前置詞の後ろに置けない。

(f) should（ f ）〜 throw と a play 〜 point の2文がカンマだけで結ばれている。通常は接続詞などが必要なはず。ここで should 〜 throw が＜ if S should 〜＞「万一〜ならば」の if を省略して＜ should S 〜＞の語順になったものと気付くかがポイント。通常の語順では if（ f ）should be any ambiguity about the throw。（ f ）に入れることができるのは①か④だが、意味が通じるのは④。＜ should there be 〜＞＝＜ if there should be 〜＞「万一〜があれば」。

(g)（ g ）に入るのは confuse と or で結ばれた動詞の原形で、most opponents「ほとんどの対戦相手」は共通の目的語。直後の and 以下の「手を注意深く見る人を完全に困惑させるだろう」という内容から、（ g ）には confuse「〜を混乱させる」と同じような意味の動詞が入ると推測できる。よって①「〜の気を散らす」が正解。

（3）① kǽtəgɔ̀ːri　② dèfəníʃən　③ fɔ́ːrənər
　　④ gréitfəl　⑤ lóunlinəs　⑥ méni
　　⑦ rɔ́iəlti　⑧ stʌ́mək
　　（あ）pǽtərnz　（い）rékərdz　（う）əpóunənt

（4）otherwise はここでは直前の文を受けて「そうしないと」の意味。直前の文は Make sure not to wear gloves or sunglasses.「手袋とサングラスのどちらも装着しないようにしなさい」＜ not A or B ＞は「AもBもどちらも〜ない」の意味で、AもBも両方否定。otherwise は直前の文の内容の否定になるので、otherwise＝if you wear gloves or sunglasses「もし手袋かサングラスのどちらか一方でも装着したら」。

〔和訳〕
　重要な決定をする際には、基本的な戦略に頼ってばかりいては勝つことはできない。相手よりも一歩前に出るには、じゃんけんの進歩的戦略を考えださねばならない。千冊の本が書けるほどの数の戦略が世界中で用いられているけれども、ここでは最もよく用いられる防御・攻撃に関する戦略の内のいくつかを重点的に扱おうと思う。

防御戦略
「バネ仕込み」（難易度：☆）
　本気で取り組むプレイヤーなら誰でも、バネ仕込みのチョキをいつでも使えるようにしておかなければいけない。バネ仕込みとは、対戦の際に、人差し指と中指（つまりチョキの時の指）で親指を抑え込んでおくことである。これにより、通常よりも素早くチョキを出すことができ、結果として相手の不意をつくことになる。ギリギリまでチョキを隠しておくことには、多くの防御上の利点がある。しかしながら、バネ仕込みを使いすぎると、結果としてチョキを出すことが見破られてしまい、用心深いプレイヤーが出すグーにチョキが簡単に負けてしまうことがある。

「パターン壊し」（難易度：☆☆☆）

　人間はグー・チョキ・パーを完全に無作為に出すことはできない。上級プレイヤーはこの事実をうまく利用し、自分が元々持っているグー・チョキ・パーのパターンを特定し、そのパターンを回避しようと試みる。よくあるパターンはエッシャーの階段として知られている。このパターンでは、プレイヤーは前に出した手に勝つ手を出す。例えば、グーを出したら次はパー、その次はチョキ、その次はグー、といった具合である。もう一つのよくあるパターンは、あいこになった時に初心者によく見られる手の出し方である。自分特有のパターンを知り、自分のパターンが相手に読まれているのではないかという疑念が付きまとうようになったら、パターンを崩すために、グー・チョキ・パーを出す順序について組み合わせを複数準備しておきなさい。

「手数え」（難易度：☆☆☆☆☆）
　手数えとは、相手の出す手の短期的パターンを読むために、対戦中の相手の全ての手を記憶する行為のことである。ここでカギとなるのは、プレッシャーを受けながらどうやって正確に記憶するか、ということだ。記憶をしながら同時にゲームに集中するのは困難な場合がある。そのため、この戦略は基礎的な戦略には分類されない。

攻撃戦略
「偽の手がかり見せ」（難易度：☆☆☆）
　この戦略の肝は、相手を騙すためにわざと嘘の筋肉の動きや姿勢や目線を見せることである。この戦略は上級プレイヤーに対してのみ使うべきだ。というのも手がかりを読み取れるほどには上達していないプレイヤーに対しては無効だからだ。サングラスと手袋はどちらも装着しないようにしなさい。そうしないと効果は著しく低下する。

「ほのめかし」（難易度：☆☆☆☆☆）
　ほのめかしは偽の手がかり見せと関連している。この戦略は、ある手を出すと見せかけて土壇場で別の手を出すというものである。これは極めて難易度が高く、実行する際に大変な注意が必要となる。審判は通常、前触れを快く思わず、仮に出す手に曖昧なところがあれば、プレイヤーはポイントを失う可能性がある。ほのめかしの上級版は、対戦中に指をぴくっと動かす動作を伴う。手を観察している相手はこれをチョキかパーを出す前触れだと思うかもしれない。こうすることで、ほとんどの相手を混乱させたり気を散らせたりすることができ、手を観察する相手を完全に困惑させることになるだろう。

　上記の戦略の全てが初心者の下手な手に通用するとは限らないが、それらに精通していることは素人プレイヤーのレベルを超えたプレーをするには不可欠である。

Ⅲ
〔解答〕
（1）that the children will realize

（2） making a continuous effort

〔出題者が求めたポイント〕

和文英訳

（1）「夢をかなえる」は realize one's dream もしくは fulfill one's dream

（2）＜ by ～ ing ＞「～することによって」。「努力する」は＜ make an effort [make efforts] ＞。「絶え間なく」は副詞 continuously で表せるが、continuously making an effort とするよりも、形容詞 continuous を用いて making a continuous effort とする方が自然。

IV

〔解答〕

（1） stands （2） is （3） used
（4） named （5） appealing

〔出題者が求めたポイント〕

空所補充

（1）＜ stand for ～＞「～を表す」
（2） what an emoji is「絵文字とはどんなものであるか」
（4） named Shigetaka Kurita は a Japanese telecommunications worker を修飾する形容詞句。＜名詞 named ～＞「～という名前の名詞」
（5） the と名詞の間の（ 5 ）に入るのは名詞を修飾する形容詞。appealing は形容詞で「魅力的な」。

〔和訳〕

　emoji という単語は日本語の「絵文字」を英語にしたものである。emoji の e は「絵」を意味し、moji は表音文字、表意文字を表す。従って、emoji の定義は単に「絵から成る文字」ということになるが、これは絵文字というものの特徴をかなり正確に捉えている。emoji という単語は英語でそのままの形で単数形としても複数形としても使うことができるが、現在では emojis という複数形もよく見られる。最初の絵文字の記号は、エモティコン（顔文字）とは異なり、栗田穣崇という名の日本の通信会社社員によって 1998 年ごろに生み出された。彼は（自称）熱心なマンガの読者であり、より記号的なエモティコンの手法に代わって、視覚に訴えるマンガ的手法を用いた。

B方式 後期

I

〔解答〕

（1）科学的発見

（2）科学的な仮説であるためには、自然の過程に根差した説を提唱する必要があり、さらにその説は検証を受けねばならない。

（3）①　（4）④　（5）③　（6）③　（7）①

（8）③　（9）②　（10）②

（11）3番目①　5番目⑤　（12）④　（13）②

〔出題者が求めたポイント〕

和訳　内容説明　空所補充　語句並び替え　文法　語彙

（1）those は scientific discoveries の代用。

（2）that ～ testing までは an explanation を修飾する関係代名詞節。＜ be rooted in ～＞「～に根差している」＜ be subject to ～＞「～の対象となる、～にさらされる」。直訳すると「科学的な仮説であるためには、自然の過程に根差しており、検証の対象となる説を提唱する必要がある」となる。

（3）下線部(a)は動詞を強調する助動詞 do。

①「トニー、私は確かに理解していますよ」do は動詞を強調する助動詞。

②「どんなご用でしょうか」do は一般動詞。

③「スペイン語の辞書を持ってますか」do は疑問文を作る助動詞。

④「発展途上国では、女子は男子よりも受ける教育の程度が低い」do は代動詞で receive education の代用。

（4）下線部(b)は「性質」の意味。

①「自然の法則を変えるのは不可能だ」nature は「自然」の意味。

②「私たちは、自然の力は恐ろしい力であると気づかされることがよくあった」nature は「自然の力」の意味。

③「彼女は都市から逃れ自然に戻ることを非常に切望していた」nature は「自然状態、自然の生活」の意味。

④「我々の装備は単に社会の変わりゆく性質を反映しているだけであった」nature は「性質」の意味。

（5）＜ think of ～＞「～について考える」

（6）（ d ）には that から始まる関係代名詞節の動詞が入る。よって①か③だが、先行詞が単数名詞 a process なので③が正解。

（7）literally は「文字通り」。super は「～を超える」の意味。よって supernatural は文字通りの意味は「自然を超えた」

（8）下線部(f)は目的格の関係代名詞。

①「それはそんなに大きかった、ひょっとしたら、さらに大きかったかもしれない」that は指示副詞で「そんなに」の意味。

②「私たちは誤解していた可能性がある」It は仮主語。that は真主語となる名詞節を導く接続詞。

③「彼が先週なくしたバッグが見つかった」that は目的格の関係代名詞。

④「発表された公式の理由は、その設備は不可欠な整備のために閉鎖する必要がある、ということである」that は is の補語になる名詞節を導く接続詞。

（9）下線部(g)の have は＜ have ＋ O ＋過去分詞＞で「O を～される」の意味。

①「もう行かなければ」＜ have got to ～＞「～しなければいけない」

②「そのことをとやかく言われたくない」have は下線部(g)と同じ用法。

③「パーティーを開くつもりですか」have は「（パーティーなど）を催す」。

④「ジェーンと彼女の夫には3人の子供がいる」have は「～を持っている」。

（10）do は代動詞で resist new ideas and interpretations「新しい考えや解釈に抵抗する」の代用。

（11）＜ be open to ～＞「（意見など）を受け入れる」完成文は sufficient evidence showing us that we。we are open to sufficient evidence showing us that we were wrong.「私たちは十分な証拠が自分たちが間違っていることを示していることを受け入れる」。3行上の openness to being shown wrong の言い換えになっている。

（12）one は前出の可算名詞の単数形の代用。

（13）下線部(k)＝ someone else will reject or modify rejected hypotheses「他の誰かが仮説を却下したり、却下された仮説を修正したりするだろう」

〔和訳〕

　科学が意味するものは人によって様々だ。私たちは「科学」と「科学技術」を短絡的に同一視し、最近の科学の発達の多くが、一連の新たな発明品や薬やその他の重要な発見によるものであるかのように考える。これは不幸なことである。なぜならば、このように短絡的に語を定義することにより、興味深い科学的発見、特に人間の進化に於ける科学的発見の多くが等閑視されることになるからだ。確かにこれらの発見は直接的に、あるいは即座に実社会で役に立つようなものではないが、それでも我々が住む世界や宇宙に関する情報をしっかり与えてくれる。また、これは不幸な結びつきでもある。なぜなら、確かに科学は科学技術の基礎を成しているけれども、それは科学の唯一の役割でも、本質的な性質でもないからだ。

　科学とは、その核の部分においては、知識を得る方法のことであり、特に自然科学（そこには社会科学や行動科学によって扱われるような人間の行動も含まれる）について知識を得る方法のことである。確かに私たちは科学を、直接的な利益や、知識の総合的な蓄積といった観点から捉えることもあるけれども、最も重要なのは、過程こそが、物質界について人がさらなる知識を得ることを可能にするということだ。科学的方法は、観察、現象に対して考えられる説（つまり仮説）の展開、そして何らかの方法による仮説の検証、という過程に分類すること

ができる。科学的証拠は時が経つにつれて変化する。なぜなら、却下された仮説は最終的に捨てられるため、これは動的な過程であるからだ。一般的な意味では、仮説とは提唱された説に過ぎない。仮説の中には、超自然的なもの（文字通り「自然を超えたもの」）を扱っており、人が直接知覚できない力を持ち出してくるものもある。科学的な仮説であるためには、自然の過程に根差した説を提唱する必要があり、さらにその説は検証を受けねばならない。

　科学的方法の主な特徴は、間違っていると証明されることを受け入れることである。このことが意味するのは、私たちが好んで自説を却下してもらいたがっているということではないし（実際はその逆である）、私たちが新しい考えや解釈をすぐに受け入れるということでもない（むしろその逆である）。それが真に意味するのは、自分たちが間違っていたことと、より良い物の見方があるかもしれないということを十分な証拠が示しているという事実を私たちは受け入れる、ということである（もっとも、何を以て「十分な」と考えるかについては意見の相違があるかもしれないが）。科学的方法の特殊な言い回しとして、私たちは「仮説を証明する」という言い方よりもむしろ、「仮説を却下しない」という言い方をする（これはいわば、ある人が有罪と証明されるまでは無罪と推定するようなものだ）。ある仮説が科学的に却下されると、私たちはそれを捨てて先に進み、新しい説を考え出したり、以前の説を修正したりする。これを実行するのは必ずしも容易なことではない。というのも、私たちは自説への偏向や私情の影響を受けているからである。しかし最終的には私たちは却下された仮説を取り下げたり修正したりする（もしくは、自らしないのであれば、他の誰かがやってくれるであろう）。

Ⅱ

〔解答〕
（1）(a)② 　(b)③ 　(c)④ 　(d)③
（2）③
（3）(e)③ 　(f)① 　(g)② 　(h)④ 　(i)①
（4）(E)⑦ 　(F)⑥ 　(G)①
（5）②

〔出題者が求めたポイント〕
空所補充　指示語　発音　アクセント　語彙　文法
（1）
　(a) < no matter how ～ >「どれほど～に…しようとも」。～は形容詞 or 副詞。
　(b) < encourage + O + to do >「O に～するように励ます」。動詞 were の後ろなのだから①と④は不可。②は were encouraged で受動態になるが、O を主語にして受動態にするのに、O である him が残っているのはおかしい。
　(c) < too ～ to ... >「あまりにも～なので…できない」。～は形容詞・副詞。①の enough は < ～ enough to ... >「…できるほど～」のように必ず形

容詞・副詞の後ろに置かれる。
　(d) (d)には自動詞の過去分詞が入る。よって他動詞の①と原形の②は不可。また、主語が his English なので④は不適切。
（2）< expect + O + to do >において、O は to do の意味上の主語。下線部(A)を含む文では、Welcome と to tell him の間に Welcome tells him の関係が成立。仮に下線部(A)＝Welcome ならば、下線部(A)は himself となるはず。よって下線部(A)＝Richard。同様に、下線部(D)＝Richard ならば下線部(D)は himself となるはず。よって下線部(D)＝Welcome。
（3）
　(e)「～にお世辞を言う」①「～を悩ます」②「～を閉める」③「～を褒める」④「～を訓練する」
　(f)「批判的な」①「不賛成を示す」②「友好的な」③「優しい」④「忍耐強い」
　(g)「結果」< S is a function of ～ >「S は～の結果だ」①「負担」②「結果」③「重要性」④「必要性」
　(h)「物」①「能力」②「質」③「得点」④「物」
　(i)「～を置く」①「～を置く」②「～を勧める」③「～を抜かす」④「～を四角にする」
（4）① sə'ːrkl 　② séifti 　③ sivíər 　④ sóuʃəl 　⑤ sɔ'ːrs 　⑥ téknikəl 　⑦ táitl 　⑧ wú:nd 　(E) dikláinz 　(F) émfəsis 　(G) wə'ːrst
（5）下線部(H)は「人」を表す。
　①「一人分のスペースしかない」one は形容詞で「一人の」
　②「人は彼の自ら進んでやろうとする気持ちに感心せずにいられない」one は「人」を表す。
　③「彼は怒りと失望の反応を示した」one は前出の可算名詞の単数形の代用。ここでは one ＝ a response。
　④「彼女は新しい、赤いドレスを着ていた」one は前出の可算名詞の単数形の代用。ここでは one ＝ dress。

〔和訳〕
　リチャードは韓国語学習を始めた当初から、自らの学習の進み具合にイライラしていた。まるで、どれほど努力しようとも、進捗の速さが十分でないように思われた。彼の教師たちは絶えず彼に対して、もっと一所懸命勉強しろ、もっと暗記しろと発破を掛けてきた。授業の予習をしたり、韓国語母語話者と会ってお互いの母語を教え合ったり、ビデオを見たり、韓国語の歌を覚えたりと、自分は懸命に努力していると彼は思っていた。当初は、彼は自分が年齢の壁にぶち当たったのだと思っていた。リチャードはドイツ語、ポルトガル語、フランス語、日本語の学習には成功していた。しかし、彼が韓国語の学習を始めたのは 52 歳の時だった。だから彼は恐らく自分は新たな言語の学習を始めるにはもう年を取りすぎているのだと思った。確かに、従来の知見によれば、彼はあまり進歩を期待すべきでないということになる。
　ある日のこと、彼はお互いに母語を教え合っている韓国人のパートナー（彼は「ウエルカム」という、このよ

うな場にぴったりの名前を持っている)とコーヒーを飲んでいた。リチャードは、米国に来てからウェルカムは英語力が向上したと感じているのか、という疑問をはっきりと口に出してみた。リチャードには確かにウェルカムの英語力は向上したように思われた。だからリチャードはウェルカムが「自分もそう思う」と彼に言うことを期待していた。しかしその代わりに、ウェルカムは「さあどうだろうね」と言った。リチャードがウェルカムに、彼の先生たちはどう思っているのかと尋ねると、米国の先生はいつも生徒を褒めてばかりなので、彼らの言うことは信用できない、と彼は答えた。ウェルカムは、先生がもっと批判的ならいいのに、とまで言った。ウェルカムにとっては、先生たちが批判的であればあるほど、彼らが自分の進み具合に興味を示していることになるのだ。

　この会話によって、リチャードははっと気づいた。その時以来、リチャードは、自分の韓国語の進み具合が不十分だと感じられるのは、自分自身が抱いていた、言語学習の成功とはこういうものだ、という思い込みによるものだと考えるようになった。リチャードはそれまで、自分がどれだけのことを知らないのか、を基準にして自分の進み具合を測っていた。彼はコップが半分空であると考え、だからこそ次から次へと教材を無理やり暗記しようとしたのだ。しかし、丸暗記にだけ頼ることは、成人の言語学習者であれば誰でも犯し得る2番目に最悪な過ちである。

　確かに、外国語を学ぶためには、暗記は不可欠である。しかし、暗記練習(例えばテキストを聴いてからそれを一言一句そのままに繰り返したり、長い対話文を暗記したり、フラッシュカードをこつこつ覚えたりすること)は、成人の学習者にとっては、認知能力の面から言って不利である。この能力は年齢と共に衰えるので、丸暗記に重点を置きすぎることは、挫折感をもたらし、やる気を失わせ、最終的には成人の学習者であれば誰であろうとも学習を止める原因となる可能性がある。

　もし丸暗記が成人の学習者にとって2番目に最悪な過ちであるならば、1番は何だろうかと思っている人もいるだろう。それは外国語を学ぶには年を取りすぎているという思い込みである。

III

〔解答〕

(1) wanted to get married to a (medical) doctor
(2) the person (that) he ended up marrying

〔出題者が求めたポイント〕

和文英訳

(1)「～と結婚する」は get married to ～ またはmarry ～
(2)「結局～する」は end up ～ ing

IV

〔解答〕

(1) matters　　(2) drifting　　(3) trying
(4) state　　(5) spend　　(6) are

〔出題者が求めたポイント〕

空所補充　語彙　文法

(1) matter「重要である」
(2) ＜ What about ～ ？＞「～はどうだろうか」。(2) ～ gravity は astronauts を修飾する現在分詞の形容詞用法。
(3) ＜ try desperately not to ～＞「必死に～しないようにする」。(3) 以下を分詞構文にすれば前の文につなぐことができる。
(4) ＜ state that ～＞「～と述べる」。
(5) ＜ spend 時間 X ～ ing ＞「～して X を過ごす」。
(6) ＜ so VS ＞「(直前の肯定文に続けて)S もそうである」。V は直前の文に合わせる。直前の文で be 動詞を用いているので V は be 動詞にする。ただし宇宙飛行士と宇宙船の話は現在の話なので be 動詞は現在形にする。

〔和訳〕

　確かに重力は私たちの頭上数百キロの地点であっても重要な働きをしている。しかし、宇宙空間にいる場合、重要なのは無重力になることであるのは間違いない。宇宙飛行士は無重力状態で浮遊し、何かをこぼすとそれが何日も辺りを漂うことになるので何もこぼさないように必死になっているが、彼らの場合はどうであろうか。今日では、国際宇宙ステーションが我々の頭上の軌道を周回している。この巨大な科学施設で暮らしている宇宙飛行士は自分たちが特定のミッションのために宇宙飛行しているのだと誇らしげに語るが、私はそれをうらやましいとは思わない。君たちは6か月かけて落下するんだよ、などと言ったら、さぞ興ざめだろう。だが、彼らは確かに飛行しているのではなく、落下しているのだ。ちょうどスプートニクが地表に向かって落下していき、行方不明になったように、宇宙飛行士と宇宙ステーションも同じ運命を辿っているのである。

数　学

解答　30年度

B方式 前期

I

〔解答〕

(1) (a) $\dfrac{16}{3}$　(b) 2

(2) (c) 84　(d) 80

(3) (e) 6

(4) (f) $\dfrac{7}{2}$　(g) $\dfrac{5}{4}$

〔出題者が求めたポイント〕

小問集合

(1) 微分・積分
　セオリーに則って解く。当然だが，$|t^2-x^2|$ を x の関数と見ないように注意。

(2) 分散
　こちらもセオリー通り。

(3) 一次不定方程式

(4) チェバ・メネラウスの定理

〔解答のプロセス〕

(1)
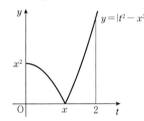

$0 \leq x \leq 2$ であるから

$$f(x) = \int_0^x (-t^2+x^2)dt + \int_x^2 (t^2-x^2)dt$$
$$= \dfrac{4}{3}x^3 - 2x^2 + \dfrac{8}{3}$$

$\dfrac{d}{dx}f(x) = 4x^2-4x$ であるから，$0 \leq x \leq 2$ で増減表を作ると

x	0	$\cdots$	1	$\cdots$	2
$\dfrac{d}{dx}f(x)$		$-$	0	$+$	
$f(x)$	$\dfrac{8}{3}$	↘	2	↗	$\dfrac{16}{3}$

よって $f(x)$ は
　$x=1$ で最小値　2
　$x=2$ で最大値　$\dfrac{16}{3}$
をとる。

(2) $58+65+72+x+76 = 71 \times 5$ より，$x = \underline{84}$
ここから分散を計算すると，

$$\dfrac{1}{5}\{(58-71)^2 + (65-71)^2 + (72-71)^2 $$
$$+ (84-71)^2 + (76-71)^2\}$$
$= 80$

(3) $(x, y) = (20, 0)$ は一つの整数解であるから，この一次不定方程式は，適当な整数 k を用いて
$$\begin{cases} x = -3k + 20 \\ y = 2k \end{cases}$$
と解ける。このうち，x, y がともに自然数となる k の範囲は
　$1 \leq k \leq 6$
であるから，自然数の解は $\underline{6つ}$ 存在する。

(4)
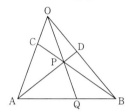

メネラウスの定理から，

$$\dfrac{1}{2} \cdot \dfrac{4}{7} \cdot \dfrac{AP}{PD} = 1 \quad \therefore \quad \dfrac{AP}{PD} = \dfrac{7}{2}$$

チェバの定理から，

$$\dfrac{2}{1} \cdot \dfrac{QB}{AQ} \cdot \dfrac{3}{4} = 1 \text{ より，} \dfrac{QB}{AQ} = \dfrac{2}{3}$$

メネラウスの定理より，

$$\dfrac{4}{3} \cdot \dfrac{3}{5} \cdot \dfrac{OP}{PQ} = 1 \text{ より，} \dfrac{OP}{PQ} = \dfrac{5}{4}$$

II

〔解答〕

(1) (a) 24　(b) 1170　(c) $\dfrac{13}{4}$

(2) (d) n

(3) (e) $2m+2$　(f) $2^{m+1}-1$

〔出題者が求めたポイント〕

整数の性質

$T(n)$ を通分する発想があれば，すぐに解ける。ある自然数 n の因数の最小公倍数は n であるし，因数は対になっているので $T(n)$ を通分すると，$\dfrac{S(n)}{n}$ になることがわかる。

〔解答のプロセス〕

(1) $360 = 2^3 \cdot 3^2 \cdot 5$ であるから，
$\phi(360) = 4 \times 3 \times 2 = 24$
$S(360) = (1+2+2^2+2^3)(1+3+3^2)(1+5)$
　　　 $= 1170$
$T(360) = \dfrac{1}{1} + \dfrac{1}{2} + \dfrac{1}{3} + \dfrac{1}{4} + \dfrac{1}{5} + \dfrac{1}{6} + \dfrac{1}{8} + \dfrac{1}{9}$
　　　$+ \cdots\cdots + \dfrac{1}{180} + \dfrac{1}{360}$

$$= \frac{360 + 180 + 12 + \cdots\cdots + 2 + 1}{360}$$

$$= \frac{S(360)}{360} = \frac{13}{4}$$

(2) 任意の n に対して，$T(n) = \dfrac{S(n)}{n}$ であるから，

$$\frac{S(n)}{T(n)} = n$$

(3) $\phi(n) = (m+1) \cdot 2 = 2m + 2$

$S(n) = (1 + 2 + \cdots\cdots + 2^m)(1 + p)$

$$= \frac{2^{m+1} - 1}{2 - 1}(p + 1)$$

$$= (2^{m+1} - 1)(p + 1)$$

(2)より，$S(n) = nT(n)$ であるから，

$(2^{m+1} - 1)(p + 1) = 2 \cdot 2^m \cdot p$

$\therefore\ p = 2^{m+1} - 1$

III

〔解答〕

(a) $y = 4ax - 4a^2$　　(b) $(a + b,\ 4ab)$

(c) $2(a - b)^3$　　(d) $y = -\dfrac{1}{4}$

(e) $\dfrac{1}{4}$　　(f) $\dfrac{1}{4}$

〔出題者が求めたポイント〕

関数

　文字の計算で複雑にはなっているが，セオリーに則って解ける。

〔解答のプロセス〕

A での接線は

$y - 4a^2 = 4a(x - 2a)$　　$\therefore\ y = 4ax - 4a^2$

B での接線は，$y = 4bx - 4b^2$ であるから，これらを連立して，$a \neq b$ であるから，$C(a + b,\ 4ab)$

$\overrightarrow{\mathrm{CA}} = (a - b,\ 4a^2 - 4ab)$，$\overrightarrow{\mathrm{CB}} = (b - a,\ 4b^2 - 4ab)$

$|\overrightarrow{\mathrm{CA}}| = (a - b)\sqrt{16a^2 + 1}$，$|\overrightarrow{\mathrm{CB}}| = (a - b)\sqrt{16b^2 + 1}$

$\overrightarrow{\mathrm{CA}} \cdot \overrightarrow{\mathrm{CB}} = -(a - b)^2 - 16ab(a - b)^2$

$\qquad\qquad = (a - b)^2(-1 - 16ab)$

$\triangle \mathrm{ABC} = \dfrac{1}{2}\sqrt{|\overrightarrow{\mathrm{CA}}|^2 |\overrightarrow{\mathrm{CB}}|^2 - (\overrightarrow{\mathrm{CA}} \cdot \overrightarrow{\mathrm{CB}})^2}$

$= \dfrac{1}{2}\sqrt{(a-b)^4(16a^2+1)(16b^2+1) - (a-b)^4(-1-16ab)^2}$

$= \dfrac{(a-b)^2}{2}\sqrt{16a^2 - 32ab + 16b^2}$

$= 2(a - b)^3$

2 本の接線が直交するとき，

$4a \cdot 4b = -1$　　$\therefore\ ab = -\dfrac{1}{16}$

よって，C の軌跡は　$y = -\dfrac{1}{4}$

$ab < 0$ であるから，a, b は異符号で，大小関係から，

$a > 0 > b$

$b = -\dfrac{1}{16a}$ となるので，相加平均・相乗平均より

$$\triangle \mathrm{ABC} = 2\left(a + \frac{1}{16a}\right)^3 \geqq 2\left(2\sqrt{a \cdot \frac{1}{16a}}\right)^3 = \frac{1}{4}$$

等号成立は $a = \dfrac{1}{16a}$ のときで，$a = \dfrac{1}{4}$

IV

〔解答〕

(a) $(1,\ 0,\ 0)$　　(b) $\sqrt{13}$

(c) $\left(-\dfrac{5}{2},\ 0,\ 0\right)$　　(d) $\dfrac{\sqrt{3}}{2}$

(e) $\left(-\dfrac{5}{2},\ -\dfrac{\sqrt{3}}{4},\ \dfrac{3}{4}\right)$　　(f) $(0,\ -\sqrt{3},\ -3)$

〔出題者が求めたポイント〕

空間座標(空間ベクトル)

　空間座標，特に動点の問題ではベクトルを活用すると解きやすい。

〔解答のプロセス〕

S の中心を $\mathrm{S}(x,\ 0,\ 0)$ とおけば，

$\mathrm{AS}^2 = \mathrm{BS}^2$ であるから，

$$\left(x + \frac{5}{2}\right)^2 + \left(-\frac{\sqrt{3}}{2}\right)^2 = x^2 + (2\sqrt{3})^2$$

$$x = 1$$

$\therefore\ $ 中心は $(1,\ 0,\ 0)$

また，半径は $\sqrt{1^2 + (2\sqrt{3})^2} = \sqrt{13}$

平面 α は，$x = -\dfrac{5}{2}$ であるから，

円 C の中心は $\left(-\dfrac{5}{2},\ 0,\ 0\right)$，円 C の半径は $\dfrac{\sqrt{3}}{2}$ である。

時刻 t における P，Q の座標を考える。

$\overrightarrow{\mathrm{OP}} = \left(-\dfrac{5}{2},\ 0,\ 0\right) + \left(0,\ \dfrac{\sqrt{3}}{2}\cos\dfrac{\pi}{15}t,\ \dfrac{\sqrt{3}}{2}\sin\dfrac{\pi}{15}t\right)$

$= \left(-\dfrac{5}{2},\ \dfrac{\sqrt{3}}{2}\cos\dfrac{\pi}{15}t,\ \dfrac{\sqrt{3}}{2}\sin\dfrac{\pi}{15}t\right)$

$\overrightarrow{\mathrm{OQ}} = \left(0,\ 2\sqrt{3}\cos\left(\pi + \dfrac{\pi}{60}t\right),\ 2\sqrt{3}\sin\left(\pi + \dfrac{\pi}{60}t\right)\right)$

$= \left(0,\ -2\sqrt{3}\cos\dfrac{\pi}{60}t,\ -2\sqrt{3}\sin\dfrac{\pi}{60}t\right)$

$|\overrightarrow{\mathrm{PQ}}| = \sqrt{\left(\dfrac{5}{2}\right)^2 + \left(-2\sqrt{3}\cos\dfrac{\pi}{60}t - \dfrac{\sqrt{3}}{2}\cos\dfrac{\pi}{15}t\right)^2 + \left(-2\sqrt{3}\sin\dfrac{\pi}{60}t - \dfrac{\sqrt{3}}{2}\sin\dfrac{\pi}{15}t\right)^2}$

$= \sqrt{\dfrac{25}{4} + 12 + \dfrac{3}{4} + 6\cos\dfrac{\pi}{60}t\cos\dfrac{\pi}{15}t + 6\sin\dfrac{\pi}{60}t\sin\dfrac{\pi}{15}t}$

$= \sqrt{19 + 6\cos\left(\dfrac{\pi}{15}t - \dfrac{\pi}{60}t\right)} = \sqrt{19 + 6\cos\dfrac{\pi}{20}t}$

$|\overrightarrow{\mathrm{PQ}}|$ が最小となるのは，$\dfrac{\pi}{20}t = \pi$，すなわち $t = 20$ のときで，このとき，

$\mathrm{P}\left(-\dfrac{5}{2},\ -\dfrac{\sqrt{3}}{4},\ \dfrac{3}{4}\right)$，$\mathrm{Q}(0,\ -\sqrt{3},\ -3)$

※補足
$\overrightarrow{OP}$, $\overrightarrow{OQ}$ の導出には「x 軸の正方向から見た P, Q の写像」を利用している。

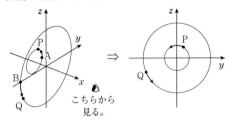

この図を利用して,「PQ が最も小さくなるのは, 写像において O, P, Q が一直線上に並ぶとき」として, P, Q の座標を求めてもよい。

明治薬科大学 30年度 （66）

$$\boxed{\text{B 方式 後期}}$$

$\boxed{\text{I}}$

〔解答〕

(1) (a) $x^2 - 2x - 1$

(2) (b) $150°$ 　(c) $6\sqrt{7}$

(3) (d) 120 　(e) 46620

〔出題者が求めたポイント〕

(1) 整式の除法

　　$P(x) = x^2 + ax + b$ とおいてもよいが，商とわる式を逆に見ることもできることに気付くと早い。

(2) 正弦・余弦定理

　　どの式を使えば何の文字が残るかをイメージしながら立式する。とはいえ，入試基本レベルの出題であるといえるだろう。

(3) 場合の数

　　総和が少々難しい。各位ごとに，たとえば 1 は何回でてくるか，等を考えるとわかりやすい。

〔解答のプロセス〕

(1) $x^4 - 2x^3 + x - 2 = P(x) \cdot (x^2 + 1) + 3x - 1$

$$P(x) = \frac{x^4 - 2x^3 - 2x - 1}{x^2 + 1} = x^2 - 2x - 1$$

(2) 正弦定理から，

$$\sin A = \frac{a}{2R}, \quad \sin B = \frac{b}{2R}, \quad \sin C = \frac{c}{2R}$$

$$\therefore \quad \frac{a}{\sqrt{3}} = \frac{b}{\sqrt{7}} = c \iff a : b : c = \sqrt{3} : \sqrt{7} : 1$$

一番大きいのは B で，余弦定理から，

$$\cos B = \frac{1 + 3 - 7}{2 \cdot 1 \cdot \sqrt{3}} = -\frac{\sqrt{3}}{2} \quad \therefore \quad B = 150°$$

さらに，$\dfrac{1}{2} \cdot c \cdot \sqrt{3}\,c \cdot \sin 150° = \dfrac{\sqrt{3}}{4} c^2 = 9\sqrt{3}$ より

$$c = 6$$

ゆえに，$R = \dfrac{\sqrt{7} \cdot 6}{2 \sin 150°} = 6\sqrt{7}$

(3) 3桁の整数は，$6 \times 5 \times 4 = 120$ 通り作れる。

　　3桁の整数 abc を $100a + 10b + c$ と表すと，$a = 1$ であるものは 20 通りあり，同様に $a = 2 \sim 6$ もそれぞれ 20 通りである。

同様に $b = 1 \sim 6$ であるものも 20 通りずつ，$c = 1 \sim 6$ であるものも 20 通りずつ存在するから，

$$(100 + 200 + 300 + 400 + 500 + 600) \times 20$$
$$+ (10 + 20 + \cdots + 60) \times 20$$
$$+ (1 + 2 + 3 + \cdots + 6) \times 20$$
$$= 46620$$

$\boxed{\text{II}}$

〔解答〕

(a) $(1,\ 4)$ 　(b) $(2,\ 3)$

(c) $\sqrt{2}$ 　(d) $(3,\ 4)$

(e) $2\sqrt{2}$

〔出題者が求めたポイント〕

図形と方程式

　　計算をして軌跡を求めてもよいが，直角三角形を作れることに気がつくと複雑な計算なしで解答にたどりつける。

　　このとき，l の x の係数が 1 である（文字式ではない）ので，作れない式の形があることに気をつける。

〔解答のプロセス〕

l の式を変形して，$(2y - 8)a + (x - y + 3) = 0$

これを a の恒等式と見れば，$x = 1$，$y = 4$

$B(1,\ 4)$ とすると，$\angle BPA = 90°$ であるから，P の軌跡は $\triangle ABP$ の外接円で，その直径は AB である。

　　ゆえに，P の軌跡の中心は $(2,\ 3)$，半径は $\sqrt{2}$ の円となる。

　　ここで，l の式は $y = k$（定数）の形に変形することができないから，円のうち y 座標が 4 であるような B 以外の点は存在しない。　　$\therefore$ 円のうち，$(3,\ 4)$ を除く。

AP が最大となるのは，P と B が一致するときで，$2\sqrt{2}$。

$\boxed{\text{III}}$

〔解答〕

(a) $k < -\dfrac{\sqrt{3}}{2},\ \dfrac{\sqrt{3}}{2} < k$

(b) $\dfrac{32}{27}\left(\sqrt{k^2 - \dfrac{3}{4}}\right)^3$

(c) $\pm\sqrt{3}$

(d) $-\dfrac{2}{3}$

(e) 2

〔出題者が求めたポイント〕

微分・解と係数の関係

　　考え方の難しいポイントはない。計算を正確にこなすのがポイント。

〔解答のプロセス〕

$$f'(x) = 3x^2 + 2kx - (k^2 - 1)$$

題意を満たすには，$f'(x) = 0$ に異なる 2 つの実数解があればよい。ゆえに，$D/4 = k^2 + 3(k^2 - 1) > 0$

よって，$k < -\dfrac{\sqrt{3}}{2},\ \dfrac{\sqrt{3}}{2} < k$

また，α, β は $f'(x) = 0$ の 2 つの実数解であるから，

$$\alpha + \beta = -\frac{2}{3}k, \quad \alpha\beta = -\frac{k^2 - 1}{3}$$

また，グラフの概形を考えれば，$\alpha < \beta$ であるから，

$$\alpha - \beta = -\sqrt{\left(-\frac{2}{3}k\right)^2 - 4 \cdot \left(-\frac{k^2 - 1}{3}\right)}$$

$$= -\frac{4}{3}\sqrt{k^2 - \frac{3}{4}}$$

$$f(\alpha) - f(\beta)$$
$$= (\alpha^3 - \beta^3) + k(\alpha^2 - \beta^2) - (k^2 - 1)(\alpha - \beta)$$
$$= (\alpha - \beta)\{\alpha^2 + \alpha\beta + \beta^2 + k(\alpha + \beta) - (k^2 - 1)\}$$
$$= (\alpha - \beta)\left\{\frac{4}{9}k^2 - \left(-\frac{k^2 - 1}{3}\right) + k \cdot \left(-\frac{2}{3}k\right) - k^2 + 1\right\}$$

$$= -\frac{4}{3}\sqrt{k^2 - \frac{3}{4}}\left(-\frac{8}{9}k^2 + \frac{2}{3}\right)$$

$$= \frac{32}{27}\left(\sqrt{k^2 - \frac{3}{4}}\right)^3$$

$f(\alpha) - f(\beta) = \dfrac{32}{27}\left(\sqrt{k^2 - \dfrac{3}{4}}\right)^3 = 4$ を解くと,

$$k = \pm\sqrt{3}$$

これを代入すれば,

$$\alpha\beta = -\frac{3-1}{3} = -\frac{2}{3}$$

$$\beta - \alpha = \frac{4}{3}\sqrt{3 - \frac{3}{4}} = 2 \quad (\alpha < \beta \text{ より } \beta - \alpha > 0)$$

〔別解〕

$f(\alpha) - f(\beta)$ を k を消去することで変形してもよい。

$$f(\alpha) - f(\beta)$$

$$= (\alpha^3 - \beta^3) - \frac{3}{2}(\alpha + \beta)(\alpha^2 - \beta^2) + 3\alpha\beta(\alpha - \beta)$$

$$= -\frac{1}{2}\alpha^3 + \frac{3}{2}\alpha^2\beta - \frac{3}{2}\alpha\beta^2 + \frac{1}{2}\beta^3$$

$$= \frac{1}{2}(\beta - \alpha)^3$$

Ⅳ

〔解答〕

(1) (a) 1　　(b) 11

(2) (c) 16

(3) (d) 48　　(e) 15

〔出題者が求めたポイント〕

対数

　基本計算に忠実に処理していけば，素直に解ける問題である。

〔解答のプロセス〕

(1) $\log_2(\log_2 2^n) = \log_2 n$ であるから,

$$-\frac{1}{2} \leqq \log_2(\log_2 2^n) \leqq \frac{7}{2}$$

$$\iff 2^{-\frac{1}{2}} \leqq n \leqq 2^{\frac{7}{2}}$$

$$\iff \frac{1}{\sqrt{2}} \leqq n \leqq \sqrt{128}$$

これをみたす整数 n は，$1 \leqq n \leqq 11$

(2) $\log_2(\log_2(\log_2(\log_2 2^n)))$

$\quad = \log_2(\log_2(\log_2 n)) = 1$

$\iff \log_2(\log_2 n) = 2 \iff \log_2 n = 4$

$\quad \therefore \quad n = 2^4 = \underline{16}$

(3) $\log_2(\log_4(\log_8 2^n)) = 1$

$\iff \log_4(\log_8 2^n) = 2$

$\iff \log_8 2^n = 4^2$

$\iff 2^n = 8^{16}$

$\iff n = 48$

$\log_{10} 2^{48} = 48 \times 0.3010 = 14.4480$

よって，$10^{14} < 2^{48} < 10^{15}$ となるから，15 桁。

明治薬科大学 30年度 (68)

化　学

解答　30年度

B方式 前期

I

〔解答〕

問1　ア：同位体　イ：陽子　ウ：6
　　　エ：中性子　オ：多

問2　$^{14}_{7}N$

問3　17190 年前

問4　12.011

〔出題者が求めたポイント〕

原子の構造と周期表(同位体, 半減期)

〔解答のプロセス〕

問1　放射線を放出し, 他の原子に変わる不安定な同位体を放射性同位体といい, 問題文中にある「中性子[エ]が電子を放出して陽子になる」壊変を β 壊変という。
$$^{1}_{0}n \longrightarrow {}^{1}_{1}p + e^{-}$$
中性子　　　陽子　　　電子

このとき, 陽子の数は1つ増えるため, 原子番号は1だけ多[オ]い原子に変化する。

問2　β 壊変により, $^{14}_{6}C$ は原子番号が1だけ多い原子番号7の窒素Nに変化する。また, このとき, 中性子の数は1つ減るが, 陽子の数は1つ増えるため, 質量数は14のまま変化しない。

問3　壊変により, もとの ^{14}C の割合が半分に減少するまでにかかる時間を半減期という。天然に含まれる量の87.50％が壊変したので, 木材中に残っている ^{14}C の割合は,
$$100 - 87.5 = 12.5(\%)\left(= \frac{1}{8}\right)$$
切り出されたのが t 年前とすれば,
$$\left(\frac{1}{2}\right)^{\frac{t}{5730}} = \frac{1}{8} = \left(\frac{1}{2}\right)^{3} \text{ より,}$$
$$t = 5730 \times 3 = 17190(\text{年前})$$

問4　^{13}C の割合は,
$$\frac{11(\text{個})}{1000(\text{個})} \times 100 = 1.1(\%)$$
^{12}C の割合は,
$$100 - 1.1 = 98.9(\%)$$
よって, 炭素の原子量は,
$$12 \times \frac{98.9}{100} + 13 \times \frac{1.1}{100} = 12.011$$

II

〔解答〕

問1　融点：$T_2(\text{K})$
　　　沸点：$T_3(\text{K})$

問2　固体と液体がともに存在する領域：領域 BC 間
　　　液体と気体がともに存在する領域：領域 DE 間

問3　融解熱：$1.0 \times 10^2(\text{kJ/mol})$
　　　蒸発熱：$1.5 \times 10^2(\text{kJ/mol})$

問4　固体

問5　領域 BC 間では, 加えた熱により固体から液体へ融解するため, 加えた熱と融解熱とがつりあっているから。

〔出題者が求めたポイント〕

物質の三態

〔解答のプロセス〕

問3　領域 BC 間で加えた熱が, この物質 0.10mol 分の融解熱に相当。よって, 1mol あたりの融解熱は,
$$5.0(\text{kJ/ 時}) \times (4-2)(\text{時間}) \div 0.10(\text{mol})$$
$$= 100(\text{kJ/mol})$$
領域 DE 間で加えた熱が, この物質 0.10mol 分の蒸発熱に相当するので, 1mol あたりの蒸発熱は,
$$5.0(\text{kJ/ 時}) \times (8-5)(\text{時間}) \div 0.10(\text{mol})$$
$$= 150(\text{kJ/mol})$$

問4　領域 AB 間(固体), 領域 CD 間(液体)のグラフの傾きで比較する。
比熱が大きいほど温度は上がりにくい, つまりグラフの傾きは小さくなる。よって, 固体の方が大きな比熱をもつ。
[参考]　$Q = mc\Delta t$ より考えると, グラフの傾きは $\frac{\Delta t}{Q}$ に相当。$\frac{\Delta t}{Q} = \frac{1}{mc}$ より, 比熱 c は傾き $\frac{\Delta t}{Q}$ に反比例する。

III

〔解答〕

問1　a：$HClO(+1)$　b：$HClO_2(+3)$
　　　c：$HClO_3(+5)$　d：$HClO_4(+7)$

問2　i）　$2NaOH + Cl_2 \longrightarrow NaClO + NaCl + H_2O$
　　　ii）　$Ca(OH)_2 + Cl_2 \longrightarrow CaCl(ClO) \cdot H_2O$

問3　ア：過塩素酸　イ：高度さらし粉　ウ：1.0
　　　エ：1.5　オ：発　カ：$E_1 - E_3$　キ：$E_2 - E_1$
　　　ク：触媒　ケ：E_2　コ：32

〔出題者が求めたポイント〕

非金属元素(塩素のオキソ酸), 反応の速さ(活性化エネルギー)

〔解答のプロセス〕

問3　ア：中心元素が同じオキソ酸の場合, 結合する酸素の数が多いほど酸性は強くなる。
　　イ：さらし粉は $CaCl_2$ と $Ca(ClO)_2$ との複塩。
　　　　高度さらし粉は, ここから $CaCl_2$ を除いた化合物で, 化学式 $Ca(ClO)_2 \cdot 2H_2O$ と表される。
　　ウ, エ：　$2KClO_3 \xrightarrow{MnO_2} 2KCl + 3O_2$
　　　　塩素酸カリウム
　　　　係数比より考えるとよい。
　　オ：(反応物の化学エネルギー) ＞ (生成物の化学エネルギー) より, 発熱反応。

カ，キ：

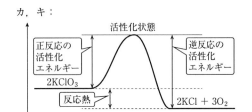

ク，ケ：触媒を取り除くと，活性化エネルギーは大きくなるが，反応物・生成物の化学エネルギーは変化しない。

コ：10℃上げる毎に2倍になるので，50℃上昇させると，$2^5 = 32$(倍)になる。

Ⅳ
〔解答〕
問1　A：Zn　B：Al　C：Ca
　　　D：Ag　E：Au　F：Cu
問2　$3Cu + 8HNO_3 \longrightarrow 3Cu(NO_3)_2 + 2NO + 4H_2O$
問3　表面に酸化被膜を形成し不動態となるから。(20字)

〔出題者が求めたポイント〕
典型金属元素，遷移金属元素(イオン化傾向，金属と酸の反応)

〔解答のプロセス〕
問1　ア：特有の色をもつ金属は銅と金。
　イ：常温の水と反応し，水素が発生する金属は，選択肢中ではカルシウムのみ。よって，C = Ca。高温の水蒸気と反応して水素が発生する金属は，アルミニウムと亜鉛。水素が発生しない金属は，銅と銀と金なので，記述アと合わせると，D = Ag(銀)と決まる。
　ウ：イオン化傾向が水素より大きい金属は，希塩酸と反応し，水素発生。
　エ：希塩酸には溶解しないが，酸化力のある希硝酸に溶解する金属は，銅と銀。よって，F = Cuと決まる。また，記述アと合わせると，E = Auと決まる。(記述オの「Eは王水に溶解する」ことからも，E = Auと決定できる。)
　カ：希硝酸に溶解するが濃硝酸には溶解しない金属は，不動態をつくる金属の説明文で，選択肢中ではアルミニウムのみ該当。よって，B = Al，A = Znと決まる。

Ⅴ
〔解答〕
問1　$C_8H_{10}O$

問2　B：
```
    H       O
     \     ∥
      C=C-C-OH
     /   |
    H    CH_2-C-OH
             ∥
             O
```

C：$CH_3-CH-CH_2-C-H$
　　　　　　　$|$　　　　　$∥$
　　　　　　　OH　　　　O

D：ベンゼン環に $-CH_2-OH$ と $-CH_3$ がオルト位

F：ベンゼン環に縮環した無水フタル酸様の構造

〔出題者が求めたポイント〕
脂肪族化合物，芳香族化合物(エステルの構造決定)

〔解答のプロセス〕
ア：エステルAを加水分解し，B，C，Dが生成したことから，Aはジエステルと考えられる。
　また，Bがカルボキシ基を有することから，中性のC，Dはアルコール性ヒドロキシ基を有することがわかる。

イ，ウ：Br_2付加で分子量が160増加することより，Bは炭素間二重結合を1つ有する。H_2付加で得られた化合物をB′とすると，分子式は，
$$C_5H_6O_4 + H_2 \longrightarrow C_5H_8O_4$$
この分子式をもつジカルボン酸で不斉炭素原子を1個有する化合物がB′である。
分子式$C_5H_8O_4$のジカルボン酸は以下の4つ。
① HOOC-C-C-C-COOH
② C-C*-C-COOH
　　　|
　　COOH
③ C-C-C-COOH
　　　|
　　COOH
④ C-C-COOH
　　|
　　C
　　|
　　COOH

(C*：不斉炭素原子)
よって，B′は②の構造が該当。
Bとして考えられる構造は，
C=C-C-COOH　　C-C=C-COOH
　　|　　　　　　　|
　COOH　　　　　COOH

それぞれにBr_2を付加すると，
Br Br　　　　　　Br Br
|　|　　　　　　　|　|
C-C*-C-COOH　　C-C*-C-COOH
　　|　　　　　　　　|
　COOH　　　　　　COOH

記述イより，BにBr_2付加することで得られた化合物は不斉炭素原子を1個もつことから，上記の左側の構造が該当。
以上より，Bの構造は，
C=C-C-COOH　　(炭素骨格のみ表記)
　　|
　COOH

エ：銀鏡反応陽性なので，アルデヒド基を有する。また，ヨードホルム反応陽性なので，
CH_3-CH-　または　CH_3-C-　の構造をもつ。化合
　　　|　　　　　　　　　　∥
　　OH　　　　　　　　　　O
物CがC*を1個もつことから，Cの構造が次のよう

に決まる。

$$CH_3-\overset{\overset{\displaystyle H}{|}}{\underset{\underset{\displaystyle OH}{|}}{\overset{*}{C}}}-CH_2-CHO$$

オ： $C : 176 \times \dfrac{12}{44} = 48 \,(\mathrm{mg})$

$H : 45 \times \dfrac{2}{18} = 5 \,(\mathrm{mg})$

$O : 61 - (48 + 5) = 8 \,(\mathrm{mg})$

$C : H : O = \dfrac{48}{12} : \dfrac{5}{1} : \dfrac{8}{16}$

$\qquad = 8 : 10 : 1$ （組成式の式量：122）

Aの分子量 M_A が $\quad M_A \leqq 350$
Bの分子量 M_B は $\quad M_B = 130$
Cの分子量 M_C は $\quad M_C = 88$
より，Dの分子量は $M_D = 122$
よって，Dの分子式は $C_8H_{10}O$ と決まる。

カ：Dはアルコール性ヒドロキシ基をもち，酸化することでE(フタル酸)，さらに加熱することでF(無水フタル酸)が得られることから，構造が次のように決まる。

明治薬科大学 30 年度 （71）

B方式 後期

Ⅰ

〔解答〕

問1 番号5, 元素記号 Mg

問2 Ar

問3 番号4, 元素記号 Na

問4 番号2, 結合の名称：共有結合,

電子式　　　H

　　　　H:C:H

　　　　　　H

〔出題者が求めたポイント〕

原子の構造と周期表, 化学結合

〔解答のプロセス〕

電子配置より, 原子1～6はそれぞれ次の通り。

1：He　2：C　3：O　4：Na　5：Mg　6：Cl

問1　Ne と同じ電子配置となるイオンを生じる原子は, 選択肢中では3(O), 4(Na), 5(Mg)の3つ。原子番号が大きいほど, イオン半径は小さくなるので, 5(Mg)が該当。

　参考　Ne と同じ電子配置をとるイオンのイオン半径の大小。

　　$O^{2-} > F^- > Na^+ > Mg^{2+} > Al^{3+}$

問2　原子6(Cl)と同じ第3周期で, 価電子をもたない(価電子0個)原子は Ar(アルゴン)。

問3　常温で乾いた空気や水と反応する金属はアルカリ金属またはアルカリ土類金属。よって, 4(Na)が該当。

問4　4つの水素原子と結合できる原子は, 原子2(C)。炭素 C と水素 H は不対電子を出しあい, 共有結合を形成することで, 安定な化合物メタン CH_4 ができる。

Ⅱ

〔解答〕

問1　ア：酸性酸化物

　　　イ：塩基性酸化物

　　　ウ：両性酸化物

　　　エ：オキソ酸

　　　オ：大きい

　　　カ：価電子(または最外殻電子)

問2　$3NO_2 + H_2O \longrightarrow 2HNO_3 + NO$

問3　$HClO_4$

問4　　　　O

　　　　　‖

　　　HO-S-OH

　　　　　‖

　　　　　O

〔出題者が求めたポイント〕

無機総合(酸化物, オキソ酸)

〔解答のプロセス〕

問1　ウ：Al, Zn, Sn, Pb は両性元素と呼ばれ, 単体, 酸化物, 水酸化物はいずれも, 酸とも塩基とも反応する。

　　　エ, オ：中心の非金属元素の原子が同じ場合, 結合する酸素原子の数が多いほど, 酸化数は大きくなる。

すると, 酸素の電気陰性度が大きいため, 結合するヒドロキシ基 O-H 間の極性が大きくなるので, H^+ が電離しやすくなる。

例えば, 塩素の場合, 酸の強さは次のようになる。

　　　O　　　　　　　　　O

　　　↑　　　　　　　　　↑

H-O-Cl→O　＞　H-O-Cl→O

　　　↓

　　　O

(HClO₄)　　　　　　　(HClO₃)

+7　　　　　　　　　　+5

　　　　　　　＞　H-O-Cl→O　＞　H-O-Cl

　　　　　　　　　　(HClO₂)　　　　　(HClO)

　　　　　　　　　　　+3　　　　　　　　+1

問3　$HClO_4$(過塩素酸)が該当。
　　　　+7

問4　リン P は不対電子3つ, 非共有電子対を1つもつ。リン酸の場合, 4つの酸素 O がリン P と結合するが, オクテット則を満たすように表記すると次のようになる。

　　　　　　O

　　　　　　↑

　　HO-P-OH　　（↑は配位結合）

　　　　　　OH

　　　　　　:O:

　　　　　　‥

H:O:P:O:H　　（電子式）

　　　　　　:O:

　　　　　　‥

　　　　　　H

オキシ酸の場合, 配位結合↑は共鳴構造であるため, 問題例の表記を用いる場合もある。

　　　　　　O

　　　　　　‖

　　HO-P-OH

　　　　　　OH

よって, 硫酸の構造式を配位結合の表記を用いると,

　　　　　　O

　　　　　　‖

　　HO-S-OH

　　　　　　‖

　　　　　　O

となるが, 共鳴構造を考慮した表記が解答となる。

Ⅲ

〔解答〕

問1　中和による温度変化：9.5(℃)

　　　NaOH(固) + aq = NaOHaq + 40kJ

問2　①

問3　ア：生成熱　　イ：昇華熱

　　　ウ：結合エネルギー

　　　エ：第1イオン化エネルギー

　　　オ：電子親和力

〔出題者が求めたポイント〕

熱化学(中和熱と溶解熱, 格子エネルギー)

〔解答のプロセス〕

(A)　問1　実験1

1.0mol/L の HClaq 100mL（密度が 1.0g/cm³ より，100×1.0＝100g の溶液）と水 44mL（44g）を混合したので，100＋44＝144g の HClaq になっている。また，
$1.0\text{mol/L} \times \dfrac{100}{1000}\text{L} = 0.10(\text{mol})$ の HCl を含んでいる。

この溶液に NaOH（固体）を $\dfrac{6.0}{40} = 0.15(\text{mol})$ 加えたので，0.15mol 分の NaOH（固）の溶解熱と，0.10mol 分の中和熱が発生する。
以上より，溶液 144＋6.0＝150（g）が，0.10mol 分の中和熱により上昇した温度を Δt(℃)とおくと，
$Q = c \times m \times \Delta t$ より，
$\quad 4.0(\text{J/(g·K)}) \times 150(\text{g}) \times \Delta t(\text{K})$
$\qquad\qquad = 57(\text{kJ/mol}) \times 0.10(\text{mol}) \times 10^3$
$\quad \therefore\ \Delta t = 9.5(\text{℃})$

また，図1より，溶解熱と中和熱を合わせた熱量により，150g の溶液が 19.5℃ 上昇していることから，NaOH（固体）の溶解による温度変化は，
$\quad 19.5 - 9.5 = 10.0(\text{℃})$
これが，0.15mol 分の溶解熱による温度上昇に相当するので，求める溶解熱を Q(kJ/mol)とおくと，比熱の関係式より，
$\quad 4.0 \times 150 \times 10.0 = Q \times 0.15 \times 10^3$
$\quad \therefore\ Q = 40(\text{kJ/mol})$

問2　実験2
NaOH（固体）6.0g を水 94g に溶解したので，
$\quad 6.0 + 94 = 100.0(\text{g})$
の NaOHaq になっている。また，$\dfrac{6.0}{40} = 0.15(\text{mol})$ の NaOH を含んでいる。この溶液に，2mol/L の HClaq 50mL（$2\text{mol/L} \times \dfrac{50}{1000}\text{L} = 0.10\text{mol}$ の HCl を含む。）を加えたので，0.10mol 分の中和熱が発生する。（溶解熱は発生しないことに注意。）
実験1と同様，0.10mol 分の中和熱により，
$\quad 100.0 + 50 = 150(\text{g})$
の溶液の温度が上昇するので，上昇温度は，9.5℃。
選択肢のグラフを時間の目盛り 0 まで外挿することに注意すると，この段階で該当するのは，①，③，④。

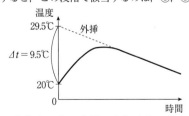

また，発生する熱は実験1より少ないが，溶液は 150g と同じ質量なので，温度上昇にかかる時間は図1より長い。よって，①が正解。

(B) 問3　各エネルギーを熱化学方程式で表すと次のようになる。
$\quad \text{A}：\text{Na}(\text{固}) + \dfrac{1}{2}\text{Cl}_2(\text{気}) = \text{NaCl}(\text{固}) + 411\text{kJ}$
$\quad \text{B}：\text{Na}(\text{固}) = \text{Na}(\text{気}) - 92\text{kJ}$
$\quad \text{C}：\dfrac{1}{2}\text{Cl}_2(\text{気}) = \text{Cl}(\text{気}) - 122\text{kJ}$
$\qquad\quad (\text{Cl}_2(\text{気}) = 2\text{Cl}(\text{気}) - 244\text{kJ})$
$\quad \text{D}：\text{Na}(\text{気}) = \text{Na}^+(\text{気}) + e^- - 496\text{kJ}$
$\quad \text{E}：\text{Cl}(\text{気}) + e^- = \text{Cl}^-(\text{気}) + 349\text{kJ}$

Ⅳ

〔解答〕
問1　H_2
問2　$\text{H}_2 + \text{CuO} \longrightarrow \text{Cu} + \text{H}_2\text{O}$
問3　26.5%

〔出題者が求めたポイント〕
化学反応式（H_2 の発生，量的関係）

〔解答のプロセス〕
問1　硫酸と亜鉛の反応は次の通り。
$\quad \text{Zn} + \text{H}_2\text{SO}_4 \longrightarrow \text{ZnSO}_4 + \text{H}_2$
問2　U字管（ア）は，ふたまた試験管内の水蒸気や希硫酸中の水が蒸発した水蒸気を吸収するためにつながれている。よって，CaCl₂ には吸収されない H_2 が反応管に導入され，酸化銅（Ⅱ）CuO と反応する。
問3　H_2 と CuO との反応終了後，生じた H_2O が U字管（イ）に吸収される。よって，増加した 0.18g は，生じた H_2O に相当するので，生じた H_2O は，
$\quad \dfrac{0.18}{18} = 1.0 \times 10^{-2}(\text{mol})$

問2の化学反応式の係数比より，反応した酸化銅（Ⅱ）CuO（式量 79.5）は，
$\quad 1.0 \times 10^{-2} \times 79.5 = 0.795(\text{g})$
よって，反応した割合（%）は，
$\quad \dfrac{0.795(\text{g})}{3.0(\text{g})} \times 100 = 26.5(\%)$

Ⅴ

〔解答〕
問1　ア：六炭糖（またはヘキソース）
　　　イ：アルデヒド
　　　ウ：5　　エ：ヒドロキシ
　　　オ：5　　カ：フェーリング
　　　キ：アルコール発酵
　　　ク：ケトン（またはカルボニル）
問2　① 2　　② 6　　③ 1
問3　【a】 115
　　　【b】 110

〔出題者が求めたポイント〕
天然高分子（糖類）

〔解答のプロセス〕
問1　ア：グルコース，ガラクトースなど，炭素原子が 6 個の単糖を六炭糖（ヘキソース），リボース，デオキシリボースなど，炭素原子が 5 個の単糖を五炭糖（ペントース）という。

イ〜エ：鎖状のグルコースの構造は次の通り。

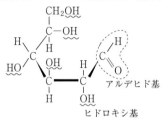

オ：C*が不斉炭素原子。

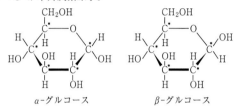

カ：アルデヒド基を有する化合物は，フェーリング液中の銅（Ⅱ）イオン Cu^{2+} を還元②し，赤色の酸化銅（Ⅰ）Cu_2O を生じる。

ク：鎖状のフルクトースの構造は次の通り。

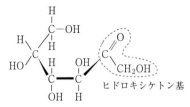

ヒドロキシケトン基が還元性を示す。

問2 ① ガラクトースの構造は次の通り。

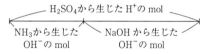

グルコースとガラクトースは，4位の炭素原子に結合する −H と −OH の立体配置だけが異なる立体異性体である。

③ グルコースとフルクトースは構造式が異なる構造異性体である。

問3 下線部の反応は次の通り。

$$C_6H_{12}O_6 \xrightarrow{チマーゼ} 2C_2H_5OH + 2CO_2$$
(分子量180)　　　　　(46)　　　(44)
225g

【a】（生じるエタノール）= $\dfrac{225}{180} \times 2 \times 46 = 115$ (g)
　　　　　　　　　　　　エタノール(mol)

【b】（発生する CO_2）= $\dfrac{225}{180} \times 2 \times 44 = 110$ (g)
　　　　　　　　　　　　CO_2(mol)

VI

〔解答〕
問1　ア：20　　イ：水素
　　　ウ：α-ヘリックス　　エ：β-シート
　　　オ：脂質（または油脂）
問2　3
問3　アンモニアの物質量：6.0×10^{-3} mol
　　　タンパク質の割合：26（%）

〔出題者が求めたポイント〕
天然高分子（アミノ酸・タンパク質）

〔解答のプロセス〕
問2
1：正　多くのタンパク質は，α-アミノ酸がペプチド結合によってつながった高分子化合物である。
2：正　タンパク質は親水コロイドなので，多量の電解質を加えると，塩析がおこる。
3：誤　タンパク質の変性は，一次構造を形成するペプチド結合ではなく，高次構造を形成する水素結合などが切れるためおこる。
4：正

問3
$$(NH_4)_2SO_4 + 2NaOH \longrightarrow Na_2SO_4 + 2NH_3 + 2H_2O$$
により，アンモニア NH_3 が x mol 生じたとおく。
発生した NH_3 を硫酸に吸収させた後，吸収液中に残った硫酸を NaOHaq で滴定している。

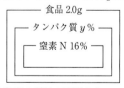

量的関係から，

$$0.10 \times \dfrac{50}{1000} \times 2 = x \times 1 + 0.20 \times \dfrac{20}{1000} \times 1$$
　　　H^+ の mol　　　　　　　　OH^- の mol

$x = 6.0 \times 10^{-3}$ (mol)

食品に含まれていた窒素分はすべて NH_3 に変化しているので，食品 2.0 g に含まれていた窒素 N は 6.0×10^{-3} mol。

食品中に含まれているタンパク質を y % とおくと，

食品 2.0g
　タンパク質 y %
　　窒素 N 16%

含まれている窒素の質量の関係より

$$2.0 \times \dfrac{y}{100} \times \dfrac{16}{100} = 6.0 \times 10^{-3} \times 14$$
　　タンパク質(g)　N 原子(g)

$y = 26.25 \fallingdotseq 26$ （%）

Ⅶ
〔解答〕
問1　A: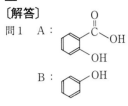

B:

C:

D:

問2　E: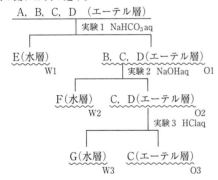

J:

問3　Gが含まれる水層W3を分液ろうとに入れ，エーテルと水酸化ナトリウム水溶液を加え振り混ぜる。すると，水に不溶な弱塩基性のDが遊離し，エーテル層に溶けるので分離し抽出できる。

〔出題者が求めたポイント〕
芳香族化合物(有機化合物の分離)

〔解答のプロセス〕
実験の流れは次の通り。

```
    A, B, C, D (エーテル層)
         │ 実験1 NaHCO₃aq
     ┌───┴───┐
   E(水層)   B, C, D (エーテル層)
    W1         │ 実験2 NaOHaq    O1
           ┌───┴───┐
        F(水層)    C, D (エーテル層)
         W2          │ 実験3 HClaq   O2
                 ┌───┴───┐
              G(水層)   C (エーテル層)
               W3            O3
```

・Aについて
実験1でNaHCO₃aqにより水層へ移行したことより，カルボキシ基を有する。また実験4より，FeCl₃aqにより呈色したことから，フェノール性ヒドロキシ基を有する。よって，選択肢中該当するのは，サリチル酸とわかる。また，Eはサリチル酸ナトリウムである。

・Bについて
実験2でNaOHaqにより水層へ移行したこと，また，A同様実験4で呈色したことから，フェノール性ヒドロキシ基を有する。実験5より，

C : $105.6 \times \dfrac{12}{44} = 28.8$ (mg)

H : $21.6 \times \dfrac{2}{18} = 2.4$ (mg)

O : $37.6 - (28.8 + 2.4) = 6.4$ (mg)

(選択肢より，Bは炭素，水素，酸素からなる化合物。)

C : H : O = $\dfrac{28.8}{12} : \dfrac{2.4}{1} : \dfrac{6.4}{16}$

　　　　　= 6 : 6 : 1

選択肢中該当するのは，フェノール(分子式 C_6H_6O)とわかる。またFはナトリウムフェノキシドである。

・Cについて
実験3でエーテル層O3に含まれていたことより，中性の化合物。実験6より，昇華性があることから選択肢中該当するのはナフタレンとわかる。

・Dについて
実験3でHClaqにより水層へ移行したことより，塩基性の官能基であるアミノ基を有する。(この段階で選択肢中該当するのは，アニリンかp-メチルアニリン。)
実験7より，Hとナトリウムフェノキシド(F)とのジアゾカップリングで得られたJが分子式 $C_{13}H_{12}N_2O$ であったことより，炭素数から，Dはp-メチルアニリンとわかる。

実験7の流れは次の通り。

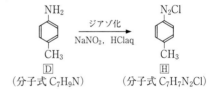

問2　問1の解説参照。
問3

塩であるGは水溶性なので，強塩基を加え，水に不溶なDとエーテルにより抽出する。

C方式

I

〔解答〕

問1　ア：クーロン（または静電気）
　　　イ：4　　ウ：6

問2　$a = 2(r_1 + r_2)$

問3　$\dfrac{234}{a^3 N_A}$ (g/cm³)

問4　組成式：NaI
　　　理由：価数の等しいイオン結晶の場合，イオン半径が大きいほど，イオン間にはたらくクーロン力は小さくなるから。

〔出題者が求めたポイント〕

化学結合と結晶（イオン結晶）

〔解答のプロセス〕

問2　単位格子の1つの面に注目する。

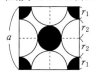

図より，$a = 2(r_1 + r_2)$

問3　（密度(g/cm³)）
　　　$= \dfrac{(原子1個の質量(g)) \times (格子中の粒子数)}{(単位格子の体積(cm³))}$
　　　$= \dfrac{\dfrac{M}{N_A} \times 4}{a^3}$
　　　$= \dfrac{4M}{a^3 N_A}$

M は NaCl の式量なので，
　　　$M = 23.0 + 35.5 = 58.5$

よって，（密度）$= \dfrac{4 \times 58.5}{a^3 N_A} = \dfrac{234}{a^3 N_A}$ (g/cm³)

問4　イオン結晶の融点はイオン間にはたらくクーロン力の大小によって決まる。
　　　イオンの価数が大きいほど，また，イオン間の距離が小さいほどはたらくクーロン力は大きくなる。第5周期までのハロゲン化物イオンのナトリウム塩は，
　　　　NaF，NaCl，NaBr，NaI
　　　いずれも一価どうしのイオンなので，イオン間の距離を考える。イオン半径は，
　　　　F⁻ < Cl⁻ < Br⁻ < I⁻
　　　なので，最も融点が低いのはイオン半径が最も大きく，クーロン力が最小となる I⁻ のナトリウム塩である。

II

〔解答〕

問1　方法1：CaCl(ClO)・H₂O + 2HCl
　　　　　　　　→ CaCl₂ + Cl₂ + 2H₂O
　　　さらし粉の働き：酸化剤

問2　+4 → +2

問3　(ア) A：水　　B：濃硫酸
　　　(イ) A：塩化水素　　B：水

問4　番号：1
　　　理由：塩素は空気より重く，水に少し溶ける気体だから。

問5　塩素と水の反応は，
　　　　Cl₂ + H₂O ⇌ HCl + HClO
　　　よって，生じた塩化水素は酸性を示すため，青色リトマス紙は赤色に変化する。さらに，生じた次亜塩素酸には，酸化力による漂白作用があるため，リトマス紙は脱色され白色になる。

〔出題者が求めたポイント〕

非金属元素（Cl₂ の発生法）

〔解答のプロセス〕

問1　さらし粉の成分である次亜塩素酸イオンが強い酸化作用をもつ。
　　　$\underset{+1}{ClO^-} + 2H^+ + 2e^- \longrightarrow \underset{-1}{Cl^-} + H_2O$
　　　これにより，加えた塩酸中の塩化水素 HCl が酸化され，塩素 Cl₂ が発生する。
　　　　$2Cl^- \longrightarrow Cl_2 + 2e^-$
　　　なお，問題文中にあるように，さらし粉は CaCl₂ と Ca(ClO)₂ の複塩であり，組成式の2倍が
　　　　CaCl₂・Ca(ClO)₂・2H₂O
　　　であることから，組成式は CaCl(ClO)・H₂O とわかる。

問2　方法2：$\underset{+4}{MnO_2} + 4HCl \longrightarrow \underset{+2}{MnCl_2} + Cl_2 + 2H_2O$

問3　発生した塩素 Cl₂ 以外に濃塩酸より揮発した塩化水素 HCl と水蒸気 H₂O が混じるので，除去する。

III

〔解答〕

問1　N₂O₄(気) = 2NO₂(気) − 57.2kJ

問2　4

問3　N₂O₄ の物質量：0.80mol
　　　全圧：72R (Pa)
　　　K_p：12R (Pa)

〔出題者が求めたポイント〕

熱化学，化学平衡（平衡の移動，圧平衡定数）

〔解答のプロセス〕

問1　（反応熱）＝（生成物の生成熱の総和）
　　　　　　　　　− （反応物の生成熱の総和）
　　　　　＝ 2 × (−33.18) − (−9.16)
　　　　　＝ −57.2 (kJ/mol)

問2　N₂O₄(気) ⇌ 2NO₂(気)　（−57.2kJ）
　　　高温ほど，平衡は右へ移動するので，NO₂ の生成量は増加する。また，高圧ほど，平衡は左へ移動するので，NO₂ の生成量は減少する。

明治薬科大学 30 年度 （76）

問3 量的関係は次の通り。

$$\begin{array}{ccc} & N_2O_4 & \rightleftharpoons & 2NO_2 \\ 反応前 & 1.0 & & 0 & (mol) \\ 反応 & -0.20 & & +0.40 \\ \hline 平衡時 & 0.80 & & 0.40 \end{array}$$

またこのときの全圧を $P(Pa)$ とおくと，状態方程式より，

$$P(Pa) \times 5.0(L) = (0.80 + 0.40)(mol) \times R \times 300(K)$$
$$P = 72R(Pa)$$

さらに，各気体の分圧は，

$$P_{N_2O_4} = \underbrace{P}_{全圧} \times \underbrace{\frac{0.80}{0.80+0.40}}_{モル分率} = \frac{2}{3}P(Pa)$$

$$P_{NO_2} = P \times \frac{0.40}{0.80+0.40} = \frac{1}{3}P(Pa)$$

よって，圧平衡定数 K_p は

$$K_p = \frac{P_{NO_2}^2}{P_{N_2O_4}} = \frac{\left(\frac{1}{3}P\right)^2}{\frac{2}{3}P} = \frac{1}{6}P(Pa)$$

$P = 72R$ を代入して，$K_p = 12P(Pa)$

Ⅳ
〔解答〕
問1 ア：同素体 イ：紫外線 ウ：デンプン
問2 Br_2
問3 (1) $3O_2 \longrightarrow 2O_3$

(2) $1 - \frac{1}{3}\alpha(mol)$

(3) $0.10(L)$
問4 $1.0 \times 10^{-3}(mol)$

〔出題者が求めたポイント〕
酸化・還元反応（オゾンの反応・性質，ヨウ素滴定）

〔解答のプロセス〕
問1 イ：酸素中で無声放電を行ったり，紫外線をあてると次の反応がおこる。
$$3O_2 \longrightarrow 2O_3$$
ウ：ヨウ素 I_2 を含む溶液に指示薬としてデンプン水溶液を加えると，ヨウ素デンプン反応により青紫色になる。溶液中の I_2 を $Na_2S_2O_3$ で滴定し終えると，I_2 が消失するため無色に変化する。
問2 ヨウ化物イオンを酸化し，I_2 を遊離させる。
$$2I^- \longrightarrow I_2 + 2e^- \quad \cdots(*)$$
よって，酸化剤としてはたらく物質を選べばよい。
$$Br_2 + 2e^- \longrightarrow 2Br^-$$
Br_2 の酸化力は I_2 より強いので，（*）の反応を起こすことができる。
なお，SO_2 は例外的に酸化剤としてはたらくが酸化力は I_2 よりわずかに小さいため，（*）の反応は起こせない。

問3 (2) 量的関係は次の通り。

$$\begin{array}{ccc} & 3O_2 & \longrightarrow & 2O_3 \\ 反応前 & 1 & & 0 & (mol) \\ 反応 & -\alpha & & +\frac{2}{3}\alpha \\ \hline 反応後 & 1-\alpha & & \frac{2}{3}\alpha \end{array}$$

よって，全物質量は $1 - \alpha + \frac{2}{3}\alpha = 1 - \frac{1}{3}\alpha(mol)$

(3) 標準状態において，（体積比）＝（モル比）なので，(2)の結果を利用する。
1.0L の酸素中 $\alpha'(L)$ がオゾンに変化したとおくと，

$$\frac{反応後}{反応前} = \frac{1 - \frac{1}{3}\alpha'(L)}{1.0(L)} = \frac{100 - 5.0(\%)}{100(\%)}$$
$$\alpha' = 0.15(L)$$

よって，生成したオゾンの体積は，(2)の量的関係の結果より，

$$\frac{2}{3}\alpha' = \frac{2}{3} \times 0.15 = 0.10(L)$$

問4 O_3 と KI との反応

$$\begin{array}{l} O_3 + H_2O + 2e^- \longrightarrow O_2 + 2OH^- \\ 2I^- \longrightarrow I_2 + 2e^- \\ \hline O_3 + 2I^- + H_2O \longrightarrow O_2 + I_2 + 2OH^- \end{array}$$

I_2 と $Na_2S_2O_3$ との反応

$$I_2 + 2Na_2S_2O_3 \longrightarrow 2NaI + Na_2S_4O_6$$

係数比より，$O_3 : I_2 : Na_2S_2O_3 = 1:1:2$
よって，$O_3 : Na_2S_2O_3 = 1:2$
オゾンの物質量を x mol をおくと，

$$x : 0.10(mol/L) \times \frac{20.0}{1000}(L) = 1:2$$
$$x = 1.0 \times 10^{-3}(mol)$$

Ⅴ
〔解答〕
ア：$AgCl$ イ：CuS ウ：$Fe(OH)_3$
エ：$Al(OH)_3$ オ：$BaCrO_4$ カ：$CaSO_4$

〔出題者が求めたポイント〕
無機総合（金属イオンの分離）

〔解答のプロセス〕
各操作は次の通り。

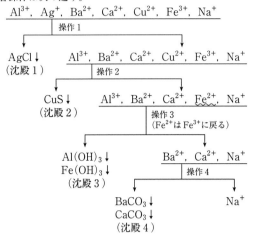

・沈殿3(Al(OH)₃, Fe(OH)₃)を分離する操作
過剰のNaOHaqにより，
$$Al(OH)_3 + NaOH \longrightarrow [Al(OH)_4]^- + Na^+$$
となり，Al(OH)₃は溶解する。よって，溶け残った赤褐色沈殿は Fe(OH)₃[ウ]。
ろ液にHClaqを加えると，[Al(OH)₄]⁻が中和され，Al³⁺が生じる。ここにNH₃を加えると，Al(OH)₃[エ]の白色沈殿が生じる。

・沈殿4(BaCO₃, CaCO₃)を分離する操作
HClaqを加えると，いずれも水溶性の塩となる。よって，溶液中には，Ba²⁺，Ca²⁺が存在。ここにK₂CrO₄aqを加えると，BaCrO₄[オ]の黄色沈殿が生成。ろ液中にはCa²⁺が残っているので，Na₂SO₄を加えると，CaSO₄[カ]の白色沈殿が生じる。

Ⅵ
〔解答〕
問1　C₈H₉NO

問2　A：(構造式 アセトアニリド)

B：(構造式 サリチル酸エチル)

C：(構造式 アセチルサリチル酸)

F：(構造式 サリチル酸)

問3　40mL

〔出題者が求めたポイント〕
芳香族化合物(エステル・アミドの構造決定)
〔解答のプロセス〕
問1　$C:H:N:O = \dfrac{71.1}{12.0} : \dfrac{6.7}{1.0} : \dfrac{10.4}{14.0} : \dfrac{11.8}{16.0}$
　　　$\fallingdotseq 8:9:1:1$
分子量が150以下であることより，組成式も分子式もC₈H₉NO(分子量135)。

問2
・Aについて
イよりAは加水分解することから，エステルかアミド。分解し生じたDが希塩酸に溶けることから，Dは塩基性の官能基 -NH₂ をもつ。
Dの分子量が93なので，その構造式は
(アニリン構造式　分子式：C₆H₇N)で，アニリンと決まる。
よって，Eの分子式は
　$\underline{C_8H_9NO}_{[A]} + H_2O - \underline{C_6H_7N}_{[D]}$
　$= C_2H_4O_2$
酸性を示すので，カルボキシ基をもつから，EはCH₃COOH(酢酸)と決まる。
以上より，Aの構造は，

(アニリン N-H + HO-C(=O)-CH₃)

→ (アセトアニリド) ＋ H₂O

・Bについて
エよりBはフェノール性ヒドロキシ基を有する。
また，オよりBは加水分解することから，エステルかアミド。分解し生じたGを酸化するとE(酢酸)が生成することから，Gはエタノール。よって，Fの分子式は，
　$\underline{C_9H_{10}O_3}_{[B]} + H_2O - \underline{C_2H_6O}_{[G]}$
　$= C_7H_6O_3$
FがNaHCO₃aqに溶けることから-COOHをもち，FeCl₃aqで呈色することからフェノール性ヒドロキシ基をもつことがわかる。Fの構造式は

(サリチル酸構造式　分子式C₇H₆O₃)で，サリチル酸と決まる。以上より，Bの構造式は

(サリチル酸 C-OH + H-O-CH₂-CH₃)

→ (サリチル酸エチル) ＋H₂O

明治薬科大学　30年度　（78）

・Cについて

F（サリチル酸）とE（酢酸）がエステル結合した化合物なので，

$$\text{(構造式：サリチル酸のカルボキシ基とOHに、H + HO-C-CH}_3\text{（破線で囲む））}$$

$$\longrightarrow \text{(アセチルサリチル酸の構造式)} + H_2O$$

問3　E（CH_3COOH：分子量60）0.24gを中和するために必要なNaOHaqをvmLとすると，

$$\frac{0.24}{60} \times 1 = 0.10 \times \frac{v}{1000} \times 1$$

$$v = 40 \text{(mL)}$$

VII

〔解答〕

問1　ア：再生　イ：半合成　ウ：合成
　　　エ：縮合　オ：付加

問2　A，B：4，5（順不同）
　　　C：2

問3　$\left[CH_2-CH(OH) \right]_n$

問4　ポリビニルアルコールは水溶性なので，アセタール化することでヒドロキシ基の数を減らし，水に不溶な繊維となることを期待している。

問5　22.9（g）

〔出題者が求めたポイント〕

合成高分子（化学繊維）

〔解答のプロセス〕

問1　ア：再生繊維はセルロースを原料とした銅アンモニアレーヨンやビスコースレーヨンが代表例。

　　イ：半合成繊維は，セルロースをアセチル化することで得られるアセテート繊維が代表例。

　　ウ〜オ：合成繊維は縮合重合で得られるナイロン，PETなど，付加重合で得られるビニロンなどが代表例。

問2　PETの生成反応式は次の通り。

$$n\,HOOC-\bigcirc-COOH + n\,HO-CH_2-CH_2-OH$$

$$\longrightarrow \left[\underset{O}{C}-\bigcirc-\underset{O}{C}-O-CH_2-CH_2-O \right]_n + 2n\,H_2O$$

問3，4　ビニロン生成の流れは次の通り。

$$CH_2=CH(OCOCH_3) \xrightarrow{\text{付加重合}}$$

$$\left[CH_2-CH(OCOCH_3) \right]_n \xrightarrow{\text{けん化}} \left[CH_2-CH(OH) \right]_n$$

$$\xrightarrow{\text{アセタール化}} \cdots-CH_2-CH-CH_2-CH-CH_2-CH-\cdots$$
ビニロンの構造の一部

ポリビニルアルコールは親水性の官能基であるヒドロキシ基を多数有するため，一部アセタール化することで，水に不溶なビニロンに変化させる。ただし，一部ヒドロキシ基を残すことで，吸湿性を保つ。

問5　30％アセタール化されたビニロンの構造式は次のように表せる。

$$\left(CH_2-CH-CH_2-CH \atop O-CH_2-O \right)_{0.30 \times \frac{n}{2}} \left(CH_2-CH-CH_2-CH \atop OH \quad OH \right)_{0.70 \times \frac{n}{2}}$$

式量100　　　式量88

よって，分子量は，

$$100 \times 0.30 \times \frac{n}{2} + 88 \times 0.70 \times \frac{n}{2} = 45.8n$$

D（ポリビニルアルコール：分子量44n）1molから，ビニロンは1mol得られるので，求める質量は，

$$\underset{\text{D(mol)}}{\frac{22}{44n}} \times \underset{\text{ビニロン(mol)}}{1} \times 45.8n = 22.9 \text{(g)}$$

明治薬科大学 30 年度 （79）

2018 年度 入学試験解答用紙 **英 語** ｜B 前｜

I
(1)
(2)

III
(1)
(2)

IV
(1) (2) (3)
(4) (5)

受 験 番 号

この解答用紙は 142％に拡大すると、ほぼ実物大になります

明治薬科大学　30 年度　（80）

2018年度　入学試験解答用紙　　**数　　　　学**　　　B前

I

(a)	(b)
(c)	(d)
(e)	(f)
(g)	

II

(a)	(b)
(c)	(d)
(e)	(f)

III

(a)	(b)
(c)	(d)
(e)	(f)

IV

(a)	(b)
(c)	(d)
(e)	(f)

受験番号

この解答用紙は 142％に拡大すると、ほぼ実物大になります。

明治薬科大学　30年度　（81）

2018年度　入学試験解答用紙　　**化　　学**　　　　B前

I

問1	ア	イ	ウ	エ	オ

問2		問3	年	問4	

II

問1	融点　　　　　　　K	沸点　　　　　　　K	問2	固体と液体　領域　　　間	液体と気体　領域　　　間

問3	融解熱　　　　kJ/mol	蒸発熱　　　　kJ/mol	問4		

問5	

III

問1	a	b	c	d

問2	i)	ii)

問3	ア	イ	ウ	エ	オ
	カ	キ	ク	ケ	コ

IV

問1	A	B	C	D	E	F

問2	
問3	

V

問1	

問2	B	C	D	F

I

II

III

IV

V

受　験　番　号

この解答用紙は142%に拡大すると、ほぼ実物大になります

明治薬科大学　30 年度　（82）

2018 年度　入学試験解答用紙　**英　語**　　B後

I	(1)		
	(2)		
III	(1)		
	(2)		

IV	(1)		(2)		(3)	
	(4)		(5)		(6)	

受　験　番　号

この解答用紙は 142％に拡大すると、ほぼ実物大になります。

明治薬科大学　30年度　（83）

2018年度　入学試験解答用紙　　**数　　学**　　B後

I

(a)	(b)
(c)	(d)
(e)	

II

(a)	(b)
(c)	(d)
(e)	

III

(a)	(b)
(c)	(d)
(e)	

IV

(a)	(b)
(c)	(d)
(e)	

受験番号

この解答用紙は 142％に拡大すると、ほぼ実物大になります

明治薬科大学　30年度　（84）

2018年度　入学試験解答用紙　　化　　学　　　B後

I

問1	番号	元素記号	問2		問3	番号	元素記号	問4	番号	結合の名称 結合	電子式

II

問1	ア		イ		ウ		
	エ		オ　大きい，小さい		カ		問4
問2				問3			

III

問1	温度変化　　℃	溶解熱　　kJ/mol	熱化学方程式		問2
問3	ア	イ	ウ	エ	オ

IV

問1		問2		問3	%

V

問1	ア	イ	ウ	エ	オ	カ
	キ	ク	問2　①	②	③	問3　a	b

VI

問1	ア	イ	ウ	エ	オ
問2	番号	正しい文		問3　　mol	%

VII

問1	A	B	C	D
問2	E	J		
問3				

I
II
III
IV
V
VI
VII

解答科目		
選択した科目を○で囲むこと	化学	生物

受験番号

この解答用紙は142％に拡大すると、ほぼ実物大になります。

明治薬科大学　30年度　(85)

2018年度　入学試験解答用紙　　**化　　学**　　　　C

I

| 問1 | ア | イ | ウ | 問2 | $a =$ |

| 問3 | 〔g / cm³〕 | 問4 | 組成式 | 理由 |

II

| 問1 | 化学反応式 | 働き | 問2 | → |

| 問3 | ア A | B | イ A | B | 問4 | 番号 | 理由 |

| 問5 |

III

| 問1 |

| 問2 | 問3 | 物質量 mol | 全圧 〔単位：　〕 | $K_p =$ 〔単位：　〕 |

IV

| 問1 | ア | イ | ウ | 問2 |

| 問3 | (1) | (2) mol | (3) L | 問4 | mol |

V

| ア | イ | ウ |
| エ | オ | カ |

VI

| 問1 | 問2 | A | B | C | F |
| 問3 | mL |

VII

| 問1 | ア | イ | ウ | エ | オ | 問3 |

| 問2 | A | B | C | 問4 | 問5 g |

I
II
III
IV
V
VI
VII

受　験　番　号

この解答用紙は142%に拡大すると、ほぼ実物大になります

平成29年度

問 題 と 解 答

平成29年度

英 語

問題

29年度

B方式 前期試験

I 次の英文を読んで，下の設問（１）～（１３）に答えなさい。*印の語には注が付いています。

Here's the plan: I'm going to give you a backpack filled with Ziploc bags—some will be filled with fresh mint leaves and others with juicy habanero chili peppers. You'll also get a clipboard, a pencil, a spare pair of socks, and a round-the-world airplane ticket. Your job, (a)should you choose to accept it, is to travel around the world and visit all sorts of places, from the biggest cities to the most (b)remote jungle encampments*. In each location you will seek out a wide variety of people—young and old, rich and poor—and then rub chopped-up mint leaves or diced chili peppers on their skin, (c)ask them to describe the sensation, and record their responses. (These substances don't have to (d) the tongue for their effects to be experienced.)

If you conducted this survey (e) I live, Baltimore, you'd find that the dominant word used to describe the tactile* experience of the habanero, smeared on either the lips or the forearm, would be *hot*, while for mint it would be *cool*. Is this merely a convenient turn of phrase? After all, (あ)if we were to use a thermometer to measure the actual temperature of mint or chili peppers, we'd find that they are not literally hot or cool.

To my knowledge, this type of survey has (f)yet to be done, but from a biological perspective we can predict how it would turn out. Given (g)what we know about the biology of touch, we'd predict that nearly every person around the world would describe chili peppers as hot and mint as cool, even if he or she were experiencing these tactile sensations for the first time and had { **h** ① describe ② heard ③ others ④ never ⑤ them }. It appears that the cool-mint and hot-chili-pepper metaphors are biologically hardwired from birth.

The main active ingredient in mint is menthol, while its equivalent in chili peppers is a chemical called capsaicin. So why are we biologically predisposed to perceive menthol as cool and capsaicin as hot?　One possibility is that there's a class of nerve ending in the skin that can (い)sense cooling and a different class that can respond to menthol.　The signals conveyed by these distinct fibers could then ultimately converge in the brain: (　j　) might feel the same because they activate the same brain region dedicated to the sensation of cooling.　In an analogous fashion, separate heat-sensing and capsaicin-sensing nerve fibers could ultimately send their impulses to a heat-sensitive brain region.

　　This hypothesis, therefore, rests on signal convergence in the somatosensory cortex*, and (　k　) it's reasonable and appealing, it's actually dead wrong. How do we know that?　We have some molecular evidence.　There are free nerve endings called TRPV1.　This single protein molecule can respond to both heat and capsaicin by opening an ion channel, a pore that lets positive ions flow inside, thereby causing the sensory neuron to fire* electrical spikes.　Similarly, there are free nerve endings, called TRPM8, that can respond to both menthol and cooling.　The answer to our puzzle is that (う)the metaphor is not in the culture, or even in the brain region.　The metaphor is encoded within the sensor molecules in the nerve endings of the skin.

　　How did this molecular metaphor develop?　The best guess is that the nerve endings evolved in some animals as temperature sensors and that certain plants later developed compounds that would activate them in order to discourage their consumption by predators.　In this scenario it's plant evolution that initially drove the dual-function properties of the sensors, not animal evolution.

（出典：*Touch*, by David J. Linden.　一部変更）

（注）　encampments: 野営地，ここでは密林の集落のこと　　tactile: 触覚の
　　　　somatosensory cortex: 体性感覚皮質　　fire: 発火する，ここでは神経細胞
　　　　が活動電位に達すること

（1）　下線部(あ)を日本語に訳し，解答用紙に書きなさい。

（2） 下線部(a)の内容を最もよく表しているものを，次の①～④から一つ選び，マークカードの解答欄 1 にマークしなさい。

① もしもその仕事を受けることにしたならば

② その仕事を受け入れるべきかどうかわからないならば

③ 無理な世界旅行の依頼は受け付けられるわけがないが

④ 刺激物が多くの地域に広まることに協力すべきではないが

（3） 下線部(b)と同じ意味を表す remote を含む文を，次の①～④から一つ選び，マークカードの解答欄 2 にマークしなさい。

① The remote is not working.

② When he spoke, his voice was cold and remote.

③ The farmhouse is remote from any other buildings.

④ There is still a remote chance that they will find her alive.

（4） 下線部(c)が表す意味として最も適切なものを，次の①～④から一つ選び，マークカードの解答欄 3 にマークしなさい。

① 肌に触れたミントや唐辛子が何に使うものなのかを尋ね，答えを記録する

② 肌に触れたミントや唐辛子がどんな感触だったかを尋ね，答えを記録する

③ 初めて食べたミントや唐辛子がどんな味だったかを尋ね，答えを記録する

④ 初めて食べたミントや唐辛子から受けた印象について尋ね，答えを記録する

（5） 空所(d)に入れるのに最も適切なものを，次の①～④から一つ選び，マークカードの解答欄 4 にマークしなさい。

① a touch　　② touch　　③ touched　　④ touching

（6） 空所(e)に入れるのに最も適切なものを，次の①～④から一つ選び，マークカードの解答欄 5 にマークしなさい。

① after　　② that　　③ where　　④ which

（7） 下線部(f)と同じ意味の yet を含む文を，次の①～④から一つ選び，マークカードの解答欄 　6　 にマークしなさい。

① We have heard nothing from him yet.

② We have yet to decide what action to take.

③ They won't arrive for at least two hours yet.

④ It's a small car, yet it's surprisingly spacious.

（8） 下線部(g)と同じ用法の what を含む文を，次の①～④から一つ選び，マークカードの解答欄 　7　 にマークしなさい。

① What awful weather!

② What if the train is late?

③ The play was not what I thought it would be.

④ I'm just wondering what I should advise you to do?

（9） {　h　}内の語を並べ替え，意味の通る英文を作りなさい。並べ替えたものの中で2番目と4番目に来る語の番号を，それぞれ次のようにマークカードにマークしなさい。

2番目　→　マークカードの解答欄 　8　

4番目　→　マークカードの解答欄 　9　

（10） 下線部(i)と同じ用法の sense を含む文を，次の①～④から一つ選び，マークカードの解答欄 　10　 にマークしなさい。

① The horse sensed danger and stopped.

② I am not writing poetry in the traditional sense.

③ A sense of humor is a real asset in this business.

④ You should have the sense to take advice when it is offered.

（１１）空所(**j**)に入れるのに最も適切なものを，次の①〜④から一つ選び，
マークカードの解答欄 ┃ **11** ┃ にマークしなさい。

① Cool and hot   ② Cooling and heat

③ Mint and chili peppers   ④ Mint and cooling

（１２）空所(**k**)に入れるのに最も適切なものを，次の①〜④から一つ選び，
マークカードの解答欄 ┃ **12** ┃ にマークしなさい。

① as if   ② because   ③ since   ④ while

（１３）下線部(い)の内容を具体的に表しているものを，次の①〜④から一つ選び，
マークカードの解答欄 ┃ **13** ┃ にマークしなさい。

① to give you a backpack filled with Ziploc bags

② to travel around the world and visit all sorts of places

③ to describe chili peppers as hot and mint as cool

④ to perceive menthol as cool and capsaicin as hot

II 次の英文を読んで，下の設問（1）〜（5）に答えなさい。*印の語句には注が付いています。

　　The writer of an apology must first be clear about his own (a)<u>attitude</u>. Is he entirely wrong in the dispute?　If so, he must write a straightforward apology and must not try to use the form of the apology to cover quite a different kind of letter: one of (b)<u>complaint</u>, for example, or even of attack.　If the writer feels he is only partly in the wrong, he can （　ア　）apologise, while mentioning, by way of explanation or (c)<u>excuse</u>, the points in his favour. It is also important to appear completely （　イ　）in this type of letter, and in English, simplicity is more likely to have this effect than effusive protestations or exaggerated self-criticism.　Simplicity, however, does not mean off-handedness* and it would be tactless* to write: 'I was sorry I forgot your birthday but fortunately you will have another （　ウ　）next year so it doesn't matter'.　One must not try to be clever, sly, or witty (unless the letter is not a serious apology) （　エ　）such qualities only add insult to injury and make it less likely that the apology will have the （　オ　）effect. Peevishness*, petulance*, bad (d)<u>temper</u> and counter-accusations are quite out of place in letters of apology.

　　How do these principles work out (e)<u>in practice</u>?　Let us consider an example of this kind of letter and imagine that it has been written by a foreign girl living in Shepton Mallet, Somerset, to an English friend:

　　　Dear Joyce,

　　　　You must be furious with me for not turning up on Tuesday, but I hope you will forgive me when you hear the (f)<u>reason</u>.　I'm afraid I mistook Tuesday for Thursday.　（　あ　）　When I realised what I had done, I rang you to apologise, but was told you had had to go to Edinburgh on business and wouldn't be back till next week.

I do hope you won't be too annoyed and that you will give me a ring as soon as you are home so that we can really get together. And next time I will (ナ)<u>make sure</u> that I get the day right!

Yours,

Inge

There are several things to notice in the way that letter is expressed. The writer begins (ニ)<u>by presuming</u> that her friend is angry. The word she uses to say this, 'furious', may sound a little strong but it is better to exaggerate the reaction of the injured party rather than to underestimate it. Inge then goes on: 'I hope you will forgive me when you hear the reason', not just 'you will forgive me …'. She knows it is wiser not to take the forgiveness for granted. Then the sentence: 'When I realised what I had done …' makes it quite clear that the writer knows she was in the wrong and took steps immediately to say she was sorry. Further on in the sentence: 'I do hope you won't be too annoyed', the 'too' in front of 'annoyed' (ヌ)<u>recognises that Joyce has every right to be annoyed but that Inge hopes that the annoyance will not be excessive</u>. Finally, the writer ends with a repetition of the apology in the form of a promise not to make the same mistake again. The letter rings true. It confesses a fault simply and asks to be forgiven, at the same time offering a convincing explanation of the mistake.

(出典：Letter Writing in English, by Brian Deakin. 一部変更)

(注)　off-handedness: ぞんざいさ　tactless: 気配りのない

　　　peevishness: 不平不満　petulance: すねること、いらだつこと

（1） 下線部(a), (b), (c)と第一アクセントの母音が同じであるものを，それぞれ次の①～⑧から一つ選び，マークカードの解答欄 　14　 ～ 　16　 にマークしなさい。

① chairman　　② computer　　③ fireman　　④ gambler

⑤ mainland　　⑥ rescuer　　⑦ website　　⑧ weekend

   (a) attitude → マークカードの解答欄 　14　

   (b) complaint → マークカードの解答欄 　15　

   (c) excuse → マークカードの解答欄 　16　

（2） 空所(ア)～(オ)に入れるのに最も適切なものを，それぞれ次の①～④から一つ選び，マークカードの解答欄 　17　 ～ 　21　 にマークしなさい。

(ア) 　17　　　① already　　② never
               ③ still　　④ yet

(イ) 　18　　　① abrupt　　② critical
               ③ intricate　　④ sincere

(ウ) 　19　　　① it　　② one　　③ this　　④ that

(エ) 　20　　　① at　　② for　　③ on　　④ to

(オ) 　21　　　① desired　　② embarrassed
               ③ surprised　　④ worried

（3） 下線部(カ)～(コ)の意味に最も近いものを，それぞれ次の①～④から一つ選び，マークカードの解答欄 　22　 ～ 　26　 にマークしなさい。

(カ) temper　　　22

   ① belief　　② mood　　③ picture　　④ sensibility

(キ) in practice　　　23

   ① elegantly　　② ideally　　③ in reality　　④ with tasks

(ク) reason　　　24

   ① explanation　　② judgement　　③ punishment　　④ responsibility

(ケ) make sure ┃ 25 ┃

  ① confirm   ② control   ③ convey   ④ convince

(コ) by presuming ┃ 26 ┃

  ① at risking   ② in contrast

  ③ on focusing   ④ on the assumption

（４）　本文の内容に従って，空所（　あ　）に入れるのに最も適切なものを，次の①～④から一つ選び，マークカードの解答欄 ┃ 27 ┃ にマークしなさい。

 ① But you had probably forgotten that it's very easy for foreigners to make mistakes in English.

 ② By the way, I'm surprised you suggested that particular café for our meeting as it's rather dirty place!

 ③ Not a very difficult thing to do as the spelling of this horrible English of yours so rarely indicates the pronunciation.

 ④ In fact, on Thursday I actually went to the café and waited for you! Then the waitress told me you had been there on Tuesday.

（５）　下線部(い)が表す意味として最も適切なものを，次の①～④から一つ選び，マークカードの解答欄 ┃ 28 ┃ にマークしなさい。

 ① Joyce はいろんな理由を付けて文句を言うに違いないが，それ以上にその言葉に説得力があることを Inge が期待していることを示している。

 ② Joyce がどういう理由で腹を立てているのかはわからないが，どんな理由であってもこれくらいで怒るのは過剰反応であるということを示している。

 ③ Joyce が腹を立てるのは当然であることをきちんと認めつつも，その怒りが行き過ぎたものでないことを Inge が願っているということを示している。

 ④ Joyce がどんなことでも腹を立てる人間だと認めつつも，あまり何にでも怒り過ぎるのは良くないのではないかと Inge が心配していることを示している。

III 次の日本文と英文の意味が同じになるように，空所（　1　），（　2　）を補いなさい。解答用紙には空所に当てはまる部分のみ書きなさい。

　　より多くの情報は，私たちがよりよい決定をすることに役立つが，時には誤解を招くこともある。

　　More (　　　　　1　　　　　), but it sometimes (　　　　　2　　　　　).

IV 次の(1)〜(5)において，三つの英文の空所に同じつづりの一語を入れて文を完成させる場合，最も適切な英単語を解答用紙に書きなさい。なお，(2)と(5)には空所に入る英単語の語頭の1字が書いてあります。

(1) (a) Are you (　　) or against the proposal?

    (b) What is the word (　　) "ship" in Spanish?

    (c) If it were not (　　) air, all living things would die.

(2) (a) Iron (g　　) rust easily.

    (b) Kyoto (g　　) many tourists.

    (c) The whole family (g　　) at Christmas.

(3) (a) I wish I could fly, (　　) is, fly like a bird.

    (b) He knew, I guess, (　　) she was married.

    (c) The food is great and it is not (　　) expensive.

(4) (a) He couldn't figure (　　) how to solve the problem.

    (b) Fighting had broken (　　) between rival groups of fans.

    (c) I stayed at home all day (　　) of consideration for my sick wife.

(5) (a) We offer customers a free (h　　) delivery service.

    (b) While traveling she missed the comforts of (h　　).

    (c) Will you pick up some bread at the supermarket on your way (h　　)?

数 学

問題　29年度

B方式 前期試験

I 次の □ にあてはまる答を解答欄に記入しなさい。

正の整数 n を 10 進法で表したときの一の位の数を $f(n)$ で表し，

$$a_n = f(n^2) - f(n)$$

で定義される数列 $\{a_n\}$ を考える。このとき，$a_1 =$ (a) , $a_2 =$ (b) であり，$a_n = 2$ となるような正の整数 n を小さい方から順に並べてできる数列を $b_1, b_2, b_3, \cdots$ とすると，$b_{29} =$ (c) である。

次に，数列 $\{a_n\}$ の初項から第 n 項までの和を S_n とする。このとき，$S_n = 0$ となる正の整数 n を小さい方から順に並べてできる数列を $c_1, c_2, c_3, \cdots$ とすると，$c_2 =$ (d) , $c_{10} =$ (e) である。したがって，$S_{2017} =$ (f) である。

Ⅱ　次の　□　にあてはまる答を解答欄に記入しなさい。

最初，中心が原点 O にあり，以下のように移動して中心が原点 O に戻ってくる半径 2 の円 を考える。

中心が原点 O にある円を A_0 とする。円が A_0 の位置から，中心が直線 $y = \dfrac{1}{\sqrt{3}}x$ 上を，円が x 軸に接するまで x の正の方向に移動する。そのときの円を A_1 とすると，円 A_1 の方程式は　(a)　である。また，円が A_0 の位置から A_1 の位置まで移動するあいだに円が通過した部分の面積は　(b)　である。

次に，円が A_1 の位置から，原点 O を中心に正の向きに，円の中心が初めて直線 $y = -\dfrac{1}{\sqrt{3}}x$ 上にくるまで回転する。そのときの円を A_2 とすると，円 A_2 の方程式は　(c)　である。また，円が A_1 の位置から A_2 の位置まで移動するあいだに，円が通過した部分の面積は　(d)　である。

最後に，円が A_2 の位置から，中心が直線 $y = -\dfrac{1}{\sqrt{3}}x$ 上を，原点 O まで移動して A_0 に重なった。円が 1 周するあいだに通過した部分の面積の合計は　(e)　である。

明治薬科大学 29 年度 (14)

Ⅲ　次の ☐ にあてはまる答を解答欄に記入しなさい。

k を定数とする。x の 2 次関数 $f(x)$ は

$$\int_1^x f(t)dt = (x-1)\{x^2 - (3k-1)x + 6k - 11\}$$

を満たしている。このとき，$f(x) = \boxed{\quad(a)\quad}$ であり，$f(x) = 0$ の異なる 2 解
を $x = \alpha, \beta$ としたとき，$\alpha + \beta = \boxed{\quad(b)\quad}$，$\alpha\beta = \boxed{\quad(c)\quad}$ となる。$y = f(x)$
のグラフと x 軸で囲まれる部分の面積 S を k を用いて表すと $S = \boxed{\quad(d)\quad}$ で
あり，S は $k = \boxed{\quad(e)\quad}$ のとき最小値 $\boxed{\quad(f)\quad}$ をとる。

IV　次の □ にあてはまる答を解答欄に記入しなさい。

　　1 から 6 までの番号を 1 つずつ書いた 6 枚のカードから同時に 2 枚を取り出し，出てきた数のうち大きい方を x とする。このとき，関数 $f(x) = x^3 - 10x^2 + 25x$ の最大値は □(a) ，最大値をとる確率は □(b) であり，最小値は □(c) ，最小値をとる確率は □(d) である。また，$x = f(x)$ となる確率は □(e) である。

化 学

問題

29年度

B方式 前期試験

I　次の記述を読み，下記の問いに答えよ。

周期表の3族から11族の元素は遷移元素とよばれ，第4周期では$_{21}$Sc，$_{22}$Ti，$_{23}$V，$_{24}$Cr，$_{25}$Mn，$_{26}$Fe，$_{27}$Co，$_{28}$Ni，$_{29}$Cu がこれに該当する。遷移元素の原子は，典型元素の原子とは異なり，原子番号が増加しても，最外殻より内側に存在する電子殻の電子数が増加するので，最外殻電子は1個または2個である。第4周期の遷移元素について，下記の問いに答えよ。

問1　下記の表は遷移元素 **a**, **b**, **c** の原子のM殻とN殻の電子数，主な酸化数，イオンを含む水溶液の色，濃硝酸との反応についてまとめたものである。**ア～ウ**に元素記号を，**エ**, **オ**に適当な数字を入れよ。

	a	b	c
元　素	**ア**	**イ**	**ウ**
M殻の電子数	**エ**	13	14
N殻の電子数	1	**オ**	2
主な酸化数	+1, +2	+3, +6	+2, +3
イオンを含む水溶液の色	青 （2価の硝酸塩）	緑 （3価の塩化物）	黄褐 （3価の塩化物）
濃硝酸との反応	溶解する	不動態を形成	不動態を形成

問2 $FeCl_3$ の水溶液に下記の試薬 1〜6 を加えた。試薬 1〜6 のうち，赤褐色沈殿を生じるものは ┃カ┃，濃青色沈殿（紺青）を生じるものは ┃キ┃，紫色に呈色するものは ┃ク┃ である。また，試薬 3 や 4 に含まれる陰イオンの形状は ┃ケ┃ 形である。

┃カ┃ 〜 ┃ク┃ に相当するもの全てを番号で記し，┃ケ┃ に適切な語句を入れよ。

1　NaOH 水溶液 　　　　　　2　NaSCN 水溶液
3　$K_4[Fe(CN)_6]$水溶液　　　4　$K_3[Fe(CN)_6]$水溶液
5　フェノール　　　　　　　　6　エタノール

Ⅱ 容積 800 cm³ の容器に物質 A を一定量入れ，容積を一定に保ってこの物質の温度と圧力の関係を調べたところ，図1のようになった。また，物質 A の飽和蒸気圧は表1のとおりである。下記の問いに答えよ。ただし，気体は理想気体としてふるまい，液体の体積は無視できるほど小さく，その体積は圧力によって変化しないものとする。また，気体の液体への溶解も無視する。

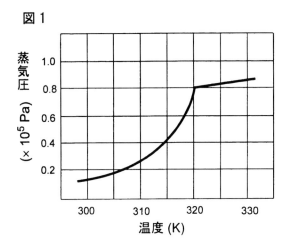

問1 容器中に存在する物質 A の物質量を気体定数 R 〔Pa・L/(K・mol)〕を含む分数で示せ。

問2 300 K および 360 K での容器中の気体の圧力は何 Pa か。有効数字2桁で答えよ。

問3　300 K では，物質 A の何%が気体として存在しているか。整数値で答えよ。

問4　物質 A を 320 K に保ったまま，容器の容積を変化させると，圧力と体積の関係はどのようになるか。概略を図示せよ。

III　次の記述を読み，下記の問いに答えよ。

　4種類の金属イオン（Cu^{2+}, Cd^{2+}, Zn^{2+}, Fe^{2+}）を含む水溶液に硫化水素を通じると，中性では金属イオンの硫化物が沈殿する。沈殿の色は金属の種類によって異なり，　ア　と　イ　は黒色，　ウ　は黄色，　エ　は白色である。

　硫化水素の水溶液は弱い酸性を示し，以下のような平衡となる。各電離定数は K_1, K_2 であり，硫化物イオン濃度 $[S^{2-}]$ は水溶液の pH によって変化する。

(1)　H_2S　⇄　H^+　+　HS^-　　$K_1 = 1.00 \times 10^{-7}$ [mol/L]

(2)　HS^-　⇄　H^+　+　S^{2-}　　$K_2 = 1.20 \times 10^{-14}$ [mol/L]

(3)　H_2S　⇄　$2H^+$　+　S^{2-}　　K

25℃における各金属イオンの硫化物の溶解度積を表1に示す。

表1

化学式	Ksp [mol²/L²] 25℃
CuS	6.5×10^{-30}
CdS	2.1×10^{-20}
ZnS	2.2×10^{-18}
FeS	2.5×10^{-9}

問 1 　$\boxed{ア}$ ～ $\boxed{エ}$ に該当する沈殿を化学式で記せ。

問 2 　式 (3) の電離定数 K を有効数字 2 桁で求め，単位を含めて記せ。

問 3 　各金属イオン 0.10 mol/L を含む pH＝2 の水溶液に 25℃で硫化水素を飽和するまで通じたところ，水溶液中の硫化水素のモル濃度は 0.10 mol/L であった。このときの S^{2-} のモル濃度〔mol/L〕を有効数字 2 桁で求めよ。また，沈殿が生じる金属イオンはどれか。イオン式をすべて記せ。

IV コロイドに関する次の記述を読み，下記の問いに答えよ。

　　コロイド溶液に横から強い光を当てると，光の通路が明るく見える。
この現象を　　ア　　現象といい，これを限外顕微鏡で観察すると，コロ
イド粒子が絶えず不規則に運動しているのが見える。このような不規則
な運動を　　イ　　運動という。コロイド粒子は直径が 10^{-9} m から 10^{-7}
m 程度で，セロハン膜のような　　ウ　　を通過できない。この膜を利用
してコロイド粒子を分離・精製する方法を　　エ　　という。
　　また，水中のコロイド粒子は正または負に帯電している。従って，コ
ロイド溶液に直流電圧をかけると，コロイド粒子は自身の持つ電荷とは
反対の電極の方へ移動する。この現象を　　オ　　という。
　　コロイドは，水との親和性の程度に応じて，親水コロイドと疎水コロ
イドに分類される。多くの水分子と水和し，水溶液中で分散しているも
のを親水コロイドという。①親水コロイドに多量の電解質を加えると，
コロイド粒子が集まって沈殿する。このような現象を　　カ　　という。
一方，水に対する親和性が弱いものを疎水コロイドと呼ぶ。②疎水コロ
イドに少量の電解質を加えるとコロイド粒子が集まり沈殿する。このよ
うな現象を　　キ　　という。

問1　　ア　　～　　キ　　にあてはまる適切な語句を記せ。

問2　塩化鉄(Ⅲ)の濃い水溶液を大量の沸騰水中に滴下すると，水酸化
　　鉄(Ⅲ)のコロイド溶液が得られる。このコロイド溶液を適切な実験装
　　置に入れ，直流電圧をかけた。その結果，水酸化鉄(Ⅲ)のコロイド粒
　　子は陰極と陽極のどちら側に引きつけられるか。正しい方に○をつけ
　　よ。

問3 問2で作成した水酸化鉄(Ⅲ)のコロイド溶液から，コロイド粒子を最も効率よく沈殿させるのに適している塩は次のうちどれか。番号で答えよ。

1 $AlCl_3$　　　　2 Na_2SO_4　　　　3 $Mg(NO_3)_2$

4 $NaNO_3$　　　　5 $NaCl$

問4 下線部①において，親水コロイド粒子を沈殿させるために多量の電解質が必要となる理由を簡潔に説明せよ。

問5 下線部②に関連し，疎水コロイドに一定量以上の親水コロイドを加えると，電解質を加えても沈殿が起こりにくくなる。このように沈殿を妨げる働きをもつ親水コロイドを何とよぶか。

V

次の記述**ア**〜**オ**を読み，下記の問いに答えよ。ただし，原子量は H＝1.0，C＝12.0，O＝16.0 とし，標準状態において，気体 1 mol の体積を 22.4 L とする。また，構造式は例にならって記せ。

例：

ア 炭素，水素，酸素のみからなり，環をもたないエステル **A**（分子量 200 以下）がある。**A** を加水分解したところ，アルコール **B** とカルボン酸 **C** が得られた。

イ **B**（51 mg）を完全に燃焼させると，二酸化炭素 132 mg と水 63 mg が生成した。また，**B**（510 mg）に十分な量のナトリウムを加えたところ，標準状態で水素 56 mL が発生した。

ウ **B** にヨウ素と水酸化ナトリウム水溶液を作用させると，特有の臭気をもつ黄色沈殿が生成した。さらに，**B** を硫酸酸性の二クロム酸カリウム水溶液で酸化すると，不斉炭素原子を 1 個もつ化合物 **D** が生成した。

エ **B** の構造異性体 **E** を適当な酸化剤を用いて酸化すると，化合物 **F** が生成した。**F** をさらに酸化すると，不斉炭素原子をもたないカルボン酸 **G** が生成した。

オ **C** は不斉炭素原子を 1 個もつが，シス−トランス異性体（幾何異性体）は存在しない。**C** に白金を触媒として水素を反応させると，分子量が 2 増加し，**G** が得られた。

問 1 **B** の分子式を記せ。

問 2 **C**，**D**，**G** の構造式を記せ。

問 3 **F** が有する官能基の検出に用いられる試薬を 2 つ記せ。

英　語

問題

29年度

B 方式 後期試験

Ⅰ　次の自転車に関する英文を読んで，下の設問（１）〜（１０）に答えなさい。なお，＊印の語には，注が付いています。

　　Jacques Ozanam (1640-1718), a French mathematician, suggested the notion of mechanical, human-powered transportation as early as 1696.　The problem was arriving at a usable design.　At first, the best idea available was to suspend a padded board between two wheels.　It was called a "draisine" ((a)after inventor Karl von Drais [1785-1851]), or a "velocipede" (Latin for "fast foot").　Riders sat on the board and ran, the wheels significantly improving speed, especially downhill, and making forward motion easier.　The device spawned a public response, but it was not the efficient human-powered transportation (b) Ozanam.

　　During the 1860s an assortment of rear-drive "bicycles" came to market.　These new { 　c　① more　② were　③ than　④ efficient　⑤ machines } the draisine, but they were also complicated and costly.　When the great breakthrough, the first true bicycle, saw daylight in Paris in 1867, it completely changed the character of the vehicle.　The two-wheeled wonder spun along as though it were alive.　For wealthy and respectable European men, it was a must-have toy.　Unfortunately, production remained slow.　The bikes were hard to come by and they were painfully expensive.　Up to the 1890s, bicycles cost roughly 500 francs, an amount equivalent (d) three months of a teacher's salary at the time.　During the last decade of the century, however, a lot of largely European inventors improved the design.　Ball bearings, new frame shapes, rubber tires, and other additions assured (e)that bicycles were more comfortable and efficient.　A revolution in assembly-line type manufacturing brought prices down by the early 1890s.　Now ordinary people could (f) to buy.　By 1909, a used bicycle could be purchased for just 50 francs in Paris.　Costs fell at a similar rate in the United States.

　　There were at least two significant results.　On one hand, bicycle racing exploded in popularity on both sides of the Atlantic and the creation of new races fed the public's desire to watch the giants of the road as well as to go riding themselves.　In the United States, track cycling attracted a massive following and the velodrome* at Madison Square Garden in New York City drew huge numbers of spectators.　Road cycling, and especially multi-day stage races, (ぁ)introduced legions of fans to places they might otherwise never know, but now could imagine visiting.　The (b)French, for example, learned about the varied geography of their country following the advent of the Tour de France in 1903.

　　The second implication was that inexpensive bicycles allowed people from nearly all walks of life to travel beyond a narrow geographic range.　The machines made it viable for workers to live further afield from their places of employment.　(ぁ)Just as important, they allowed everybody from the top of the social pyramid to the bottom to venture into the countryside, to ride to adjacent towns, and to participate in cycling clubs that organized regular group trips.　If workers could be taught to behave in a particular way, to enjoy the benefits of healthy outdoor exercise, and to learn more about the national heritage, (　い　).

(出典：A History of Modern Tourism, by Eric G. E. Zuelow. 一部変更)

（注）　velodrome: 自転車競技場

（1）　下線部(ぁ)を日本語に訳し，解答用紙に書きなさい。その際、四角で囲まれた they が指すものを明らかにすること。

（2）　下線部(a)と最も近い意味の after を含む文を，次の①〜④から一つ選び，マークカードの解答欄 ┃ 1 ┃ にマークしなさい。

① He was named after his uncle.

② He is leaving the day after tomorrow.

③ We walked after him at a little distance.

④ John ate three biscuits, one after the other.

（3）　空所(b)に入れるのに最も適切なものを，次の①〜④から一つ選び，マークカードの解答欄 ┃ 2 ┃ にマークしなさい。

① imagined by　　② imaging on　　③ proposed as　　④ proposing for

（4） {　c　}内の語を並べ替え，意味の通る英文を作りなさい。並べ替えたものの中で2番目と4番目に来る語の番号を，それぞれ次のようにマークカードにマークしなさい。

2番目 → マークカードの解答欄 　3　

4番目 → マークカードの解答欄 　4　

（5） 空所（　d　）に入れるのに最も適切な語を，次の①〜④から一つ選び，マークカードの解答欄 　5　 にマークしなさい。

① as　　　　② between　　　③ from　　　　④ to

（6） 下線部(e)と同じ用法の that を含む文を，次の①〜④から一つ選び，マークカードの解答欄 　6　 にマークしなさい。

① Is the problem all that difficult?

② They all agree that business is improving.

③ It was two years ago that he came to live here.

④ It is an important problem that needs to be addressed.

（7） 空所（　f　）に入れるのに最も適切な語を，次の①〜④から一つ選び，マークカードの解答欄 　7　 にマークしなさい。

① afford　　　② as　　　　③ not　　　　④ possibly

（8） 下線部(g)の内容を最もよく表しているものを，次の①〜④から一つ選び，マークカードの解答欄 　8　 にマークしなさい。

① 多くのファンにとって，想像以上の人気を誇る場所となり，知らない人はいないほどになった

② 多くのファンたちが，それまで想像上の場所とされていたのに実在するものとして紹介し合うようになった

③ 以前には知られていなかったが，今では多くのファンたちに人気のある場所として頻繁に紹介されるようになった

④ 多くのファンたちに，本来知ることもないような場所を紹介し，彼らは今やそこまで行くことも想像し得るようになった

（９）　下線部(**h**)と同じ用法の French を含む文を，次の①〜④から一つ選び，マークカードの解答欄 ⬛**9**⬛ にマークしなさい。

① The French designs were the most artistic.

② I have to prepare for the French language tests.

③ She is writing a paper on the French revolution.

④ Just as the British enjoy their beer, so the French enjoy their wine.

（１０）空所(　い　)に入れるのに最も適切なものを，次の①〜④から一つ選び，マークカードの解答欄 ⬛**10**⬛ にマークしなさい。

① there were countless risks involved in going from one place to another

② the political and social implications of cycling might be very positive indeed

③ it had limitations in terms of flexibility and distance which the bicycle could not easily overcome

④ the tourists' task was to visit only specified sites, and to consume what was around them in a particular manner

II 次の英文を読んで，下の設問（1）～（5）に答えなさい。なお，＊印の語には，注が付いています。

Dean Keith Simonton is a social psychologist with a fascinating specialty. Among his subjects are the likes of William Shakespeare, Ludwig van Beethoven, and Leonardo da Vinci.

Simonton studies genius.　Creative genius, more specifically, asking questions like:　*Where does it come from?　How does it develop?　What can we do to foster it in our own lives?*

By examining the lives of highly creative individuals, including their backgrounds, educational upbringings, and productivity, Simonton is able to offer a number of interesting observations on the ways successful artists differ from (a)others in their fields.

So what's different about geniuses?

For one thing, Simonton argues, creative geniuses tend to hold a broader array of interests than their average contemporary.　While working to find a solution in one domain, they'll dabble* in unrelated fields, exploring the worlds of art, music, and literature.　It might look as if they are slacking* off, but it's often these extraneous experiences that (b)fuel their ability to find unexpected connections.

Simonton also believes that, compared to others in their fields, creative (あ)geniuses receive only a moderate level of education.　Too little formal study and they lack enough knowledge to make a valuable (い)contribution.　Too many years in the classroom and their thinking becomes tethered* to the status quo*.

But perhaps the most interesting (う)finding in Simonton's research is his observation that creative geniuses don't simply offer more creative solutions. (え)They offer more solutions, period.

What do Shakespeare, Dickens, Tolstoy, Picasso, Monet, Bach, Mozart, Wagner, Schubert, Brahms, and Dostoyevsky all have in common?　They all produced far more than their contemporaries.

Importantly, not every one of their creations was a masterpiece.　Today, in fact, they are remembered for a mere (c)fraction of their complete body of work. Creative geniuses simply do not (d)generate masterpieces on a regular basis. Yet the *quality* that distinguishes them would be impossible without the *quantity* of attempts.

Simonton likens the success of creative ideas to a genetic pool. If you're reading the words on this page, you're obviously alive and (e)well, thanks to the genes that program your body. But will your genes still be around a century from now? That depends (f) a variety of factors, among them the number of children you produce. The more (g) you introduce into the world, the greater the chances of your genes being passed on to (h) generations.

In Simonton's view, a similar principle (i) to creative ideas. The more solutions you generate, the more (j) you are to stumble* upon a winning combination that lives on, because it is considered both novel and useful.

(出典 : *The Best Place to Work*, by Ron Friedman. 一部変更)

(注) dabble: 手を出す   slacking: 怠けている   tethered: 縛られる
     the status quo: 現状   stumble: 発見する

(1) 下線部(a)の表しているものとして最も適切なものを, 次の①～④から一つ選び, マークカードの解答欄 [11] にマークしなさい。
   ① other backgrounds   ② other observations
   ③ other artists   ④ other fields

(2) 下線部(b)～(e)の意味に最も近いものを, それぞれ次の①～④から一つ選び, マークカードの解答欄 [12] ～ [15] にマークしなさい。
   (b) fuel   [12]
      ① encourage   ② interrupt   ③ recognize   ④ refrain
   (c) fraction   [13]
      ① arrangement   ② connection
      ③ great idea   ④ small part

(d) generate 〔14〕

① create ② miss ③ omit ④ separate

(e) well 〔15〕

① beyond ② healthy ③ much ④ thoughtful

（３） 下線部(あ)〜(う)と第一アクセントの母音が同じであるものを，それぞれ次の①〜⑧から一つ選び，マークカードの解答欄 〔16〕 〜 〔18〕 にマークしなさい。

① compete ② complex ③ courage ④ interpret
⑤ refusal ⑥ reply ⑦ weather ⑧ winning

- **(あ)** geniuses → マークカードの解答欄 〔16〕
- **(い)** contribution → マークカードの解答欄 〔17〕
- **(う)** finding → マークカードの解答欄 〔18〕

（４） 下線部(え)の内容を最もよく表しているものを，次の①〜④から一つ選び，マークカードの解答欄 〔19〕 にマークしなさい。

① 彼らは多くの作品を作るのだ，それも短時間に。
② 彼らはそれだけでとても多くのことを教えてくれる。
③ 彼らはより多くの作品を生み出している，それだけだ。
④ 彼らは創造的であるということ以上のものを求めたのだ。

（５） 空所(**f**)〜(**j**)に入れるのに最も適切なものを，それぞれ次の①〜④から一つ選び，マークカードの解答欄 〔20〕 〜 〔24〕 にマークしなさい。

(f) 〔20〕 ① at ② in ③ on ④ to
(g) 〔21〕 ① chances ② offspring ③ than ④ that
(h) 〔22〕 ① succeed ② succeeded ③ succeeding ④ be succeeded
(i) 〔23〕 ① apply ② applies ③ applying ④ to apply
(j) 〔24〕 ① likely ② problems ③ severe ④ so

III 次の日本文と英文の意味が同じになるように，空所（ 1 ），（ 2 ）を補いなさい。解答用紙には空所に当てはまる部分のみ書きなさい。

この CD を買おうと決心したのは，たくさんは残っていないし，少なくとも私の知る限りではオンライン版もないからだ。

I decided that (1   ) and it is not available online
(2   ).

IV 次の英文を読み，空所（ 1 ）〜（ 5 ）に入れるのに最も適切な動詞を下の
{　　　　　　 } 内から選び，必要があれば語形を変えて解答用紙に書きなさい。
なお，一つの語を複数回使ってはいけません。

Discussions of food safety in the media and elsewhere tend to (1) on scientific aspects: the number of illnesses or deaths, the level of risk, or the probability that a food might cause harm. Such discussions overlook a central fact: food safety is a highly political issue. Preventing food-borne illness involves much more than washing hands or (2) foods to higher temperatures. It involves the interests of huge and powerful industries that (3) every means at their disposal to maximize income and reduce expenses, whether or not these means are in the interest of public health. Like other businesses, food businesses put the interests of stockholders first. Because food is produced, processed, distributed, (4), and cooked before it is eaten, its safety is a shared responsibility, (5) that blame also can be shared.

(出典 : *Safe Food*, by Marion Nestle.)

{　　cook　　　focus　　　mean　　　sell　　　use　　　}

数 学

問題

29年度

B方式 後期試験

I 次の ［　　　　］にあてはまる答を解答欄に記入しなさい。

x の関数 $f(x) = ||x-1|-x|$ について，$f(0) =$ ［ (a) ］ であり，$f(x) = 0$ の

解は $x =$ ［ (b) ］ である。xy 平面において $y = f(x)$ のグラフ C と $y = mx$

の定める直線 l が共有点を持つような m の値の範囲は ［ (c) ］ であり，異な

る3点で交わるような m の範囲は ［ (d) ］ である。また，C と l がちょう

ど2個の共有点をもつとき，C と l で囲まれる部分の面積は ［ (e) ］ となる。

Ⅱ　次の ［＿＿＿＿＿＿＿］ にあてはまる答を解答欄に記入しなさい。

　O を原点とする座標平面内において，3 点 O $(0, 0)$，A$(0, 3)$，B$(\sqrt{3}, 0)$ を頂点とする直角三角形がある。線分 AB に関して点 O と対称な点を C とすると，OC の長さは ［ (a) ］ であり，点 C の座標は ［ (b) ］ である。

　次に、線分 AC を $1 : 2$ に内分する点を P とし，点 O が P に重なるように三角形 OAC を折り返す。そのとき，OA と OC の折り目の端をそれぞれ点 Q，R とする。このとき，点 P の座標は ［ (c) ］ であり，OQ の長さは ［ (d) ］ であり，OR の長さは ［ (e) ］ である。また，三角形 PQR の面積は ［ (f) ］ である。

Ⅲ　次の　□　にあてはまる答を解答欄に記入しなさい。

O を原点とする座標空間内において, 3 点 A(1, 1, −1), B(2, −1, −2), C(0, 1, −2) があり, 点 P は線分 BC 上を動くものとする。BP : PC = t : $(1 - t)$ (ただし, $0 < t < 1$) としたとき, $\overrightarrow{OP} =$ □(a) であり, $\overrightarrow{OA}$ と $\overrightarrow{OP}$ の内積の値は $\overrightarrow{OA} \cdot \overrightarrow{OP} =$ □(b) である。$\left|\overrightarrow{OA}\right| =$ □(c) , $\left|\overrightarrow{OP}\right| =$ □(d) だから ∠AOP は $t =$ □(e) のとき最小となり, このとき三角形 OAP の面積は □(f) である。

IV 次の ☐ にあてはまる答を解答欄に記入しなさい。

白球が 5 個，赤球が 4 個，ピンク球が 3 個の計 12 個の球が入った箱がある。この箱から 1 つ球を取り出し色を確認する試行を考え，この試行を 3 回続けて行う。ただし，箱の中の球の取り出し方は同様に確からしいとする。

(1) 各試行において取り出した球を箱に戻すとする。取り出された球の色がすべて異なる確率は ☐(a) であり，すべてが赤である確率は ☐(b) である。また，3 個の球の色がすべて同じである確率は ☐(c) である。

(2) 各試行において取り出した球は箱に戻さないとする。取り出した 3 個の球のうち，少なくとも 1 個はピンク球である確率は ☐(d) である。

(3) 各試行において取り出した球は箱に戻さないとする。初めの 2 回で取り出した球の色の組み合わせが白と赤である場合に限り，初めに取り出した 2 個の球は両方ともピンク球に変化するとする。このとき，3 個の球の色がすべて同じである確率は ☐(e) であり，3 個の球の色がすべて同じであるという条件のもとでの 3 個の球がすべてピンク球である条件付き確率は ☐(f) である。

化　学

問題

29年度

B方式 後期試験

Ⅰ　次の記述を読み，下記の問いに答えよ。

　　炭素の同素体にはやわらかく電気電導性がある　ア　や，無色透明で非常に硬いダイヤモンドなどがある。リンの同素体には安定で毒性が少ない　イ　や，発火性があり有毒な　ウ　が知られている。酸素の同素体には淡青色で特異臭をもつ有毒な　エ　が知られている。

　　硫黄の同素体には，斜方硫黄，単斜硫黄，ゴム状硫黄などがあり，以下の実験で得られる。硫黄を加熱して融解させ，ろ紙上に流してしばらく放置したあと，表面が固まり始めたところでろ紙を広げると針状の黄色結晶である　オ　硫黄が得られる。これをそのまま長時間放置すると黄色で常温で安定な　カ　硫黄に変化する。

　　融解した硫黄をさらに加熱し続けると，さらさらの液体になる。これを水中に注ぎ込んで急冷させると，褐色で弾性のある　キ　硫黄が得られる。これも長時間放置すると　カ　硫黄に変化する。

問1　ア　～　キ　に適切な語句を入れよ。

問2　次の物質のうち，ダイヤモンドと同様の構造を有する共有結晶はどれか。当てはまるもの全てを化学式で記せ。

　　ケイ素，アルミニウム，硫酸バリウム，氷，
　　二酸化ケイ素，ナフタレン

問 3 　エ　は水で湿らせたヨウ化カリウムデンプン紙を青変させる。
このときに起こる反応を化学反応式で記せ。また，この反応は **1～6**
のうち，どの形式の反応に分類されるか，番号で記せ。

1　中和反応　　2　脱水反応　　3　水和反応　　4　酸化還元反応
5　付加反応　　6　置換反応

Ⅱ 次の記述を読み，下記の問いに答えよ。

半透膜を下図のように断面積 2.0 cm² の U 字管に固定した。この U 字管の**ア**側に純水 10 mL，**イ**側に不揮発性の高分子非電解質 X 220 mg を含む水溶液 10 mL を入れ，27℃でしばらく放置すると両液面の差が 1 cm で一定になり平衡に達した。また，平衡に達した後の**イ**側の溶液が示す浸透圧は 300 Pa であった。

ただし，気体定数 $R = 8.3 \times 10^3$ 〔Pa・L/(mol・K)〕とし，溶液の密度は 1.0 g/cm³ とする。

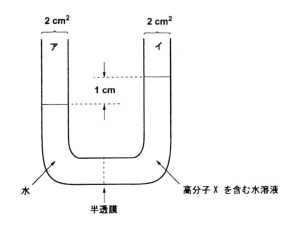

問1 溶質として X の代わりに非電解質 Y を 220 mg 用いて同様の実験を行うと，液面の差が 2 cm になった。X の分子量と Y の分子量との比を整数比で求めよ。

問2 水の浸透前の X の水溶液の浸透圧〔Pa〕を求めよ。

問3 X の分子量を求め，有効数字 3 桁で記せ。

問4　平衡に達した後に，**ア**側に電離度 0.5 の不揮発性の酸 HA（分子量 4.98×10^5）を加えしばらく放置すると，両液面の高さが等しくなった。加えた HA の質量〔mg〕を整数値で求めよ。ただし，HA の溶解による全溶液の体積は変化しないものとする。

III 塩に関する下記の問いに答えよ。

問1　次の塩 1〜5 のうち，酸性塩は $\boxed{\text{ア}}$，正塩は $\boxed{\text{イ}}$，塩基性塩は $\boxed{\text{ウ}}$ である。また，水溶液が酸性を示す塩は $\boxed{\text{エ}}$，中性を示す塩は $\boxed{\text{オ}}$，水に難溶な塩は $\boxed{\text{カ}}$ である。$\boxed{\text{ア}}$ 〜 $\boxed{\text{カ}}$ に該当するものをすべて選び，番号で記せ。

1　$NaCl$ 　　　2　$NaHSO_4$ 　　　3　$NaHCO_3$

4　$MgCl(OH)$ 　　　5　NH_4Cl

問2　Na_2SO_4 の水溶液を白金電極を用いて電気分解した。陽極および陰極で起こる反応を，それぞれ電子を含むイオン反応式で示せ。

問3　次の塩 6〜8 を電気分解したとき，陽極で起こる反応が問2の陽極で起こる反応と同じものは $\boxed{\text{キ}}$ であり，陰極で起こる反応が問2の陰極で起こる反応と同じものは $\boxed{\text{ク}}$ である。$\boxed{\text{キ}}$，$\boxed{\text{ク}}$ に該当するものをすべて選び，番号で記せ。

6　$NaCl$ 　　　　7　$AgNO_3$ 　　　　8　KI

IV アルミニウムに酸を加えて水素を発生させ，水上置換法で捕集した。下記の問いに答えよ。

問1 用いる酸として**適当でないもの**はどれか，番号で答えよ。また，その理由を簡潔に述べよ。

1 希塩酸　　　　　2 希硫酸　　　　　3 濃硝酸

問2 水素の捕集には下方置換法や上方置換法が適さない理由をそれぞれ簡潔に述べよ。

問3 発生した水素を水上置換法で捕集したところ，27℃，936 hPa で 1.31 L であった。発生する水素を乾燥し，27℃，1000 hPa で体積を測定すると何 L になるか，小数第2位まで求めよ。ただし，27℃での水の蒸気圧を 36 hPa とする。

問4 アルミニウムは酸だけではなく NaOH 水溶液を加えても水素を発生する。同様の性質を持つ金属はどれか。適当なものを**2つ**選び，番号で答えよ。

1 Cu　　　　2 Fe　　　　3 Hg　　　　4 Mn
5 Sn　　　　6 Zn

V

ハロゲン元素に関する次の記述を読み，下記の問いに答えよ。

　　ハロゲン元素は多くの元素と化合してハロゲン化物を作りやすく，非金属元素とは ア 結合で結ばれた分子を，金属元素とは イ 結合で結ばれた塩を形成する。単体は強い酸化力を示し，例えばフッ素は水と激しく反応して気体を発生する。また，ハロゲン化物イオンの塩には水に溶けやすいものが多いが，Cl^-，Br^-，I^-の銀塩は溶解度積が小さく，沈殿する。Cl^-を含む水溶液に，濃度が正確にわかっている$AgNO_3$溶液をビュレットから加え， ウ が完全に沈殿するまでに要した$AgNO_3$溶液の量からCl^-の量がわかる。ただし，指示薬としてクロム酸カリウムを用い， ウ よりも溶解度積が エ い赤褐色のクロム酸銀が沈殿するところを終点とする。

問1 ア ， イ ， エ に適切な語句， ウ に化学式を入れ，下線部を化学反応式で記せ。

問2　ハロゲン元素の単体およびハロゲン化物の性質として**誤っている**ものを選び，番号で記せ。

1　単体の酸化力は原子番号が小さいほど強くなる。
2　塩素は熱したナトリウムと激しく反応して塩化ナトリウムになる。
3　塩化水素は他のハロゲン化水素に比べて，沸点が著しく高い。
4　発生した塩化水素に，アンモニア水をつけたガラス棒を近づけると白煙を生じる。
5　フッ化水素酸は二酸化ケイ素を溶解する。

問3　Cl^-を含む試料水溶液 100 mL をとり，0.10 mol/L の $AgNO_3$ 溶液で滴定したところ，終点までに 0.10 mol/L の $AgNO_3$ 溶液 20.0 mL を要した。この試料水溶液中に Cl^- は何％含まれるか。有効数字2桁で記せ。ただし，原子量は Cl＝35.5 とし，試料水溶液の密度は 1.0 g/cm³ とする。

VI 分子式が $C_9H_{10}O_2$ で示される 4 種類の芳香族化合物 **A**, **B**, **C** および **D** の加水分解に関する記述**ア〜エ**を読み，下記の問いに答えよ。ただし，構造式は例にならって記せ。

例：

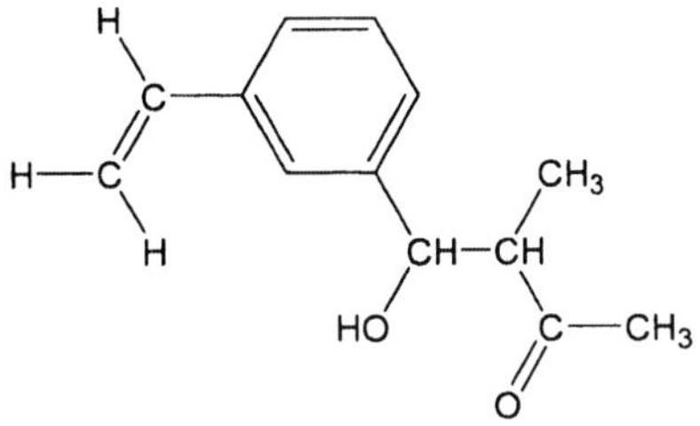

ア **A** を加水分解したところ，中性化合物 **E** と水によく溶けて還元性を示さないカルボン酸 **F** が生成した。**E** を十分に酸化したところ，カルボン酸 **G** が生成した。

イ **B** を加水分解したところ，**G** と中性化合物 **H** が生成した。**H** を十分に酸化したところ **F** が生成した。

ウ **C** を適切な酸化剤で酸化した後に加水分解するとカルボン酸 **I** と **F** が生成した。**I** はナトリウムフェノキシドに ┃ **あ** ┃ を加熱・加圧下で反応させた後に希硫酸を作用させることによっても得られる。

エ **D** を加水分解したところ，カルボン酸 **J** とメタノールが生成した。**J** を十分に酸化して得られる **K** を加熱すると，脱水反応が進行し **L** が生成した。**L** はナフタレンを適切な触媒を用いて高温で酸化しても得られる。

明治薬科大学　29 年度　(47)

問 1　化合物 **A**，**B**，**C**，**D**，**I** および **K** の構造式を記せ。

問 2　化合物 **A〜L** のうち，塩化鉄(Ⅲ)の薄い水溶液を加えると，青紫〜赤紫に呈色する化合物をすべて選び，記号で答えよ。

問 3　　あ　　に当てはまる適切な化合物の化学式を記せ。

VII 次の記述**ア**〜**ウ**を読み，下記の問いに答えよ。ただし，原子量は H ＝1.0，C＝12.0，O＝16.0，K＝39.0 とし，構造式は問Ⅵに示した例にならって記せ。

ア 炭素，水素，酸素からなる油脂 **A** を合成した。この構造を確認するために水酸化カリウム水溶液でけん化した後，反応溶液に塩酸を加え pH 1 としてからエーテルで抽出したところ，3 種の化合物 **B**，**C**，**D** を 2：1：1 の物質量比で得た。

イ **B**（$C_{13}H_{24}O_2$）に硫酸酸性の過マンガン酸カリウム水溶液を加えて加熱したところ，化合物 **E**（$C_6H_{10}O_4$）と **F**（$C_7H_{14}O_2$）が得られた。**E** は不斉炭素原子を 1 個有していた。

ウ **C** に硫酸酸性の過マンガン酸カリウム水溶液を加えて加熱したところ，化合物 **G** と **H**（C_4H_8O）が得られた。**G** はナイロン 66 の製造原料として用いられる。また，**H** は①ヨードホルム反応陽性であった。

　なお，アルケンに硫酸酸性の過マンガン酸カリウム水溶液を加えて加熱すると，アルケンの二重結合が開裂し，ケトンまたはカルボン酸が生じる。

問1　**A** 316 mg を完全にけん化するのに水酸化カリウム 84 mg を必要とした。**A** の分子量を求めよ。

問2　考えられる **E** の構造式を 2 つ書け。

問3　**G** の化合物名を書け。

問4　下線部①に関連し，以下に記したアセトンのヨードホルム反応の反応式を完成せよ。

$$H_3C-\overset{\overset{\displaystyle O}{\|}}{C}-CH_3 \quad + \quad 3I_2 \quad + \quad 4NaOH \quad \longrightarrow$$

化 学

問題

C 方式

29年度

I　原子番号 1 から 10 までの元素に関する**ア〜オ**の記述について，該当するものを元素記号で記せ。なお，同じ元素を解答してもよい。

ア　単体が単原子分子で最も沸点の低い元素

イ　原子の第 1 イオン化エネルギーが最も小さい元素

ウ　原子の電子親和力が最も大きい元素

エ　ある同素体が無声放電または紫外線の作用により酸化力の強い同素体に変わる元素

オ　単体が気体で水と激しく反応して酸素を発生する元素

Ⅱ ショ糖（スクロース，$C_{12}H_{22}O_{11}$）684 mg を含む水溶液 10 mL を調製した。ショ糖水溶液と水を図のように半透膜を隔てて 27℃で接触させると，浸透圧によって液面差 h cm を生じた。下記の問いに答えよ。ただし，原子量は H = 1.0，C = 12，O = 16，Na = 23，Mg = 24，Cl = 35.5 とする。また，水中において塩は完全に電離しており，水の浸透による溶液の濃度変化は無視できるものとする。

問 1　図において，ショ糖の水溶液は A と B のどちらか。

問 2　ショ糖水溶液のモル濃度を小数第 1 位まで求めよ。

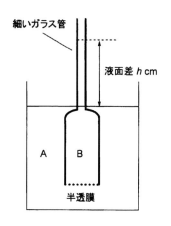

問 3　ショ糖のかわりに塩化ナトリウムを用いて液面差 h cm を生じさせるためには，濃度何 mol/L の塩化ナトリウム水溶液を用いればよいか。また，この塩化ナトリウム水溶液 20 mL を 1 mg まで正確に秤量できる天秤と 20 mL のメスフラスコを用いて調製する方法を述べよ。

問 4　塩化ナトリウムと塩化マグネシウムを物質量比 1 : 1 で混合し，純水に溶解した。この水溶液の浸透圧を上図の装置を用いて 27℃で測定したところ，上記のショ糖水溶液と同様に液面差 h cm を生じた。水溶液に含まれる塩化物イオンのモル濃度を小数第 2 位まで求めよ。

Ⅲ 次の記述を読み，下記の問いに答えよ。ただし，原子量は H = 1.0，O = 16.0，S = 32.0，Cu = 64.0 とする。また，硫酸銅(Ⅱ)の溶解度は20℃で20，80℃で56とする。

銅を湿った空気中に放置すると徐々に酸化され，表面に ア とよばれる緑色のさびが生じる。銅を空気中で加熱すると黒色の イ を生じ，1000℃以上の高温で加熱した場合は赤色の ウ を生じる。また，銅を①濃硝酸に溶解すると赤褐色の気体が発生し，②希硝酸に溶解すると無色の気体が発生する。

問1 ア に適当な語句を イ ， ウ に化学式を入れよ。

問2 下線部①，②の変化を化学反応式で示せ。また生じた気体の適切な捕集方法を記せ。

問3 硫酸銅(Ⅱ)五水和物700 g を全て溶かして80℃の飽和溶液を作るために必要な水は何gか。整数値で答えよ。

問4 80℃の硫酸銅(Ⅱ)飽和水溶液 156 g を 20℃まで冷却した時，何gの硫酸銅(Ⅱ)五水和物が析出するか。整数値で答えよ。

Ⅳ 下記の問いに答えよ。

問1 次の2種のイオンを含む水溶液に〔　　〕内の試薬を加えたとき生じる沈殿を化学式で記せ。

(1) Al^{3+}, Zn^{2+}〔過剰のアンモニア水〕

(2) Ag^+, Cu^{2+}〔希塩酸〕

(3) Ag^+, Pb^{2+}〔過剰の水酸化ナトリウム水溶液〕

(4) Ca^{2+}, Ba^{2+}〔水酸化ナトリウム水溶液〕

問2 次の記述は(ア) K^+, (イ) I^-, (ウ) Fe^{3+}, (エ) CrO_4^{2-}, (オ) MnO_4^- の各イオンを含む水溶液に関する記述である。記述に当てはまるイオンを(ア)～(オ)から選び, 記号で記せ。

(1) Ag^+を加えると赤褐色（暗赤色）の沈殿を生じる。

(2) 白金線につけてバーナーの炎の中に入れると赤紫色になる。

(3) チオシアン酸カリウム水溶液を加えると血赤色の溶液に変化する。

(4) 硝酸銀水溶液を加えると黄色沈殿を生じる。

(5) 硫酸酸性条件下で二酸化イオウのガスを通じると, 水溶液の色が赤紫色から薄くなり淡赤色を呈する。

V 次の記述を読み、下記の問いに答えよ。

ブレンステッドとローリーは、「酸とは ア イオンを放出する物質であり、塩基とは ア イオンを受け取る物質である」と定義した。酸を HA とすると、水溶液中では式 (1) の電離平衡が成り立ち、式 (1) における塩基は イ と ウ である。

$$HA + H_2O \rightleftharpoons H_3O^+ + A^- \quad \cdots (1)$$

一方、中和反応とは酸から生じた ア イオンと塩基から生じた水酸化物イオンから エ を生じる反応である。また、未知濃度の酸水溶液に、正確な濃度のわかった塩基水溶液を オ を用いて滴下し、その滴下量から酸の濃度を求める方法を中和滴定という。酸と塩基の量がつりあう中和点前後では大きな pH の変化があり、これを「pHジャンプ」とよぶ。中和滴定では、中和点を知るために溶液の pH で色が変化する性質を持つ色素を指示薬として用い、変色したところを中和点としている。指示薬はそれぞれ変色域をもち、酸と塩基の組合せにより適切なものが選択される。

問 1 ア に適切な語句、 イ 〜 エ に化学式、 オ に器具名を入れよ。

問 2 適切な指示薬としての条件を、指示薬の変色域と「pHジャンプ」の関係から述べよ。

問3 中和点直前まで pH の大きな変化は見られない。いま，1価の強酸水溶液 0.1 mol/L を 10 mL とり，0.1 mol/L の 1 価の強塩基水溶液で滴定するとき，pH 1.0 から pH 2.0 に変化させるのに必要な強塩基水溶液の量を小数第 2 位まで求めよ。ただし，強酸，強塩基は完全に電離しているものとする。

Ⅵ 5種類の有機化合物 **A**, **B**, **C**, **D** および **E** は，いずれも炭素，水素，酸素原子からなり，互いに構造異性体の関係にある。これらの化合物に関する記述**ア**〜**キ**を読み，下記の問いに答えよ。ただし，原子量は H = 1.0，C = 12.0，O = 16.0 とし，構造式は例にならって記せ。

例：

$$H_3C-CH=CH_2 \text{（構造式の図）}$$

ア **A** 59.2 mg を元素分析装置で完全燃焼させたところ，二酸化炭素 140.8 mg，水 72.0 mg を得た。また **A** の分子量は 74 であった。

イ **A**，**B**，**C** および **D** は，いずれもナトリウムと反応して水素を発生したが，**E** はナトリウムと反応しなかった。

ウ **A** を硫酸酸性の二クロム酸カリウム水溶液と反応させたところ，ヨードホルム反応陽性を示す化合物 **F** が得られた。

エ **B** および **C** を硫酸酸性の二クロム酸カリウム水溶液と反応させたところ，それぞれカルボン酸 **G** および **H** が得られた。

オ **B** および **C** の沸点を測定したところ，**B** の沸点は 117℃，**C** の沸点は 108℃であった。

カ **D** に濃硫酸を加えて加熱したところ，脱水反応が進行し，アルケン **I** のみが単一の生成物として得られた。

キ **E** は 1 価アルコール **J** に濃硫酸を加えて，130〜140℃で加熱することによって得ることができる。

問1　**A** の分子式を記せ。

問2　**A**，**B**，**C**，**D** および **E** のうち，不斉炭素原子を持つものはどれ
　　か。すべて選び，記号で答えよ。

問3　**J** の示性式を記せ。

問4　**B**，**C**，**F** および **I** の構造式を例にならって記せ。

VII 糖類に関する下記の問いに答えよ。ただし、原子量は H = 1.0、C = 12.0、O = 16.0 とする。

問1 次の A～E のうち、**還元性を示さないもの**はどれか。すべて選び、記号で答えよ。

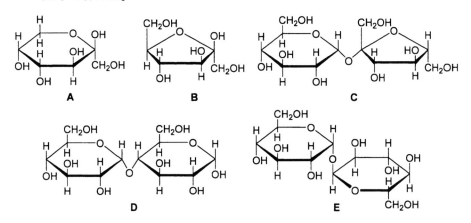

問2 フェーリング液にグルコースを加えて加熱すると、赤色沈殿が生じた。この反応の反応式を完成せよ。ただし、グルコースの化学式は $C_5H_{11}O_5-CHO$ と表す。

$$C_5H_{11}O_5-CHO + 2Cu^{2+} + 5OH^- \rightarrow \boxed{}$$

問3 α-グルコースの6位のみがアセチル化された化合物 **F** と，2位と
6位の2ヵ所がアセチル化された化合物 **G** の2種類の化合物から構成
される直鎖状（1位と4位で脱水縮合）の化合物 **H** がある。6.03 g の
H を水酸化ナトリウム水溶液と反応させたところ，エステル結合のみ
が完全に加水分解された化合物 **I** が 4.14 g 得られた。次の (1) ～ (3) に
答えよ。

F　　　　　　**G**

(1) 化合物 **I** 16.56 g を水 100 g に溶かした溶液の凝固点は −0.37℃で
あった。**I** の分子量を求めよ。ただし，水のモル凝固点降下 $K_f = 1.85$
K·kg/mol とし，**I** 16.56 g は水 100 g に完全に溶けるものとする。

(2) **I** は，α-グルコース何個が直鎖状に結合したものか。

(3) 化合物 **H** 中に **F** は何個含まれているか。

英　語

解答

29年度

B方式 前期

I

〔解答〕
(1) 全訳文中の下線部㋐参照
(2) ①　(3) ③　(4) ②
(5) ②　(6) ③　(7) ②　(8) ③
(9) 2番目　②　　4番目　①
(10) ①　(11) ④　(12) ④　(13) ③

〔出題者が求めたポイント〕
(1) were to V の仮定法、to measure は目的を示す不定詞、literally「文字通りに」などに注意すること。
(2) Should you は If you should の if の省略による倒置。it は前文までで述べられた仕事のことを指す。
(3) 本文中の remote は「遠く離れた」の意味。①「リモコン」②「よそよそしい」③「遠く離れた」④「わずかな」
(4) the sensation の内容は前文にある「肌に触れた感覚」のこと。
(5) don't have to なので原形動詞が後続
(6) 副詞節を導く接続詞の where
(7) have yet to V「まだ V していない」
(8) 本文中の what は関係代名詞
(9) 並び替えた文は　never heard others describe them「知覚動詞(hear)＋O＋C(原形動詞)」の構文
(10) 本文中の sense は動詞で「〜を感じる」
(11) 前文の converge されるものの内容を考えること
(12) reasoning と wrong は対比の意味を持つ
(13) metaphor「比喩・例え」なので describe を含む③が適切

〔全訳〕
あなたの行動計画は以下の通りです。まず、ジップロックの詰まったリュックサックをお渡しします。新鮮なミントの入ったジップロックとたっぷりと水分を含んだハバネロの入ったジップロックが詰められたリュックです。他にクリップボード、鉛筆、予備の靴下、世界一周の航空券も渡します。もし引き受けていただけるのならですが、あなたの任務は世界中の大都市からジャングル奥地の集落に至るあらゆる場所を訪れ、若者、老人、金持ち、貧乏人など様々な人たちを探し出し、細かく刻んだミントとハバネロをその人達の肌にこすりつけ、その感覚を彼らに述べてもらう(舌の上での感覚は不要です)。これがあなたにお願いする行動計画です。

この調査を私の住んでいるバルティモアで行うと、唇あるいは前腕部に塗られたハバネロに対して、多くの人々は「ひりひりして熱い」、一方ミントに足しては「ひんやりとすずしい」という言葉を用いるでしょう。これらは単なる便利な言い回しにすぎないのでしょうか？結局は㋐もし温度計を用いて実際のハバネロとミントの温度を測ってみると、文字通り熱いわけでもなければ涼しいわけでもないことがわかるでしょうが。

私の知る限り、この手の調査が行われたことはないはずです。しかし生物学の視点からその結果の予想をたてることは可能です。触角の生物学に関して私たちが得ている知識から考えてみれば、世界中のほぼ全ての人々が唐辛子をひりひりして熱いと表現し、ミントにはひんやりして涼しいという表現を用いることが予想できるのです。例えこのような感覚を経験するのは初めてであり、他の人がこれらの感覚をどう表現するのか耳にしたことがなかったにせよ、やはり誰もがこれらの表現を用いるのです。ひんやりとしたミントや熱い唐辛子という比喩は、生まれた時点ですでに決定されているかのように思われます。ミントの主な有効成分はメントールなのに対し唐辛子の有効成分はカプサイシンと呼ばれる化学物質ですが、ではなぜメントールはひんやり、カプサイシンは熱いと私たちの体には感じられるのでしょうか？　一つの可能性として、私たちの皮膚には神経末端の塊があって、これらがそれぞれひんやりとした感覚を知覚したりメントールを知覚したりする、ということがあるのかもしれません。それぞれ独立して離れているこれらの神経線維によって運ばれる信号が最終的には脳内で一つにまとめられることになるのです。ミントとひんやり感が同じものとして感じられるのは涼しさに反応する脳の部位が刺激されるからなのです。これと同様に、熱とカプサイシンを感知するそれぞれ別の神経線維も最終的にはそれぞれの刺激を脳内の熱さを感知する部位に送る、というわけなのです。

つまり、この仮説は信号が体性感覚皮質の一か所に収斂するという考え方に依拠しているのです。確かにこれはもっとも感じられる魅力的な説なのですが、実際は全くの誤りです。なぜ誤りだと言えるのでしょうか？実はその証拠は分子上の証拠に存在するのです。TRPV1 と呼ばれる自由神経終末があるのですが、このタンパク質の単一分子が、イオンチャンネル―陽イオンを取り込む導管―を、熱とカプサイシンの両方に開くことで反応を引き起こし、これによって感覚ニューロンが活動電位に達するのです。同様に TRPM と呼ばれる自由神経抹消が存在し、これがメントールと涼しさに反応するのです。唐辛子は熱い、ミントは涼しいという比喩がなぜ用いられるのかという問いへの答えは、文化的な領域や脳の特定の領域に存在するではなく、皮膚の神経終末の感覚分子の中に存在するのです。

では、(メントールや唐辛子の)比喩を用いて述べられる、これらの感覚はどのように進化してきたのでしょうか？最もありうる理由としては、神経終末がある種の動物において温度を感じるセンサーとして発達したこと、そしてその後にある種の植物が捕食動物から逃れるために化合物を生み出して、それを活性化させたことなどが考えられるでしょう。このシナリオにおいては、動物の進化ではなく植物の進化こそが感覚器官の二重の役割をはじめに引き起こしたものであると言うことができるの

です。

II

〔解答〕

(1) (a) ④ (b) ⑤ (c) ②

(2) (ア) ③ (イ) ④ (ウ) ② (エ) ② (オ) ①

(3) (カ) ② (キ) ③ (ク) ① (ケ) ① (コ) ④

(4) ④ (5) ③

〔出題者が求めたポイント〕

各語のアクセントの位置と発音は次の通り

(1) (a) áttitude [æ] (b) compláint [ei]

   (c) excúse [ju:]

   ① cháirman [eər] ② compúter [ju:]

   ③ fíreman [ai] ④ gámbler [æ]

   ⑤ máinland [ei] ⑥ réscuer [e]

   ⑦ wébsite [e] ⑧ wéekend [i:]

(2) (ア) 後続の while 以下の内容に対して「それでもなお」 (イ) sincere「誠実な」 (ウ) one = birthday (エ) for「というのは」 (オ) desired effect「望ましい結果」

(3) (カ) 気分 (キ) 実際には (ク) 理由、訳、説明 (ケ) 確認する (コ) 推定することによって

(4) 待ち合わせの日時に行かなかったことに対する説明となっている④が正解

(5) have every right to V「V する当然の権利がある」

〔全訳〕

　謝罪文を書く場合ならば，まずは自分の態度を明確にすること。言い争いにおいて果たして自分は本当に間違っていたのか？もしそうであったのならば、真摯に謝罪し、不平、ましてや相手に対する攻撃など、謝罪の気持ちとは全くかけ離れた気持ちが伝わってしまうような書き方をしないことである。もし自分が100％間違っていたのではないと思うならば、自分が正しいと思う部分については、説明口調や弁明口調できちんと相手に伝えながら謝罪をすることも可能である。この手の手紙においては誠実さを感じさせることも大切である。英語においては単純明快な言い方が、感情を込めた主張や、大げさな自己批判をするよりも、誠実な印象を相手に伝えるものである。とはいえ、この単純明快さとはぞんざいさを意味するわけではなく、例えば「ごめん、あなたの誕生日を忘れていた。けど、来年もあるからいいよね」のような(ぞんざいな)書き方は(単純明快さというよりは)気配りの欠如ということになるであろう。(手紙の内容が深刻なものでないのでない場合を除いて)巧妙な言い回しや茶目っ気、洒落などは厳禁である。これらは相手の苦々しい気持ちに屈辱を加えることにしかならず、謝罪の気持ちがきちんと伝わる可能性を低めてしまうからである。不平不満、苛立ち、不機嫌、非難の応酬、これらすべては謝罪の手紙においては場違いなのである。

　これらの原則は実際にはどのような形で機能するのであろうか？実際の謝罪文を例にとって考えてみよう。サマーセットのシェプトンマレットに住む外国人の少女からイギリス人の友人への手紙である。

親愛なるジョイス

　火曜日に行かなかったから、私にぶち切れているわよね。けど、訳を知ったら許してくれると思うの。ごめんなさい、火曜日を木曜日だと勘違いしてたの。実際に木曜日に約束したカフェに行ってあなたのこと待っていたのよ。そしたらウエイトレスやってきて、火曜にあなたが来ていたことを教えてくれたの。私、間違いに気づいたんで、あなたに謝ろうと思って電話したんだけど、あなたは仕事でエジンバーグに行っちゃって来週まで帰らないことを知ったの。

　私のことをメチャむかついていなければいいんだけど。帰ったらすぐに電話もらえるとうれしいな。次はきちんと会いましょうよ。次は私絶対に曜日を勘違いしたりしないわよ。

　　　　　　　　　　　　　　　　インガ

　この手紙の中にはいくつか注目すべき部分がある。まず、友人が自分に腹を立てているのではと推測することから文面が始まっている。これを示すために使われた「ぶち切れる」という語は少し強すぎるのかもしれないが、相手を傷つけてしまった部分に関しては、軽く言及するのよりは大げさに反応をしたほうが賢明であろう。さらにインガは単に「許してね」とするのではなく「訳を知ったら許してくれると思うの」と続ける。相手が許してくれるのは当然である的な書き方は賢明ではないことを彼女は分かっているのである。次の文「私、間違いに気づいたんで」。この言い方によって、書き手本人は自分の過ちに気づいており、すぐに謝罪という行為をしているのだ、ということがはっきりと伝わるのである。さらに次の文の「私のことをメチャむかついていなければいいんだけど」では「むかつく」の前におかれた「メチャ」によって、ジョイスには腹を立てる当然の権利があるが、それでもインガはジョイスの怒りが大きすぎないことを望んでいる、そんなインガの気持ちが示されている。最後では、同じ間違いを繰り返しませんよ、という約束の形で謝罪の気持ちが繰り返し表明されている。真実味を感じさせる手紙である。シンプルないい方で自分の誤りを認め、許しを請うと同時にその誤りに対して説得力のある説明を与えているのである。

III

〔解答〕

1 information helps us to make a better decision

2 invites misunderstandings

〔出題者が求めたポイント〕

information は不加算名詞。　 help O to V または help O V

明治薬科大学 29 年度 （62）

Ⅳ
〔解答〕
(1) for　(2) gathers　(3) that　(4) out
(5) home

〔出題者が求めたポイント〕
(1) (a) for or against「賛成もしくは反対」　(b) "ship" に対するスペイン語の単語　(c) If it were not for ～「～がなければ」
(2) (a) gather rust「さびが付く」　(b) gather tourists「観光客を集める」　(c)「集合する」
(3) (a) that is「つまり」　(b) 名詞節を導く接続詞 that　(c) 副詞の that「そんなに」
(4) (a) figure out「理解する」　(b) break out「勃発する」　(c) out of consideration for ～「～を考慮して」動機を示す out of
(5) (a) free home delivery service「家への無料配送サービス」　(b) comforts of home「家庭の安楽」　(c) on ～'s way home「～の家へ帰る途中」

B方式 後期

Ⅰ
〔解答〕
(1) 全訳文中の下線部㋐　(2) ①　(3) ①
(4) 2番目 ②　　4番目 ④
(5) ④　(6) ②　(7) ①　(8) ④　(9) ④
(10) ②

〔出題者が求めたポイント〕
(1) they は the machines つまり自転車のこと。allow O toV の O は from ～ to …の形で後置修飾を受けている。allow O to V1 , to V2 and to V3 の形にも注意。
(2) name after ～　「～にちなんで名づける」
(3) ～によって思い描かれた
(4) 並び替えた英文は (These new) machines were more efficient than
(5) equivalent to ～「～と等しい」
(6) 目的語となる名詞節を導く接続詞の that
(7) can afford to V「V する余裕がある」
(8) they might otherwise never know「ほかのやりかたでは、つまり紹介されることがなければ知ることのなかったであろう」がポイント。imagine V ing「V することを想像する」
(9) 文中の French はフランス人の意味
(10) 各選択肢の訳は次の通り。①「ある場所から他の場所への移動には無数の危険が伴う」②「サイクリングの持つ政治的な、そして社会的な影響はまさに肯定的なものとなろう」③「自転車には簡単には克服できない距離や柔軟性に関する限界が存在する」④「旅行者には指定された場所だけを訪問し特定のやり方で身の回りのものを消費することが課せられた」

〔全訳〕
　フランス人の数学者ジャック・オザナン(1640 － 1718)は機械仕掛けによる人力の乗り物を 1696 年の時点で既に提唱していた。その問題点は如何にして使用可能なデザインへと到着するのかにあった。当初の考えうる最高の案は 2 つの車輪の間にパットの入った板をぶら下げる、というものであった。これは発明家であるカール・フォン・ドライス(1785 － 1851)の名をとって「ドライジーネ」またはラテン語で「速い脚」を意味する「ベロシペード」と呼ばれた。乗り手が板の上に座り漕ぎ始めると、車輪はぐんぐん速度を上げ、特に下り坂では、簡単に前進できたのである。この装置は世間に反応を巻き起こしたものの、オザナンが思い描いていたような効率のよい人力の乗り物とはならなかったのである。
　1860 年代に後輪駆動の自転車に分類されるものが市場に登場した。この新しい乗り物はドライジーネより効率が良いものではあったが乗りこなすのが難しく高価でもあった。本物の自転車の登場が 1867 年パリで人々の前に登場した時に、自転車は大躍進したのだが、これによってこの乗り物の性質が全く新たなものへと変化したのである。2 つの車輪を持った脅威の物体がまるで生き物のように周囲を疾走したのである。裕福で高い地位にあるヨーロッパの男性にとって、自転車はぜひとも手元

に置いておきたい玩具のようなものであったが、残念なことに、その生産は遅々として進まかった。自転車は入手が困難で非常に高価なものであった。1890 年代までは自転車の価格はおよそ 500 フランほどであり、これは当時の教師の 3 か月分の給料に相当するものであった。しかし、19 世紀の最後の 10 年間には、主にヨーロッパの多くの発明家がそのデザインに改良を加えた。ボールベアリング、新しい形状のフレーム、ゴム製のタイヤ、その他、新たに加えられた改良によって、自転車はその快適性と効率の良さが保証されたのである。ライン生産による生産革命によって 1890 年代初期には自転車の価格は大きく下がり、いまや自転車は庶民の手に届くものとなったのである。1909 年には、パリでは中古自転車ならば 50 フランほどで入手が可能であった。アメリカでも値段の下がり具合は同じようなものであった。

　こうした状況は少なくとも 2 つの大きな結果をもたらした。その一つは、大西洋の両端、ヨーロッパとアメリカで自転車レースの人気が爆発的な高まりを生んだことであり、これが人々の間に自分で自転車に乗ってみたいという気持ちに加えて、道を走る怪物を見物してみたいという気持ちを巻き起こしたのである。アメリカではトラックレースの多くのファンが生まれ、ニューヨークのマディソンスクエアガーデンの自転車競技場に大観客が集まったのである。ロードサイクリング、とりわけ何日にも及ぶレースが、多くのファンたちに、本来知ることのないような場所を紹介し、彼らはその場所に行くことすら想像できるようになったのである。例えばフランスの人々は、1903 年のツールドフランスの開始以降は自分たちの国の地形を知るようになったのである。

　さらに、安価な自転車によって職業とほぼ関係なしに地理的な限定を超えた移動が可能になったのである。自転車のおかげで人々は仕事場からより離れた場所に住むことが可能となったのである。㋐それと同じくらい重要なことに、自転車は社会的階層の頂点から最下層に至るまでのすべての人々が田舎へと足を踏み入れることや、隣接した町まで自転車で訪れること、定期的にグループ旅行をするサイクリングクラブへの参加、などを可能にしたのである。もし働く人々が適切なふるまいを身に付けることができ、屋外の健康的な運動からの利益を享受し、自分たちの国が持つ素晴らしさに目を向けることができるのであれば、サイクリングの持つ政治的な、そして社会的な影響はまさに肯定的なものとなろう。

Ⅱ
〔解答〕
(1)　③　　(2)　(b)　①　　(c)　④　　(d)　①　　(e)　②
(3)　㋐　①　　㋑　⑤　　㋒　⑥　　(4)　③
(5)　(f)　③　　(g)　②　　(h)　③　　(i)　②　　(j)　①

〔出題者が求めたポイント〕
(1)　successful artists differ from other artists
(2)　(b)　fuel「～に燃料を与える」→「やる気を与える」
　　(c)　fraction「断片」　　(d)　generate「～を生み出す」
　　(e)　well「(形容詞で)健康な」

(3)　各語のアクセントの位置と発音は次の通り
　㋐　génius [i:]　　㋑　contribútion [ju:]
　㋒　fínding [ai]
　①　compéte [i:]　　②　compléx [e]
　③　cóurage [ər:]　　④　intérpret [ər:]
　⑤　refúsal [ju:]　　⑥　replý [ai]
　⑦　wéather [e]　　⑧　wínning [i]
(4)　前文の「単に多産である」という内容を繰り返して述べている。最後の period は発言の最後に置き「それ以上は無し・それまで」という気持ちを示す表現。
(5)　(f)　depend on ～「～に依拠する」　　(g)　前文のthe number of children から考える　　(h)　前問(g)の offspring とは後続する(succeeding)世代のことである。　　(i)　主語の a similar principle に対応する動詞　　(j)　likely「可能性のある」

〔全訳〕
　ディーン・キース・サイモントンは、ある魅力的な分野を専門とする社会心理学者であるが、彼の被験者の中にはウイリアム・シェイクスピアやルードヴィッヒ・ヴァン・ベートーヴェンさらにはレオナルドダヴィンチなどの人物が含まれる。

　サイモントンは天才の研究、より正確に言えば、創造的な才能を研究しており、「それ(創造的な才能)はどこから生まれるのか？　それはどのように磨かれていくのか？　自分が生きていく中でそれを身に付けるには何をすればよいのか？」などの疑問に取り組んでいる。

　高度な創造性を持つ人物の生涯を、その生い立ち、幼いころに受けた教育、さらには生産性などを含めて調べることで、サイモントンは、成功を収めた芸術家が、同じ分野に属する他の芸術家たちとは異なる点に関して、数多くの興味深い報告を提示している。

　では、天才は一体なにが違うのか？

　一つには、創造的な天才は同じ時代を生きる平均的な人間に比べて、より広く興味の対象を持つ傾向にあるとサイモントンは指摘する。彼らは、ある分野において解決を見つけようと努力する傍ら、無関係の分野にも手をひろげ、美術、音楽、文学の世界にまで踏み込むのである。これは彼らが怠けているように見えるかもしれないが、実際はこの無関係な体験こそがしばしば予想もつかなかった発想を生み出す源となるのだ。

　同じ分野の他の人間と比べて、創造的な天才たちはごくありきたりなレベルの教育しか受けていないと、サイモントンは確信している。正式な教育をほとんど受けなければ貴重な貢献を生み出すための十分な知識が不足してしまうが、あまりにも多くの年月を教室で過ごしてしまうと、思考はがんじがらめになってしまい現状を超えていくことなどは不可能となる。

　しかし、サイモントンの研究におけるもっとも興味深い発見は、創造的な天才は独創的な作品を多く生み出しているのではない、という点にある。彼らは単により多くの作品を生み出している、それだけなのである。

　シェイクスピア、ディケンズ、トルストイ、ピカソ、モネ、バッハ、モーツァルト、ワーグナー、シューベル

ト、ブラームス、ドストエフスキー、彼ら皆に共通するものは何なのか？

　彼らは皆、同じ時代の芸術家の誰よりもはるかに多産であったのである。

　彼らの作品のすべてが傑作ではないということがさらに重要である。事実、今日彼らは彼らが生み出した全作品の中のほんの一部においてのみ知られているのにすぎない。創造的な天才とは定期的に傑作を生み出すのではない。むしろ、彼らの数多くの作品なしには、彼らが天才とされる所以である作品の高い質などはあり得ないのである。

　サイモントンは創造的な思考の成功を遺伝子プールになぞらえる。もしあなたがこのページでいまこの文を読んでいるのであれば、それは当然、あなたが生きており健康であることを示すのであるが、それはあなたの体のプログラムである遺伝子のおかげなのである。

　しかし、果たしてあなたの遺伝子は今から100年後にまだしっかりと存在しているのであろうか？　それは、数多くの要因に依るものであるが、その中の一つとして、あなたが何人の子供を残すのかという問題が存在する。この世に残す子孫が多ければ多いほど、あなたの遺伝子が次の世代に引き継がれる可能性が高まるのである。

　サイモントンの見解においては、同様の法則が創造的な思考にも当てはまる。より多産であればあるほど、斬新かつ有益なものとして、後世まで残る素晴らしい発想の組み合わせを発見する可能性が高まるのである。

Ⅲ
〔解答〕
(1) I would buy this CD because there are not many left (in stores)
(2) (either) as far as I know

〔出題者が求めたポイント〕
(1) 時制の一致による意思未来の would に注意。「〜が残っている」は there are 〜 left
　文末の in stores は文脈上明らかなので省略しても問題なし。
(2) 「私の知る限り」定型表現　either は「オンライン版もない」を not either の形で反映させたものだが用いなくても問題なし。

Ⅳ
〔解答〕
(1) focus（be focused も可）　　(2) cooking
(3) use（are using も可）　　(4) sold
(5) meaning

〔出題者が求めたポイント〕
(1) 〜に焦点を定める
(2) 直前の or のつなぐものを考える
(3) use means「手段を用いる」
(4) 直後の and のつなぐものを考える
(5) 分詞構文でつなぐ

〔全訳〕
　食品の安全に関するメディアや他の場所での議論は、被害による病気の数や死亡数、リスクのレベル、食害の可能性などの科学的な側面に集中しがちである。こうした議論は問題の核心に存在する事実を見落しやすい。食の安全とは非常に政治的な問題であるという事実である。食品によってもたらされる病気の予防とは、手洗い、高温での調理による殺菌よりはるかに多くのことを意味する。それは、我々の健康にとって良いものであるか否かとは関わりなく、あらゆる手段を用いて最大の利益と最小の経費を追求する巨大かつ強力な産業の利益に関わる問題なのである。他の産業と同様に食品産業は株主の利益を最優先する。食品は我々の口に運ばれるまでに、生産、加工、流通、販売、調理という過程を経る。よってその安全とはすべてが分担すべき責任であり、それは何かあった場合の責任も分担すべきであることを意味するのである。

数 学　解　答　29年度

【B方式 前期】

I

〔解答〕

a	b	c	d	e	f
0	2	94	9	31	12

〔出題者が求めたポイント〕

剰余類，周期性の発見

〔解答のプロセス〕

10 を法とすると，
$$a_n \equiv f(n^2) - f(n) \equiv n^2 - n$$
で定義される数列 $\{a_n\}$ は，

n	0	1	2	3	4	5	6	7	8	9
n^2	0	1	4	9	6	5	6	9	4	1
a_n	0	0	2	6	2	0	0	2	-4	-8

である。これより，
$$a_1 = 0, \ a_2 = 2$$
であり，$a_n = 2$ となるような n は
$$n \equiv 2, \ 4, \ 7$$
を満たすから，
$$b_1 = 2, \ b_2 = 4, \ b_3 = 7, \ b_4 = 12, \ b_5 = 14, \ \cdots$$
のような数列になる。
$29 = 3 \times 9 + 2$ より，$b_{29} = 94$

また，和 S_n が 0 となる n は
$$n \equiv 1, \ 9, \ 0$$
を満たすから，
$$c_1 = 1, \ c_2 = 9, \ c_3 = 10, \ c_4 = 11, \ c_5 = 19, \ \cdots$$
のような数列になる。
$10 = 3 \times 3 + 1$ より，$c_{10} = 31$

また，$S_{2011} = 0$ であるから
$$\begin{aligned} S_{2017} &= S_{2011} + a_{2012} + a_{2013} + a_{2014} + a_{2015} + a_{2016} + a_{2017} \\ &= 0 + 2 + 6 + 2 + 0 + 0 + 2 \\ &= 12 \end{aligned}$$

II

〔解答〕

a	b
$(x - 2\sqrt{3})^2 + (y-2)^2 = 4$	$16 + 4\pi$

c	d	e
$(x + 2\sqrt{3})^2 + (y-2)^2 = 4$	$\dfrac{44}{3}\pi$	$32 + \dfrac{68}{3}\pi$

〔出題者が求めたポイント〕

図形の移動，円の方程式，円弧で囲まれた図形の面積

〔解答のプロセス〕

A_0 の中心が $y = \dfrac{1}{\sqrt{3}}x$ 上を，円が x 軸に接するまで x の正の方向に移動すると，

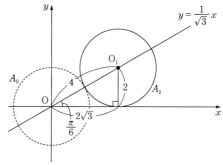

A_1 の中心を O_1 とすると，A_1 は x 軸に接するから O_1 の y 座標は 2 である。

$y = \dfrac{1}{\sqrt{3}}x$ が x 軸の正の部分となす角が $\dfrac{\pi}{6}$ であることから，O_1 の x 座標は $2\sqrt{3}$ である。

したがって，A_1 の方程式は
$$(x - 2\sqrt{3})^2 + (y-2)^2 = 4$$

また，円の通過領域は次の図の斜線部分で，

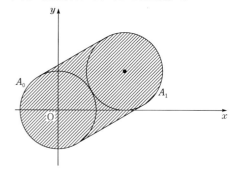

この領域を次のように分けて，面積を考える。

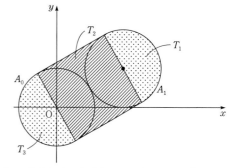

T_1 と T_3 を合わせると半径 2 の円なので，面積は 4π，
T_1 は 1 辺の長さが 4 の正方形なので，面積は 16
したがって，求める面積は
$$16 + 4\pi$$

次に A_1 を原点 O を中心に正の向きに，円の中心が初めて直線 $y = -\dfrac{1}{\sqrt{3}}x$ 上にくるまで回転すると，

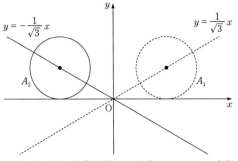

A_2 は A_1 を y 軸に対称移動した図形であるから，方程式は $(x+2\sqrt{3})^2+(y-2)^2=4$

また，円が移動した領域は次の図の斜線部分で

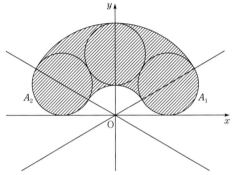

この領域を次のように分けて，面積を考える。

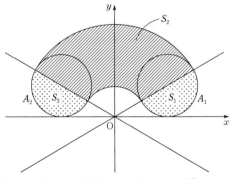

S_1 と S_3 を合わせると半径 2 の円なので，面積は 4π

S_2 の外側の円弧は半径 6，内側の円弧は半径 2，中心角はともに $\frac{2}{3}\pi$ であるので，面積は

$$\frac{1}{2}\times 6^2 \times \frac{2}{3}\pi - \frac{1}{2}\times 2^2 \times \frac{2}{3}\pi = \frac{32}{3}\pi$$

したがって，通過領域の面積は

$$4\pi + \frac{32}{3}\pi = \frac{44}{3}\pi$$

次に，A_2 が A_0 に移動するときの通過領域の面積 A_0 が A_1 に移動するときの通過領域の面積と同様で，

$$16 + 4\pi$$

したがって，円が 1 周するあいだに通過した部分の面積の合計は

$$32 + \frac{68}{3}\pi$$

III

〔解答〕

a	b	c
$3x^2-6kx+9k-12$	$2k$	$3k-4$

d	e	f
$4(\sqrt{k^2-3k+4})^3$	$\frac{3}{2}$	$\frac{7\sqrt{7}}{2}$

〔出題者が求めたポイント〕

定積分で表された関数の扱い，解と係数の関係

$\frac{1}{6}$ 公式を用いた面積計算

〔解答のプロセス〕

$$\int_1^x f(t)dt = (x-1)\{x^2-(3k-1)x+6k-11\}$$
$$= x^3-3kx^2+(9k-12)x-6k+11$$

より，

$$f(x) = 3x^2-6kx+9k-12$$

$f(x)=0$ の 2 解を α, β とすると，解と係数の関係から

$$\alpha+\beta = 2k,\quad \alpha\beta = 3k-4$$

また，$y=f(x)$ と x 軸で囲まれる部分の面積 S は

$$S = \int_\alpha^\beta -f(x)dx$$
$$= \frac{3}{6}(\beta-\alpha)^3 = \frac{1}{2}(\beta-\alpha)^3$$

ここで，$\alpha+\beta = 2k$, $\alpha\beta = 3k-4$ を用いると，

$$(\beta-\alpha)^2 = (\alpha+\beta)^2 - 4\alpha\beta$$
$$= (2k)^2 - 4(3k-4)$$
$$= 4(k^2-3k+4)$$

したがって，$\beta-\alpha = 2\sqrt{k^2-3k+4}$ であるから，

$$S = 4(\sqrt{k^2-3k+4})^3$$

また，$k^2-3k+4 = \left(k-\frac{3}{2}\right)^2 + \frac{7}{4}$ より

S は $k=\frac{3}{2}$ のとき，最大値 $4\left(\sqrt{\frac{7}{4}}\right)^3 = \frac{7\sqrt{7}}{2}$ をとる。

IV

〔解答〕

a	b	c	d	e
18	$\frac{1}{15}$	0	$\frac{4}{15}$	$\frac{8}{15}$

〔出題者が求めたポイント〕

3 次関数の最大値と最小値

確率の基本

〔解答のプロセス〕

$f(x) = x^3 - 10x^2 + 25x$ より，

$$f'(x) = 3x^2 - 20x + 25$$
$$= (3x-5)(x-5)$$

これより，増減表は

x	(1)	$\cdots$	$\frac{5}{3}$	$\cdots$	5	$\cdots$	6
$f'(x)$		+	0	−	0	+	
$f(x)$	(16)	↗		↘	0	↗	6

$x=2$, 3, 4, 5, 6のいずれかであるから，最大値をとるのは$x=2$または$x=3$のときで，
$$f(2)=18, \ f(3)=12 より，最大値 18$$
最大値をとるのは$x=2$となるときで，この取り出し方は$(1, 2)$のみであるから，確率は
$$\frac{1}{{}_6C_2}=\frac{1}{15}$$
最小値は増減表より，$f(5)=0$
$x=5$となる取り出し方は
$$(1, 5), (2, 5), (3, 5), (4, 5)$$
の4通りであるから，確率は
$$\frac{4}{{}_6C_2}=\frac{4}{15}$$
$f(4)=4, \ f(6)=6$であるから，$x=f(x)$となるのは$x=4, 6$となるときで，この取り出し方は
$$(1, 4), (2, 4), (3, 4), (1, 6), (2, 6),$$
$$(3, 6), (4, 6), (5, 6)$$
の8通りあるから，確率は
$$\frac{8}{{}_6C_2}=\frac{8}{15}$$

[B方式 後期]

I

〔解答〕

a	b	c	d	e
1	$\frac{1}{2}$	$m<-2, \ 0\leq m$	$0<m<1$	$\frac{1}{6}$

〔出題者が求めたポイント〕
絶対値が二重についた関数の扱い。

〔解答のプロセス〕
まず，
$$f(0)=||0-1|-0|=1$$
また，
$$|x-1|-x=\begin{cases} -1 & (x\geq 1) \\ -2x+1 & (x\leq 1) \end{cases}$$
これより，$f(x)=0$となるのは，
$$-2x+1=0 \quad \therefore \quad x=\frac{1}{2}$$
さらに，$y=f(x)$のグラフは
$y=|x-1|-x$のグラフ

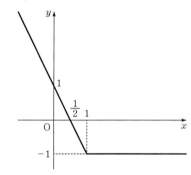

のx軸より下にある部分をx軸に関して折り返したものであるから，

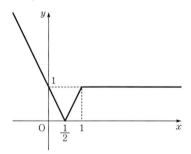

のようになる。
このグラフCと$\ell : y=mx$が共有点を持つ条件は

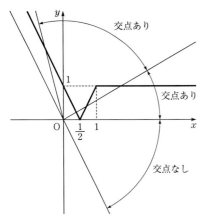

上図から，$m < -2$，$0 \leq m$
また，

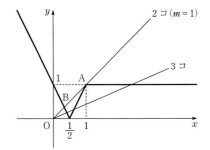

上図より，C と ℓ が異なる3点で交わるような m の条件は
$$0 < m < 1$$
ちょうど2個の共有点をもつとき，$m = 1$ である。
上図において，$B\left(\dfrac{1}{3}, \dfrac{1}{3}\right)$ であることから，C と ℓ で囲まれた部分の面積を S とすると，
$$S = \dfrac{1}{2} - \dfrac{1}{2} \times \dfrac{1}{3} \times \dfrac{1}{2} - \dfrac{1}{2} \times \dfrac{1}{2} \times 1 = \dfrac{1}{6}$$

II
〔解答〕

a	b	c
3	$\left(\dfrac{3\sqrt{3}}{2}, \dfrac{3}{2}\right)$	$\left(\dfrac{\sqrt{3}}{2}, \dfrac{5}{2}\right)$
d	e	f
$\dfrac{7}{5}$	$\dfrac{7}{4}$	$\dfrac{49\sqrt{3}}{80}$

〔出題者が求めたポイント〕
座標平面の利用
〔解答のプロセス〕
まず，O を原点として，A，B，C を図示すると，

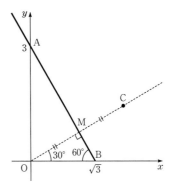

$OB : OM = 2 : \sqrt{3}$ より，$OM = \dfrac{3}{2}$ であるから，$OC = 3$
また，$\overrightarrow{OC} \parallel \begin{pmatrix} \cos 30° \\ \sin 30° \end{pmatrix}$ であるから，
$$\overrightarrow{OC} = 3 \begin{pmatrix} \cos 30° \\ \sin 30° \end{pmatrix} = \dfrac{3}{2} \begin{pmatrix} \sqrt{3} \\ 1 \end{pmatrix}$$
したがって，$C\left(\dfrac{3\sqrt{3}}{2}, \dfrac{3}{2}\right)$
また，P は線分 AC を $1:2$ に内分する点であるから，
$$\overrightarrow{OP} = \dfrac{2}{3}\overrightarrow{OA} + \dfrac{1}{3}\overrightarrow{OC}$$
$$= \dfrac{2}{3}\begin{pmatrix} 0 \\ 3 \end{pmatrix} + \dfrac{1}{3} \cdot \dfrac{1}{2}\begin{pmatrix} 3\sqrt{3} \\ 3 \end{pmatrix}$$
したがって，$P\left(\dfrac{\sqrt{3}}{2}, \dfrac{5}{2}\right)$
点 O と点 P が重なるように三角形 OAC を折り返すと次図のようになる。

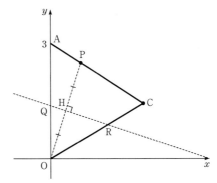

H は O と P の中点なので，$H\left(\dfrac{\sqrt{3}}{4}, \dfrac{5}{4}\right)$ である。
OP の傾きは $\dfrac{5}{\sqrt{3}}$ であり，QR と OP は垂直であるから，QR の方程式は
$$y - \dfrac{5}{4} = -\dfrac{\sqrt{3}}{5}\left(x - \dfrac{\sqrt{3}}{4}\right)$$
$$\therefore \quad y = -\dfrac{\sqrt{3}}{5}x + \dfrac{7}{5} \quad \cdots\cdots ①$$
Q は①と y 軸との交点であるから，$Q\left(0, \dfrac{7}{5}\right)$

これより，$OQ = \dfrac{7}{5}$

R は①と $y = \dfrac{1}{\sqrt{3}}x$ の交点だから，$R\left(\dfrac{7\sqrt{3}}{8}, \ \dfrac{7}{8}\right)$

これより，$OR = \dfrac{7}{4}$

$\angle AOC = 60°$ であるから，三角形 QOR において，余弦定理を用いて，

$$QR^2 = \left(\dfrac{7}{5}\right)^2 + \left(\dfrac{7}{4}\right)^2 - 2 \times \dfrac{7}{5} \times \dfrac{7}{4}\cos 60°$$

$$= \dfrac{49(16+25-20)}{400} \qquad \therefore \quad QR = \dfrac{7\sqrt{21}}{20}$$

また，$PH = OH = \dfrac{\sqrt{7}}{2}$ であるから，

三角形 PQR の面積は

$$\dfrac{1}{2} \times \dfrac{7\sqrt{21}}{20} \times \dfrac{\sqrt{7}}{2} = \dfrac{49\sqrt{3}}{80}$$

Ⅲ
〔解答〕

a	b	c
$\begin{pmatrix} 2-2t \\ 2t-1 \\ -2 \end{pmatrix}$	3	$\sqrt{3}$

d	e	f
$\sqrt{8t^2-12t+9}$	$\dfrac{3}{4}$	$\dfrac{3\sqrt{2}}{4}$

〔出題者が求めたポイント〕
空間ベクトルの利用，内積の基本

〔解答のプロセス〕
$A(1, 1, -1)$，$B(2, -1, -2)$，$C(0, 1, -2)$ において，点 P は線分 BC 上の点であることから，

$\overrightarrow{OP} = (1-t)\overrightarrow{OB} + t\overrightarrow{OC}$

$$= (1-t)\begin{pmatrix} 2 \\ -1 \\ -2 \end{pmatrix} + t\begin{pmatrix} 0 \\ 1 \\ -2 \end{pmatrix} = \begin{pmatrix} 2-2t \\ 2t-1 \\ -2 \end{pmatrix}$$

また，$\overrightarrow{OA} \cdot \overrightarrow{OP} = 3$，$\overrightarrow{OA} = \sqrt{3}$，

$|\overrightarrow{OP}| = \sqrt{8t^2-12t+9}$

$\angle AOP = \theta \ (0 \leqq \theta \leqq \pi)$ とすると，

$$\cos\theta = \dfrac{\overrightarrow{OA} \cdot \overrightarrow{OP}}{|\overrightarrow{OA}||\overrightarrow{OP}|}$$

であることから，θ が最小になるとき，$\cos\theta$ が最も大きくなる。

$|\overrightarrow{OP}| = \sqrt{8t^2-12t+9}$

$$= \sqrt{8\left(t-\dfrac{3}{4}\right)^2 + \dfrac{9}{2}}$$

これより，$t = \dfrac{3}{4}$ のとき，$|\overrightarrow{OP}|$ が最小になるので，$\cos\theta$ が最大，すなわち，θ が最小となる。

このとき，三角形 OAP の面積 S とすると，

$$S = \dfrac{1}{2}\sqrt{|\overrightarrow{OA}|^2|\overrightarrow{OP}|^2 - (\overrightarrow{OA} \cdot \overrightarrow{OP})^2}$$

$$= \dfrac{1}{2}\sqrt{3 \times \dfrac{9}{2} - 9} = \dfrac{3\sqrt{2}}{4}$$

Ⅳ
〔解答〕

a	b	c	d	e	f
$\dfrac{5}{24}$	$\dfrac{1}{27}$	$\dfrac{1}{8}$	$\dfrac{34}{55}$	$\dfrac{7}{44}$	$\dfrac{3}{5}$

〔出題者が求めたポイント〕
確率の基本，条件付き確率

〔解答のプロセス〕
(1) 取り出した球を箱に戻すとき，3 個の球の取り出し方は 12^3(通り)

球の色がすべて異なるような球の取り出し方は

$$5 \times 4 \times 3 \times 3!(通り)$$

であるから，

$$\dfrac{5 \times 4 \times 3 \times 3!}{12^3} = \dfrac{5}{24}$$

球の色がすべて赤球であるような取り出し方は 4^3(通り)であるから，

$$\dfrac{4^3}{12^3} = \dfrac{1}{27}$$

また，3 個の球の色がすべて同じになるような取り出し方は

すべて白，すべて赤，すべてピンクの場合があり，それぞれ，

$$5^3 = 125(通り), \quad 4^3 = 64(通り), \quad 3^3 = 27(通り)$$

あるから，求める確率は

$$\dfrac{125+64+27}{12^3} = \dfrac{216}{12^3} = \dfrac{1}{8}$$

(2) 取り出した球を箱に戻さないとき，球の取り出し方は

$$12 \times 11 \times 10(通り)$$

あり，3 個ともピンクでない球を取り出す方法は

$$9 \times 8 \times 7(通り)$$

あるから，少なくとも 1 個ピンク球を取り出す確率は

$$1 - \dfrac{9 \times 8 \times 7}{12 \times 11 \times 10} = 1 - \dfrac{21}{55} = \dfrac{34}{55}$$

(別解)

$${}_{12}C_3 = \dfrac{12 \times 11 \times 10}{3 \times 2 \times 1} = 2 \times 11 \times 10(通り)$$

3 個ともピンクでない球を取り出す方法は

$${}_9C_3 = \dfrac{9 \times 8 \times 7}{3 \times 2 \times 1} = 3 \times 4 \times 7(通り)$$

あるから，少なくとも 1 個ピンク球を取り出す確率は，

$$1 - \dfrac{3 \times 4 \times 7}{2 \times 11 \times 10} = 1 - \dfrac{21}{55} = \dfrac{34}{55}$$

(3) 取り出した球を箱に戻さないとき，3 個の玉の取り出し方は

$$12 \times 11 \times 10(通り)$$

ある。

3 個とも同じ色であるとき，

(ア) 3個とも白球を取り出すのは,
$5 \times 4 \times 3 = 60$(通り)

(イ) 3個とも赤球を取り出すのは,
$4 \times 3 \times 2 = 24$(通り)

(ウ) 3個ともピンク球を取り出すのは,
$3 \times 2 \times 1 = 6$(通り)

(エ) 初めの2個が赤球と白球で,3個目がピンク球を取り出すのは,
$2 \times 5 \times 4 \times 3 = 120$(通り)

がある。

したがって,3個の球の色がすべて同じである確率は

$$\frac{60 + 24 + 6 + 120}{12 \times 11 \times 10} = \frac{7}{44}$$

また,3個の球の色がすべて同じであるという条件のもとで,3個の球がすべてピンクである条件付き確率は

$$\frac{126}{210} = \frac{3}{5}$$

化　学

解答

29年度

B方式 前期

I

〔解答〕
問1　ア Cu　イ Cr　ウ Fe
　　　エ 18　オ 1
問2　カ 1　キ 3　ク 5　ケ 正八面体

〔出題者が求めたポイント〕
遷移金属元素

〔解答のプロセス〕
問1
a. 2価のイオンが青色，濃硝酸に溶解することなどから，$_{29}$Cu とわかる。
代表的な化合物：Cu_2O，CuO など

電子配置 $_{29}$Cu：$K^2 L^8 M^{18} N^1$
なお，第4周期の遷移元素のうち，N殻の電子数が1個となるのは，$_{24}$Cr と $_{29}$Cu のみである。

b. 3価のイオンが緑色，M殻の電子数が13個，不動態を形成することなどから，$_{24}$Cr とわかる。
代表的な化合物：$K_2Cr_2O_7$，Cr_2O_3 など

電子配置 $_{24}$Cr：$K^2 L^8 M^{13} N^1$
なお，不動態を形成する代表的な金属は Al，Fe，Ni，Cr，Co などである。

c. M殻，N殻の電子数，3価のイオンが黄褐色であることなどから，$_{26}$Fe とわかる。
代表的な化合物：FeO，Fe_2O_3 など

電子配置 $_{26}$Fe：$K^2 L^8 M^{14} N^2$

問2　$FeCl_3$ 水溶液に各試薬を加えたときの変化は次の通り。
1. NaOHaq…$Fe(OH)_3$ の赤褐色沈殿が生じる。
2. NaSCNaq…血赤色の溶液となる。(沈殿は生じないことに注意。)
3. $K_4[Fe(CN)_6]$aq…濃青色沈殿(紺青，ベルリン青)を生じる。
4. $K_3[Fe(CN)_6]$aq…褐色溶液となる。
5. フェノール…紫色に呈色する。
※$FeCl_3$aq にフェノールを加えると呈色するのは，Fe^{3+} に対して，フェノキシドイオン $C_6H_5O^-$ が配位結合するためである。
6. エタノール…変化しない。

II

〔解答〕
問1　$\dfrac{200}{R}$ (mol)
問2　300 K…1.2×10^4 (Pa)，360 K…9.0×10^4 (Pa)
問3　16%

問4

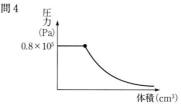

〔出題者が求めたポイント〕
気体の性質

〔解答のプロセス〕
問1　図1より 320 K 以上の温度では，蒸気圧と温度が比例関係になっている。つまり，物質Aが容器内ですべて気体として存在することがわかるので，気体の状態方程式より，物質量を求める。図1の 320 K における数値を用いれば，
$$n = \dfrac{PV}{RT} = \dfrac{0.800 \times 10^5 \times 0.800}{R \times 320} = \dfrac{200}{R} \text{(mol)}$$
※$800 \text{ cm}^3 = 800 \text{ mL}$

問2　図1より，300 K においては，物質Aは一部液体となっている。よって，容器内の圧力はAの蒸気圧と等しくなるので，0.120×10^5 Pa を示す。一方，360 K においては，すべて気体となっている。よって，ボイル・シャルルの法則より，
$$\dfrac{P}{T} = \dfrac{0.800 \times 10^5}{320} = \dfrac{P'}{360}$$
$$P' = 0.900 \times 10^5 \text{(Pa)}$$
※気体の状態方程式より求めてもよい。

問3　問2より，300 K における物質Aの蒸気圧が 0.120×10^5 Pa であることより，気体として存在するAの物質量 n' は
$$n' = \dfrac{0.120 \times 10^5 \times 0.800}{R \times 300}$$
$$= \dfrac{32}{R} \text{(mol)}$$

問1の結果とあわせて，
(求める割合)
$$= \dfrac{\text{気体として存在するAの物質量 } n'}{\text{容器内のAの物質量 } n} \times 100$$
$$= \dfrac{\dfrac{32}{R} \text{(mol)}}{\dfrac{200}{R} \text{(mol)}} \times 100 = 16\%$$

問4　320 K で温度一定のまま変化させると，すべて気体として存在するときは，ボイルの法則により，圧力 P と容器の容積(体積) V は反比例する。(下図①部分)
一方，容器内の圧力がAの蒸気圧を越えると一部液体として存在するため，容器内の圧力は 320 K におけるAの蒸気圧を示す。(下図②部分)
なお設問には「問1で求めた物質量のまま」との条件が

ないため，解答には目盛りを入れていないが，$\frac{200}{R}$ mol のもとで実験を行えば下図のようになる。

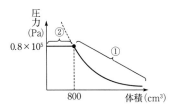

III
〔解答〕
問1　ア，イ：FeS，CuS（順不同）
　　ウ：CdS　　エ：ZnS
問2　1.2×10^{-21}〔mol²/L²〕
問3　$[S^{2-}] = 1.2 \times 10^{-18}$〔mol/L〕
　　沈殿が生じる金属イオン：Cd^{2+}，Cu^{2+}

〔出題者が求めたポイント〕
電離平衡（溶解度積）
〔解答のプロセス〕
問1　硫化物の沈殿は黒色が多いが，ZnS（白色），CdS（黄色），MnS（淡赤色）など黒色以外のものもある。

問2　$K = \dfrac{[H^+]^2[S^{2-}]}{[H_2S]}$
　　$= \dfrac{[H^+][HS^-]}{[H_2S]} \times \dfrac{[H^+][S^{2-}]}{[HS^-]}$
　　$= K_1 \times K_2$
　　$= 1.00 \times 10^{-7}$ (mol/L) $\times 1.20 \times 10^{-14}$ (mol/L)
　　$= 1.20 \times 10^{-21}$ (mol²/L²)

問3　条件より，$[H_2S] = 0.10$ (mol/L)
　　$[H^+] = 1.0 \times 10^{-2}$ (mol/L) (pH = 2)
　　よって，$[S^{2-}] = \dfrac{K[H_2S]}{[H^+]^2} = \dfrac{1.20 \times 10^{-21} \times 0.10}{(1.0 \times 10^{-2})^2}$
　　　　$= 1.20 \times 10^{-18}$ (mol/L)
　　また，金属イオンを M^{2+} とすれば，
　　　$[M^{2+}][S^{2-}] = 0.10 \times 1.20 \times 10^{-18}$
　　　　　　　　$= 1.20 \times 10^{-19}$ (mol²/L²)
　　$[M^{2+}][S^{2-}] > K_{SP}$ のとき，沈殿が生じるので，各金属イオンの硫化物の溶解度積と比較する。

IV
〔解答〕
問1　ア：チンダル　イ：ブラウン　ウ：半透膜
　　エ：透析　　オ：電気泳動　　カ：塩析
　　キ：凝析
問2　陰極　　問3　2
問4　親水コロイド粒子に水和している水分子を取り除くため。
問5　保護コロイド
〔出題者が求めたポイント〕
溶液の性質（コロイド溶液）
〔解答のプロセス〕
問2　水酸化鉄（Ⅲ）$Fe(OH)_3$ は代表的な正コロイドである。
問3　$Fe(OH)_3$ は正コロイドなので，反対符号のイオン，つまり陰イオンで，その価数が大きいイオンほど，凝析の効果は高い。
　　※ Cl^- 3 mol より，SO_4^{2-} 1 mol の方が効果は高いことに注意。
問4　親水コロイドを沈殿させるにはまず周囲の水分子を引き離すための電解質を加えなければならない。その後，凝析同様コロイド粒子間の分子間力が強まるため，粒子が凝集し沈殿する。
問5　親水コロイド粒子が疎水コロイド粒子を取り囲むため，凝析がおこりにくくなる。このような役割をする親水コロイドを特に保護コロイドという。
　　（例）墨汁…炭素（疎水コロイド）ににかわ（保護コロイド）を加えている。

V
〔解答〕
問1　$C_6H_{14}O$
問2　C：$\begin{array}{c}H\\|\\C=C\\|\\H\end{array}\begin{array}{c}H\\|\\CH-CH_2-CH_3\\|\\C-OH\\\|\\O\end{array}$

　　D：$H_3C-CH_2-\underset{H_3C}{\overset{H_3C}{C}}H-\underset{O}{\overset{\|}{C}}-CH_3$

　　G：$CH_3-CH_2-CH-CH_2-CH_3$
　　　　　　　　$|$
　　　　　　　$\underset{O}{\overset{\|}{C}}-OH$

問3　・アンモニア性硝酸銀溶液　・フェーリング液

〔出題者が求めたポイント〕
脂肪族有機化合物（アルコール，カルボン酸の構造決定）
〔解答のプロセス〕
問1　C：$132 \times \dfrac{12}{44} = 36$ (mg)
　　H：$63 \times \dfrac{2}{18} = 7$ (mg)
　　O：$51 - (36 + 7) = 8$ (mg)
　　C : H : O $= \dfrac{36}{12} : \dfrac{7}{1} : \dfrac{8}{16} = 6 : 14 : 1$
　　また，
　　　$2R\text{-}OH + 2Na \longrightarrow 2R\text{-}ONa + H_2 \uparrow$
　　　　　Ⓑ
　　Bの分子量を M とすると，上式の量的関係より，
　　　$\underbrace{\dfrac{510 \times 10^{-3}}{M}}_{\text{Bの物質量}} : \underbrace{\dfrac{56 \times 10^{-3}}{22.4}}_{H_2\text{の物質量}} = 2 : 1$

$M = 102$

よって，分子式 $C_6H_{14}O$（分子量 102）

問2

＜Bについて＞　分子式 $C_6H_{14}O$

ヨードホルム反応陽性であることから，考えられる構造は次の4つ

①　C-C-C-C-C*-C
　　　　　　 |
　　　　　　 OH

②　C-C*-C-C-C
　　　　　|
　　　　　OH
　（上に C）

③　C-C-C*-C*-C
　　　　　 |
　　　　　 OH
　（上に C）

④　C-C*-C-C
　　　 |　|
　　　 OH C
　（上に C）

（C*は不斉炭素原子）

このうち酸化してC*を1個もつのは③の構造。

C-C-C*-C*-C　　酸化　　C-C-C*-C-C
　　 |　　　 →　　　　　　　 ||
　　 OH　　　　　　　　　　 O
（上に C）　　　　　　　　（上に C）
　B　　　　　　　　　　　　　D

＜E，F，Gについて＞

Eは酸化するとF，さらに酸化するとカルボン酸Gになることより，第一級アルコール。分子式 $C_6H_{14}O$ で考えられる第一級アルコールは↑に -OH を結合させた構造で，次の8通り考えられる。

C-C-C-C-C-C　　C-C-C-C-C
　　　↑①　　③　　　　 ↑②
　　　　　　　　　（上に C）

C←⑤　　　　　C　　　　C C
C-C-C-C-C　　C-C-C-C　　C-C-C-C
　 ↑④　　　↑⑦　↑⑥　　　　　 ↑⑧
　　　　　　（下に C）

このうち，酸化してC*をもたないカルボン酸となるのは，下の5つ。

（☆）

①　→　C-C-C-C-C-COOH

③　→　C-C-C-C-COOH
　　　　　 |
　　　　　 C

⑤　→　C-C-C-C-C
　　　　　 |
　　　　　 COOH

⑥　→　C-C-C-COOH
　　　　　 |
　　　　　 C
　（上に C）

⑦　→　C-C-C-COOH
　　　　 |
　　　　 C
　（上に C）

＜Cについて＞

化合物C に H_2 1 mol を付加すると化合物 G が得られたことから，化合物 C は炭素間二重結合を1つ有する。

よって，上記(☆)の5つの構造のうち，炭素間二重結合を有することでC*を生じる化合物を考える。

⑤　→　C-C-C-C-C　　　　　C-C-C*-C=C
　　　　　 |　　→　　　　　　　 |
　　　　　 COOH　　　　　　　 COOH
　　　　　 G　　　　　　　　　　C
　　　　 ここを　　　　（シス-トランス異性体
　　　 二重結合とする　　　 は存在しない）

問3　化合物 F はアルデヒドである。

明治薬科大学 29年度 （74）

$$300 \times \frac{10 + \frac{1}{2} \times 2}{1000} = \frac{220 \times 10^{-3}}{M_X} \times 8.3 \times 10^3 \times 300$$
$$\cdots\cdots①$$

$$600 \times \frac{10 + \frac{2}{2} \times 2}{1000} = \frac{220 \times 10^{-3}}{M_Y} \times 8.3 \times 10^3 \times 300$$
$$\cdots\cdots②$$

①÷②より，

$$\frac{11}{24} = \frac{M_Y}{M_X} \qquad \therefore \quad M_X : M_Y = 24 : 11$$

問2　水の浸透前，Xの溶液の体積は 10 mL なので，求める浸透圧を Π (Pa) とおくと，

$$\Pi \times \frac{10}{1000} = \frac{220 \times 10^{-3}}{M_X} \times 8.3 \times 10^3 \times 300 \cdots\cdots③$$

①，③より，

$$300 \times \frac{10 + \frac{1}{2} \times 2}{1000} = \Pi \times \frac{10}{1000}$$

$$\therefore \quad \Pi = 330 \text{ (Pa)}$$

問3　①より，$M_X = 1.66 \times 10^5$

問4　HA の物質量を n mol，電離度を $\alpha(0.5)$ とおくと，

$$\begin{array}{ccccc}
\text{HA} & \rightleftharpoons & \text{H}^+ & + & \text{A}^- \\
n & & 0 & & 0 \text{ (mol)} \\
-n\alpha & & +n\alpha & & +n\alpha \\
\hline
n(1-\alpha) & & n\alpha & & n\alpha
\end{array}$$

全粒子数は

$$n(1-\alpha) + n\alpha + n\alpha = n(1+\alpha) \text{ (mol)}$$

HA を加えた後，両液面の高さが等しくなったということは，浸透圧が等しくなった，すなわち溶質粒子の物質量が等しくなったということがわかる。

求める質量を x (mg) とおくと，

$$\underbrace{\frac{220 \times 10^{-3}}{1.66 \times 10^5}}_{(\text{Xの物質量})} = \frac{x \times 10^{-3}}{4.98 \times 10^5} \times (1+0.5)$$

$$x = 440 \text{ (mg)}$$

B方式 後期

I

〔解答〕

問1　ア　黒鉛（グラファイト）　　イ　赤リン
　　　ウ　黄リン　　エ　オゾン　　オ　単斜
　　　カ　斜方　　キ　ゴム状

問2　Si，SiO_2

問3　$O_3 + 2KI + H_2O \longrightarrow O_2 + 2KOH + I_2$
　　　反応：4

〔出題者が求めたポイント〕

物質の分類（同素体），非金属元素（共有結合の結晶，オゾンの反応）

〔解答のプロセス〕

問1　代表的な同素体は性質とともに暗記する。
　　S…斜方硫黄（常温で安定，塊状）
　　　　単斜硫黄（針状）
　　　　ゴム状硫黄（弾性を示す，高純度のものは黄色）
　　C…黒鉛（別名：グラファイト，やわらかく電気伝導性を示す）
　　　　ダイヤモンド（非常に硬い，電気伝導性を示さない）
　　　　フラーレン（C_{60} が有名，電気伝導性を示さない）
　　O…酸素，オゾン（淡青色の気体）
　　P…黄リン（自然発火する有毒な物質）
　　　　赤リン（安定，毒性少ない）

問2　ダイヤモンドは，C原子を中心とした正四面体の構造をとり，共有結合の結晶に分類される。

問3　オゾンは強い酸化力をもつ。

$$\begin{array}{l}
O_3 + 2e^- + H_2O \longrightarrow O_2 + 2OH^- \qquad \times 1 \\
+ \underline{) \ 2I^- \qquad\qquad\qquad \longrightarrow I_2 + 2e^- \qquad\qquad \times 1} \\
O_3 + 2I^- + H_2O \longrightarrow O_2 + I_2 + 2OH^-
\end{array}$$

両辺に $2K^+$ を加えると，解答の化学反応式となる。なお，このとき生じたヨウ素が，ヨウ素デンプン反応をおこすため，青変する。

II

〔解答〕

問1　（Xの分子量）:（Yの分子量）＝24:11
問2　330 (Pa)
問3　1.66×10^5
問4　440 (mg)

〔出題者が求めたポイント〕

溶液の性質（浸透圧）

〔解答のプロセス〕

問1　液面差1cmのとき，溶液の浸透圧が 300 Pa であることから，液面差2cmのYの溶液の浸透圧は

$$300 \times \frac{2 \text{ cm}}{1 \text{ cm}} = 600 \text{ (Pa)}$$ であることがわかる。水が浸透した分，溶液の体積が変化していることに注意して，ファントホッフの法則の式をたてる。Xの分子量，Yの分子量をそれぞれ M_X，M_Y とおくと，

III

〔解答〕

問1　ア　2, 3　　イ　1, 5　　ウ　4　　エ　2, 5
　　　オ　1　　カ　4

問2　（陽極）　$2H_2O \longrightarrow O_2 + 4H^+ + 4e^-$
　　　（陰極）　$2H_2O + 2e^- \longrightarrow H_2 + 2OH^-$

問3　キ　7　　ク　6, 8

〔出題者が求めたポイント〕

中和と塩（塩の分類と液性），電気分解

〔解答のプロセス〕

問1　多価の酸(または塩基)の場合，不完全に中和されたとき，化学式中のH(またはOH)が残る。このような塩を酸性塩(または塩基性塩)という。

※　液性とは関係ないので，注意する。

※　正塩の場合は，もとの酸・塩基の強・弱を比較することで決定できる。酸性塩の場合は，厳密には電離定数，加水分解定数の大小で判定する。

2.　$NaHSO_4 \longrightarrow Na^+ + HSO_4^-$

　　$HSO_4^- \rightleftharpoons \underset{\underset{酸性}{\underbrace{\quad\quad}}}{H^+ + SO_4^{2-}}$（電離）

3.　$NaHCO_3 \longrightarrow Na^+ + HCO_3^-$

　　$HCO_3^- + H_2O \rightleftharpoons \underset{\underset{塩基性}{\underbrace{\quad\quad}}}{H_2CO_3 + OH^-}$（加水分解）

4.　$MgCl(OH)$のような塩基性塩は水に溶けにくいため，液性は考えない。

問3　各極板の反応は，

6.　$NaClaq$ $\begin{cases}(陰極)\quad 2H_2O + 2e^- \longrightarrow H_2 + 2OH^- \\ (陽極)\quad 2Cl^- \longrightarrow Cl_2 + 2e^-\end{cases}$

7.　$AgNO_3aq$ $\begin{cases}(陰極)\quad Ag^+ + e^- \longrightarrow Ag \\ (陽極)\quad 2H_2O \longrightarrow O_2 + 4H^+ + 4e^-\end{cases}$

8.　$KIaq$ $\begin{cases}(陰極)\quad 2H_2O + 2e^- \longrightarrow H_2 + 2OH^- \\ (陽極)\quad 2I^- \longrightarrow I_2 + 2e^-\end{cases}$

※問題文に条件はないが，問2と同様の条件(水溶液で，白金電極)と考えた。

Ⅳ
〔解答〕

問1　3　(理由)アルミニウムの表面に緻密な酸化被膜を生じ，不動態を形成するため。

問2　(下方置換法が適さない理由)空気より軽い気体であるため，空気と置換することができないから。
(上方置換法が適さない理由)無色の気体であるため，捕集された気体の量を正確には把握できず，かつ，空気と混ざることで爆発の恐れがあるから。

問3　1.18 (L)

問4　5，6

〔出題者が求めたポイント〕

典型金属元素(Alの性質と反応)

〔解答のプロセス〕

問1　Al，Fe，Niなどの金属は，濃硝酸，熱濃硫酸と不動態を形成するため，溶けない。

問2　水素は空気より軽く，水に溶けない気体なので，水上置換法により捕集する。

問3　水上置換により捕集した気体には，水蒸気も含まれているため，発生した水素の分圧は，

　　$P_{H_2} = 936 - 36 = \underset{\underset{H_2Oの分圧}{\underbrace{\quad\quad}}}{900}$ (hPa)

よって，ボイルの法則より，

　　900 (hPa) $\times 1.31$ (L) $= 1000$ (hPa) $\times V$ (L)

　　　　　　　　　　$V = 1.179$

　　　　　　　　　　　$\fallingdotseq 1.18$ (L)

問4　酸にも強塩基にも溶ける金属を両性金属元素といい，Al，Zn，Sn，Pbなどが代表的な金属である。

Ⅴ
〔解答〕

問1　⑦　共有　　①　イオン　　⑦　AgCl

　　　④　小さ

　　　反応式：$2F_2 + 2H_2O \longrightarrow O_2 + 4HF$

問2　3

問3　7.1×10^{-2}(%)

〔出題者が求めたポイント〕

非金属元素(ハロゲンの性質と反応)，沈殿滴定

〔解答のプロセス〕

問1　ア，イ：ハロゲン元素は非金属元素なので，非金属元素とは共有結合を，金属元素とはイオン結合を形成する。

ウ，エ：AgClの溶解度は小さく
($25℃$で$K_{sp} = 1.6 \times 10^{-10}$ $(mol/L)^2$)，$AgNO_3$を滴下するとすぐにAgClの白色沈殿を生じる。AgClがほぼ沈殿し終わった後，溶解度のより大きいAg_2CrO_4(赤褐色沈殿)が生じる。ここを滴定終点とする。

※設問は「溶解度積が回い」Ag_2CrO_4の沈殿を生じるとなっているが，Ag_2CrO_4の溶解度積は$K_{sp} = 2.0 \times 10^{-12}$ $(mol/L)^3$で，AgClのそれよりも小さくなる。(出題の意図としては溶解度の大小を問いたかったのではないのかと思われる。)

反応式：F_2は非常に強い酸化力をもつ。

$\begin{array}{ll} F_2 + 2e^- \longrightarrow 2F^- & \times 2 \\ 2H_2O \longrightarrow O_2 + 4H^+ + 4e^- & \times 1 \\ \hline 2F_2 + 2H_2O \longrightarrow O_2 + 4HF \end{array}$

気体O_2が発生する。

問2　1. 正　2. 正　3. 誤　塩化水素ではなくフッ化水素が分子間に水素結合を形成するため，沸点が異常に高くなる。

4. 正　$NH_3 + HCl \xrightarrow[\underset{(白煙)}{}]{中和} NH_4Cl$

5. 正　$SiO_2 + \underset{\underset{フッ化水素酸}{}}{6HF} \longrightarrow H_2SiF_6 + 2H_2O$

問3　$Ag^+ + Cl^- \longrightarrow AgCl\downarrow$より，
(Ag^+の物質量) = (Cl^-の物質量)なので，Cl^-のモル濃度をx mol/Lとすると

　　0.10 mol/L $\times \dfrac{20.0}{1000}$ L $\times 1 = x$ mol/L $\times \dfrac{100}{1000}$ L

　　$x = 2.0 \times 10^{-2}$ (mol/L)

水溶液1 L($= 1000$ cm^3)中にCl^-は2.0×10^{-2} mol含まれるので，

　　$\dfrac{2.0 \times 10^{-2} \text{ mol} \times 35.5 \text{ g/mol}}{1000 \text{ cm}^3 \times 1.0 \text{ g/cm}^3} \times 100$

　　$= 7.1 \times 10^{-2}$(%)

明治薬科大学 29 年度 （76）

Ⅵ

〔解答〕

問1　Ⅰ

（A）ベンジル基に $-CH_2-O-C(=O)-CH_3$）

（B）安息香酸エチル型 $-C(=O)-O-CH_2-CH_3$

（C）o-クレシル アセテート型 $-O-C(=O)-CH_3$、CH_3

（D）$-C(=O)-O-CH_3$、CH_3（オルト）

（Ⅰ）$COOH$、OH　　（K）$COOH$、$COOH$

問2　Ⅰ

問3　CO_2

〔出題者が求めたポイント〕

芳香族化合物（$C_9H_{10}O_2$ の構造決定）

〔解答のプロセス〕

問1　分子式 $C_9H_{10}O_2$ の芳香族エステルなので，考えられる炭素数の組みあわせは以下の5通り

カルボキシ基あり	ヒドロキシ基あり
C_1（ギ酸）	C_8（ベンゼン環あり）
C_2（酢酸）	C_7（ベンゼン環あり）
C_3（プロピオン酸）	C_6（フェノール）
C_7（安息香酸）	C_2（エタノール）
C_8（ベンゼン環あり）	C_1（メタノール）

〈化合物 A・B について〉

A + H_2O ⟶ E + F
　　　　　（アルコール）（カルボン酸）

　　　　　　　　✕ 酸化

B + H_2O ⟶ H + G
　　　　　（アルコール）（カルボン酸）

よって，

Eと G，H と F は炭素数が等しいことから，上記の1番目と5番目，2番目と4番目の組み合わせが考えられる。また F が還元性を示さないことから，上記カルボン酸のうち，F は酢酸と決まる。

以上より，A，B の構造は次の通り。

〈E C_7〉〈F C_2〉

$\boxed{E}$ C_7 ：ベンジル $CH_2-O[H + HO]C-CH_3$ $\boxed{F}$ C_2 （点線で脱水）

⟶ $\boxed{A}$ ：ベンジル $CH_2-O-C(=O)-CH_3$ + H_2O

$\boxed{H}$ C_2 $CH_3-CH_2-O[H + HO]C-$（ベンゼン環） $\boxed{G}$ C_7

⟶ $\boxed{B}$ ：$CH_3-CH_2-O-C(=O)-$（ベンゼン環） + H_2O

〈化合物 C について〉

化合物 I はサリチル酸。

（ベンゼン環）ONa $\xrightarrow[\text{加熱・加圧}]{CO_2}$ （ベンゼン環）OH、COONa $\xrightarrow{\text{希硫酸}}$

ナトリウムフェノキシド　　　サリチル酸ナトリウム

（ベンゼン環）OH、COOH

$\boxed{I}$ サリチル酸

また，化合物 F は酢酸なので，加水分解された構造は，

（ベンゼン環）O[H + HO]C-CH_3、COOH

⟶ （ベンゼン環）O-C(=O)-CH_3、COOH + H_2O

アセチルサリチル酸

化合物 C を酸化して，アセチルサリチル酸が得られたことから，C の構造は

（ベンゼン環）O-C(=O)-CH_3、CH_3　とわかる。

（分子式 $C_9H_{10}O_2$）

〈化合物 D について〉

$C_9H_{10}O_2 + H_2O$ ⟶ $\boxed{J}$ + CH_3OH　　$\boxed{J}=C_8H_8O_2$
　　　　　　　　　　　　　（メタノール）

カルボン酸 J はベンゼン環を含む炭素数8の化合物，また，化合物 L が無水フタル酸とわかるので，J は次の構造とわかる。

以上より，Dの構造は次の通り。

問2 塩化鉄(Ⅲ)水溶液で呈色するのは，フェノール性ヒドロキシ基を有する化合物。該当するのは化合物I（サリチル酸）のみ。
(注)化合物E（ベンジルアルコール）は，アルコール性ヒドロキシ基なので呈色しない。

Ⅶ
〔解答〕
問1　632
問2　（構造式）
問3　アジピン酸
問4　
$H_3C-CO-CH_3 + 3I_2 + 4NaOH$
$\rightarrow H_3C-COONa + CHI_3 + 3NaI + 3H_2O$

〔出題者が求めたポイント〕
脂肪族有機化合物（油脂と構造決定，アルケンの酸化と開裂，ヨードホルム反応）

〔解答のプロセス〕
問1　油脂Aはトリエステルなので，A 1 mol けん化するのに要するKOHは 3 mol。よって，Aの分子量をMとすると，

$$\frac{316 \times 10^{-3}}{M} : \frac{84 \times 10^{-3}}{56} = 1 : 3$$
Aのmol　　KOHのmol
$$M = 632$$

問2　化合物Bは，問題文にあるようにKMnO₄aqを加え加熱することで，EとFが得られていることから，アルケン同様，炭素間二重結合を1つ有することがわかる。また，油脂の加水分解より得られた酸素原子2つの化合物なので，カルボキシ基も有する。一方，EとFは酸素原子の数から，Eがモノカルボン酸，Fはジカルボン酸とわかる。
以上より，記述イの反応は次のように考えられる。

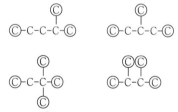

F($C_7H_{14}O_2$)　　E($C_6H_{10}O_4$)

よって，化合物Eは不斉炭素原子C*1個を有する炭素数6のジカルボン酸とわかる。C₆の考えられる炭素骨格は次の5通り

Ⓒ-C-C-C-C-Ⓒ

（以下骨格図）

上記のうちⒸの炭素がカルボキシル基になり得る炭素で，そのうちの2つをカルボキシル基とすることでC*を1個有する化合物は次の2つ。

HOOC-C-C-C*-COOH　　C-C-C*-C-COOH
（with CH₃/COOH branches）

(注)
HOOC-C*-C*-COOH はC*を2個有する

問3　ナイロン66の原料は，アジピン酸とヘキサメチレンジアミン。油脂Aが窒素原子を含まないこと，KMnO₄aqによる酸化開裂により，Gは得られたことなどから，Gはアジピン酸とわかる。
問4　Hは酸素原子の数よりケトンなので，

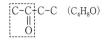

の構造とわかる。

CH₃-C-R のヨードホルム反応は次のようにおこる。
     ‖
     O

① メチル基－CH₃ の 3 つの水素がヨウ素で置換

```
  H              I
  |              |
H-C-C-R  +3I₂  I-C-C-R  +  3HI
  |  ‖    →    |  ‖
  H  O         I  O
```

② 生じた HI 3 mol を中和するのに NaOH は 3 mol 必要。→ NaI, H₂O が 3 mol 生じる。

③ 上記 ┊ 部分で脱離がおこるとき，NaOH 1 mol を要する。

```
  I
  |
I-C-C-R + NaOH → CHI₃↓ + R-C-O⁻ + Na⁺
  |  ‖                      ‖
  I  O                      O
```

全体として，CH₃-C-R 1 mol に対し，I₂ 3 mol, NaOH
         ‖
         O
4 mol 必要で，反応後，ヨードホルム 1 mol ともとの有機化合物より炭素数が 1 つ減少したカルボン酸のナトリウム塩が生じる。

[補足] 化合物 C の構造は次の構造とわかる。

```
C-C\        C-C-C-C-COOH   (化合物 C)
    C=C<                    分子式 C₁₀H₁₈O₂
C/      H
         ↓ KMnO₄
C-C\                C-C-C-C-COOH
    C=O    +    O=C<
C/                   OH
[H](C₄H₈O)         [G](C₆H₁₀O₄：アジピン酸)
```

よって，
  [A] + 3H₂O → 2C₁₃H₂₄O₂ + C₁₀H₁₈O₂ + [D]
  (M=632) (18)   [B](212)   [C](170)
       ([D]の分子量) = 92

より，化合物 D はグリセリン C₃H₅(OH)₃ と確かめられる。

[C方式]

I
〔解答〕
ア：He　イ：Li　ウ：F　エ：O　オ：F
〔出題者が求めたポイント〕
周期表(周期律)
〔解答のプロセス〕
ア．単原子分子となるのは希ガス。分子量(原子番号)が小さいほど沸点は低くなる。
イ．同周期では 1 族，同族では原子番号が大きいほど第 1 イオン化エネルギーは小さい。
ウ．同周期では，ハロゲンが最も大きい。
エ．酸素とオゾンに関する記述。
　　3O₂ ⟶ 2O₃　(無声放電または紫外線照射)
　　また，オゾンは強い酸化作用を示す。
　　O₃ + 2H⁺ + 2e⁻ ⟶ O₂ + H₂O
オ．フッ素に関する記述。
　　2F₂ + 2H₂O ⟶ O₂↑ + 4HF

II
〔解答〕
問 1　B
問 2　0.2 mol/L
問 3　0.1 mol/L
塩化ナトリウム 117 mg を秤量し，ビーカーに入れ少量の純水に溶かす。20 mL のメスフラスコに移し，ビーカー内部を少量の純水で洗い，その洗液もメスフラスコに入れる。純水を標線まで加えて，20 mL とし，栓をしてよく振り混ぜる。
問 4　0.12 mol/L
〔出題者が求めたポイント〕
溶液の性質(浸透圧)
〔解答のプロセス〕
問 1　溶媒分子が溶液側へ浸透する。このとき，液面差 h cm の圧力により，溶媒分子である水の浸透がくい止められているので，B が溶液，A が水とわかる。
問 2　ショ糖(分子量 342)水溶液の濃度は，
$$\frac{684 \times 10^{-3}}{342}(\text{mol}) \div \frac{10}{1000}(\text{L}) = 0.2 \,(\text{mol/L})$$
※ 水の浸透による濃度変化は無視する。
問 3　NaCl ⟶ Na⁺ + Cl⁻ と電離し，粒子数は 2 倍となる。ショ糖水溶液と等しい浸透圧(等しい液面差)を示すには，濃度は $\frac{1}{2}$ 倍でよいので，
$$0.2 \,(\text{mol/L}) \times \frac{1}{2} = 0.1 \,(\text{mol/L})$$
(問 2 同様小数第 1 位までを答えとした。)

また，0.1 mol/L の NaClaq 20 mL を調整するので，
$$0.1 \,(\text{mol/L}) \times \frac{20}{1000}(\text{L}) = 2.0 \times 10^{-3} \,(\text{mol})$$

明治薬科大学　29年度　（79）

の NaCl（式量 58.5）が必要。よって，
$$2.0 \times 10^{-3}\,(\text{mol}) \times 58.5\,(\text{g/mol}) = 117 \times 10^{-3}\,(\text{g})$$
$$= 117\,(\text{mg})$$
の NaCl を天秤で秤量すればよいことがわかる。

問4　NaCl，$MgCl_2$ をそれぞれ x mol/L になるよう純水に溶解したとする。
$$NaCl \longrightarrow \underset{x\,\text{mol/L}}{Na^+} + \underset{x\,\text{mol/L}}{Cl^-}$$
$$MgCl_2 \longrightarrow \underset{x\,\text{mol/L}}{Mg^{2+}} + \underset{2x\,\text{mol/L}}{2Cl^-}$$

よって，溶質粒子のモル濃度は $5x$ mol/L となる。
この溶液が，ショ糖水溶液と等しい浸透圧，つまり等しい濃度になればよいので，
$$5x = 0.2 \quad \therefore \quad x = 0.04\,(\text{mol/L})$$
以上より，塩化物イオンのモル濃度は $3x$ mol/L，すなわち，
$$3 \times 0.04 = 0.12\,(\text{mol/L})$$
となる。

Ⅲ
〔解答〕
問1　ア．緑青（ろくしょう）
　　　イ．CuO　ウ．Cu_2O
問2　①　$Cu + 4HNO_3 \longrightarrow Cu(NO_3)_2 + 2NO_2\uparrow + 2H_2O$
　　　捕集方法：下方置換法
　　　②　$3Cu + 8HNO_3$
　　　　　　　　　　　　$\longrightarrow 3Cu(NO_3)_2 + 2NO\uparrow + 4H_2O$
　　　捕集方法：水上置換法
問3　548 g
問4　63 g

〔出題者が求めたポイント〕
遷移金属元素（銅の性質と反応），溶液の性質（水和物の析出）

〔解答のプロセス〕
問1．ア．銅は空気中の水分や CO_2 と徐々に反応して，$CuCO_3 \cdot Cu(OH)_2$ の式で表される緑青（ろくしょう）というさびが生じる。
　　　イ，ウ．銅を空気中で加熱すると，1000℃以下では酸化銅（Ⅱ）CuO（黒色）が生成するが，1000℃以上で強熱すると熱分解が起こり，酸化銅（Ⅰ）Cu_2O（赤色）が生成する。
$$4CuO \longrightarrow 2Cu_2O + O_2$$
問2　NO_2 は空気より重く，一部水と反応し HNO_3 を生じる気体であるため，下方置換法により捕集する。NO は水に溶けない気体であるため，水上置換法により捕集する。
問3　$CuSO_4 \cdot 5H_2O$（式量 250）の水和水は，水に溶解後，溶媒の一部となる。
$CuSO_4$（式量 160），$5H_2O$（式量 $5 \times 18 = 90$）より，
$$CuSO_4 : 700 \times \frac{160}{250} = 448\,(\text{g})$$
$$\text{水和水}\,5H_2O : 700 \times \frac{90}{250} = 252\,(\text{g})$$

必要な水を x g とおくと，80℃の飽和溶液の組成は次のようになる。

$CuSO_4$	448 (g)
水	$x + 252$ (g)
$CuSO_4$aq	$x + 700$ (g)

80℃の溶解度より，
$$\frac{溶質}{溶媒} = \frac{448}{x + 252} = \frac{56}{100}$$
$$x = 548\,(\text{g})$$

問4　80℃の飽和溶液なので，組成は次のようになる。

$CuSO_4$	56 (g)
水	100 (g)
$CuSO_4$aq	156 (g)

この溶液を 20℃まで冷却したとき，析出する $CuSO_4 \cdot 5H_2O$ を y g とおく。（結晶には溶媒の一部が水和水としてとり込まれることに注意。）
$$y\,\text{g} \begin{cases} 無水物\,CuSO_4 : y \times \dfrac{160}{250}\,(\text{g}) \\[2mm] 水和水\,5H_2O : y \times \dfrac{90}{250}\,(\text{g}) \end{cases}$$

よって，結晶析出後は，20℃の飽和溶液となり，組成は次のようになる。

$CuSO_4$	$56 - y \times \dfrac{160}{250}$ (g)
水	$100 - y \times \dfrac{90}{250}$ (g)
$CuSO_4$aq	$156 - y$ (g)

20℃の溶解度より，
$$\frac{溶質}{溶液} = \frac{56 - y \times \dfrac{160}{250}}{156 - y} = \frac{20}{120}$$
$$y = \frac{30 \times 25 \times 6}{71} = 63.3\cdots$$
$$\fallingdotseq 63\,(\text{g})$$

Ⅳ
〔解答〕
問1　(1)　$Al(OH)_3$　(2)　AgCl
　　　(3)　Ag_2O　(4)　$Ca(OH)_2$
問2　(1)　（エ）　(2)　（ア）　(3)　（ウ）
　　　(4)　（イ）　(5)　（オ）

〔出題者が求めたポイント〕
無機総合（金属イオンの検出，沈殿）

〔解答のプロセス〕
問1　(1)　Zn^{2+} は少量のアンモニア水で，$Zn(OH)_2\downarrow$ の白色沈殿を生じるが，過剰に加えると，$[Zn(NH_3)_4]^{2+}$ の錯イオンを生じるため溶解する。
　　　(2)　Cl^- と沈殿を形成するのは，Ag^+，Pb^{2+} である。
　　　(3)　Pb^{2+} は少量の NaOHaq で，$Pb(OH)_2\downarrow$ の白色沈殿を生じるが，過剰に加えると，$[Pb(OH)_4]^{2-}$ の錯イオンを生じるため溶解する。
　　　また，

$$2Ag^+ + 2OH^- \longrightarrow Ag_2O\downarrow + H_2O$$
$$\text{(褐色沈殿)}$$

と酸化物の沈殿が生じることに注意する。

(4) $Ca(OH)_2$ は $Ba(OH)_2$ に比べ溶解度は小さい。

$$\left(\begin{array}{l} \boxed{参考} \quad Ca(OH)_2 : K_{sp} = 5.5 \times 10^{-5}\ (mol/L)^3 \\ \qquad\quad\ Ba(OH)_2 : K_{sp} = 3.5 \times 10^{-2}\ (mol/L)^3 \end{array}\right)$$

問2

(1) $2Ag^+ + CrO_4^{2-} \longrightarrow Ag_2CrO_4 \downarrow$
$\qquad\qquad\qquad\qquad\quad$(赤褐色沈殿)

(2) K^+ は炎色反応により赤紫色を示す。

(3) Fe^{3+} は KSCNaq と $[Fe(SCN)_n]^{3-n}$(n は不定数)という錯イオンを生じ，血赤色を呈する溶液となる。

(4) $Ag^+ + I^- \longrightarrow AgI\downarrow$
$\qquad\qquad\qquad$(黄色沈殿)

(5) SO_2 は MnO_4^- と酸化還元反応をおこす。
$$MnO_4^- + 8H^+ + 5e^- \longrightarrow Mn^{2+} + 4H_2O$$
$$SO_2 + 2H_2O \longrightarrow SO_4^{2-} + 4H^+ + 2e^-$$
このとき MnO_4^-（赤紫色）が消費され，Mn^{2+}（淡赤色）のイオンが生成する。

Ⅴ
〔解答〕

問1　ア：水素　イ，ウ：H_2O, A^-（順不同）
　　　エ：H_2O　オ：ビュレット

問2　指示薬の変色域が pH ジャンプの範囲に含まれているものを選択しなければならない。

問3　8.18 (mL)

〔出題者が求めたポイント〕
酸と塩基（ブレンステッド・ローリーの定義），中和と塩（中和滴定と指示薬，pH 計算）

〔解答のプロセス〕
問1　イ，ウ：H^+ の授受を表すと次のようになる。

$$\underset{酸}{HA} + \underset{塩基}{H_2O} \rightleftharpoons \underset{酸}{H_3O^+} + \underset{塩基}{A^-}$$

問2　pH ジャンプの中点が通常中和点とみなされる。中和滴定で使用する指示薬の変色域が pH ジャンプの範囲に含まれていれば，中和の前後で，色が変化するため，中和点を判定することが可能となる。

問3　1価の強酸水溶液 0.1 mol/L の pH は，
$$[H^+] = 0.1 \underset{電離度}{\times 1} \underset{価数}{\times 1} = 1.0 \times 10^{-1}\ (mol/L)$$
より，pH 1.0 である。ここに，
0.1 mol/L の1価の強塩基を v mL 加え，pH 2.0 になったとすると，

$$[H^+] = \underbrace{\left(0.1 \times \frac{10}{1000} \times 1 - 0.1 \times \frac{v}{1000} \times 1\right)}_{中和されずに残っている H^+ (mol)}$$
$$\div \frac{10 + v}{1000}$$
$$= 1.0 \times 10^{-2}\ (mol/L)$$
となればよい。

$$\therefore\ v = \frac{0.9}{0.11} = 8.181\cdots \fallingdotseq 8.18\ (mL)$$

Ⅵ
〔解答〕

問1　$C_4H_{10}O$

問2　A

問3　C_2H_5OH

問4　B：$CH_3\text{—}\underset{\underset{CH_2}{|}}{}\text{—}CH_2\text{—}OH$

　　　C：$CH_3\text{-}\underset{\underset{CH_2\text{-}OH}{|}}{CH}\text{-}CH_3$

　　　F：$CH_3\text{—}\overset{\overset{O}{\|}}{\underset{\underset{CH_2}{|}}{C}}\text{—}CH_3$

　　　I：$\overset{H}{\underset{H}{}}C=C\overset{CH_3}{\underset{CH_3}{}}$

〔出題者が求めたポイント〕
脂肪族化合物（$C_4H_{10}O$ の構造決定）

〔解答のプロセス〕
問1　アの記述より，

$$\textcircled{C} : 140.8 \times \frac{12}{44} = 38.4\ (mg)$$

$$\textcircled{H} : 72.0 \times \frac{2}{18} = 8.0\ (mg)$$

$$\textcircled{O} : 59.2 - (38.4 + 8.0) = 12.8\ (mg)$$

$$C : H : O = \frac{38.4}{12.0} : \frac{8.0}{1.0} : \frac{12.8}{16.0}$$
$$= 4 : 10 : 1$$

分子量 74 より，分子式 $C_4H_{10}O$

問2　$C_4H_{10}O$（$C_nH_{2n+2}O$）の分子式で表される化合物は，飽和一価のアルコールまたはエーテルである。
記述イより，ナトリウムと反応する A ～ D はアルコール，反応しない E はエーテルとわかる。

考えられるアルコール

① $\underset{\underset{OH}{|}}{C\text{-}C\text{-}C\text{-}C}$
（1級）

② $\underset{\underset{OH}{|}}{C\text{-}C\text{-}\overset{*}{C}\text{-}C}$
（2級）

③ $\underset{\underset{OH}{|}}{C\text{-}\overset{\overset{C}{|}}{C}\text{-}C}$
（1級）

④ $\underset{\underset{OH}{|}}{C\text{-}\overset{\overset{C}{|}}{C}\text{-}C}$
（3級）　（C^* は不斉炭素原子）

記述ウより，A を酸化して得られた化合物 F がヨードホルム反応を示すことより，A の構造は②とわかる。

A: C-C-C*-C 酸化→ F: C-C-C-C (C=O) ヨードホルム反応陽性
                                      OH

また，記述エより B, C を酸化してカルボン酸が得られたことより，第一級アルコールとわかる。また，同じ官能基をもつ異性体では，直鎖の化合物の方が，側鎖をもつ化合物に比べて，表面積が大きい分だけ分子間力が強くなり，沸点が高くなる。よって，記述オより，沸点の高い B の方が，直鎖の構造①，沸点の低い C の方が，側鎖をもつ構造③とわかる。
化合物 D は残った④の構造。
濃硫酸による分子内脱水は次のとおり。

D: C-C-C 濃硫酸・分子内脱水→ C-C=C + H₂O
      C OH H   C
                           アルケン①

エーテル E は 1 価アルコール J の分子間脱水により，得られることから，ジエチルエーテルとわかる。

$C_2H_5-OH + H-O-C_2H_5 \rightarrow C_2H_5-O-C_2H_5 + H_2O$
(エタノール)   (ジエチルエーテル)
                          分子式 $C_4H_{10}O$

以上より，不斉炭素原子 C* を有するのは A のみである。

問3　問2の解説より，J はエタノール。
問4　問2の解説参照。

Ⅶ
〔解答〕
問1　C, E
問2　(右辺) $C_5H_{11}O_5-COO^- + Cu_2O + 3H_2O$
問3　(1) 828
　　 (2) 5個
　　 (3) 1個

〔出題者が求めたポイント〕
糖類（還元糖の構造・反応，オリゴ糖に関する計算）

〔解答のプロセス〕
問1　還元性を示す構造部分で脱水縮合していると，水溶液中で鎖状構造をとれないため，還元性を示さない。
　A：β-フルクトース（六員環）
　B：β-フルクトース（五員環）
　C：スクロース
　D：マルトース
　E：トレハロース（α-グルコースの 2 分子が，1,1 位で脱水縮合しているため，還元性を示さない。）

問2　アルデヒドは還元剤としてはたらく。
　　 $R-CHO + 3OH^-$
　　 　　 $\rightarrow R-COO^- + 2e^- + 2H_2O$ ……①
　　 　　　　(塩基性条件)
また，フェーリング液中の Cu^{2+} の還元反応は次のとおり。

$2Cu^{2+} + 2e^- + 2OH^- \rightarrow Cu_2O\downarrow + H_2O$ ……②
　　　　　　　　　　　(塩基性条件)

①＋②より，
$R-CHO + 2Cu^{2+} + 5OH^-$
　　 $\rightarrow R-COO^- + Cu_2O\downarrow + 3H_2O$

問3　(1) 凝固点降下に関する公式
　　 $\Delta t_f = k_f \cdot m$ に代入する。
$\begin{cases} \Delta t_f：凝固点降下度 (K) \\ k_f：モル凝固点降下 (K \cdot kg/mol) \\ m：質量モル濃度 (mol/kg) \end{cases}$

$\Delta t_f = 0 - (-0.37) = 0.37$ (K) なので，
化合物 I の分子量を M とすれば，

$0.37 = 1.85 \times \underbrace{\frac{16.56}{M} \times \frac{1000}{100}}_{質量モル濃度 (mol/kg)}$

$M = 828$

(2) 化合物 H のエステル結合を加水分解して得られた化合物 I は，α-グルコースが直鎖状に脱水縮合した構造をとる。

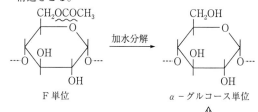

α-グルコース（分子量 180）が n 個脱水縮合した化合物が I とすれば，分子量の関係から，
$180n - 18(n-1) = 828$
$n = 5$

(3) ヒドロキシ基がアセチル化された構造を $R-OCOCH_3$ と表す。このエステル結合が加水分解されることで，$R-OH$ となるので，1 mol 加水分解されると，42 だけ分子量が減少することがわかる。

$\underset{(分子量 R+59)}{R-OCOCH_3} + H_2O \rightarrow \underset{(R+17)}{R-OH} + CH_3COOH$
　　　　　　　　　　　　　　　　$COCH_2(42)$分減少

加水分解することで減少した質量に相当する物質量は，H が有するエステル結合の物質量と等しい。よって，

$\frac{6.03 - 4.14\ (g)}{42\ (g/mol)} = 0.045$ (mol)

また，H の物質量は I の物質量に等しいので，

$$\frac{4.14\,(\mathrm{g})}{828\,(\mathrm{g/mol})} = 0.005\,(\mathrm{mol})$$

以上より，H 1 mol あたり，エステル結合を

$$\frac{0.045}{0.005} = 9\,(個)$$

有することがわかる。

化合物 H が F x 個，G y 個で構成されているとおくと，(2)の結果とあわせて，

$$\begin{cases} x + y = 5\,(個) \cdots (*) \quad \cdots \alpha-グルコースの個数 \\ x + 2y = 9\,(個) \quad \cdots エステル結合の個数 \end{cases}$$

2 式を連立して，$x = 1$，$y = 4$。以上より，F は 1 個，G は 4 個から構成されている。

$\boxed{補足}$

F の分子量：$180 + 42 \times 1 = 222$

G の分子量：$180 + 42 \times 2 = 264$

より，H の分子量は

$$222x + 264y - 18 \times 4 = 222x + 264y - 72$$

とおける。また，H 6.03 g が I と同じ 0.005 mol に相当するので，分子量は

$$\frac{6.03}{0.005} = 1206$$

とわかる。よって，

$$222x + 264y - 72 = 1206$$

これと（*）を連立してもよい。

明治薬科大学 29 年度 （83）

2017 年度　入学試験解答用紙　**英　語**　　　B 前

I	(1)					
III	(1)					
	(2)					
IV	(1)		(2)	g	(3)	
	(4)		(5)	h		

受　験　番　号

この解答用紙は 142％に拡大すると、ほぼ実物大になります

明治薬科大学 29年度 (84)

2017年度　入学試験解答用紙　数　学　　[B前]

I

(a)	(b)
(c)	(d)
(e)	(f)

II

(a)	(b)
(c)	(d)
(e)	

III

(a)	(b)
(c)	(d)
(e)	(f)

IV

(a)	(b)
(c)	(d)
(e)	

受　験　番　号

この解答用紙は142%に拡大すると、ほぼ実物大になります。

明治薬科大学 29年度 （85）

2017年度　入学試験解答用紙　　**化　　学**　　　B前

I

問1	ア	イ	ウ	エ	オ
問2	カ	キ	ク	ケ	

II

問1		mol
問2	300 K のとき	$\times 10^4$ Pa
	360 K のとき	$\times 10^4$ Pa
問3		%

問4

圧力 $(\times 10^5$ Pa)

0.8
0.4

0.8　1.6　体積 (L)

III

問1	ア	イ	ウ	エ
問2		問3 $[S^{2-}] =$　mol/L	金属イオン

IV

問1	ア	イ	ウ	エ	オ
	カ	キ	問2　陰極 ・ 陽極	問3	
問4			問5		

V

問1		
問2	C	D	G
問3		

I

II

III

IV

V

受　験　番　号

この解答用紙は142%に拡大すると、ほぼ実物大になります

明治薬科大学　29 年度　(86)

2017 年度　入学試験解答用紙　**英　語**　　　B 後

I	(1)	
III	(1)	
	(2)	

IV	(1)		(2)		(3)	
	(4)		(5)			

受　験　番　号

この解答用紙は 142％に拡大すると、ほぼ実物大になります。

明治薬科大学　29年度　（87）

2017年度　入学試験解答用紙　　数　　学　　　[B後]

I

(a)	(b)
(c)	(d)
(e)	

II

(a)	(b)
(c)	(d)
(e)	(f)

III

(a)	(b)
(c)	(d)
(e)	(f)

IV

(a)	(b)
(c)	(d)
(e)	(f)

受　験　番　号

この解答用紙は142％に拡大すると、ほぼ実物大になります

明治薬科大学　29年度　(88)

2017年度　入学試験解答用紙　　化　　学　　　B後

問1	ア	イ	ウ	エ	オ	カ	キ

問2			問3	反応式	→		分類

I

問1	X：Y=　　：	問2	Pa	問3	$\times 10^5$	問4	mg

II

問1	ア	イ	ウ	エ	オ	カ

問2	陽極　　　　→	陰極　　　　→	問3	キ	ク

V

問1	番号	理由
問2	下方置換	上方置換

問3	L	問4	番号

J

問1	ア	イ	ウ	エ
	反応式　　　　→		問2	問3　$\times 10^{-2}$ (%)

VI

A	B	C	D
問1	I	K	問2
			問3

VII

問1		問2	
問3			

問4　$H_3C-\overset{\overset{O}{\|}}{C}-CH_3$　+　$3I_2$　+　$4NaOH$　⟶

I
II
III
IV
V
VI
VII

解答科目		
選択した科目を○で囲むこと	化学	生物

受験番号

この解答用紙は142%に拡大すると、ほぼ実物大になります。

明治薬科大学 29 年度 （89）

2017 年度　入学試験解答用紙　　化　　学　　　　　　C

I

ア	イ	ウ	エ	オ

II

問1		問3	濃度	調製法		問4	mol/L
問2	mol/L		mol/L	.			

III

問1	ア	イ	ウ

問2

①の反応式	①の捕集法
②の反応式	②の捕集法

問3	g	問4	g

IV

問1	(1)	(2)	(3)	(4)
問2	(1)	(2)	(3)	(4)	(5)

V

問1	ア	イ	ウ	エ	オ
問2					問3　mL

VI

問1		問2		問3	

問4

B	C
F	I

VII

問1		問2	$C_5H_{11}O_5\text{-CHO} + 2Cu^{2+} + 5OH^- \rightarrow$

問3	(1)	(2)	(3)

I
II
III
IV
V
VI
VII

受　験　番　号

この解答用紙は 142％に拡大すると、ほぼ実物大になります

平成28年度

問 題 と 解 答

平成28年度

英　語

問題

28年度

B方式 前期試験

Ⅰ　次の英文を読んで，下の設問（1）〜（13）に答えなさい。＊印の語句には注が付いています。

Some people like broccoli; others don't. Such differences are a basic feature of the sense of taste. Taste perceptions are genetic, programmed by DNA, traits passed down over millions of years that boosted the odds* of survival in our evolutionary past. While both environment and life experience play a role in taste and flavor, the variety in human DNA is one of the main reasons why, like snowflakes, no two flavor senses are the same.

The great range in human taste perception makes (a)it unique among the senses. The sensitivities of vision, hearing, touch, and smell (　b　) only modestly from person to person. To survive, after all, our ancestors needed to live in more or less the same sensory world. Fragile, warm-blooded bodies function only within certain thresholds of heat and cold, so humans have similar tolerances* for (c)those.

But the sense of taste is a sentinel*, chemically testing everything that enters the mouth, so it has been molded* by everything our ancestors ate and (　d　) over the eons*. (e)It never occupied a single sensory world, but many. This is especially true of the taste we call bitter.

Bitterness originated as a biological warning system to keep toxins* (　f　) the body. Jellyfish*, fruit flies, and even bacteria can (g)sense bitter compounds, indicating this basic aversion* can be traced back to the dawn of multicellular* life. Sea anemones*, for instance, which first appeared 500 million years ago, can sense and vomit up bitter substances that enter their digestive tracts*. More recently, (h)this taste has evolved in animals in tandem with plants, which produce most of the world's bitter substances. Plants developed toxic defenses to kill infectious microbes* and to (　i　① being　② protect　③ from　④ themselves　⑤ eaten　). There are many thousands of plants, and bitter compounds are seemingly uncountable. (あ)Our taste for bitterness is a product of this diversity—and of the boldness of our ancestors, who tried plants of every habitat on earth.

A bitter substance on the tongue triggers an electrochemical* cascade* in the brain, which produces distaste*. The outward result is a distinctive frown*: mouth turned down, nose scrunched*, tongue jutting out*, as if to expel the unwanted substance. Faces across the animal kingdom display variations of this grimace*.

Yet humans have a love-hate relationship with bitterness that runs through all cuisine. Bitterness tastes good (for those who tolerate it well) (い)when combined with other flavors. If it disappeared, a spark* would vanish from food. Broccoli and its relatives from the mustard family, which have some bitterness, are the most cultivated vegetables on earth. Chocolatiers have spent five hundred years tempering* the natural bitterness of cacao beans with sugar and milk. An element of bitterness is (k) to beer and pickles—and coffee.

(出典: *Tasty*, by John McQuaid. 一部変更)

(注) odds: 見込み　tolerance: 耐性　sentinel: 番人，見張り　mold: 形成する
eon: 非常に長い期間　toxin: 毒素　jellyfish: クラゲ
aversion: 避けたい気持ち　multicellular: 多細胞の
sea anemone: イソギンチャク　digestive tract: 消化管　microbe: 微生物
electrochemical: 電気化学的　cascade: カスケード（次々と信号を伝えていくこと）　distaste: 嫌悪　frown: しかめつら，渋面
scrunch: くしゃっとさせる　jut out: 突き出す　grimace: しかめつら
spark: 刺激　temper: 調節する

（1）下線部(あ)を日本語に訳し，解答用紙に書きなさい。

（2）下線部(a)が指しているものを，次の①〜④から一つ選び，マークカードの解答欄 **1** にマークしなさい。

① sense   ② range   ③ human   ④ taste

（3）空所(**b**)に入れるのに最も適切なものを，次の①〜④から一つ選び，マークカードの解答欄 **2** にマークしなさい。

① vary   ② varies   ③ variable   ④ varying

（4）下線部(c)が指しているものを，次の①〜④から一つ選び，マークカードの解答欄 **3** にマークしなさい。

① our ancestors   ② bodies   ③ heat and cold   ④ people

（5）空所(**d**)に入れるのに最も適切なものを，次の①〜④から一つ選び，マークカードの解答欄 **4** にマークしなさい。

① drink   ② drank   ③ drunk   ④ drinking

（6）下線部(e)が表している意味として最も適切なものを，次の①〜④から一つ選び，マークカードの解答欄 **5** にマークしなさい。

① 味覚は決してひとつの感覚領域に関わるものではなく，多くの領域と関わってきた。

② その番人は決してひとつの大切な世界だけを守るのではなく，多くの世界を守ってきた。

③ 人類は決してひとつにまとまった世界を作り上げたのではなく，多くの価値観を許容する世界を作ってきた。

④ あらゆるものは決して細分化された中のひとつに属するのではなく，他の多くのものと相互に作用してきた。

明治薬科大学 28 年度 (4)

（７）空所（　f　）に入れるのに最も適切なものを，次の①〜④から一つ選び，マークカードの解答欄　6　にマークしなさい。

① into　　　　　② out of　　　　　③ toward　　　　　④ within

（８）下線部(g)と同じ用法の sense を含む文を，次の①〜④から一つ選び，マークカードの解答欄　7　にマークしなさい。

① I have no sense of direction.

② The face conveyed a sense of relief.

③ The bear has a keen sense of smell.

④ The man began to sense something was wrong.

（９）下線部(h)が指しているものを，次の①〜④から一つ選び，マークカードの解答欄　8　にマークしなさい。

① a warning system　　　　　② bitterness

③ digestion　　　　　④ a multicellular animal

（１０）空所（　i　）内の語を並べ替え，意味の通る英文を作りなさい。並べ替えたものの中で２番目と４番目に来る語の番号を，それぞれ次のようにマークカードにマークしなさい。

２番目　→　マークカードの解答欄　9

４番目　→　マークカードの解答欄　10

（１１）下線部(j)が表している意味として最も適切なものを，次の①〜④から一つ選び，マークカードの解答欄　11　にマークしなさい。

① 他の味と比べると

② 他の味が好みであるならば

③ 他の味と組み合わされると

④ 他の味がおいしく感じられなければ

（１２）空所（ **k** ）に入れるのに最も適切なものを，次の①〜④から一つ選び，マークカードの解答欄　12　にマークしなさい。

① deficient　　② dispensed　　③ essential　　④ unnecessary

（１３）次の①〜④の記述のうち，本文に書かれている内容と一致しているものを一つ選び，マークカードの解答欄　13　にマークしなさい。

① Our taste perception is mainly determined by the environmental influence after birth.

② It seems that there are countless bitter substances which are produced by plants.

③ Bitterness can cause grimaces only in humans.

④ All people will be pleased if bitterness disappears from every cuisine.

II　次の英文を読んで，下の設問（1）〜（5）に答えなさい。＊印の語には注が付いています。

Have you ever failed to ask a question because you thought it might be dumb?　(a)I have!　Too many times I've allowed my desire not to look foolish to keep me（　b　）gaining knowledge that I needed.　Richard Thalheimer, the founder of the Sharper Image, once asserted, "It is better to look uninformed than to be uninformed."　For that reason we need to curb our egos and ask questions, even at the risk of（　c　）foolish.

If you're worried that asking questions will make you look bad, let me give you some perspective.　I enjoy reading Marilyn vos Savant's column in Sunday's *Parade* magazine.　Listed in *Guinness World Records* for "Highest IQ," she answers difficult and often bewildering questions from readers.　In her column of July 29, 2007, she decided to share questions she found difficult to answer, not because they were too (ア)tough, but because—well, take a look:

・"I notice you have the same first name as Marilyn Monroe.　Are you related?"
・"Do you think daylight saving time could be (イ)contributing to global warming?　The longer we have sunlight, (　d　) it heats the atmosphere."
・"I see falling stars nearly every night.　They seem to come out of nowhere.　Have stars ever fallen out of any known constellations＊?"
・"When I dream, why don't I need my glasses to see?"
・"I just observed a flock of geese＊ flying in a 'V' formation.　Is that the only (ウ)letter they know?"

Now don't you feel better about the quality of your questions?

If you want answers, you must (e) questions. No one has helped me understand the value of questions more than my friend Bobb Biehl. In his book *Asking Profound Questions*, Bobb writes:

> There is a gigantic difference between the person who has no questions to help him/her process situations and the person who has profound questions (ニ)available. Here are a few of the differences:

WITHOUT PROFOUND QUESTIONS	WITH PROFOUND QUESTIONS
(f) answers	Profound answers
Lack of (ヵ)confidence	Confidence in life
Poor (ヵ)decision making	(g) decision making
Live in mental fog	Crystal clear focus in life
Work on low priorities	Focused on high priorities
Immature processing	Mature processing

Asking the right question of the right person at the right time is a powerful combination because (h)the answers you receive set you up for success. IBM (ヰ)founder Thomas J. Watson said, "The ability to ask the right question is more than half the battle of finding the answer." But that's true only if you are willing to ask the question.

（出典： *Good Leaders Ask Great Questions*, by John C. Maxwell. 一部変更）

（注）　constellations: 星座　　geese: goose(ガン)の複数形

（1）下線部(a)が表す意味として最も適切なものを，次の①〜④から一つ選び，マークカードの解答欄　14　にマークしなさい。

① 私は質問しなかったことがある！

② 私は他人を馬鹿にしたことがある！

③ 私は質問したいことがたくさんある！

④ 私は質問しないことを間抜けだと思ったことがある！

（2）空所(b)〜(g)に入れるのに最も適切なものを，それぞれ次の①〜④から一つ選び，マークカードの解答欄　15　〜　20　にマークしなさい。

(b)　15　　① from　　② in　　③ to　　④ with

(c)　16　　① avoiding　　② continuing

　　　　　　③ looking　　④ trying

(d)　17　　① although　　② however

　　　　　　③ the more　　④ in spite of

(e)　18　　① ask　② listen　③ give up　④ put aside

(f)　19　　① Acceptable　　② Convincing

　　　　　　③ Satisfactory　　④ Shallow

(g)　20　　① Informal　　② Limited

　　　　　　③ Unproductive　　④ Wise

（3）下線部(ア)〜(エ)の意味に最も近いものを，それぞれ次の①〜④から一つ選び，マークカードの解答欄　21　〜　24　にマークしなさい。

(ア) tough　　21

　　① general　　② hard　　③ personal　　④ strange

(イ) contributing to　　22

　　① a barrier to　　② causing　　③ preventing　　④ relieving

（ウ) letter 　23

①	alphabetical character 　②	answer

③	correspondence 　④	quick reply

（エ) available 　24

①	changeable 　②	resolved 　③	at hand 　④	to be purchased

（4）下線部(オ), (カ), (キ)と第一アクセントの母音が同じであるものを，それぞれ
次の①～⑧から一つ選び，マークカードの解答欄 　25 ， 　26 ，
　27 にマークしなさい。

①	household 　②	prejudice 　③	psychology 　④	retire

⑤	southern 　⑥	splendid 　⑦	witness 　⑧	wonder

　　(オ) confidence→ マークカードの解答欄 　25

　　(カ) decision→ マークカードの解答欄 　26

　　(キ) founder → マークカードの解答欄 　27

（5）下線部(h)には，that を補うことのできる個所が一か所あります。その個所の
直前の１語を，次の①～④から一つ選び，マークカードの解答欄 　28 に
マークしなさい。

①	answers 　②	you 　③	receive 　④	set

III 次の日本文と英文の意味が同じになるように，空所（ 1 ），（ 2 ）を補いなさい。解答用紙には空所に当てはまる部分のみ書きなさい。

肥満はある程度遺伝的に決定されるとしても，彼の場合には肥満の解消が血圧を下げることよりも先決だ。

In his case, the priority is to solve his overweight problem rather (　　　1　　　) his blood pressure, (　　　　2　　　　).

IV 次の(1)〜(5)において，三つの英文の空所に同じつづりの一語を入れて文を完成させる場合，最も適切な英単語を，必要な場合は語形を変えた上で解答用紙に書きなさい。

(1) (a) You really (   ) my day.

 (b) She finally (   ) up her mind to retire.

 (c) This jacket is (   ) of a linen mixture, so it is very cool.

(2) (a) His room (   ) a fine night view of Kobe.

 (b) Joe (   ) reading Icelandic family sagas.

 (c) Mary (   ) herself every winter in Tahiti.

(3) (a) Many problems, (   ), escape detection.

 (b) It is your fault, (   ) you try to justify yourself.

 (c) She has the window open, (   ) cold it is outside.

(4) (a) The boy had to run to catch up (   ) his father.

 (b) Do you want a room (   ) a bath or one without?

 (c) This problem has nothing whatever to do (   ) you.

(5) (a) From what Diane told us, he is too good (   ) be true.

 (b) Money from her aunt enabled Jan (   ) buy the house.

 (c) Water changes from a liquid (   ) a solid when it freezes.

数　学

問題

28年度

B方式 前期試験

Ⅰ　次の　　　　にあてはまる答を解答欄に記入しなさい。

m を正の整数とする。x の 2 次関数 $f(x) = x^2 - mx + \dfrac{m}{4} - 1$ に対し，以下の問に答えよ。

(1) $f(x)$ の最小値を $g(m)$ とすると $g(m) = \boxed{\quad(a)\quad}$ であり，$g(m)$ は $m = \boxed{\quad(b)\quad}$ のとき最大値 $\boxed{\quad(c)\quad}$ をとる。

(2) $f(x) \leqq 0$ をみたす整数がちょうど 3 個あるような m の値は $\boxed{\quad(d)\quad}$ である。

(3) 2 次方程式 $f(x) = 0$ が少なくとも一つの整数の解をもつような m の値は $\boxed{\quad(e)\quad}$ である。

Ⅱ　次の　　　　　　にあてはまる答を解答欄に記入しなさい。

$0 \leqq \theta < 2\pi$ とする。放物線 $C : y = x^2 - x + 1$ と直線 $l : y = x - 2\sin\theta + \sqrt{3}$ が共有点を持つような θ の範囲は　(a)　である。

つぎに，C と l が接するのは $\theta =$　(b)　のときであり，そのときの接点の座標は　(c)　である。このとき C, l および y 軸で囲まれる部分の面積は　(d)　となる。

Ⅲ 次の ▭ にあてはまる答を解答欄に記入しなさい。

AB を直径とする半径 3 の半円周上に点 C はあり，BC ＝ 4 とする。このとき，$\sin \angle BAC =$ ▭(a)▭ である。つぎに線分 AC を 3：2 に内分する点を D とすると，CD の長さは ▭(b)▭ である。さらに，直線 BD が円周と交わる点を E とすると，BE の長さは ▭(c)▭ である。また、△ACE の面積は ▭(d)▭ であり，CE の長さは ▭(e)▭ である。

IV 次の □ にあてはまる答を解答欄に記入しなさい。

薬 A は血液中で溶かし始めてから t 時間後に関数 $f(t) = C_0 \left\{ 1 - \left(\dfrac{5}{2} \right)^{-\alpha t} \right\}$ で与えられる濃度になるとする。ここで，C_0 は薬が血液中にすべて溶けたときの濃度であり，α は $\alpha > 0$ の定数とする。

一方で，実際の患者では薬は血液中から体内に吸収される。血液中に溶けた薬 A は，その時刻 t での濃度 $f(t)$ に応じて体内に吸収されるとすると，患者の薬 A の血液中の濃度は，関数 $g(t) = f(t) \times \left(\dfrac{5}{2} \right)^{-\beta t}$ で求めることができる。ここで，β は $\beta > 0$ の定数とする。

ただし，$\log_{10} 2 = 0.30$, $\log_{10} 3 = 0.48$ とし，(e) の解答は小数点第 3 位以下を四捨五入すること。

(1) 最初に，実験室で薬 A を血液に溶かす実験を行った。溶かし始めて 1 時間後に血液中での薬 A の濃度が $\dfrac{C_0}{2}$ になったとすると，この実験から α の値は □ (a) □ と求めることができる。この α の値を用いると，薬 A を溶かし始めてその濃度が C_0 の 80% になるのは □ (b) □ 分後であり，その濃度が C_0 の 90% になるのは □ (c) □ 分の時間が必要なことがわかる。

(2) 次に，患者に薬 A を投与し血液中の濃度を測定したところ，投与してから 1 時間 20 分後に血液中の濃度が $\dfrac{C_0}{2}$ になった。この結果と (1) で求めた α の値から，この患者の β の値を求めることができる。これら α, β の値を用いると，この患者の血液中の薬 A の濃度は $g(t) = $ □ (d) □ となる。したがって，この患者の投与 13 時間 20 分後の血液中の薬 A の濃度は C_0 の □ (e) □ 倍であることが求まる。

化 学

問題　28年度

B方式 前期試験

I　表は，**ア〜カ**の元素の原子の電子配置を示したものである。ただし，K，L，Mは電子殻を表す。下記の問いに答えよ。

元素	電子殻の電子数		
	K	L	M
ア	2		
イ	2	4	
ウ	2	6	
エ	2	7	
オ	2	8	1
カ	2	8	3

問1　**ア〜カ**のうち，最も陰イオンになりやすいものはどれか。記号で答え，そのイオン式も記せ。また，電子1個を受け取って1価の陰イオンになるときに放出されるエネルギーの名称を答えよ。

問2　**オ**の単体は反応性が高く，**ウ**の単体と容易に反応する。生成した化合物がさらに水と反応して得られる物質は何か。化学式で示せ。

問3　**ウ〜カ**のイオンは，Neと同じ電子配置をとる。そのうち，イオン半径が最も小さいものはどれか。イオン式で示せ。

問4 カは金属で,下図のような結晶構造をもつ。この結晶構造は A と呼ばれ,単位格子中に B 個の原子を含む。これらの原子間は金属結合で結ばれており,全ての原子間に共有されている C の存在により,金属としての特徴である電気伝導性を示す。単位格子の一辺の長さを a [cm],原子1個の質量を m [g]とすると,この金属結晶の密度は a と m を使って D [g/cm³]と表すことができる。空欄 A ～ D に入る適切な語句,数値,または数式を記せ。

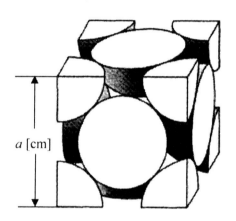

Ⅱ 次の記述を読み，下記の問いに答えよ。

アルカンの組成式は，図1の実験装置を用いて，次の手順で元素分析を行うことによって求めることができる。

操作1 試料，ソーダ石灰管，および塩化カルシウム管をよく乾燥して，それぞれの質量を精密に測定する。

操作2 乾燥した酸素を通しながら加熱し，試料を燃焼する。ここで，CuOは試料の不完全燃焼で生じる ア を イ に変えるために使用する。

操作3 燃焼後，ソーダ石灰管と塩化カルシウム管のそれぞれの質量を精密に測定する。

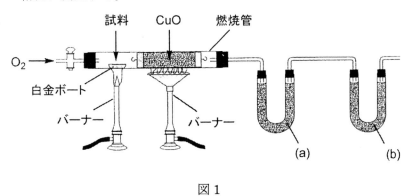

図1

鎖状アルカンの性質は互いに似ていることが知られている。その大きな要因の1つは，同族体であるアルカンどうしがよく似た構造を持つことによる。最も簡単なアルカンであるメタンは ウ 形の構造をしているが，エタンやプロパンはメタンの ウ を2個または3個連結したような構造をしている。このため，プロパンの炭素鎖 C–C–C は「折れ線形」をとり，その角度はメタンの H–C–H の結合角にほぼ等しく，約【エ：① 50° ② 70° ③ 90° ④ 110° ⑤ 130°】となる。また，プロパンよりも大きい鎖状アルカン中の任意の C–C–C の結合角もほぼ同様の値をとる。一方，融点や沸点などの物理的性質は，分子量が大きくなるにつれて規則的に高くなる傾向がある。例えば，一般式

$CH_3(CH_2)nCH_3$ で示されるアルカンの沸点は，n が 3, 4, 5……のように増加するにつれて約 30℃ずつ高くなる傾向が認められる。このような規則性は，表 1 に示すように燃焼熱にも当てはまる。

表 1 アルカンの燃焼熱

アルカン $CH_3(CH_2)nCH_3$	エタン $n = 0$	プロパン $n = 1$	ブタン $n = 2$	ペンタン $n = 3$
燃焼熱 (kJ/mol)	1560	2220	2878	3537

問 1 ｜ ア ｜, ｜ イ ｜ に化学式を, ｜ ウ ｜ に適当な語句を入れよ。また，【 エ 】 の①〜⑤のうち，最も適当なものを選び，番号で答えよ。

問 2 ソーダ石灰管は図中の(a), (b)のどちらか，記号で答えよ。また，その順番になる理由を簡単に述べよ。

問 3 一般式 $CH_3(CH_2)nCH_3$ 中の n と表 1 の燃焼熱との間には良い直線関係が得られる。この直線の傾きを整数値で求めよ。また，この傾きは次の 1〜8 のうち，どれに相当するか，1 つ選び番号で答えよ。

1 二酸化炭素と水の生成熱の和 2 メタンの生成熱
3 CH_2 を 1 つの分子としたときの燃焼熱 4 メタンの燃焼熱
5 CH_3 を 1 つの分子としたときの燃焼熱 6 エタンの生成熱
7 C-H 結合エネルギーを 2 倍した値 8 C-C 結合エネルギー

問 4 シクロプロパンとシクロヘキサンの燃焼熱を予測し，整数値で答えよ。また，シクロプロパンとシクロヘキサンの燃焼熱の実測値はそれぞれ 2091 kJ/mol，3920 kJ/mol であり，シクロプロパンでは予測値と実測値との差が大きい。この理由を簡潔に述べよ。

III 次の記述を読み，下記の問いに答えよ。ただし、記述中の雨水は中性であるものとする。

電気分解の原理を使って，金属にめっきすることができる。例えば，希硫酸を電解液に用い，鉄を [ア] に亜鉛を [イ] にして電圧をかけると，鉄に亜鉛がめっきされたトタンができる。また，鉄を [ウ] にスズを [エ] にすると，鉄にスズがめっきされたブリキができる。

イオン化傾向が異なる2種類の金属と電解液が接触すると電池が形成される。トタンに傷がついて腐食する場合，傷によって亜鉛の下にある鉄が露出し，ここに空気中の酸素や塩分などが溶けた雨水が溜まると，それが電解液となって電池式 [a] の電池が形成され，金属中では [b] の反応が，電解液中では [c] の反応がおこる。一方，ブリキの傷に雨水などがつくと，電池式 [d] の電池が形成され，金属中では [e] の反応が，電解液中では [f] の反応がおこる。

トタンとブリキの鉄の腐食の様子を確認するために，次の実験を行った。

操作1 ブリキ，トタンそれぞれに，直径1cmの円形の傷をつけ，そこにヘキサシアニド鉄(III)酸カリウム，塩化カリウム混合液を直径3cmになるようにつけて観察した。

操作2 さらに，フェノールフタレインを加えて，変化を観察した。

結果

	操作1の結果	操作2の結果	鉄の腐食
トタン	オ	カ	キ
ブリキ	ク	ケ	コ

問 1 　ア 　〜　コ　に入る適当な語句を下記から選び，番号で記
せ。ただし，同じ番号を繰り返し使用してもよい。

1　陽極　　2　陰極　　3　正極　　4　負極　　5　変化なし
6　青変　　7　赤変　　8　腐食なし　9　腐食あり

問 2 　[　a　]〜[　f　]に入る適切な電池式または電子を含む反応式
を下記から選び，番号で記せ。ただし，同じ番号を繰り返し使用して
もよい。

1　$(-)\,Zn\mid$電解液$\mid Fe\,(+)$　　　2　$(-)\,Fe\mid$電解液$\mid Zn\,(+)$

3　$(-)\,Sn\mid$電解液$\mid Fe\,(+)$　　　4　$(-)\,Fe\mid$電解液$\mid Sn\,(+)$

5　$Zn \rightarrow Zn^{2+} + 2e^-$　　　　6　$Sn \rightarrow Sn^{2+} + 2e^-$

7　$Fe \rightarrow Fe^{2+} + 2e^-$　　　　8　$2H^+ + 2e^- \rightarrow H_2$

9　$O_2 + 4e^- + 2H_2O \rightarrow 4OH^-$

Ⅳ 次の記述を読み，下記の問いに答えよ。

炭酸ナトリウムはアンモニアソーダ法（ソルベー法）により次の手順で工業的に製造される。すなわち，【 ア 】の飽和水溶液にアンモニアを吸収させてから二酸化炭素を吹き込むことで炭酸水素ナトリウムを生成させ，これを熱分解して炭酸ナトリウムを得る。炭酸ナトリウムは，その水溶液から再結晶させたものを空気中に放置すると，水和水の一部が失われるが，この現象を【 イ 】という。

製造時に炭酸水素ナトリウムが混じってしまった炭酸ナトリウム粉末Aがある。粉末Aの純度を求めるために以下の実験を行った。

操作1 粉末Aを水20 mLに溶かし，指示薬にフェノールフタレインを用いて，0.10 mol/Lの塩酸10 mLを加えると変色した。

操作2 操作1と同じ量の粉末Aを水20 mLに溶かし，指示薬にメチルオレンジを用いて，0.10 mol/Lの塩酸23 mLを加えると変色した。また，滴定曲線は下図のようになった。

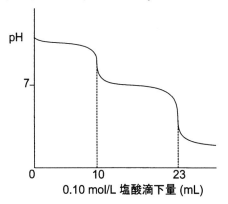

問1 【 ア 】，【 イ 】に適切な語句または化学式を記せ。また，下線部の反応を化学反応式で記せ。

問2 操作2で0.10 mol/Lの塩酸10 mLを滴下したところまでの中和反応①と，10から23 mLまで滴下したところまでの中和反応②を，それぞれ化学反応式で記せ。

問3 粉末Aに含まれる炭酸ナトリウムと炭酸水素ナトリウムとの最も簡単な物質量の比を求めよ。

V 次の記述**ア**～**キ**を読み，下記の問いに答えよ。ただし，原子量は H $=1.0$, C $=12.0$, N $=14.0$, O $=16.0$ とし，構造式は例にならって記せ。

例：

ア エステル結合とアミド結合をもつ化合物 **A** を水酸化ナトリウム水溶液中で加熱して加水分解した後，塩酸を加えて反応液を中性にすると，鎖状化合物 **B**, α-アミノ酸 **C**, 及びアルコール **D** が得られた。

イ 化合物 **B**（分子式 $C_7H_{12}O_3$）にヨウ素と水酸化ナトリウム水溶液を加えて加温すると，黄色の固体が生成した。一方，**B** に白金を触媒として水素を反応させると，不斉炭素原子を 3 個有する化合物 **E** が生成した。

ウ 化合物 **B** 及び **E** に炭酸水素ナトリウム水溶液を加えると，二酸化炭素が発生した。

エ α-アミノ酸 **C**（分子式 $C_6H_{13}NO_2$）は不斉炭素原子を 2 つ有する。

オ アルコール **D**（分子量は 200 以下）は炭素，水素，酸素からなり，その 75 mg を完全に燃焼させると，二酸化炭素 220 mg と水 63 mg が生成した。

カ アルコール **D** は不斉炭素原子とベンゼン環をもち，ベンゼン環上の水素 1 個を塩素原子に置き換えた化合物は 2 種類存在する。**D** を穏やかに酸化すると，銀鏡反応が陽性の化合物 **F** が生成した。

キ アルコール **D** に濃硫酸を加えて加熱すると，分子量が 18 減少した化合物が生成した。この化合物に酸触媒存在下で水を付加させると，**D** の構造異性体 **G** が生成した。

問 1 化合物 **A**, **D** の分子式を記せ。

問 2 化合物 **C**, **E**, **F**, **G** の構造式を記せ。

英　語

問　題

28年度

B方式 後期試験

I 次の英文を読んで，下の設問（1）〜（10）に答えなさい。なお，*印の語句には，注が付いています。

The bigger an animal's brain, the greater its intelligence.　You may think the connection is obvious.　Just look at the evolutionary lineage of human beings.　Humans have bigger brains, and are cleverer, than chimpanzees; and chimpanzees have bigger brains, and are cleverer, than monkeys.　Or, as an （　a　）, look at the history of computing machines in the 20th century.　The bigger the machines, the greater their number-crunching powers*.　In the 1970s, the new computer at my university department took（　b　）a whole room.

From the phrenology* of the 19th century to the brain-scan sciences of the 21st, it has indeed been widely assumed that brain (c)volume determines cognitive* capacity.　In particular, you'll find the idea repeated in every modern textbook—that the brain size of different primate species* is causally related to their social intelligence.　Yet for a good many years now, I've had a hunch that the idea is wrong.

There are too many（　d　① awkward　② don't　③ facts　④ fit　⑤ in ⑥ that　）.　For a start, we know that modern humans can be born with only two-thirds the normal size of brain tissue and show next to no cognitive deficit as adults.　We know that during normal human brain development the brain actually shrinks as cognitive performance improves (a notable example being changes in the "social brain" during adolescence, where the cortical gray matter* decreases by about 15 percent between ages ten and twenty).　And most surprising of all, we know that there are nonhuman animals, such as honeybees or parrots, （　e　）can emulate* many feats of human intelligence with brains only a millionth (bee) or a thousandth (parrot) the size of a human's.

The key, of course, is programming: What really matters to cognitive performance isn't so much the brain's hardware as its onboard software.　And smarter software doesn't need a bigger hardware base (in fact, as the shrinkage of the cortex during adolescence shows, it may actually need a smaller—tidier—one).　It's true that programs (f)to deliver superior performance may require a lot of designing, either by natural selection or learning. But (g)once they've been invented, they'll likely make fewer demands on hardware than the older versions.

Then why did the human brain double (h) size? (あ)Why is it much bigger than you might think it needs to be to support our level of intelligence? There's no question that big brains are costly to build and maintain. So if we're to retire (i)the "obvious theory," what can we put in its place? The answer, I'd suggest, lies in the advantage of having a large amount of cognitive reserve. Big brains have spare capacity that can be called on if and when working parts get damaged or wear out. From adulthood onward, humans—like other mammals—begin to lose a significant amount of brain tissue to accidents, hemorrhages*, and degeneration*. But because humans can draw on this reserve, the loss doesn't have to show. This means humans can retain their mental powers into relative old age, long after their smaller-brained ancestors would have become incapacitated.

(出典："The Bigger an Animal's Brain, the Greater Its Intelligence," by Nicholas Humphrey. 一部変更)

（注）　number-crunching power: コンピュータの数値演算処理能力
　　　　phrenology: 骨格から人の性質や運命などを判断する学問
　　　　cognitive: ものごとを認識する際の精神的なプロセスに関する
　　　　primate species: 霊長類
　　　　cortical gray matter: 脳の灰白質
　　　　emulate: まねる
　　　　hemorrhage: 内出血
　　　　degeneration: 変性

（１）下線部(あ)を日本語に訳し，解答用紙に書きなさい。

（２）空所(a)に入れるのに最も適切な語を，次の①〜④から一つ選び，マークカードの解答欄 1 にマークしなさい。
　　①　analogy　　　　　　　②　exemplify
　　③　instant　　　　　　　④　outcome

（3）空所（ **b** ）に入れるのに最も適切な語を，次の①〜④から一つ選び，マークカードの解答欄　2　にマークしなさい。

① as　　　　　　　　　　② from

③ in　　　　　　　　　　④ up

（4）下線部(c)と最も近い意味の volume を含む文を，次の①〜④から一つ選び，マークカードの解答欄　3　にマークしなさい。

① Please lower the volume of the radio.

② Fortunately, my volume enjoyed good sales.

③ The final volume only goes down to late Meiji era.

④ The charges will be assessed on the basis of volume, not weight.

（5）空所（ **d** ）内の語を並べ替え，意味の通る英文を作りなさい。並べ替えたものの中で2番目と5番目に来る語の番号を，それぞれ次のようにマークカードにマークしなさい。

2番目 → マークカードの解答欄　4

5番目 → マークカードの解答欄　5

（6）空所（ **e** ）に入れるのに最も適切な語を，次の①〜④から一つ選び，マークカードの解答欄　6　にマークしなさい。

① that　　　　　　　　　② what

③ where　　　　　　　　④ whose

（7）下線部(f)と同じ用法の to を含む文を，次の①〜④から一つ選び，マークカードの解答欄　7　にマークしなさい。

① Money will enable person to do a lot of things.

② He was reduced to staying at college another year.

③ One person in eight is genetically predisposed to be allergic.

④ These websites help find another trusted person to talk with.

（8）下線部(g)の内容を最もよく表しているものを次の①～④から一つ選び，マークカードの解答欄　8　にマークしなさい。

① 人間より優れた知能を持つ生き物は，人間より大きな脳を持っている。

② 人間より優れた知能を持つ生き物は，人間より脳に負担がかかっている。

③ より効率のよいプログラムが獲得されれば，脳に掛かる負担がより少なくなるだろう。

④ より優れたプログラムを開発するためには，脳に多大な負担を掛けることになるだろう。

（9）空所(h)に入れるのに最も適切な語を，次の①～④から一つ選び，マークカードの解答欄　9　にマークしなさい。

① about ② from

③ in ④ to

（10）下線部(i)の内容を最もよく表しているものを次の①～④から一つ選び，マークカードの解答欄　10　にマークしなさい。

① Many of us die with unused brain power to spare.

② The bigger the brain gets, the more able the animal appears.

③ Big brains have spare capacity that can be called on when they get damaged or wear out.

④ Humans can be born with two-thirds the normal size of brain tissue and show next to no cognitive deficit.

II 次の英文を読んで，下の設問（1）〜（6）に答えなさい。なお，*印の語には，注が付いています。

It is a dark July day. Mrs Xu has not been counting, but it is the fifteenth day of her isolation. It started with a wheeze* a week after her son's birthday. She had taken Josh to the theme park with a couple of his school friends. She keeps on going back to that day in her mind—it was full of energy and laughter.

The wheeze turned into a cough, the cough into a (あ)sore throat. Her husband, Jon, gave her that look—concerned but distant, scared of what was coming. He knew. It had happened to one of his colleagues at work. He was already thinking about (a) it would mean. How would he (い)look after Josh? Would he cope?

When Josh was born sixteen years ago, the (う)crisis was beginning to take hold. In the final months of her pregnancy, Mrs Xu was advised to stay indoors to separate herself (b) her friends and family. When Josh went to nursery, she and Jon were lectured by the Head* about how (え)irresponsible it (c) to send a child into public with even mild symptoms. They were given a home testing kit. Josh had to spit on a strip of paper. If it turned green he could attend; (d) it was red he must stay at home. They called it 'the red spot'. Jon's mum compared it (e) a pregnancy test.

A few years later, shortly after Josh joined primary school, the government passed new laws making (お)it a criminal offence for the infected to be in public. There were talks of random tests in the street. If you were contagious*, you would be committed to one of the isolation sanatoriums* that were (f) built on the edge of all major towns. (か)This was a death penalty. They were referred to as 'colonies'.

Mrs Xu wants to die at home. She has spent two weeks in her room on her own. Jon and Josh leave her food and medication in the sealed space between the two doors. Their home is now identified as an infection spot.

The year is 2043.

In 2012 I decided to (g)focus my first in-depth report on infectious disease. Breaking from tradition, I engaged the expertise of a broad range of leading clinicians, academics, researchers and policymakers.   Our findings were simple:

· We are losing the battle against infectious (h)diseases.

· Bacteria are fighting back and becoming resistant to modern (i)medicine.

· In short, the drugs don't work.

The story of Mrs Xu may read like science fiction, but if we do not change the course of history, and if we allow (j)resistance to increase, in a few decades we may start (k)dying from the most commonplace of ailments that can today be treated easily.   We will regress to the point where, in twenty years' time, when I need a hip replacement, the operation may be deemed too dangerous to even (き ① attempt ② due ③ of ④ risk ⑤ the ⑥ to) catching an untreatable infection.   My intention is to draw attention to this potentially devastating story.   We are not developing new drugs fast enough.   This is not a distant threat: already, resistant bugs are killing 25,000 people a year across Europe.   That is almost the same number as die in road traffic accident.

(出典: *The Drugs Don't Work*, by D. Davies, J. Grant and M. Catchpole. 一部変更)

(注)　wheeze: ぜんそくなどでのぜいぜいという息の音

Head: かしら，長　ここでは保育園の園長のこと

contagious: 伝染病の保菌者である状態

sanatorium: サナトリウム，療養地　ここでは隔離病院のこと

（1）下線部(あ)〜(え)の意味に最も近いものを，それぞれ次の①〜④から一つ選び，マークカードの解答欄　11　〜　14　にマークしなさい。

(あ) sore　11

　　① angry　　　　② clear　　　③ painful　　　④ smooth

(い) look after　12

　　① get out　　　　　　　② leave alone

　　③ stem from　　　　　　④ take care of

(う) crisis ☐13☐

① belief   ② disaster   ③ hope   ④ expectation

(え) irresponsible ☐14☐

① approximate   ② inconsistent

③ thoughtless   ④ unremarkable

（2）空所(a)〜(f)に入れるのに最も適切なものを，それぞれ次の①〜④から一つ選び，マークカードの解答欄 ☐15☐ 〜 ☐20☐ にマークしなさい。

(a)	15	① it	② that	③ what	④ which
(b)	16	① after	② from	③ later	④ to
(c)	17	① does	② is	③ was	④ were
(d)	18	① actually	② although	③ if	④ in fact
(e)	19	① as	② around	③ for	④ to
(f)	20	① being	② having	③ that	④ which

（3）下線部(お)が表す具体的な内容は本文中のどの部分に相当するか，次の①〜④から一つ選び，マークカードの解答欄 ☐21☐ にマークしなさい。

① he must stay at home

② 'the red spot'

③ the government passed new laws

④ for the infected to be in public

（4）下線部(か)が指す内容を最もよく表しているものを，次の①〜④から一つ選び，マークカードの解答欄 ☐22☐ にマークしなさい。

① calling it the 'red spot'

② passing new laws

③ being committed to the isolation sanatorium

④ spending two weeks in one's room

（5）下線部(g)～(k)と第一アクセントの母音が同じであるものを，それぞれ次の①
　　～⑧から一つ選び，マークカードの解答欄 | 23 | ～ | 27 | にマーク
　　しなさい。

　　　　① conductor　　② doughnut　　③ falsify　　④ guilty
　　　　⑤ island　　　　⑥ nuclear　　　⑦ peaceful　　⑧ suggestion

　　　　　(g)　focus → マークカードの解答欄 | 23 |
　　　　　(h)　diseases → マークカードの解答欄 | 24 |
　　　　　(i)　medicine → マークカードの解答欄 | 25 |
　　　　　(j)　resistance → マークカードの解答欄 | 26 |
　　　　　(k)　dying → マークカードの解答欄 | 27 |

（6）空所(き)内の語を並べ替え，意味の通る英文を作りなさい。並べ替えたも
　　のの中で2番目と4番目に来る語の番号を，それぞれ次のようにマークカード
　　にマークしなさい。

　　　　2番目 → マークカードの解答欄 | 28 |
　　　　4番目 → マークカードの解答欄 | 29 |

III 次の日本文と英文の意味が同じになるように，空所（　1　），（　2　）を補いなさい。解答用紙には空所に当てはまる部分のみ書きなさい。

これらの困難を乗り越えるために，我々は事実を受け止め，それらに前向きに対処すべきだ。

In order to (　　　1　　　), we ought (　　　　　　2　　　　　　　).

IV 次の英文を読み，空所（1）〜（5）に入れるのに最も適切な動詞を下の
｛　　　　　｝内から選び，必要があれば語形を変えて解答用紙に書きなさい。
なお，同じ語を2回以上使ってはいけません。

Thanks to Google and similar search engines, the world has （　1　）
profound transformation in how we seek out, weed out, and （　2　）
information.　We live in the Google age.　In cognitive terms, Google is great.
It has considerably （　3　） the amount of intellectual resources that we
previously had to dedicate to rooting out facts before we could do something with
them.　Because of Google, we no longer need to （　4　） so much on crystallized
knowledge—the memorization of facts, dates, or names—（　5　） with IQ and
the traditional concept of intelligence.　With nothing more than a few clicks, we
can pull up just about any information we need.　But the key to intelligence
today is being able to put those facts together, prioritize the information, and do
something constructive with it.

（出典：*The Working Memory Advantage*, by Tracy and Ross Alloway.）

｛　reduce　　　rely　　　undergo　　　associate　　　absorb　｝

数　学

問題　　　　　28年度

B方式 後期試験

I　次の □ にあてはまる答を解答欄に記入しなさい。

$\angle A = 90°$ の直角三角形 ABC において，A から辺 BC に下した垂線を AD とし，点 D から辺 AB，AC に下した垂線をそれぞれ DE，DF とする。$BC = a$，$BE = x$，$CF = y$，$\angle ABC = \theta$ とする。AB を a と θ を用いて表すと AB = □(a) となる。

DB と DE を x と θ を用いて表すと DB = □(b) ，DE = □(c) となる。CD と DF は y と θ を用いて表せる。

x を a と θ を用いて表すと $x =$ □(d) となるので，$x^{\frac{2}{3}} + y^{\frac{2}{3}}$ は a を用いて $x^{\frac{2}{3}} + y^{\frac{2}{3}} =$ □(e) と表せる。

Ⅱ　次の □ にあてはまる答を解答欄に記入しなさい。

xy 平面上の原点 O を中心とする半径 r の円 C_0 に，半径 $\dfrac{r}{3}$ の円 C_1 が外接しながらすべることなく転がるとし，動く円 C_1 の円周上に固定した点 P を考える。はじめ，2 つの円は x 軸上の点 A $(r, 0)$ で接していて，動く円上の点 P はこの接点にあるとする。

動く円 C_1 の中心を O_1 とし，$\angle AOO_1 = \theta$ のときの点 P を P(θ) で表す。ただし，$0° \leqq \theta < 360°$ とする。

(1) P(θ) が円 C_0 と C_1 の点 A 以外で接点になるような θ の値は 2 つある。それらを $\theta = \alpha, \beta$ とする。ただし，$\alpha < \beta$ とする。このとき $\alpha =$ □ (a) であり，P(α) の座標は □ (b) である。

(2) $\theta = 60°$ のとき円 C_1 の方程式は □ (c) であり，P$(60°)$ の座標は □ (d) となる。

(3) $\theta = 90°$ のとき P$(90°)$ の座標は □ (e) であり，$\cos \angle P(90°)OP(60°) =$ □ (f) である。

Ⅲ　次の □ にあてはまる答を解答欄に記入しなさい。

n を正の整数とし，放物線 $y = x^2 - 6x + 14$ 上の点 $\mathrm{P}(n,\, n^2 - 6n + 14)$ における接線を l とする。すると l の方程式は $y = \boxed{}\,x + \boxed{}$ となる。

放物線 $y = x^2 - 6x + 14$ と l および y 軸で囲まれる部分 (境界も含む) を D とし，D に含まれる格子点の個数を N とする。ただし，格子点とは x 座標，y 座標がともに整数であるような点 $(x,\, y)$ のことである。

直線 $x = k\ (k = 0,\, 1,\, 2,\, \ldots,\, n)$ 上にある領域 D 内の格子点の個数を $n,\, k$ を用いて表すと $\boxed{}$ 個であり，したがって N を n で表すと $N = \boxed{}$ となる。また $N \geqq 100$ を満たす最小の n は $n = \boxed{}$ である。

Ⅳ　次の □ にあてはまる答を解答欄に記入しなさい。

　ある都市の平均気温が 10°C 以上になる確率は，前日の平均気温が 10°C 以上だった場合には p，10°C 未満だった場合には $1 - p$ である。

　この都市で，平均気温が 10°C 未満だった日に続く 3 日間のうち，平均気温が 10°C 以上になる日が 1 日だけある確率は p を用いて (a) と表せる。この確率は $p =$ (b) のとき最大値 (c) となる。

　また，平均気温が 10°C 未満だった日に続く 3 日間のうち，平均気温が 10°C 未満になる日が 1 日だけある確率は p を用いて (d) と表せる。$p =$ (b) であるとき，(d) の値は (e) となる。

化 学

問題

B方式 後期試験

Ⅰ 次の分子およびイオンについて，各問いに答えよ。

ア N_2	イ H_2S	ウ CO_2	エ HCl
オ NH_4^+	カ H_3O^+		

問1 二重結合をもつものをすべて選び，記号で答えよ。

問2 三重結合をもつものをすべて選び，記号で答えよ。

問3 共有電子対の組の数が最も多いものをすべて選び，記号で答えよ。

問4 非共有電子対が最も多いものをすべて選び，記号で答えよ。

問5 極性分子をすべて選び，記号で答えよ。

問6 **ア～カ**の立体構造を下から選び，番号で答えよ。ただし，同じ番号を繰り返し用いてよい。

1 直線形　　2 折れ線形　　3 三角錐形　　4 正四面体形

5 正三角形　　6 正方形　　7 正八面体形

II 次の記述を読み，下記の問いに答えよ。ただし，原子量は O = 16，S = 32，Cu = 64 とする。

　銅は，主に黄銅鉱（主成分 $CuFeS_2$）として産出される。黄銅鉱を溶鉱炉で精錬すると，まず鉄が酸化されて除かれ，硫化銅(I)が得られる。ここで得られた物質をさらに高温の空気とともに加熱すると，粗銅が得られる。この粗銅を以下のように電解製錬すると純銅が得られる。

　今，粗銅には不純物として Fe，Ni，Zn，Ag，Au，Pb が含まれるとする。この粗銅板を陽極，純銅板を陰極として，硫酸酸性の硫酸銅(II)水溶液中，約 0.3 V の低電圧で電気分解を行う。陽極では主に反応【A】が起こる。粗銅中に含まれる不純物の金属のうち，　ア　はイオン化しないで沈殿する。　イ　はイオン化して溶液中に溶けだす。　ウ　はいったんイオン化するが，直ちに不溶性の塩を形成して沈殿する。

問 1　下線部で硫化銅(I)から銅に変化する反応を化学反応式で表せ。

問 2　反応【A】を電子を含む化学反応式で表せ。

問 3　粗銅に含まれる不純物のうち，　ア　～　ウ　にそれぞれ該当するもの全てを元素記号で記せ。

問 4　粗銅を硫酸酸性下，1.0 mol/L の硫酸銅(II)水溶液 1.0 L 中で電気分解したところ，粗銅は 1.8 g 減少し，純銅は 1.9 g 増加した。さらに，硫酸銅(II)水溶液の濃度は 0.98 mol/L に減少した。何 g の沈殿が生じたか。小数第 2 位まで求めよ。ただし，粗銅には　ア　の不純物のみを含み、水溶液の体積は変化していないものとする。

III 次の記述を読み，下記の問いに答えよ。

窒素と水素の混合気体を加圧し，加熱した触媒中に通すと式(1)の可逆反応が平衡状態になり，アンモニアが生成する。この方法はアンモニアの工業的な合成法であり， ア 法とよばれる。

$$N_2 + 3H_2 \rightleftharpoons 2NH_3 \qquad (1)$$

この反応において，窒素のN原子の酸化数は イ から ウ に変化し，一方，水素のH原子の酸化数は エ から オ に変化するため，窒素は カ 剤，水素は キ 剤として働いている。図1は，様々な温度における圧力に対するアンモニアの生成量の概略を示したものである。この図から，式(1)の反応は，温度を ク くし，圧力を ケ くすると，原理的にはアンモニアの生成量を増加できることがわかる。また，300℃における平衡定数 K と500℃における平衡定数 K' を比べると【コ：① $K > K'$ ② $K = K'$ ③ $K < K'$】となる。

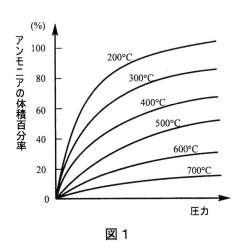

図1

生成物のアンモニアは原料の窒素よりもはるかに水に溶けやすい。これは，アンモニアの一部が水と反応するためである。この反応において，アンモニアは【**サ**：1 酸化剤　2 還元剤　3 酸　4 塩基】，水は【**シ**：1 酸化剤　2 還元剤　3 酸　4 塩基】として働き，水溶液は【**ス**：1 酸性　2 塩基性　3 中性】を示す。アンモニアは肥料の原料としても重要な物質であり，高温・高圧で二酸化炭素と反応させると水と尿素が生成する。

問1　空欄 　**ア**　 ～ 　**ケ**　 に適当な数値または語句を入れよ。また，【　**コ**　】～【　**ス**　】は適当なものを選択し，番号で答えよ。

問2　下線部の反応を化学式で記せ。ただし，尿素は示性式で書け。

問3　アンモニアは，実験室では水酸化カルシウムと塩化アンモニウムとの混合物を加熱することにより合成できる。次の(1)～(3)に答えよ。
(1) この反応を化学反応式で示せ。
(2) 生成するアンモニアの乾燥剤，および捕集法として適切なものをそれぞれ一つずつ挙げよ。
(3) アンモニアの検出法を，2つ挙げ簡潔に説明せよ。

IV 次の記述を読み,下記の問いに答えよ。ただし,原子量は H = 1.00, O = 16.0, Na = 23.0 とする。また,いずれの水溶液も比熱を 4.20 J/(g・K),密度を 1.00 g/mL とする。

固体の水酸化ナトリウムはイオン結晶であり,結晶に含まれるナトリウムイオンの電子配置は,希ガスの ア と同じである。また,水酸化ナトリウム水溶液を白金線につけてバーナーの外炎に入れると a 色を呈する。金属イオンを含む水溶液に水酸化ナトリウム水溶液を過剰に加えると沈殿を生じることがある。例えば,Al^{3+}, Ca^{2+}, Fe^{2+}, Zn^{2+}, Ag^+, Ba^{2+}, Pb^{2+} のうち, イ は褐色沈殿, ウ は淡緑色(緑白色)沈殿, エ は白色沈殿を生じる。水酸化ナトリウムの溶解熱を調べるために次の実験を行った。

操作1 発泡ポリスチレンの容器に水 96.8 g を入れ,水温を測定した。
操作2 固体の水酸化ナトリウム 3.20 g を手早く正確に量り,容器に入れた。
操作3 容器に温度計を取り付けたふたをし,静かに容器を動かして水酸化ナトリウムを溶かした。
操作4 30 秒毎に温度を測定し,グラフを作成したところ,120 秒に極大をもつ曲線が得られた。

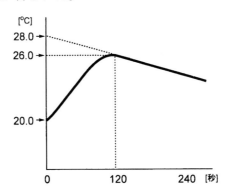

問1 記述中の ア ～ エ に適当な化学式を, a に語句を記せ。

問2 操作2において, 下線部のように「手早く」量りとる理由を述べよ。

問3 上記の実験で発生した熱量(kJ)を小数第2位まで求めよ。

問4 水酸化ナトリウムの水への溶解を熱化学方程式で示せ。ただし, 反応熱については小数第1位まで示せ。

問5 上記の実験で作成した水溶液を20.0℃まで冷却した後, 20.0℃の1 mol/L塩酸を100 mL加えた。この操作による発熱量は何kJか, 小数第2位まで求めよ。また, 溶液の温度は何度まで上昇するか, 整数値で求めよ。ただし, 塩酸と水酸化ナトリウム水溶液の中和熱を56.0 kJ/molとし, 外部からの冷却による効果は無視してよい。

V 次の記述を読み，下記の問いに答えよ。

濃度不明の酢酸水溶液 20 mL を正確に量り取り，指示薬として A を数滴加えて，0.010 mol/L 水酸化ナトリウム水溶液を用いて中和滴定した。水酸化ナトリウム水溶液 100 mL を滴下したところで，水溶液全体がうすい B 色を帯び，このときを終点とした。

問1 A ， B に適当な語句を入れよ。

問2 この中和滴定で得られる滴定曲線として，適切なものを以下のア～エから選び，記号で答えよ。各図の縦軸は pH，横軸は滴下した水酸化ナトリウム水溶液の容量(mL)である。

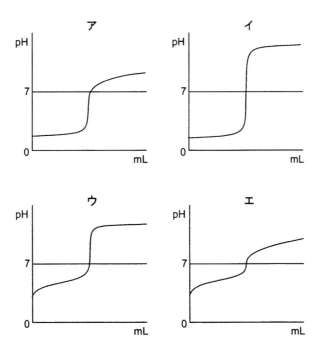

問3　上記の結果から，この酢酸水溶液のモル濃度［mol/L］を有効数字3桁で求めよ。

問4　中和点において生成する酢酸ナトリウムは，水に溶けて電離する（式A）。このとき生じた酢酸イオンの一部が水分子と反応して水酸化物イオンを生じる（式B）。この化学反応式A，Bを示せ。

問5　0.50 mol/kg の酢酸ナトリウム水溶液の凝固点は−1.76℃であった。この水溶液中の酢酸ナトリウムの電離度を小数点以下第2位まで求めよ。ただし，水のモル凝固点降下（K_f）を 1.85 K・kg/mol とする。

Ⅵ 次の記述を読み，下記の問いに答えよ。ただし，原子量は H＝1.00,
C＝12.0，O＝16.0 とする。

　　セルロースは多数の　ア　-グルコースが鎖状に結合した構造をも
ち，セルラーゼで加水分解されて　イ　となり，さらにセロビアーゼ
で加水分解されてグルコースとなる。

　　デンプンは分子式（　ウ　）n で表わされ，数百～数千個の　エ　-
グルコースが鎖状に結合した　オ　と，数万個の　エ　-グルコース
が結合し分枝構造を含む　カ　からなる。デンプンは　キ　という
酵素で加水分解されて　ク　となり，さらに　ケ　という酵素で加
水分解されてグルコースとなる。

　　このようにして得たグルコースを，<u>27℃の水 684 g に重量パーセント
濃度が 5％になるように加え</u>，さらに少量の酵母を添加してアルコール
発酵を行った。

問1　　ア　～　ケ　に適当な語句または化学式を入れよ。

問2　下線部の操作で加えたグルコースは何 g か。整数値で記せ。

問3　アルコール発酵を化学反応式で記せ。

問4　問3の反応式に従って加えたグルコースが完全に消費されたとす
　　ると，最終的に何 L の二酸化炭素が $1.0×10^5$ Pa, 27℃で発生するか，
　　小数第2位まで求めよ。ただし，気体定数 $R＝8.3×10^3$ Pa・L/(mol・K)，
　　二酸化炭素は理想気体で反応液に溶解しないものとする。

問5 セルロース，デンプン，グルコースの性質として適切なものを下
記の 1～6 よりそれぞれ 1 つずつ選べ。

1 塩化鉄（Ⅲ）水溶液を加えると青紫～赤紫色を呈する。

2 ヨウ素ヨウ化カリウム水溶液を加えると青～青紫色を呈する。

3 ニンヒドリン水溶液を加えて温めると赤紫～青紫色を呈する。

4 硫酸銅（Ⅱ）水溶液と水酸化ナトリウム水溶液を加えると赤紫色を
呈する。

5 フェーリング液を加えて温めると赤色沈澱を生じる。

6 水に不溶で熱水や有機溶媒にも溶解しにくい。

VII 次の記述を読み，下記の問いに答えよ。ただし，構造式は例にならって記せ。

例：

（構造式）H_2N—（ベンゼン環）に結合した部分構造

$$HO-CH-CH_3$$
$$C=$$
$$O=C \quad H$$
$$OCH_2CH_3$$

分子式が $C_5H_{10}O$ で表される 5 種類の化合物 **A**，**B**，**C**，**D** および **E** は，いずれも炭素－炭素原子間に二重結合を 1 つ持ち，不斉炭素原子を 1 つ有するアルコールである。ただし，二重結合を形成する炭素原子に酸素原子は結合していない。

化合物 **A**〜**E** のそれぞれに白金を触媒として水素を作用させると，化合物 **A**〜**C** からは同一のアルコール **F** が，化合物 **D** からは不斉炭素原子を持たないアルコール **G** が，化合物 **E** からは不斉炭素原子を 1 つ有するアルコール **H** がそれぞれ生成した。また，化合物 **F**〜**H** のそれぞれを二クロム酸カリウムの希硫酸溶液に入れて温めたところ，カルボニル化合物が得られた。**F** から生成した化合物に(1)水酸化ナトリウム水溶液とヨウ素を加えて温めたところ，特有のにおいをもった黄色結晶が生成した。**H** から生成した化合物は銀鏡反応に陽性を示した。一方，**G** から生成した化合物は下線部(1)に記した操作を行っても黄色結晶は生成せず，銀鏡反応も陰性であった。

問 1 化合物 **A** と **B** は互いにシス－トランス異性体（幾何異性体）の関係にあり，**A** はトランス体，**B** はシス体であることがわかっている。**A** の構造式を記せ。

問 2 化合物 **C**，**D** および **E** の構造式を記せ。

化 学

問題

28年度

C方式

I 次の記述を読み，下記の問いに答えよ。

原子から電子 1 個を取り去るのに必要な最小のエネルギーを第一イオン化エネルギー，1価の陽イオンから電子1個を取り去るのに必要な最小のエネルギーを第二イオン化エネルギーといい，一般に， ア イオン化エネルギーは イ イオン化エネルギーよりも大きい。第三周期に属する元素のうち第一イオン化エネルギーが最も小さい元素は ウ であり，最も大きい元素は エ である。例えば，気体の ウ 原子の第一イオン化エネルギーは 496 kJ/mol であり，一方，気体の エ 原子は 1521 kJ/mol である。

同じ電子配置をもつイオンでは，原子核の正電荷が【A：①大きい ②小さい】ほど周りの電子がより強く原子核に引きつけられるため，原子番号の【B：①大きい ②小さい】元素ほどイオン半径は小さくなる。このことから，Ne と同じ電子配置をもつ第 3 周期金属元素の陽イオンでは， オ イオンが最もイオン半径が小さい。

2 個以上の原子から構成されるイオンを カ イオンとよぶ。例えば， キ イオンは水と配位結合で結びつき，オキソニウムイオンを形成する。

問1 ア ～ キ に適当な語句を記せ。また，【 A 】，【 B 】は適当なものを選び，番号で答えよ。

問2 下線部の反応を，電子を含む熱化学方程式で記せ。

問3 オキソニウムイオンの化学式を記せ。

問 4 電子対は互いに反発し合う。分子やイオンはその反発力が最小と
なる形をとると仮定すると，オキソニウムイオンの形は【 a 】形に
近く，【 b 】と似た形をとる。【 a 】，【 b 】に適するものを
選び，番号で答えよ。

【 a 】 1 直線　　　　2 折れ線　　　　3 三角錐
　　　　4 正三角形　　5 正四面体

【 b 】 1 アンモニア　　2 アンモニウムイオン　3 アセチレン
　　　　4 メタン　　　　5 二酸化炭素

Ⅱ　次の記述を読み，下記の問いに答えよ。ただし，原子量は H = 1, O = 16 とする。

　　飽和溶液に，さらに同じ溶質の固体を加えると，見かけ上，溶解も析出も起こらない状態となる。この状態を　ア　という。また，一定量の溶媒に溶解する溶質の最大量を　イ　といい，通常，溶媒 100 g に溶かすことのできる溶質の質量 (g) で表わす。固体には，①高温ほどよく溶けるもの，②ほとんど変化しないもの，③温度が高いほど溶け難くなるものがある。　イ　と温度の関係を表したグラフを　ウ　という。　イ　の温度による違いを利用して，固体物質を精製する操作を　エ　という。

問 1　　ア　～　エ　に適当な語句を入れよ。

問 2　下記の化合物は，下線部の①～③のどれに対応するか。番号で答えよ。

　　　　$Ca(OH)_2$　　　　　KNO_3　　　　　NaCl

問 3　20℃で水 50 g と塩化カリウム 50 g を混合した。溶解せずに残っている塩化カリウムの量をさらに 5 g 減らすには水を何 g 追加すればよいか。有効数字 3 桁で答えよ。ただし，塩化カリウムは 20℃では水 100 g に 34.4 g 溶けるものとし，水溶液の温度は 20℃で変化しないものとする。

問 4　20℃で 5.0×10^5 Pa の酸素が水 2.0 L に接しているとき，水に溶解する酸素の質量(g)を有効数字 3 桁で求めよ。
　　ただし，20℃で 1.0×10^5 Pa の酸素は，水 1.0 L に 13.8×10^{-4} mol 溶けるものとする。

Ⅲ A〜Eは，Al^{3+}, Cu^{2+}, Zn^{2+}, Ag^+, Pb^{2+} のいずれかのイオンを一種類ずつ含む水溶液である。水溶液 A〜E に以下の操作を行った。下記の問いに答えよ。ただし，沈殿または溶液の色は最も適切なものを A 欄の1〜6から選び，番号で記せ。なお，同じ番号を複数回使用してもよい。

操作1 希塩酸を加えたところ，B と D は沈殿を生じた。その沈殿を加熱したところ，B 中の沈殿は変化しなかったが，D 中の沈殿は溶解した。

操作2 少量の水酸化ナトリウム水溶液を加えたところ，A〜E はいずれも沈殿を生じた。

操作3 操作2で生じた沈殿に過剰の水酸化ナトリウム水溶液を加えたところ，A, D, E から生じた沈殿は溶解したが，B と C から生じた沈殿は変化しなかった。

操作4 少量のアンモニア水を加えたところ，A〜E いずれも沈殿を生じた。

操作5 操作4で生じた沈殿に過剰のアンモニア水を加えたところ，B, C, E から生じた沈殿は溶解したが，A と D から生じた沈殿は変化しなかった。

問1 **操作1**で溶解した D 中の沈殿を化学式で示せ。また，沈殿は何色か。

問2 **操作2**で生じた B 中の沈殿の化学式を示せ。また，沈殿は何色か。

問3 A から**操作3**で生じたイオンを化学式で示せ。また，溶液は何色か。

問4 **操作4**で生じた C 中の沈殿を化学式で示せ。また，沈殿は何色か。

問5 E から**操作5**で生じたイオンを化学式で示せ。また，溶液は何色か。

A 欄
 1 無色　　2 赤色　　3 黄色　　4 青白色　　5 白色　　6 褐色

IV 次の記述を読み，下記の問いに答えよ。

　　二酸化硫黄 SO_2 は，火山ガスなどに含まれる【**ア**：①無色　②淡黄色③赤褐色】の人畜に対して【**イ**：①有害な　②無害な】気体である。この気体は空気よりも【**ウ**：①重く　②軽く】，水と反応すると【**エ**：①酸性　②塩基性】を示す　A　を生じる。実験室でこの気体を発生させる場合には，一般に，亜硫酸水素ナトリウムに希硫酸を反応させる方法などが使われる。生成した二酸化硫黄 SO_2 を適切な触媒存在下で空気酸化すると，三酸化硫黄 SO_3 が生じる。この反応は次の熱化学方程式で表される。

$$2SO_2（気体）+ O_2（気体）=　2SO_3（気体）+ 184\ kJ$$

　　この反応の平衡時における SO_3 の生成量は，圧力一定では，温度を【**オ**：①高く　②低く】すると増加し，温度が一定ならば圧力を【**カ**：①高く　②低く】すると減少する。三酸化硫黄 SO_3 を濃硫酸に吸収させて　B　とし，希硫酸で薄めると濃硫酸が得られる。このような硫酸の工業的製法を　C　という。

問 1　空欄【　**ア**　】～【　**カ**　】は【　　】内の適当な語句を選び，番号で答えよ。また，　A　には適当な化学式，　B　，　C　には適切な語句を記せ。

問3　二酸化硫黄と酸素を物質量比 $2:1$ で混合した。この混合気体を体積一定の密閉した容器に全圧が 9.0×10^6 Pa となるように入れ，T [K] の一定温度で反応させた。その結果，反応の進行とともに圧力が低下し，全圧 8.0×10^6 Pa で一定になった。このときの，二酸化硫黄の分圧 P_{SO_2} を求めよ。また，濃度平衡定数 K_C を温度 T と気体定数 R を含む分数で示せ。ただし，いずれの物質も気体で存在し，理想気体として扱ってよいものとする。

V 次の記述を読み，下記の問いに答えよ。ただし，原子量は $O = 16$,
$S = 32$, $Pb = 207$, ファラデー定数を 9.65×10^4 C/mol とする。

　　イオン化傾向の異なる２種類の金属を電解質溶液に浸して導線で結ぶ
と，電流が流れる。亜鉛と銅板を希硫酸に浸した電池を放電すると，す
ぐに起電力が低下する。この現象を電池の　ア　という。亜鉛と銅板
の両極を素焼き板で隔てて起電力の低下を防ぐように工夫された電池を
ダニエル電池とよぶ。

　　電池には，マンガン乾電池のように放電し続けると起電力を回復でき
ない　イ　電池と，鉛蓄電池のように　ウ　によって起電力を回復
させることができる　エ　電池がある。

問1　ア　～　エ　に適切な語句を記せ。

問2　ダニエル電池の両極における活物質を化学式で記せ。

問3　二種の金属を組み合わせて①〜③のダニエル型の電池をつくった。
　　これらの電池においてどちらの金属が負極となるか。化学式で記せ。
　　①鉄と銅，②銅と亜鉛，③亜鉛と銀

問4　鉛蓄電池から 2.41×10^4 C の電気量を取り出した。このとき負極の質
　　量が増えた。負極で起こる変化を，電子を含む反応式で記せ。また，増
　　加した質量 (g)を求め，整数値で記せ。

VI アルケン **A**, **B**, **C** および **D** はいずれも分子式が C_5H_{10} で表され，**ア**〜**オ**に記した化学的性質を有する。**A**, **C**, **H** および **K** の構造式を例にならって記せ。ただし立体異性体は考慮しないものとする。

例：

ア **A** と **B** それぞれに白金触媒を用いて水素を反応させたところ，いずれのアルケンからも化合物 **E** のみが生成した。

イ **C** と **D** それぞれに白金触媒を用いて水素を反応させたところ，いずれのアルケンからも化合物 **F** のみが生成した。

ウ **A** を臭素と反応させたところ，臭素の付加反応が進行し，不斉炭素原子を 1 つ持つ化合物 **G** が得られた。一方，**B** を臭素と反応させたところ，不斉炭素原子を 2 つ持つ化合物 **H** が得られた。

エ **C** をオゾン分解したところ，ヨードホルム反応に陽性を示す化合物 **J** とアセトアルデヒドが得られた。

オ **D** をオゾン分解したところ，銀鏡反応に陽性を示す化合物 **K** とホルムアルデヒドが得られた。

なお，オゾン分解とは，次の反応式のように，一般にアルケンにオゾンを作用させた後，還元剤を加えることによって，二重結合が開裂して 2 分子のカルボニル化合物が得られる反応である。

(R^1, R^2, R^3, R^4 = H またはアルキル基)

Ⅶ 油脂 **A** はグリセリンと 2 種類の脂肪酸からなる単一分子である。この油脂 **A** 2.08 g を完全に加水分解するのに，水酸化ナトリウムが 0.300 g 必要であった。加水分解の後，反応溶液に塩酸を加え pH 1 としてからエーテルで抽出したところ，不飽和脂肪酸 **B** 及び飽和脂肪酸 **C** がそれぞれ 1：2 の物質量比で得られた。一方，この油脂 **A** 2.08 g にニッケルを触媒として水素を反応させたところ，標準状態で 0.0560 L の水素が付加した。また，このとき生成した油脂を加水分解したところ，ステアリン酸（$C_{17}H_{35}COOH$）と飽和脂肪酸 **C** が得られた。

問1　油脂 **A** の分子量を求め，整数で記せ。ただし，原子量は H = 1.0，C = 12，O = 16，Na = 23 とする。

問2　油脂 **A** に含まれている炭素-炭素二重結合の数を求めよ。

問3　飽和脂肪酸 **C** の構造を示性式で記せ。

問4　油脂 **A** の可能な構造式を 2 つ，例にならって記せ。

　　　例：　　$CH_2-O-CO-C_4H_9$
　　　　　　　$CH-O-CO-C_3H_7$
　　　　　　　$CH_2-O-CO-C_5H_{11}$

英　語

解答

28年度

B方式 前期

I

〔解答〕

(1) 全訳文中の下線部 (あ)　(2) ④　(3) ①

(4) ③　(5) ④　(6) ①　(7) ②

(8) ④　(9) ②

(10) 2番目 ④　4番目 ①　(11) ③　(12) ③

(13) ②

〔出題者が求めたポイント〕

(1) この文の大きな枠組みは、S is a product of ～ and (a product) of ... 「Sは～の産物であり…の産物でもある」。

(2) 文中の human taste「味覚」を指す。

(3) 主語である sensitivities に対応する動詞が必要。

(4) 「熱さおよび冷たさ」に対する耐性

(5) and は ate と(d)をつなぐ。よって過去形の動詞である② drank が正解。

(6) It は前文の so 以下の節にある it と同じく sense of taste を指す。occupy「～を占める」は「～と関係する」と考えることが可能。

(7) keep O out of ～「O を～に寄せ付けないで離しておく」→「O を～を締め出す」

(8) ①「感覚」②「気持ち」③「感覚」④「～を感知する」　本文と同じく動詞で用いられているのは④

(9) taste「味覚」を示すのは②の「苦み」のみである。

(10) 並び替えた英文は　protect themselves from being eaten

(11) when bitterness is combined with other flavors. 接続詞の右の s＋be 省略。

(12) essential「不可欠な」

(13) ①「私たちの味覚は主に生まれた後の環境によって左右される」第1段落の第3文後半部分と矛盾。②「植物によって生み出される無数の苦い物質が、存在すると考えられる。」第4段落の第6文と一致。③「苦みが、しかめ面を引き起こすのは人間においてのみである。」第5段落の最終文と矛盾。④「もしすべての料理から苦みがなくなると誰もが喜ぶであろう。」第6段落の主に前半部分と矛盾する。

〔全訳〕

ブロッコリーが好きな人もいればそうでない人もいる。こうした違いが、味覚の基本的な性格を表している。味を感じることは遺伝的なもの、つまりDNAに組み込まれ、数百万年にもわたり引き継がれてきた特徴であり、進化の歴史のなかで、私たちが生き延びる確率を高めてきたものなのである。私たちが生きる環境や日々体験することが、味覚の決定において一定の役割を果たしてはいるものの、DNAの多様性こそが、ちょうど同じ雪片が存在しないように、誰一人として同じ味覚を持っていないことの、主な理由のひとつなのである。

人間の味に対する感覚は広範なものであり、このことが味覚を我々の持つ感覚の中でも独特なものにしている。視覚、聴覚、触覚、嗅覚、これらに対する感度の個人差などは大きなものでない。結局のところ、生き残るために、私たちの祖先は多かれ少なかれ同じような感覚の世界に生きてきたのである。頑丈ではない温血の肉体は、一定の範囲の熱さや冷たさの中でしか機能しない。よって、これらに対する人間の耐性も似たようなものなのである。

しかし、味覚は口の中に入るすべてのものを科学的に判別する番人のような働きを持つので、私たち祖先が非常に長い期間にわたって食べたり飲んだりしてきたもの全てによって形成されてきた。味覚とは、たった一つの感覚の領域を占めているのではなく、様々な領域を占めているものなのである。このことは私たちが「苦い」とよぶ味覚に特に当てはまるのである。

苦さとは毒素を体外に追い出すための肉体的な警告システムとして生まれた感覚である。クラゲ、ショウジョウバエ、さらにはバクテリアでさえも苦みを持った物質を感じ取ることができる。これは、(苦さを)避けたいという基本的な反応は、多細胞生物の発生まで遡ることができるということを示している。たとえば、イソギンチャクは5億年前に登場したのであるが、その消化器官に入ってくる苦い物資を感じ取り吐き出すことができるのである。より最近では、動物の持つこの感覚は、植物との協力関係において進化した。植物こそが世界中の苦い物質のほとんどを生み出すからである。植物は、感染源となる微生物を殺すため、さらには自分が(動物から)食べられることを防ぐために、有毒物によって身を守る能力を獲得したのである。何千種にも及ぶ植物が存在し、苦みのある混合物は見たところ無数に存在する。(あ)私たちの苦みに対する感覚はこの多様性の産物であり、そして地上のあらゆる場所に生息する植物を試しに食べてみた私たちの祖先の勇敢さの産物なのである。

舌の上に残る苦みの感覚は脳の中に電気化学的なカスケードを引き起こし、これが苦みに対する嫌悪感となる。これはしかめ面という外見上の結果となって現れる。あたかも好ましくない物を外へと追い出すかのように、口はへの字に結ばれ、鼻はくしゃっと丸められ、舌は突出されるのである。動物界のあらゆる動物がこの種のしかめ面を示すのである。

しかし、人間は苦みに対して愛憎入り乱れた感情を持っており、この感情はあらゆる料理に行き渡る。苦みは、他の味覚と組み合わされた場合には(上手く受け入れることのできる者にとっては)良いものとなる。もし苦みがなくなってしまえば食べ物から刺激が消えてしまう。ブロッコリーや他のアブラナ科の植物は、ある程度の苦みを持っており、最も広く栽培されている植物である。チョコレート会社はカカオ豆と砂糖、牛乳の自然な甘さを調整に500年にもわたる年月を費やしてきてい

明治薬科大学　28年度　（59）

る。苦みという要素はビール、ピクルス、そしてコーヒーには不可欠なものなのである。

Ⅱ

〔解答〕
(1)　①
(2)　(b)　①　　(c)　③　　(d)　③　　(e)　①
　　　(f)　④　　(g)　④
(3)　(ア)　②　　(イ)　②　　(ウ)　①　　(エ)　③
(4)　(オ)　③　　(カ)　⑦　　(キ)　①
(5)　②

〔出題者が求めたポイント〕
(1)　前文の問いかけに対して Yes, I have failed to ask ～と答えている。
(2)　(b)　keep O from Ving「O が V するのを妨げる」
　　　(c)　look 形容詞　　(d)　the 比較級 the 比較級
　　　(e)　質問をすることの重要性が述べられている
　　　(f)　profound ⇔ shallow　　(g)　poor ⇔ wise
(3)　(ア)　tough「難しい」　　(イ)　夏時間で日照時間が増える。よって温暖化の原因となる。よって causing「原因となる」が正解　　(ウ)　ここの letter は V という「文字」のこと。　　(エ)　available「手元に置いていつでも利用可能な」
(4)　各語のアクセントの位置と発音は次の通り。
　　　(オ)　cónfidence [ɑ]　　(カ)　decísion [i]
　　　(キ)　fóunder [au]
　　　①　hóusehold [au]　　②　préjudice [e]
　　　③　psychólogy [ɑ]　　④　retíre [ai]
　　　⑤　sóuthern [ʌ]　　⑥　spléndid [e]
　　　⑦　wítness [i]　　⑧　wónder [ʌ]
(5)　that は関係代名詞。先行詞の answers は receive の目的語の働きをしている。この文の述語動詞は set up であることにも留意。

〔全訳〕
　こんなバカな質問をすると…とためらって質問をしなかったことはありませんか？私はありますよ。他人から愚かに見られたくないという気持ちから、必要な知識を身に付け損ねたことが何度もあるのです。シャーパーイメージ社の創設者であるタール・ハイマーは「実際に知らないよりは、知らないと他人から思われる方がまだましだ」とかつて断言した。だから、私たちは、たとえ他人から愚かにみられるというリスクを冒したとしても、見栄っ張りなエゴを抑えてわからないことを尋ねる必要があるのです。
　もし質問をするとカッコ悪くみられると心配しているならば、私の言うことに少し耳を傾けてください。私のお好みの作家にマリリン・ボス・サバントがいますが、彼女はギネスに「最高の知能指数の持ち主」として登録されています。読者からの難解でしばしば困惑させるような質問にも回答を寄せています。2007 年 7 月 29 日のコラムでは、解答困難だと思われる質問を公開しているのですが、それがなぜ解答困難なのかというと、とても

難しい質問だからという訳ではなく…まあ、実際にどんな質問なのか見てみましょう。
　「あなたはマリリン・モンローと同じ名前ですが、彼女と関係でもあるのですか？」
　「夏時間が地球温暖化を招くのではと思いませんか？日照時間を長くすればするほど、大気は温められるのですから」
　「ほとんど毎晩のように流れ星をみるのですが、流れ星って、どこからともなく突然やって来ますよね。それって、私たちの知っている星座から落っこちてきているってことなんですかね？」
　「夢を見る時って、なんでメガネが必要じゃないんですか？」
　「ガンの群れが V 字型で飛んでいるのを見たんですが。ガンの知っている文字は V だけなんですか？」

　どうです、自分の質問がましなものに思えませんか？
　もし答えを知りたいならば、質問をしなければならないのです。私にとって、友人のボブ・ビエールほど、質問することの価値を深く認識させてくれた人はいません。彼は「重要な質問をすること」という本の中で、以下のように書いています。
　自分の置かれた状況に対処するため際に役立つような問いかけを行わない人間と深い問いかけを常に用意している人間の間には大きな違いがある。

深い問いかけなし	深い問いかけあり
表面的な答え	深い答え
自信の不足	自分の人生に対する自信
不適切な意思決定	賢明な意思決定
もやもやした気持ちでの生活	方向が明確に定まった生活
優先順位の低いものへの取り組み	優先順位の高いものへの取り組み
未熟な方法	成熟した方法

　正しいタイミングで正しい人に正しい質問をすることで、この 3 つの組み合わせに大きな力を与えるのです。あなたが受け取る答えが、成功へとあなたを向かわせるからです。「正しい質問をする能力は、正しい答えを見つけるという戦いにおいて半分以上を占めているのです。」と IBM の設立者であるトマス・J・ワトソンは述べています。しかしこの言葉はあなたが質問をしようという場合においてのみ真実となるのです。

Ⅲ

〔解答〕
(1)　than lower
(2)　although overweight problems are determined by genetic factors to some extent.

〔出題者が求めたポイント〕
(1)　「A は B よりも先決だ」は「優先順位は B よりもむしろ A」と考え the priority is to A rather than (to)

Bと考える。この場合 to は省略され原形不定詞にすることに注意。

(2) 「ある程度」 to some extent
「～に決定される」 be determined by ～
「遺伝的要因」genetic factors

Ⅳ
〔解答〕
(1) made   (2) enjoys   (3) however
(4) with   (5) to

〔出題者が求めたポイント〕
(1) (a) make ～'s day「～を幸せな気持ちにさせる」
    (b) make up ～'s mind「決心をする」
    (c) be made of ～「～を素材としてできている」
(2) (a) enjoy a fine view of ～「～の景色を眺めることができる」   (b) enjoy Ving   (c) enjoy oneself「楽しむ」
(3) (a) しかしながら   (b) however SV 「たとえどんな風にSがVしても」   (c) however 形容詞SV 「たとえどんなにSがVであったとしても」
(4) (a) catch up with ～「～に追いつく」   (b) 風呂付の部屋それとも風呂なしの部屋   (c) have nothing to do with ～「～とは関係がない」
(5) (a) too good to be true「話がうますぎて信じられない」   (b) enable O to V   (c) change from A to B

明治薬科大学　28 年度　（61）

B方式 後期

Ⅰ

〔解答〕
(1) 全訳文中の下線部　(あ)　(2) ①　(3) ④
(4) ④　(5) 2番目 ③　5番目 ④
(6) ①　(7) ④　(8) ③　(9) ③　(10) ②

〔出題者が求めたポイント〕
(1) it は前文の human brain を指す。than 以下の you might think は挿入と考える。
(2) 脳をコンピュータに例えているので analogy（類似・類推）が正解
(3) take up「場所をとる」
(4) 「容量」の意味で用いられているのは④。他は①「音量」 ②「書物」 ③「（書物の）巻」の意味で用いられている。
(5) 並べ替えた部分は awkward facts that don't fit in
(6) nonhuman animals を先行詞とする主格の関係代名詞
(7) 本文下線部の to 不定詞は、直前の名詞 program を修飾している（形容詞的用法）。選択肢④の不定詞部分も直前の名詞 person を修飾している。①は enable O to V の一部　②は be reduced to ～の一部で前置詞の to　③ be predisposed to V または to 名詞で V する（名詞）の傾向がある。
(8) once は「ひとたび ～ すれば」の意味を持つ接続詞。demand on hardware「ハードウエアに対する要求」とは「脳にかかる負担」のこと。これが fewer で修飾されている。これらの内容が反映されているのは③である。
(9) in size「大きさにおいて」直前の double は自動詞で「2倍になる」の意味を持つことにも留意したい。
(10) 第1パラグラフの冒頭の2つの文を参照。

〔全訳〕
　動物は脳が大きければ大きいほど高い知性を持つ。この関連性は明らかなものに思えるかもしれない。人類の進化の過程を眺めてみよう。人間はチンパンジーよりも大きな脳を持ち、より賢い。チンパンジーはサルよりも大きな脳を持ち、より賢い。あるいは、20世紀の計算機の歴史を例にとって考えてみてもいいだろう。大きければ大きいほど演算処理能力は高くなる。1970年代では、私の大学の学部にあった最新のコンピュータは部屋のほとんどの空間を占めていたものである。
　確かに、19世紀の骨相学から21世紀の脳スキャン科学に至るまで、脳の容量が認識能力を決定すると、広く考えられている。具体的には、それぞれの霊長類の脳の大きさの違いは社会的知性とそれとなく関連するという考えが、現行のどの教科書にも繰り返し述べられていることからも明らかであろう。しかし、長年に渡って私は、こうした考えは正しくないのでは、と感じている。

　こうした考えには、どうにもこうにも上手く説明できない厄介な事実があまりにも数多く存在するのだ。まず一つに、現在の人類は通常の脳組織のサイズの3分の2しかない状態でも無事に生まれてくることができ、成人時の認識能力にも、ほとんど欠陥が見られないのである。脳の発達においては通常、認識力の高まりと脳そのものの縮小が同時に生じることは周知の事実である。（青年期において「社会的な脳」が発達するが、その一方で脳の灰白質は10歳から20歳の間に15%減少するということがその顕著な例である。）ミツバチやオウムのような人間以外の動物は、驚くべきことに、人間が知性を用いて高度な行為の多くを、わずか人間に比べてほんの100万分の1（ハチの場合）や1000分の1（オウムの場合）の大きさしかない脳の用いてまねることのできる、ということも知られている。
　もちろん重要なのはプログラミングではある。認識行為において真に重要なのは脳というハードではなくむしろそこに搭載しているソフトの方である。優秀なソフトウエアであればあるほど大きなハードウエアは必要としない。（青年期における脳の灰白質の収縮に実際に示されているように、必要とされるのはコンパクトにまとまった脳なのである。）より優れた作業を行うプログラムは多くの創意工夫（それが自然淘汰によるものであれ、学習によって獲得されたものであれ）を必要とする。しかしそれ（プログラム）がひとたび完成したら、以前のバージョンよりもハードウエアに対する負担は少なくなるだろう。
　ではなぜ人間の脳は2倍の大きさを持つことになったのであろうか？　(あ)人間の知性のレベルを支えるために必要であろうと私たちが考える大きさよりも、脳がはるかに大きなものなっているのはなぜなのか？　大きな脳は作るのにも維持するのにも手間がかかることは明らかである。だから、もし私たちが（動物は脳が大きければ大きいほど高い知性を持つという）誰の目に明らかに見える理論を改めて否定するならば、どんな新たな理由を代わりに見出すことができるのであろうか？おそらくその答えは、多くの認知的予備力を持つという利点のためである、ということになろう。大きな脳には、もし機能する部位が損傷した場合や消耗した場合にも、頼ることのできる余分な能力がある。人間は成人後、他の哺乳類と同様に、脳組織のかなりの部分を事故や内出血あるいは変性などの原因で失うことになる。しかし、この予備力に頼ることができるため、組織の喪失が顕現するとは限らないのである。このことは、人間は比較的高齢になっても、小さな脳しか持たない祖先よりははるかに長い間、知能を保持できるということを意味するのである。

明治薬科大学　28 年度　(62)

II
〔解答〕
(1) (あ) ③　(い) ④　(う) ②　(え) ③
(2) (a) ③　(b) ②　(c) ③　(d) ③
　　(e) ④　(f) ①
(3) ④　(4) ③　(5) (g) ②　(h) ⑦　(i) ⑧
　　(j) ④　(k) ⑤
(6) 2番目 ②　　4番目 ⑤
〔出題者が求めたポイント〕
(1) (あ) sore throat「のどのひりひりとした痛み」
　　(い) look after「看病する」　(う) crisis「危機」は選
　　択肢②の「災い」と考える。　(え) 無責任な＝思慮
　　を欠いて軽率な
(2) (a) 「何が起きるのか」about に導かれる名詞節
　　(b) separate A from B　(c) how 形容詞 it is toV
　　時制が過去なので is は was に改める　(d) 前の if
　　節との対応　(e) compare A to B「A を B を例え
　　る」　(f) 進行形の受動態
(3) 形式目的語の it なので to 以下を受ける。
(4) 前文にあるサナトリウムに隔離されることを「死
　　刑に等しい」と表現している。
(5) 各語のアクセントの位置と発音は次の通り
　　(g) fócus [ou]　　　(h) diséases [i:]
　　(i) médicine [e]　　(j) resístance [i]
　　(k) dýing [ai]
　　① condúctor [ʌ]　② dóughnut [ou]
　　③ fálsify [ɔ:]　　④ gúilty [i]
　　⑤ ísland [ai]　　⑥ núclear [u:]
　　⑦ péaceful [i:]　⑧ suggéstion [e]
(6) 並び替えた文は attempt due to the risk of
〔全訳〕
　暗い 7 月のある日のこと。シュー夫人が一人になって
から 15 日目である。もっとも彼女本人は、もう何日目
になるのかなどを数えたりはしていないが。それは、息
子の誕生日から 1 週間後にぜんそくのぜいぜいという音
と共に始まった。ジョシュを学校の友人数人と共にテー
マパークに連れて行ったことがある。彼女はいつもその
日を思い出す。元気を笑顔に満ちたその日のことを。
　ぜいぜいという喉の音は咳へと変わり、咳は喉の痛み
と変わった。夫のジョンは彼女をあの眼差しで見つめ
た。不安な、しかしどこか距離を置いた、いま起きつつ
あることに怯えている、そんな眼差しである。彼にはわ
かっていたのだ。同じことが職場の同僚にも起きていた
からである。彼はそのことが何を意味するのかをすでに
考え始めていた。どのように看病するのだろうか？　果
たして、上手く対応できるのだろうか？
　16 年前ジョシュが生まれた時に、その危機はもうす
でに始まっていたのである。妊娠の最終月シュー夫人は
友人や家族から離れて屋内にいるように忠告を受けてい
た。ジョシュを保育園に連れて行ったとき、彼女とジョ
ンは、たとえどんなに僅かな兆候にせよ多くの子供たち
のなかにジョシュを連れて行くことがいかに無責任であ
るかと園長から諭されたのである。彼らは家で用いる検

査キットを渡された。ジョシュは一切れの紙に唾を垂ら
した。もし紙が緑色に変われば彼は保育園に通うことが
できるということになる。もし赤ならば彼は家にいるこ
ととなる。人々はこの検査を「赤色斑」と呼び、ジョン
の母親はそれを妊娠検査のようだねと言った。
　数年後ジョシュが小学校に入ってすぐ後のことである
が、政府は(それに)感染した人物が人前に出ることを犯
罪行為とする新たな法律を成立させた。街中で抜き打ち
検査が行われるという噂が流れた。もし保菌者であるこ
とがわかれば、すべての大きな町のはずれに建築中の隔
離病棟の一つに送られることとなっていた。これは死刑
の宣告に等しいものであった。この病棟は「植民地」と
呼ばれていたのである。
　シュー夫人は家で死ぬことを望んでいる。2 週間自室
に一人で引きこもったままの状態で。食事と薬はジョン
とジョシュによってドアとドアの間の密閉された空間に
置かれている。彼らの家は今では感染地点と指定されて
いる。
　これは 2043 年の出来事である。
　2012 年、私は最初の綿密な報告書の焦点を感染症に
当てることにした。従来のやり方から離れて、幅広い分
野からそれぞれの先頭に立つ臨床医、学者、研究者、政
策立案者からの専門的見地を採り入れたものである。私
たちの結論は実にわかりやすいものであった。
● 我々は感染症との闘いにおいて敗れつつある。
● バクテリアは現代の医学に対して抵抗し耐性を身に
　つけつつある。
● つまるところ、薬には効き目が無い。
　シュー夫人の物語は SF での話だと思われるかもしれ
ない。しかし、現状の流れを変えることなく、バクテリ
アの耐性を抑えない限り、今日では簡単に治療できるよ
うなごくありふれた病気によってすら命を失うという事
態が、数十年後には生じることとなろう。20 年後、人
工股関節置換手術が必要な際に、その手術すらも治療不
可能な感染症の危険のために行えないという状況にまで
事態は悪化しているだろう。私の意図は、将来起こる可
能性のあるこの破壊的な状況に対する関心を呼び集める
ことにある。新薬の開発の速度は決して十分なものでは
ない。これは決して遠く離れたところにある脅威などで
はないのである。すでに、ヨーロッパでは年間 2,500 も
の人々の命が、薬物に耐性を持つ菌によって奪われてい
る。その数は交通事故による死亡者の数にほぼ匹敵する
ものである。

III
〔解答〕
(1) overcome these difficulties
(2) to accept and deal with the fact in a positive way
　　(別解) to admit the reality and deal with it
　　　　　optimistically
〔出題者が求めたポイント〕
(1) 「乗り越える」→「克服する」と考え overcome を
　　用いる

(2) 「事実」はそのまま the fact としてもよいが現実
the reality とすることもできる。「前向きに」は「肯
定的な方法で」in a positive way であるが、「楽観的
に」と考えて optimistically としてもよい。

Ⅳ
〔解答〕
(1) undergone　(2) absorb　(3) reduced
(4) rely　(5) associated

〔出題者が求めたポイント〕
(1) 「変化を経験する」 undergo transformation（現在
完了形に注意）
(2) 「情報を吸収する」 absorb information（and は原
形の動詞 seek out、weed out をつなぐ）
(3) 「以前の〜を減らす」現在完了形に注意
(4) 「〜に依存する」後ろの前置詞 to に着目　need to
V なので原形
(5) 「〜と結びついた知識」 knowledge associated
with 〜

〔全訳〕
　グーグルや類似した検索エンジンのおかげで、世界
は、情報の検索、削除、理解の方法において大変革を経
験しているのである。私たちは今グーグル時代に生きて
いる。認知という観点からすればグーグルの存在は偉大
なものである。以前ならば、ある事実を用いて何かを行
う場合に、その事実を探り出すために、事前に参照しな
ければならなかった知的資源の量をグーグルは大幅に減
らしてくれたのである。グーグルのおかげで、私たちは
もはや、事実、データあるいは名称の暗記などの、IQ
や伝統的な知性という考え方に関係するような具体的な
知識に頼ることを必要としなくなったのである。ほんの
数クリックのみで私たちは必要とするほぼすべての情報
を手に入れることができる。しかし、今日における知性
のカギは、こうした事実をまとめ上げることや情報に優
先順位を与えること、さらにはそれらを用いて建設的な
何かを行うことができるかどうかなのである。

数 学

解答　28年度

B方式前期

I

〔解答〕

(a) $-\dfrac{m^2}{4}+\dfrac{m}{4}-1$　　(b) 1　　(c) -1　　(d) 2

(e) 4

〔出題者が求めたポイント〕

(1) 2次関数の最大・最小
(2) 2次不等式
(3) 整数の性質

〔解答のプロセス〕

(1) $f(x)=x^2-mx+\dfrac{m}{4}-1$

$=\left(x-\dfrac{m}{2}\right)^2-\dfrac{m^2}{4}+\dfrac{m}{4}-1$

よって，$f(x)$の最小値は

$g(m)=\underline{-\dfrac{m^2}{4}+\dfrac{m}{4}-1}$

また，$g(m)=-\dfrac{1}{4}\left(m-\dfrac{1}{2}\right)^2-\dfrac{15}{16}$

より，mが正の整数であることに注意すれば$g(m)$は$\underline{m=1}$のとき，最大値$\underline{-1}$をとる。

(2) $g(m)=-\dfrac{1}{4}\left(m-\dfrac{1}{2}\right)^2-\dfrac{15}{16}<0$であるから，

$y=f(x)$のグラフは

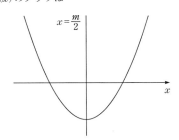

となり，$f(x)\leqq 0$を満たす整数の個数は，$x=\dfrac{m}{2}$の左側と右側に同じ個数だけ存在する。

mが奇数のとき，$f(x)\leqq 0$を満たす整数の個数は偶数個となり不適。

mが偶数のとき，$f(x)\leqq 0$を満たす整数が

$\therefore$ $\dfrac{m}{2}-1,\ \dfrac{m}{2},\ \dfrac{m}{2}+1$

となればよいから，

$f\left(\dfrac{m}{2}+1\right)\leqq 0$ かつ $f\left(\dfrac{m}{2}+2\right)>0$

が成り立つ。

$f\left(\dfrac{m}{2}+1\right)=-\dfrac{m^2}{4}+\dfrac{m}{4}\leqq 0$ ……①

$f\left(\dfrac{m}{2}+2\right)=-\dfrac{m^2}{4}+\dfrac{m}{4}+3>0$ ……②

①を解くと，

$m^2-m\geqq 0$

$m(m-1)\geqq 0$　$\therefore$ $m\leqq 0,\ 1\leqq m$

②を解くと，

$-\dfrac{m^2}{4}+\dfrac{m}{4}+3>0$

$m^2-m-12<0$

$(m-4)(m+3)<0$　$\therefore$ $-3<m<4$

共通部分をとると，

$1\leqq m<4$

mは偶数だから，$\underline{m=2}$

(3) $f(x)=0$を解くと，

$x=\dfrac{m\pm\sqrt{m^2-m+4}}{2}$

となり，$f(x)=0$が少なくとも1つ整数解をもつとき，

$\sqrt{m^2-m+4}=k$ (kは正の整数)

となるkが存在することが必要である。

これを整理する。

$m^2-m+4=k^2$

$\left(m-\dfrac{1}{2}\right)^2-k^2=-\dfrac{15}{4}$

$\left(m-\dfrac{1}{2}-k\right)\left(m-\dfrac{1}{2}+k\right)=-\dfrac{15}{4}$

$(2m-2k-1)(2m+2k-1)=-15$

$2m+2k-1>2m-2k-1$であることに注意すれば

$2m+2k-1$	-3	-5	-1	-15
$2m-2k-1$	5	3	15	1

の組合せが考えられて，

m	1	0	4	-3
k	2	-1	4	4

$m=4$のとき，

$f(x)=x^2-4x$

$x=0,\ 4$

$x=-3$のとき，

$x=\dfrac{-3\pm 2}{2}$

$=-\dfrac{5}{2},\ -\dfrac{1}{2}$

となり不適

このうち，$f(x)=0$の解が整数となるのは，

$(m,\ k)=(4,\ 4)$

よって，$\underline{m=4}$

II

〔解答〕

(a) $0 \leq \theta \leq \dfrac{\pi}{3}$, $\dfrac{2}{3}\pi \leq \theta < 2\pi$ (b) $\theta = \dfrac{\pi}{3}$, $\dfrac{2}{3}\pi$

(c) $(1, 1)$ (d) $\dfrac{1}{3}$

〔出題者が求めたポイント〕

判別式, 三角関数の方程式, 不等式, 積分(数II)

〔解答のプロセス〕

$C: y = x^2 - x + 1$ ……①
$l: y = x - 2\sin\theta + \sqrt{3}$ ……②
とする。

①, ②から y を消去すると,
$x^2 - x + 1 = x - 2\sin\theta + \sqrt{3}$
$x^2 - 2x + 1 + 2\sin\theta - \sqrt{3} = 0$ ……③

C と l が共有点をもつとき, ③は実数解をもつから, 判別式 D とすると,
$D/4 = 1 - (1 + 2\sin\theta - \sqrt{3})$
$\quad = -2\sin\theta + \sqrt{3} \geq 0$
$\therefore \sin\theta \leq \dfrac{\sqrt{3}}{2}$

$0 \leq \theta < 2\pi$ より,
$\underline{0 \leq \theta \leq \dfrac{\pi}{3}, \dfrac{2}{3}\pi \leq \theta < 2\pi}$

C と l が接するのは, $D = 0$ のときで,
$-2\sin\theta + \sqrt{3} = 0$
$\therefore \sin\theta = \dfrac{\sqrt{3}}{2}$

$0 \leq \theta < 2\pi$ より,
$\theta = \underline{\dfrac{\pi}{3}, \dfrac{2}{3}\pi}$

このとき,
$l: y = x$

③は
$x^2 - 2x + 1 = 0$
$(x-1)^2 = 0 \quad \therefore x = 1$

だから, C と l の接点は $\underline{(1, 1)}$
また, C と l と y 軸で囲まれた図形は図の斜線部分だから, 求める面積 S とすると,

$S = \displaystyle\int_0^1 (x^2 - x + 1 - x)dx$
$\quad = \displaystyle\int_0^1 (x-1)^2 dx$
$\quad = \left[\dfrac{1}{3}(x-1)^3\right]_0^1 = \underline{\dfrac{1}{3}}$

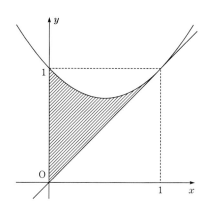

III

〔解答〕

(a) $\dfrac{2}{3}$ (b) $\dfrac{4\sqrt{5}}{5}$ (c) $\sqrt{30}$ (d) $\sqrt{5}$

(e) $\sqrt{6}$

〔出題者が求めたポイント〕

三角比の定義, 円の性質

〔解答のプロセス〕

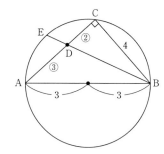

$\angle BCA = 90°$ だから, △ABC において,
$\sin\angle BAC = \dfrac{BC}{AB} = \dfrac{4}{6} = \underline{\dfrac{2}{3}}$

三平方の定理より
$AC = \sqrt{6^2 - 4^2} = 2\sqrt{5}$

$AD : DC = 3 : 2$ より
$CD = \dfrac{2}{5}AC = \dfrac{4\sqrt{5}}{5}$, $AD = \dfrac{3}{5}AC = \dfrac{6\sqrt{5}}{5}$

△BDC において三平方の定理より
$BD = \sqrt{4^2 + \left(\dfrac{4\sqrt{5}}{5}\right)^2} = \dfrac{4\sqrt{6}}{\sqrt{5}} = \dfrac{4\sqrt{30}}{5}$

方べきの定理より,
$\dfrac{4\sqrt{5}}{5} \times \dfrac{6\sqrt{5}}{5} = \dfrac{4\sqrt{30}}{5} \times DE \quad \therefore DE = \dfrac{\sqrt{30}}{5}$

したがって,
$BE = BD + DE = \underline{\sqrt{30}}$

また, △ACE と △ABC の面積比は,
△ACE : △ABC = ED : BD
△ACE : $4\sqrt{5}$ = $\dfrac{\sqrt{30}}{5}$: $\dfrac{4\sqrt{30}}{5}$

数 学

解答

B方式前期

I

〔解答〕

(a) $-\dfrac{m^2}{4}+\dfrac{m}{4}-1$ 　 (b) 1 　 (c) -1 　 (d) 2

(e) 4

〔出題者が求めたポイント〕

(1) 2次関数の最大・最小
(2) 2次不等式
(3) 整数の性質

〔解答のプロセス〕

(1) $f(x)=x^2-mx+\dfrac{m}{4}-1$

$=\left(x-\dfrac{m}{2}\right)^2-\dfrac{m^2}{4}+\dfrac{m}{4}-1$

よって，$f(x)$ の最小値は

$g(m)=\underline{-\dfrac{m^2}{4}+\dfrac{m}{4}-1}$

また，$g(m)=-\dfrac{1}{4}\left(m-\dfrac{1}{2}\right)^2-\dfrac{15}{16}$

より，m が正の整数であることに注意すれば $g(m)$ は $\underline{m=1}$ のとき，最大値 $\underline{-1}$ をとる。

(2) $g(m)=-\dfrac{1}{4}\left(m-\dfrac{1}{2}\right)^2-\dfrac{15}{16}<0$ であるから，$y=f(x)$ のグラフは

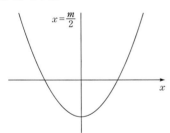

となり，$f(x)\leqq 0$ を満たす整数の個数は，$x=\dfrac{m}{2}$ の左側と右側に同じ個数だけ存在する。

m が奇数のとき，$f(x)\leqq 0$ を満たす整数の個数は偶数個となり不適。

m が偶数のとき，$f(x)\leqq 0$ を満たす整数が

∴ $\dfrac{m}{2}-1,\ \dfrac{m}{2},\ \dfrac{m}{2}+1$

となればよいから，

$f\left(\dfrac{m}{2}+1\right)\leqq 0$ かつ $f\left(\dfrac{m}{2}+2\right)>0$

が成り立つ。

$f\left(\dfrac{m}{2}+1\right)=-\dfrac{m^2}{4}+\dfrac{m}{4}\leqq 0$ ……①

$f\left(\dfrac{m}{2}+2\right)=-\dfrac{m^2}{4}+\dfrac{m}{4}+3>0$ ……②

①を解くと，

$m^2-m\geqq 0$

$m(m-1)\geqq 0$ ∴ $m\leqq 0,\ 1\leqq m$

②を解くと，

$-\dfrac{m^2}{4}+\dfrac{m}{4}+3>0$

$m^2-m-12<0$

$(m-4)(m+3)<0$ ∴ $-3<m<4$

共通部分をとると，

$1\leqq m<4$

m は偶数だから，$\underline{m=2}$

(3) $f(x)=0$ を解くと，

$x=\dfrac{m\pm\sqrt{m^2-m+4}}{2}$

となり，$f(x)=0$ が少なくとも1つ整数解をもつとき，

$\sqrt{m^2-m+4}=k$ （k は正の整数）

となる k が存在することが必要である。

これを整理する。

$m^2-m+4=k^2$

$\left(m-\dfrac{1}{2}\right)^2-k^2=-\dfrac{15}{4}$

$\left(m-\dfrac{1}{2}-k\right)\left(m-\dfrac{1}{2}+k\right)=-\dfrac{15}{4}$

$(2m-2k-1)(2m+2k-1)=-15$

$2m+2k-1>2m-2k-1$ であることに注意すれば

$2m+2k-1$	-3	-5	-1	-15
$2m-2k-1$	5	3	15	1

の組合せが考えられて，

m	1	0	4	-3
k	2	-1	4	4

$m=4$ のとき，

$f(x)=x^2-4x$

$x=0,\ 4$

$x=-3$ のとき，

$x=\dfrac{-3\pm 2}{2}$

$=-\dfrac{5}{2},\ -\dfrac{1}{2}$

となり不適

このうち，$f(x)=0$ の解が整数となるのは，

$(m,\ k)=(4,\ 4)$

よって，$\underline{m=4}$

II

〔解答〕

(a) $0 \leq \theta \leq \dfrac{\pi}{3}$, $\dfrac{2}{3}\pi \leq \theta < 2\pi$ (b) $\theta = \dfrac{\pi}{3}$, $\dfrac{2}{3}\pi$

(c) $(1, 1)$ (d) $\dfrac{1}{3}$

〔出題者が求めたポイント〕

判別式, 三角関数の方程式, 不等式, 積分(数II)

〔解答のプロセス〕

$C: y = x^2 - x + 1$ ……①
$l: y = x - 2\sin\theta + \sqrt{3}$ ……②

とする。

①, ②から y を消去すると,
$x^2 - x + 1 = x - 2\sin\theta + \sqrt{3}$
$x^2 - 2x + 1 + 2\sin\theta - \sqrt{3} = 0$ ……③

C と l が共有点をもつとき, ③は実数解をもつから, 判別式 D とすると,

$D/4 = 1 - (1 + 2\sin\theta - \sqrt{3})$
$= -2\sin\theta + \sqrt{3} \geq 0$

∴ $\sin\theta \leq \dfrac{\sqrt{3}}{2}$

$0 \leq \theta < 2\pi$ より,

$0 \leq \theta \leq \dfrac{\pi}{3}$, $\dfrac{2}{3}\pi \leq \theta < 2\pi$

C と l が接するのは, $D = 0$ のときで,
$-2\sin\theta + \sqrt{3} = 0$

∴ $\sin\theta = \dfrac{\sqrt{3}}{2}$

$0 \leq \theta < 2\pi$ より,

$\theta = \dfrac{\pi}{3}$, $\dfrac{2}{3}\pi$

このとき,
$l: y = x$

③は
$x^2 - 2x + 1 = 0$
$(x - 1)^2 = 0$ ∴ $x = 1$

だから, C と l の接点は $(1, 1)$
また, C と l と y 軸で囲まれた図形は図の斜線部分だから, 求める面積 S とすると,

$S = \int_0^1 (x^2 - x + 1 - x)dx$
$= \int_0^1 (x-1)^2 dx$
$= \left[\dfrac{1}{3}(x-1)^3\right]_0^1 = \dfrac{1}{3}$

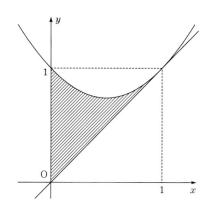

III

〔解答〕

(a) $\dfrac{2}{3}$ (b) $\dfrac{4\sqrt{5}}{5}$ (c) $\sqrt{30}$ (d) $\sqrt{5}$

(e) $\sqrt{6}$

〔出題者が求めたポイント〕

三角比の定義, 円の性質

〔解答のプロセス〕

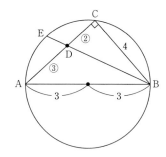

∠BCA = 90° だから, △ABC において,

$\sin\angle BAC = \dfrac{BC}{AB} = \dfrac{4}{6} = \dfrac{2}{3}$

三平方の定理より
$AC = \sqrt{6^2 - 4^2} = 2\sqrt{5}$

$AD : DC = 3 : 2$ より

$CD = \dfrac{2}{5}AC = \dfrac{4\sqrt{5}}{5}$, $AD = \dfrac{3}{5}AC = \dfrac{6\sqrt{5}}{5}$

△BDC において三平方の定理より

$BD = \sqrt{4^2 + \left(\dfrac{4\sqrt{5}}{5}\right)^2} = \dfrac{4\sqrt{6}}{\sqrt{5}} = \dfrac{4\sqrt{30}}{5}$

方べきの定理より,

$\dfrac{4\sqrt{5}}{5} \times \dfrac{6\sqrt{5}}{5} = \dfrac{4\sqrt{30}}{5} \times DE$ ∴ $DE = \dfrac{\sqrt{30}}{5}$

したがって,
$BE = BD + DE = \sqrt{30}$

また, △ACE と △ABC の面積比は,

△ACE : △ABC = ED : BD

△ACE : $4\sqrt{5}$ = $\dfrac{\sqrt{30}}{5} : \dfrac{4\sqrt{30}}{5}$

明治薬科大学 28年度 (66)

$\triangle ACE : 4\sqrt{5} = 1 : 4$

$\therefore \quad \triangle ACE = \sqrt{5}$

$\triangle DCE \backsim \triangle DBA$ だから,

$\quad DC : DB = CE : BA$

$\quad \dfrac{4\sqrt{5}}{5} : \dfrac{4\sqrt{30}}{5} = CE : 6$

$\quad \dfrac{4\sqrt{30}}{5} CE = \dfrac{24\sqrt{5}}{5} \quad \therefore \quad CE = \underline{\sqrt{6}}$

Ⅳ
〔解答〕

(a) $\dfrac{3}{4}$ (b) 140 (c) 200

(d) $C_0\left\{1 - \left(\dfrac{5}{2}\right)^{-\frac{3}{4}t}\right\}\left(\dfrac{5}{2}\right)^{-\frac{3}{20}t}$ (e) 0.16

〔出題者が求めたポイント〕

対数の計算

〔解答のプロセス〕

$f(t) = C_0\left\{1 - \left(\dfrac{5}{2}\right)^{-\alpha t}\right\}$, $g(t) = f(t) \times \left(\dfrac{5}{2}\right)^{-\beta t}$

(1) $f(1) = \dfrac{C_0}{2}$ より

$\quad \dfrac{C_0}{2} = C_0\left\{1 - \left(\dfrac{5}{2}\right)^{-\alpha}\right\}$

$\quad \dfrac{1}{2} = 1 - \left(\dfrac{5}{2}\right)^{-\alpha}$

$\quad \left(\dfrac{2}{5}\right)^{\alpha} = \dfrac{1}{2}$

両辺, 底が10の対数をとり,

$\quad \alpha(\log_{10}2 - \log_{10}5) = -\log_{10}2$ ……①

$\log_{10}2 = 0.30$ より,

$\quad \log_{10}5 = \log_{10}\dfrac{10}{2} = 1 - \log_{10}2 = 0.70$

だから, ①は

$\quad -0.40\alpha = -0.30 \quad \therefore \quad \underline{\alpha = \dfrac{3}{4}}$

よって,

$\quad f(t) = C_0\left\{1 - \left(\dfrac{5}{2}\right)^{-\frac{3}{4}t}\right\}$

となる。

$f(t) = \dfrac{4}{5}C_0$ となるのは,

$\quad \dfrac{4}{5}C_0 = C_0\left\{1 - \left(\dfrac{5}{2}\right)^{-\frac{3}{4}t}\right\}$

$\quad \dfrac{4}{5} = 1 - \left(\dfrac{5}{2}\right)^{-\frac{3}{4}t}$

$\quad \left(\dfrac{2}{5}\right)^{\frac{3}{4}t} = \dfrac{1}{5}$

両辺, 底が10の対数をとり,

$\quad \dfrac{3}{4}t(\log_{10}2 - \log_{10}5) = -\log_{10}5$

$\quad \dfrac{3}{4}t \times 0.40 = 0.70 \quad \therefore \quad t = \dfrac{7}{3}$ (時間)

よって, C_0 の80%の濃度となるのは,

$\quad \underline{140\text{分後}}$である。

また, $f(t) = \dfrac{9}{10}C_0$ となるのは,

$\quad \dfrac{9}{10}C_0 = C_0\left\{1 - \left(\dfrac{5}{2}\right)^{-\frac{3}{4}t}\right\}$

$\quad \dfrac{9}{10} = 1 - \left(\dfrac{5}{2}\right)^{-\frac{3}{4}t}$

$\quad \left(\dfrac{2}{5}\right)^{\frac{3}{4}t} = \dfrac{1}{10}$

同様に

$\quad \dfrac{3}{4}t \times 0.40 = 1 \quad \therefore \quad t = \dfrac{10}{3}$ (時間)

よって, C_0 の90%の濃度となるのは

$\quad \underline{200\text{分後}}$である。

(2) $g\left(\dfrac{4}{3}\right) = \dfrac{C_0}{2}$ より

$\quad \dfrac{C_0}{2} = f\left(\dfrac{4}{3}\right) \times \left(\dfrac{5}{2}\right)^{-\frac{3}{4}\beta}$

$\quad \dfrac{C_0}{2} = C_0\left\{1 - \left(\dfrac{5}{2}\right)^{-\frac{3}{4}\times\frac{4}{3}}\right\} \times \left(\dfrac{5}{2}\right)^{-\frac{4}{3}\beta}$

$\quad \dfrac{1}{2} = \dfrac{3}{5}\left(\dfrac{5}{2}\right)^{-\frac{4}{3}\beta}$

$\quad \left(\dfrac{5}{2}\right)^{\frac{4}{3}\beta} = \dfrac{6}{5}$

両辺, 底が10の対数をとり,

$\quad \dfrac{4}{3}\beta(\log_{10}5 - \log_{10}2) = \log_{10}6 - \log_{10}5$ ……②

$\log_{10}2 = 0.30$, $\log_{10}3 = 0.48$ より,

$\log_{10}6 = \log_{10}2 + \log_{10}3 = 0.78$ だから,

②は

$\quad \dfrac{4}{3}\beta \times 0.4 = 0.08 \quad \therefore \quad \beta = \dfrac{3}{20}$

よって,

$\quad g(t) = \underline{C_0\left\{1 - \left(\dfrac{5}{2}\right)^{-\frac{3}{4}t}\right\} \times \left(\dfrac{5}{2}\right)^{-\frac{3}{20}t}}$

これより,

$\quad g\left(\dfrac{40}{3}\right) = C_0\left\{1 - \left(\dfrac{5}{2}\right)^{-\frac{3}{4}\times\frac{40}{3}}\right\} \times \left(\dfrac{5}{2}\right)^{-\frac{3}{20}\times\frac{40}{3}}$

$\quad = C_0\left\{1 - \left(\dfrac{2}{5}\right)^{-10}\right\} \times \left(\dfrac{2}{5}\right)^{2}$

$\quad \fallingdotseq 0.16C_0$

よって, 13時間20分後には C_0 の$\underline{0.16\text{倍}}$になる。

B方式後期

I

〔解答〕

(a) $a\cos\theta$ (b) $\dfrac{x}{\cos\theta}$ (c) $x\tan\theta$

(d) $a\cos^3\theta$ (e) $a^{\frac{2}{3}}$

〔出題者が求めたポイント〕

三角比の定義，相互関係

〔解答のプロセス〕

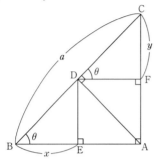

AB を a と θ を用いて表す。△ABC において，

$$\cos\theta = \dfrac{AB}{CB} = \dfrac{AB}{a}$$

∴ $AB = a\cos\theta$

同様に $AC = a\sin\theta$

DB と DE を x と θ を用いて表す。△DBE において，

$$\cos\theta = \dfrac{x}{DB} \qquad \tan\theta = \dfrac{DE}{x}$$

∴ $DB = \dfrac{x}{\cos\theta}$ ∴ $DE = x\tan\theta$

CD と DF を y と θ を用いて表す。

△CDF において，

$$\sin\theta = \dfrac{y}{CD} \qquad \tan\theta = \dfrac{y}{DF}$$

∴ $CD = \dfrac{y}{\sin\theta}$ ∴ $DF = \dfrac{y}{\tan\theta}$

また，△ABD において， | △ACD において，

$\cos\theta = \dfrac{DB}{AB} = \dfrac{DB}{a\cos\theta}$ | $\sin\theta = \dfrac{CD}{AC} = \dfrac{CD}{a\sin\theta}$

∴ $DB = a\cos^2\theta$ | ∴ $CD = a\sin^2\theta$

と表せるから， | と表せるから，

$a\cos^2\theta = \dfrac{x}{\cos\theta}$ | $a\sin^2\theta = \dfrac{y}{\sin\theta}$

∴ $x = a\cos^3\theta$ | ∴ $y = a\sin^3\theta$

したがって，

$$x^{\frac{2}{3}} + y^{\frac{2}{3}} = a^{\frac{2}{3}}\cos^2\theta + a^{\frac{2}{3}}\sin^2\theta$$
$$= a^{\frac{2}{3}}$$

となる。

II

〔解答〕

(1) (a) $120°$ (b) $\left(-\dfrac{1}{2}r,\ \dfrac{\sqrt{3}}{2}r\right)$

(2) (c) $\left(x - \dfrac{2}{3}r\right)^2 + \left(y - \dfrac{2\sqrt{3}}{3}r\right)^2 = \dfrac{r^2}{9}$

(d) $\left(\dfrac{5}{6}r,\ \dfrac{5\sqrt{3}}{6}r\right)$

(3) (e) $\left(-\dfrac{r}{3},\ \dfrac{4}{3}r\right)$ (f) $\dfrac{\sqrt{17}(4\sqrt{3}-1)}{34}$

〔出題者が求めたポイント〕

平面上の点をベクトルを用いてパラメータ表示する。
円の方程式，内積，三角関数の性質

〔解答のプロセス〕

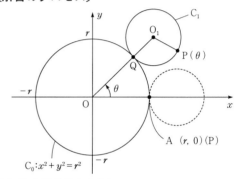

C と C_1 の接点 Q とすると，
$Q(r\cos\theta,\ r\sin\theta)$ とおける。
C_1 は C_0 に外接しながら，すべることなく転がるから，
$$\widehat{AQ} = \widehat{QP(\theta)}$$
が成り立つ。
よって，$\angle QO_1 P(\theta) = 3\theta$ ……① である。

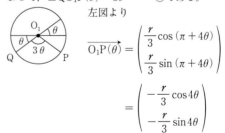

左図より

$$\overrightarrow{O_1P(\theta)} = \begin{pmatrix} \dfrac{r}{3}\cos(\pi + 4\theta) \\ \dfrac{r}{3}\sin(\pi + 4\theta) \end{pmatrix}$$

$$= \begin{pmatrix} -\dfrac{r}{3}\cos 4\theta \\ -\dfrac{r}{3}\sin 4\theta \end{pmatrix}$$

したがって，

$$\overrightarrow{OP(\theta)} = \overrightarrow{OO_1} + \overrightarrow{O_1P(\theta)}$$
$$= \begin{pmatrix} \dfrac{4}{3}r\cos\theta - \dfrac{r}{3}\cos 4\theta \\ \dfrac{4}{3}r\sin\theta - \dfrac{r}{3}\sin 4\theta \end{pmatrix}$$

よって

$$P(\theta)\left(\dfrac{4}{3}r\cos\theta - \dfrac{r}{3}\cos 4\theta,\ \dfrac{4}{3}r\sin\theta - \dfrac{r}{3}\sin 4\theta\right)$$
……②

(1) $P(\theta)$ が接点となるとき，①より
$$3\theta = 360° \times n \ (n \text{ は自然数})$$
$0° \leqq \theta < 360°$ より
$$3\theta = 360°, 720° \quad \therefore \quad \theta = 120°, 240°$$
$\alpha < \beta$ より，$\alpha = \underline{120°}$
このとき，②より，
$$P(\alpha) \text{ の座標は } \underline{\left(-\frac{1}{2}r, \frac{\sqrt{3}}{2}r\right)}$$

(2) $\theta = 60°$ のとき，C_1 の中心 O_1 の座標は
$$O_1\left(\frac{4}{3}r\cos 60°, \frac{4}{3}r\sin 60°\right) = \left(\frac{2}{3}r, \frac{2\sqrt{3}}{3}r\right)$$
だから，円 C_1 の方程式は，
$$\underline{\left(x - \frac{2}{3}r\right)^2 + \left(y - \frac{2\sqrt{3}}{3}r\right)^2 = \frac{r^2}{9}}$$
である。
また，②より，$P(60°)$ の座標は，
$$P(60°)\left(\frac{4}{3}r\cos 60° - \frac{r}{3}\cos 240°,\right.$$
$$\left.\frac{4}{3}r\sin 60° - \frac{r}{3}\sin 240°\right)$$
$$= \underline{\left(\frac{5}{6}r, \frac{5\sqrt{3}}{6}r\right)}$$

(3) $\theta = 90°$ のとき，②より，
$$P(90°)\left(\frac{4}{3}r\cos 90° - \frac{r}{3}\cos 360°,\right.$$
$$\left.\frac{4}{3}r\sin 90° - \frac{r}{3}\sin 360°\right)$$
$$= \underline{\left(-\frac{r}{3}, \frac{4}{3}r\right)}$$
である。
$|\overrightarrow{OP(60°)}| = \frac{5}{3}r$, $|\overrightarrow{OP(90°)}| = \frac{\sqrt{17}}{3}r$
$\overrightarrow{OP(60°)} \cdot \overrightarrow{OP(90°)} = \frac{(-5 + 20\sqrt{3})}{18}r^2$
したがって，
$$\cos \angle P(90°)OP(60°) = \frac{\frac{(-5 + 20\sqrt{3})}{18}r^2}{\frac{5}{3}r \times \frac{\sqrt{17}}{3}r}$$
$$= \frac{(-1 + 4\sqrt{3})}{2\sqrt{17}}$$
$$= \underline{\frac{\sqrt{17}(4\sqrt{3} - 1)}{34}}$$
である。

III

〔解答〕

(a) $2(n-3)$ (b) $-n^2 + 14$ (c) $(k-n)^2 + 1$

(d) $\frac{1}{6}(n+1)(2n^2 + n + 6)$ (e) $n = 7$

〔出題者が求めたポイント〕

接線の方程式，格子点の扱い

〔解答のプロセス〕

n は正の整数とする。
$f(x) = x^2 - 6x + 14$ とすると，
$f'(x) = 2x - 6$ より，
$y = f(x)$ 上の点 $P(n, n^2 - 6n + 14)$ における接線 l の方程式は，
$$y - (n^2 - 6n + 14) = (2n - 6)(x - n)$$
$$\therefore \quad \underline{y = 2(n-3)x - n^2 + 14}$$

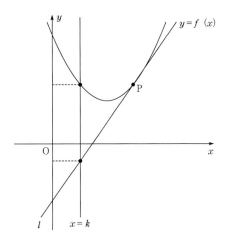

$y = f(x)$ と $x = k$ の交点の y 座標は，
$$k^2 - 6k + 14$$
l と $x = k$ の交点の y 座標は，
$$2(n-3)k - k^2 + 14$$
であるから，
$x = k$ 上にある格子点の個数は
$$k^2 - 6k + 14 - \{2(n-3)k - n^2 + 14\} + 1$$
$$= \underline{(n-k)^2 + 1} \text{ (コ)}$$
であり，
$$N = \sum_{k=0}^{n}\{(n-k)^2 + 1\}$$
$$= \sum_{l=1}^{n} l^2 + (n+1)$$
$$= \frac{1}{6}n(n+1)(2n+1) + n + 1$$
$$= \frac{1}{6}(n+1)(2n^2 + n + 6)$$
また，$N \geqq 100$ となるとき
$$(n+1)(2n^2 + n + 6) \geqq 600$$
これを満たす最小の n は
$$\underline{7}$$
である。

IV

〔解答〕

(a) $p(1-p)(2-p)$ (b) $\frac{3-\sqrt{3}}{3}$ (c) $\frac{2\sqrt{3}}{9}$

(d) $(1-p)(p^2-p+1)$ (e) $\dfrac{4\sqrt{3}-3}{9}$

〔出題者が求めたポイント〕

確率，微分（数Ⅱ）

〔解答のプロセス〕

平均気温が10℃以上である状態を A

平均気温が10℃未満である状態を B

とする。

A ⟶ A となる確率が p だから，

A ⟶ B となる確率は $1-p$ であり，

B ⟶ A となる確率が $1-p$ だから，

B ⟶ B となる確率は p である。

10℃未満だった日に続く3日間のうち，

平均気温が10℃以上になる日が1日だけあるとき，

  （ア）　B ⟶ B ⟶ B ⟶ A

  （イ）　B ⟶ B ⟶ A ⟶ B

  （ウ）　B ⟶ A ⟶ B ⟶ B

のいずれかのように状態が変化する

（ア）の確率は　$p^2(1-p)$

（イ）の確率は　$p(1-p)^2$

（ウ）の確率は　$(1-p)^2p$　であるから，

求める確率は

$$p^2(1-p)+2p(1-p)^2=\underline{p(1-p)(2-p)}$$

である。

ここで，

$$\begin{aligned}f(p)&=p(1-p)(2-p)\\&=p^3-3p^2+2p\ (0<p<1)\end{aligned}$$

とおくと，

$f'(p)=3p^2-6p+2,$

$f'(p)=0$ となるとき，$p=\dfrac{3\pm\sqrt{3}}{3}$ だから，

増減表は

p	0	$\cdots$	$\dfrac{3-\sqrt{3}}{3}$	$\cdots$	1
$f'(p)$		$+$	0	$-$	
$f(p)$		$\nearrow$	$\dfrac{2\sqrt{3}}{9}$	$\searrow$	

これより，$f(p)$ は

$$p=\frac{3-\sqrt{3}}{3}\ \text{のとき，最大値}\ \frac{2\sqrt{3}}{9}\ \text{をとる。}$$

また，平均気温が10℃未満だった日に続く3日間のうち，

平均気温が10℃未満になる日が1日だけあるとき，

  （カ）　B ⟶ B ⟶ A ⟶ A

  （キ）　B ⟶ A ⟶ B ⟶ A

  （ク）　B ⟶ A ⟶ A ⟶ B

のいずれかのように状態が変化する。

（カ）の確率は　$p^2(1-p)$

（キ）の確率は　$(1-p)^3$

（ク）の確率は　$p(1-p)^2$　であるから，

求める確率は

$$p^2(1-p)+(1-p)^3+p(1-p)^2$$
$$=\underline{(1-p)(p^2-p+1)}$$

ここに，$\dfrac{3-\sqrt{3}}{3}$ を代入すると

$$\frac{\sqrt{3}}{3}\times\frac{4-\sqrt{3}}{3}=\underline{\frac{4\sqrt{3}-3}{9}}\ \text{をえる。}$$

化 学

解答　28年度

一般B方式：前期

I

〔解答〕
問1　記号：エ，イオン式：F⁻
　　　名称：電子親和力
問2　NaOH　　問3　Al³⁺
問4　A：面心立方格子(立方最密充填)
　　　B：4
　　　C：自由電子
　　　D：$\dfrac{4m}{a^3}$

〔出題者が求めたポイント〕
原子の構造と周期表(電子配置，イオン，周期律)，固体の構造(面心立方格子に関する知識・計算)

〔解答のプロセス〕
電子配置より，各元素は次のとおり。
ア：He　イ：C　ウ：O　エ：F　オ：Na　カ：Al

問1　原子が電子を1個取り込んで，1価の陰イオンになるときに放出されるエネルギーを電子親和力といい，この値が大きいほど陰イオンになりやすい。同周期では17族のハロゲンが最も陰イオンになりやすい。

問2　金属Naは反応性が大きく，乾いた空気中でもすみやかに酸化される。
　　$4Na + O_2 \longrightarrow 2Na_2O$
生じた酸化ナトリウムは塩基性酸化物とよばれ，水と反応し，水酸化物となる。
　　$Na_2O + H_2O \longrightarrow 2NaOH$

問3　同一の電子配置をとるイオンの場合，原子番号が大きいほど，イオン半径は小さくなる。

　　O²⁻ ＞ F⁻ ＞ Na⁺ ＞ Al³⁺
　0.126　0.119　0.116　0.068　(nm)

これは原子番号が大きくなると，原子核中の正電荷が増え，電子がより強く原子核に引きつけられるからである。

問4　B：面心立方格子では，単位格子の頂点に$\dfrac{1}{8}$個分の原子が8個，単位格子の面の中心に$\dfrac{1}{2}$個分の原子が6個位置している。
したがって，単位格子中に含まれる原子の数は
$\dfrac{1}{8} \times 8 + \dfrac{1}{2} \times 6 = 4$(個)

D：(結晶の密度 g/cm³) ＝ $\dfrac{(単位格子中の原子の質量 g)}{(単位格子の体積 cm^3)}$
原子が4個含まれていることに注意する。

II

〔解答〕
問1　ア：CO　イ：CO₂　ウ：正四面体
　　　エ：④
問2　記号：(b)
　　　理由：ソーダ石灰管を先につなぐと，CO₂とH₂Oの両方を吸収してしまうため，試料中の炭素原子と水素原子の質量が求められなくなるから。
問3　傾き：659　番号：3
問4　シクロプロパン：1977kJ/mol
　　　シクロヘキサン：3954kJ/mol
　　　理由：シクロプロパンのC-C-Cの結合角はかなり小さく，エネルギー的に不安定だから。

〔出題者が求めたポイント〕
有機化合物の特徴と構造(元素分析，アルカンの構造と物理的性質)，化学反応と熱(アルカンとシクロアルカンの燃焼熱)

〔解答のプロセス〕
問1　ア，イ：酸化銅(II) CuOは，試料を完全燃焼(CO $\longrightarrow$ CO₂)させるために使用する。COのままでは，ソーダ石灰管に吸収されない。
　　［エ］：メタンのH-C-Hの結合角(109.5°)は暗記しておきたい。
問3　表1のデータをグラフにすると下のようになる。

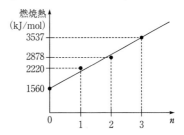

燃焼熱をQ(kJ/mol)とおくと，
この直線の傾きは
$\dfrac{Q の変化量}{n の変化量}\left(=\dfrac{\Delta Q}{\Delta n}\right)$で求められるから，

$\dfrac{\Delta Q}{\Delta n} = \dfrac{2220 - 1560}{1 - 0} = 660$

$\dfrac{\Delta Q}{\Delta n} = \dfrac{2878 - 2220}{2 - 1} = 658$

$\dfrac{\Delta Q}{\Delta n} = \dfrac{3537 - 2878}{3 - 2} = 659$

3つの平均値をとると，求める直線の傾きは，
$\dfrac{660 + 658 + 659}{3} = 659$

$$CH_3(CH_2)_nCH_3 + \frac{3n+7}{2}O_2$$
$$= (n+2)CO_2 + (n+3)H_2O + Q_n\text{kJ} \quad \cdots ①$$
$$CH_3(CH_2)_{n+1}CH_3 + \frac{3n+10}{2}O_2$$
$$= (n+3)CO_2 + (n+4)H_2O + Q_{n+1}\text{kJ} \quad \cdots ②$$
②−①より，
$$\underbrace{\{CH_3(CH_2)_{n+1}CH_3 - CH_3(CH_2)_nCH_3\}}_{CH_2\text{分に相当}} + \frac{3}{2}O_2$$
$$= CO_2 + H_2O + (Q_{n+1}-Q_n)\text{kJ} \quad \cdots (*)$$

$Q_{n+1}-Q_n$(kJ)が前半部分で求めた直線の傾き(659)に相当する。

問4 問3の(*)式を
$$(CH_2)_m + \frac{3}{2}mO_2 = mCO_2 + mH_2O + 659m\text{kJ}$$
$$\cdots (*)'$$

と表記する。シクロプロパン $C_3H_6 = (CH_2)_3$ と考えると，(*)' において $m=3$ と考えた燃焼熱と予測できるため，
$$659 \times 3 = 1977(\text{kJ/mol})$$
シクロヘキサン $C_6H_{12} = (CH_2)_6$ も同様に
$$659 \times 6 = 3954(\text{kJ/mol})$$

シクロヘキサンの構造はエネルギー的に安定で，炭素鎖 C-C-C の結合角はメタンの H-C-H の結合角とほぼ同じ109.5°だが，シクロプロパンの C-C-C の結合角は109.5°よりかなり小さく，エネルギー的に不安定である。そのため，シクロプロパンの反応性は大きい。

III
〔解答〕
問1 ア：2 イ：1 ウ：2 エ：1 オ：5
　　カ：7 キ：8 ク：6 ケ：7 コ：9
問2 a：1 b：5 c：9(または8) d：4
　　e：7 f：9(または8)

〔出題者が求めたポイント〕
電池と電気分解(トタンとブリキの局部電池)

〔解答のプロセス〕
問1 ア〜エ：Fe に Zn がめっきされたものがトタン，Fe に Sn がめっきされたものがブリキである。

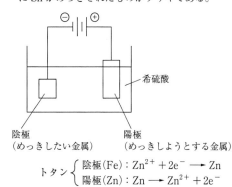

トタン $\begin{cases} \text{陰極}(Fe): Zn^{2+} + 2e^- \longrightarrow Zn \\ \text{陽極}(Zn): Zn \longrightarrow Zn^{2+} + 2e^- \end{cases}$

ブリキ $\begin{cases} \text{陰極}(Fe): Sn^{2+} + 2e^- \longrightarrow Sn \\ \text{陽極}(Sn): Sn \longrightarrow Sn^{2+} + 2e^- \end{cases}$

※イオン化傾向が中程度の金属イオン(Zn^{2+}，Sn^{2+} など)は，H^+の濃度が小さいときには金属イオンが還元されて金属が析出する。また，水素の発生を防ぐために，めっきは低電圧で行う。

オ〜コ：トタンとブリキのそれぞれの反応は次のようになる。

<トタン>

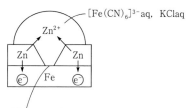

イオン化傾向は Zn > Fe なので，
(−)Zn|電解液|Fe(+)という電池が形成される。これを局部電池という。イオン化傾向が大きい Zn が溶け，Fe のイオン化が抑制されるため，Fe^{2+} は生じない。(腐食なし)
そのためヘキサシアニド鉄(Ⅲ)酸カリウム $K_3[Fe(CN)_6]$ を加えても変化はおこらない。
　　⊖極：$Zn \longrightarrow Zn^{2+} + 2e^-$
このとき，水溶液中の水が還元される。
　　⊕極：$2H_2O + 2e^- \longrightarrow H_2 + 2\underline{OH^-}$
　　　　　　　　　　　　　　　　フェノールフタレイン
　　　　　　　　　　　　　　　　で赤色に呈色

$\begin{pmatrix} \text{⊕極の反応としては，水中の溶存酸素が反応し} \\ \text{ているとも考えられる。} \\ O_2 + 4e^- + 2H_2O \longrightarrow 4OH^- \end{pmatrix}$

<ブリキ>

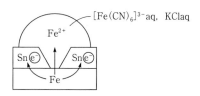

イオン化傾向は Fe > Sn なので，
(−)Fe|電解液|Sn(+)という電池が形成される。
イオン化傾向が大きい Fe が溶けだす。(腐食あり)
　　⊖極：$Fe \longrightarrow Fe^{2+} + 2e^-$
生じた Fe^{2+} は，$[Fe(CN)_6]^{3-}$ により濃青色の沈殿を生じる。
このとき，トタン同様水溶液中の水が還元される。
　　⊕極：$2H_2O + 2e^- \longrightarrow H_2 + 2\underline{OH^-}$
　　　　　　　　　　　　　　　　フェノールフタレイン
　　　　　　　　　　　　　　　　で赤色に呈色

問2[a]〜[c]：問1オ〜コ同様に考える。トタンは一般的に，雨水中に溶けた CO_2 により，
$$(-)Zn|H_2CO_3aq|Fe(+)$$
の電池が形成されると考えられている。⊕極の反応

[c]については，$2H^+ + 2e^- \longrightarrow H_2$ とする場合もあるが，本文に「空気中の酸素……が溶けた雨水」と表記があり，H^+ より O_2 の方が酸化剤としては強いため，
$$O_2 + 4e^- + 2H_2O \longrightarrow 4OH^-$$
という溶存酸素の反応を解答とした。[f]も同様。

IV

〔解答〕

問1　ア：NaCl　イ：風解
反応式：$NaCl + H_2O + NH_3 + CO_2$
　　　　　　　$\longrightarrow NaHCO_3 + NH_4Cl$

問2　中和反応①：$Na_2CO_3 + HCl$
　　　　　　　$\longrightarrow NaHCO_3 + NaCl$
　　　中和反応②：$NaHCO_3 + HCl$
　　　　　　　$\longrightarrow NaCl + H_2O + CO_2$

問3　炭酸ナトリウム：炭酸水素ナトリウム＝10：3

〔出題者が求めたポイント〕

典型金属元素（アンモニアソーダ法，Na_2CO_3 の性質），中和反応と塩（二段滴定）

〔解答のプロセス〕

問3　粉末Aに含まれている Na_2CO_3 を x mol，$NaHCO_3$ を y mol とおく。

操作①における中和反応は問2の中和反応①に等しく，塩酸10mLを滴下した段階では，粉末Aに含まれる Na_2CO_3 のみが中和される。

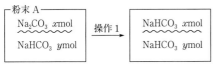

（水20mLに溶かす）

よって，中和反応①の係数比より，反応に使ったHClの物質量は Na_2CO_3 の物質量に等しいので，
$$x = 0.10 \times \frac{10}{1000} \text{(mol)} \quad \cdots ①'$$

また，操作2における変化は問2より，

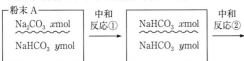

よって，中和反応②の係数比より，反応に使ったHClの物質量は塩酸10mL滴下後の $NaHCO_3$ の物質量に等しいので，
$$x + y = 0.10 \times \frac{23-10}{1000} \text{(mol)} \quad \cdots ②'$$

①'，②'より，
$$x : y = 0.10 \times \frac{10}{1000} : 0.10 \times \frac{3}{1000}$$
$$= 10 : 3$$

V

〔解答〕

問1　A：$C_{23}H_{35}NO_4$　　D：$C_{10}H_{14}O$

問2　C：$H_2N-CH-COOH$
　　　　　　　　$|$
　　　　　　　　$CH-CH_3$
　　　　　　　　$|$
　　　　　　　　CH_2
　　　　　　　　$|$
　　　　　　　　CH_3

E：$CH_3-CH-CH-CH-CH_3$
　　　　　$|$　　$|$
　　　　　OH　COOH
　　　　　　CH_3

F：$H_3C-\bigcirc-CH-CHO$
　　　　　　　$|$
　　　　　　　CH_3

G：　　　　CH_3
　　　　　　$|$
　$H_3C-\bigcirc-C-CH_3$
　　　　　　$|$
　　　　　　OH

〔出題者が求めたポイント〕

有機総合（脂肪族，芳香族，α-アミノ酸の構造決定）

〔解答のプロセス〕

問1　記述オにあるDの元素分析の結果より，

（炭素原子）$= 220 \times \dfrac{12}{44} = 60$(mg)

（水素原子）$= 63 \times \dfrac{2}{18} = 7$(mg)

（酸素原子）$= 75 - (60 + 7) = 8$(mg)

$C : H : O = \dfrac{60}{12.0} : \dfrac{7}{1.0} : \dfrac{8}{16.0}$
$= 10 : 14 : 1$

分子量が200以下であることより，分子式 $C_{10}H_{14}O$。
化合物Aを加水分解して，B, C, Dが得られるので，
$$\boxed{A} + 2H_2O \longrightarrow \underset{B}{C_7H_{12}O_3} + \underset{C}{C_6H_{13}NO_2} + \underset{D}{C_{10}H_{14}O}$$
∴ $\boxed{A} = C_{23}H_{35}NO_4$

問2　化合物B, Eについて：記述イより，Bはヨードホルム反応がおこるので，

CH_3-CH-　（または CH_3-C-）の構造をもつ。
　　$|$　　　　　　　　　$\|$
　　OH　　　　　　　　　O

また，Bが H_2 と反応することより，不飽和結合をもつことがわかる。

記述ウより，B, Eともに $-COOH$ をもつ。Bの不飽和度（C_nH_{2n+2} に比べて，不足しているH原子の数の $\dfrac{1}{2}$）が2であること，鎖状であること，$-COOH$ をもつことを考慮して，Bは $\diagdown C=C \diagup$ を1つ有することがわかる。

（ヨードホルム反応がおこる構造は CH_3-CH-
　　　　　　　　　　　　　　　　　　　　　$|$
　　　　　　　　　　　　　　　　　　　　　OH

$\boxed{B}$ + H$_2$ ⟶ $\boxed{E}$
(C$_7$H$_{12}$O$_3$)   (C$_7$H$_{14}$O$_3$)

生成した E が不斉炭素原子を 3 個有することから，

CH$_3$-C*H-C*H-C*H-CH$_3$
　　　OH　CH$_3$　COOH

（C* は不斉炭素原子）

化合物 C について：α-アミノ酸なので，
H$_2$N-C*H-COOH（R は側鎖）の構造で，R の部分に
　　　　R
もう 1 つ C* をもつ。よって，

H$_2$N-C*H-COOH　（イソロイシン）
　　　C*H-CH$_3$
　　　CH$_2$
　　　CH$_3$

化合物 D, F, G について：記述力より，D はベンゼン環を 1 つ有する。一置換体であるとすると，塩素で置換した化合物は 3 種考えられるので，不適。

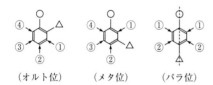

二置換体であるとすると，同様に考えて，

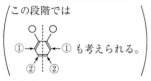

（オルト位）　（メタ位）　（パラ位）

パラ位は 2 種類置換体が生じるので適する。

（この段階では
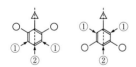
も考えられる。）

三置換体であるとすると，次の構造が適する。

記述カより，D を酸化するとアルデヒド基を有する F が生じるので，D は第 1 級アルコール -CH$_2$OH の構造をもち，かつ，記述キより，脱水可能な構造

-C-C-　をもつ。
 H OH

これらの情報より，考えられる構造は，

ⓐ C-C-C-OH　ⓑ C-C*-C-OH　ⓒ C-C-OH
　　｜　　　　　　｜　　　　　　｜
　　C　　　　　　C　　　　　　C$_2$

ⓓ C-C-OH　ⓔ C-C-OH
　｜　｜　　　　｜
　C　C　　　C　　C

（炭素骨格のみ示す。）

このうち，不斉炭素原子を有するのはⓑの構造なので，これが，アルコール D である。

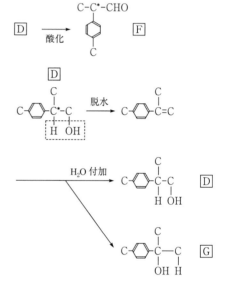

一般B方式：後期

I
〔解答〕
問1 ウ 問2 ア 問3 ウ,オ
問4 ウ 問5 イ,エ,カ
問6 ア…1 イ…2 ウ…1 エ…1 オ…4 カ…3

〔出題者が求めたポイント〕
化学結合(電子対の数，極性分子，分子の立体構造)

〔解答のプロセス〕
問題の分子およびイオンの電子式は次のとおり。

ア ：N⦂⦂⦂N：　　　イ H:S̈:H

ウ Ö::C::Ö　　　エ H:C̈l:

オ [H:N̈:H\ H]⁺　カ [H:Ö:H\ H]⁺
　　 H

問3 各選択肢の共有電子対の組の数は，
　ア(3)，イ(2)，ウ(4)，エ(1)，オ(4)，カ(3)
問4 各選択肢の非共有電子対の組の数は，
　ア(2)，イ(2)，ウ(4)，エ(3)，オ(0)，カ(1)

問5,6
電気陰性度の差による結合の極性と，その生じた極性が分子の形によって打ち消されるかどうかを考える。
ア：結合の極性がない。
イ：生じた結合の極性は分子の形(折れ線形)によって打ち消されない。
ウ：生じた結合の極性は分子の形(直線形)によって打ち消される。
エ：イ同様。直線形。
オ，カ：中心原子の周りの電子対の数で，電子対の空間に伸びる方向が決まる。
4組の場合，

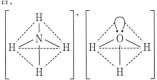

正四面体　　三角錐
(共有結合のうち，1つは配位結合)

II
〔解答〕
問1 $Cu_2S + O_2 \longrightarrow 2Cu + SO_2$
問2 $Cu \longrightarrow Cu^{2+} + 2e^-$
問3 ア：Ag, Au イ：Fe, Ni, Zn ウ：Pb
問4 1.18 (g)

〔出題者が求めたポイント〕
遷移金属元素(銅の製錬)，電気分解(銅の電解精錬)

〔解答のプロセス〕
問1 黄銅鉱($CuFeS_2$)を溶鉱炉で強熱すると，まず鉄が酸化され，鉱石中に含まれるSiO_2と反応して$FeSiO_3$という化合物となる。このとき，硫化(I)Cu_2Sが炉底にたまる。これを転炉に移し，空気中のO_2とともに加熱すると，$Cu_2S + O_2 \longrightarrow 2Cu + SO_2\uparrow$の反応により，粗銅が遊離するか(厳密には$Cu_2S \longrightarrow Cu_2O$に酸化され，$Cu_2O$と$Cu_2S$が反応することで粗銅が得られる。)

問2, 3

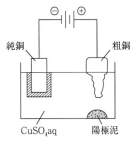

粗銅(陽極)でおこる反応：
$$\begin{cases} Zn \longrightarrow Zn^{2+} + 2e^- \\ Fe \longrightarrow Fe^{2+} + 2e^- \\ Ni \longrightarrow Ni^{2+} + 2e^- \\ Pb \longrightarrow Pb^{2+} + 2e^- \\ \quad \hookrightarrow PbSO_4\downarrow となる \\ Cu \longrightarrow Cu^{2+} + 2e^- \end{cases}$$

CuよりイオンH傾向の小さいAgとAuは陽極泥となる。粗銅の純度は約99%ほどである。

一方，純銅(陰極)でおこる反応：
　　$Cu^{2+} + 2e^- \longrightarrow Cu$

問4　(陰極で析出した分のCu^{2+})
　　＝(陽極で溶け出したCu^{2+})
　　　　＋(減少した濃度に相当するCu^{2+})
が成立する。陽極で溶け出したCu^{2+}をx gとすると，
$$1.9 = x + \underbrace{(1.0 - 0.98)}_{減少した濃度(mol/L)} \times 1.0 \times 64$$
$\therefore\ x = 0.62$ (g)

よって，
　(粗銅の減少分(g))
　＝(陽極で溶けたCu(g))
　　　　＋(沈殿したAg, Auの分(g))
なので，
　(沈殿した分)＝1.8－0.62
　　　　　　　＝1.18 (g)

III
〔解答〕
問1 ア：ハーバー・ボッシュ　イ：0　ウ：−3
　　 エ：0　オ：＋1　カ：酸化　キ：還元
　　 ク：低　ケ：高　コ：①　サ：4
　　 シ：3　ス：2
問2　$2NH_3 + CO_2 \longrightarrow (NH_2)_2CO + H_2O$
問3(1)　$2NH_4Cl + Ca(OH)_2 \longrightarrow CaCl_2 + 2NH_3 + 2H_2O$
　(2)　乾燥剤：ソーダ石灰
　　　 捕集法：上方置換法
　(3)　検出法1：濃塩酸を近づけると，NH_4Cl の白煙を生じる。
　　　 検出法2：湿らせたリトマス紙が青変する。

〔出題者が求めたポイント〕
化学平衡（ハーバー・ボッシュ法における平衡移動，平衡定数の大小），非金属元素（アンモニアの合成法，性質）

〔解答のプロセス〕
問1　イ〜キ：相手を酸化する物質が酸化剤で自身は還元されている。一方，相手を還元する物質が還元剤で自身は酸化されている。
　ク：図1より，濃度が低いほど，NH_3 の百分率（縦軸）は増加していることがわかる。よって，式(1)の正反応は発熱反応であることがわかる。
　ケ：図1より，圧力（横軸）が高いほど NH_3 の百分率（縦軸）は増加している。
　　（式(1)より，NH_3 の生産量を増加させるには，平衡が右へ移動，つまり気体の分解が減る方向，と判断することもできる。）
　コ：$K = \dfrac{[NH_3]^2}{[N_2][H_2]^3}$
　　 ⓒより，温度が低い300℃の方が500℃よりも平衡時の $[NH_3]$ は大きく，$[N_2]$，$[H_2]$ は小さい。
　サ，シ：$NH_3 + H_2O \stackrel{H^+}{\rightleftarrows} NH_4^+ + OH^-$
　　　NH_3 は H^+ を相手から受けとるので塩基，H_2O は H^+ を相手に与えるので酸。
　ス：水酸化物イオン OH^- を生じるため，塩基性を示す。
問3(3)　アンモニアの水溶液にネスラー試薬を加えると，黄褐〜赤褐色に呈色，なども検出法として答えてよい。

IV
〔解答〕
問1　ア：Ne　イ：Ag_2O　ウ：$Fe(OH)_2$
　　 エ：$Ca(OH)_2$
　　 a：黄
問2　固体の水酸化ナトリウムは，空気中の水分や CO_2 を吸収してしまうため。
問3　3.36(kJ)
問4　$NaOH(固) + aq = NaOHaq + 42.0\ kJ$
問5　4.48(kJ)，25(℃)

〔出題者が求めたポイント〕
無機総合（水酸化物の沈殿），物質変化と熱（溶解熱の測定）

〔解答のプロセス〕
問1　ア：Na原子（電子配置：$K^8L^8M^1$）は一価の陽イオンになり，Na^+(K^8L^8)となる。
　イ〜エ：過剰の NaOHaq を加えると，両性元素のイオンは水酸化物の沈殿を生じた後，錯イオンとなり溶解する。

$Al(OH)_3 \downarrow \xrightarrow{\text{過剰のNaOHaq}} [Al(OH)_4]^-$
白色　　　　　　　　　　　　　　　無色
$Zn(OH)_2 \downarrow \longrightarrow [Zn(OH)_4]^{2-}$
白色　　　　　　　　　　　無色
$Pb(OH)_2 \downarrow \longrightarrow [Pb(OH)_4]^{2-}$
白色　　　　　　　　　　　無色

上記以外のイオンのうち，イオン化傾向が比較的小さいイオンは沈殿する。
　$Fe^{2+} \longrightarrow Fe(OH)_2 \downarrow$（緑白色）
　$Ag^+ \longrightarrow Ag_2O \downarrow$（褐色）
また，一般に金属イオンの分離問題においては，アルカリ金属イオン，アルカリ土類金属イオンの水酸化物は沈殿しないと考えるが，その中でも $Ca(OH)_2$ の溶解度は比較的小さい。
　$Ca(OH)_2 \stackrel{K_{sp}}{\rightleftarrows} Ca^{2+} + 2OH^-$
　$(K_{sp} = [Ca^{2+}][OH^-]^2 = 5.5 \times 10^{-5}\ (mol/L)^3)$
参考　$Ba(OH)_2 \stackrel{K_{sp}}{\rightleftarrows} Ba^{2+} + 2OH^-$；$K_{sp} = 3.5 \times 10^{-2}$
よって，白色沈殿は $Ca(OH)_2$ と考えられる。（消石灰が水に少ししか溶けない事などから考えてもよい。）

問2　固体の水酸化ナトリウムの潮解性により，空気中の水分を吸収するため，正確な質量が測定しにくい。また，強塩基なので，空気中の CO_2 と反応し，Na_2CO_3 を生じるため，純度が下がってしまう。

問3　水酸化ナトリウム水溶液(3.20＋96.8＝)100(g)が溶解熱により，温度上昇していく。

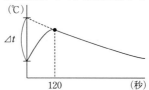

120秒のとき，最高温度(26.0℃)を示すが，それまでの間に周りに逃げた分の熱がある。これを補正するため，0秒まで外挿した28.0℃が真の最高温度である。
比熱に関する式：$Q = mc\Delta t$ より
(発生した熱量) $= 4.20 \times 100 \times (28.0 - 20.0)$
$= 3.36 \times 10^3$(J)
よって，求める熱量は，3.36(kJ)

問4　問3の熱量は，NaOH(式量40.0)3.20g分，すなわち，
$\dfrac{3.20}{40.0} = 8.0 \times 10^{-2}$(mol)分に相当。
よって，1 mol あたりに換算すると，
$\dfrac{3.36(kJ)}{8.0 \times 10^{-2}(mol)} = 42.0$(kJ/mol)

問5　20℃まで冷却したNaOHaq 100 gに，20℃の塩酸を加えると，中和熱が発生する。

NaOH … 8.0×10^{-2} mol（100g中）

HCl … $1 \text{ mol/L} \times \dfrac{100}{1000} \text{L} = 1.0 \times 10^{-1}$ mol

（100mL中）

物質量より，8.0×10^{-2} mol 分の中和熱が発生するので，

（発熱量）$= 56.0 \text{ kJ/mol} \times 8.0 \times 10^{-2}$ mol
$= 4.48$ (kJ)

この熱により，混合溶液が Δt (K) 上昇したとする。塩酸の密度が 1.00 g/mL であることを考慮し，$Q = mc\Delta t$ より，

$4.48 \times 10^3 = 4.2 \times (100 + \underbrace{100 \times 1.00}_{\text{塩酸(g)}}) \times \Delta t$

$\Delta t = 5.33\cdots \fallingdotseq 5.3$ (K)

よって，溶液の温度は
$20.0 + 5.3 = 25.3 \fallingdotseq 25$ (℃)
まで上昇する。

V

〔解答〕

問1　A：フェノールフタレイン　B：赤
問2　ウ
問3　5.00×10^{-2} (mol／L)
問4　A：$CH_3COONa \longrightarrow CH_3COO^- + Na^+$
　　　B：$CH_3COO^- + H_2O \rightleftarrows CH_3COOH + OH^-$
問5　0.90

〔出題者が求めたポイント〕
中和と塩（滴定曲線，中和滴定），溶液の性質（凝固点降下，酢酸ナトリウムの電離度）

〔解答のプロセス〕
問1, 2：弱酸である CH_3COOH を強塩基である NaOH で滴定すると，生じた塩の加水分解により，中和点は塩基側となる。

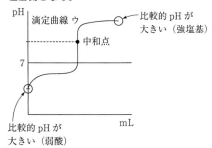

問3　酢酸水溶液のモル濃度を C mol/L とすると，
$C \times \dfrac{20}{1000} \times 1 = 0.010 \times \dfrac{100}{1000} \times 1$
$C = 5.00 \times 10^{-2}$ (mol/L)

問5　CH_3COONa の物質量を n mol，電離度を α とすると，

	CH_3COONa	$\rightleftarrows$	CH_3COO^-	$+$	Na^+
電離前	n		0		0　(mol)
電離	$-n\alpha$		$+n\alpha$		$+n\alpha$
電離後	$n(1-\alpha)$		$n\alpha$		$n\alpha$

電離後，溶液中の総溶質粒子数は，
$n(1+\alpha)$ (mol) となる。

よって，凝固点降下に関する公式：$\Delta t = kfm$ より，
$\underbrace{0-(-1.76)}_{\Delta t} = 1.85 \times 0.50(1+\alpha)$

$1 + \alpha = 1.902$
$\alpha = 0.902 \fallingdotseq 0.90$

VI

〔解答〕

問1　ア：β　イ：セロビオース　ウ：$C_6H_{10}O_5$
　　　エ：α　オ：アミロース　カ：アミロペクチン
　　　キ：アミラーゼ　ク：マルトース　ケ：マルターゼ
問2　36 (g)
問3　$C_6H_{12}O_6 \longrightarrow 2C_2H_5OH + 2CO_2$
問4　9.96 (L)
問5　セルロース：6，デンプン：2，グルコース：5

〔出題者が求めたポイント〕
糖類（多糖類に関する知識，アルコール発酵に関する計算）

〔解答のプロセス〕
問2　x g のグルコースを加えたとすると，
（重量パーセント）$= \dfrac{x}{684+x} \times 100 = 5$ (%)
$\therefore x = 36$ (g)

問4　問3式の係数比より，
グルコース 1 mol から CO_2 は 2 mol 生じる
グルコース（分子量180）… $\dfrac{36}{180} = 0.20$ (mol)
なので，生じた CO_2 は $0.20 \times 2 = 0.40$ (mol)
よって，気体の状態方程式より，
$1.0 \times 10^5 \times V = 0.40 \times 8.3 \times 10^3 \times 300$
$V = 9.96$ (L)

問5　1：フェノール類の性質。
　　　2：デンプン（アミロース）はらせん構造をもち，そこに I_2 分子が取り込まれることで，青紫色に呈色。（ヨウ素デンプン反応）
　　　3：アミノ酸やタンパク質の性質。
　　　4：トリペプチド以上のペプチド，タンパク質に見られる性質。
　　　5：鎖状グルコースはアルデヒド基をもつ。
　　　6：セルロースは直線状の構造で，分子間に水素結合が形成し，強く結びつく。そのため，水に不溶で熱水や有機溶媒にも溶けない。

VII
〔解答〕
問1　A：
$$H_3C\diagup C=C \diagdown H \atop H \diagup \quad \diagdown CH_2-CH-CH_3 \atop \qquad\qquad\quad |OH$$

問2　C：
$$H\diagup C=C \diagdown H \atop H \diagup \quad \diagdown CH_3-CH-CH_3 \atop \qquad\qquad\quad |OH$$

D：
$$H\diagup C=C \diagdown H \atop H \diagup \quad \diagdown CH-CH_2-CH_3 \atop \qquad\quad |OH$$

E：
$$H\diagup C=C \diagdown H \atop H \diagup \quad \diagdown CH-CH_2-OH \atop \qquad\quad |CH_3$$

〔出題者が求めたポイント〕
脂肪族化合物($C_5H_{10}O$)の構造決定

〔解答のプロセス〕
問1, 2：A～EにH_2を付加すると，
　　$C_5H_{10}O + H_2 \longrightarrow C_5H_{12}O$
得られたアルコールF～Hは以下のいずれかである。

①　C-C-C-C-C
　　　　　|
　　　　　OH

②　C-C-C-C*-C
　　　　　　|
　　　　　　OH

③　C-C-C-C-C
　　　　|
　　　　OH

④　　　　C
　　　　　|
　　C-C-C*-C
　　　　　|
　　　　　OH

⑤　　C
　　　|
　C-C-C-C
　　　　|
　　　　OH

⑥　　　C
　　　　|
　C-C*-C-C
　　　|
　　　OH

⑦　　C
　　　|
　C-C-C-C
　|
　OH

⑧　　　C
　　　　|
　　C-C-C
　　　|
　　　C OH

（炭素骨格のみ示す。C*は不斉炭素原子）

F～Hを$K_2Cr_2O_7$で酸化すると，カルボニル化合物が得られたことから，第1級アルコールまたは第2級アルコール。

A, B, C, Fについて：A～CにH_2付加で同一のFが得られることから，A～Cは同一炭素骨格。F から生成した化合物がヨードホルム反応を起こしたことにより，Fは②，⑥のいずれか。

②　C-C-C-C*-C
　　↑↑　|
　　①'②'OH
　　（シス・トランスあり）

⑥　　　C
　　　　|
　C-C*-C-C
　　　|　↑
　　　OH ①'

A, B, Cは，炭素間二重結合をもつこと，
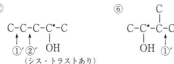
の構造はつくらないことを考慮すると，
上記の↑部分を二重結合にしたものが，A, B, Cの構造のいずれかである。A～Cは同一炭素骨格であることから，Fは②の構造，A・Bは幾何異性体の関係であるとあるので②'の構造，Cは①'の構造である。

　A・B：②'　C-C=C-C*-C
　　　　　　　　　　|
　　　　　　　　　　OH

　C：①'　C=C-C-C*-C
　　　　　　　　　|
　　　　　　　　　OH

D, Gについて：Gから生成した化合物はヨードホルム反応おこさず，銀鏡反応もおこらなかったことから，Gは③の構造。Dは 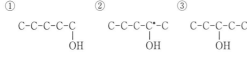 の構造をもたないことから，

　D：C-C-C*-C=C
　　　　　|
　　　　　OH

とわかる。

E, H：Hから生成した化合物が銀鏡反応陽性であったことから，Hは第1級アルコール。
また，Hは不斉炭素原子を有することから，④の構造とわかる。

④　　　C ①'
　　　　| ↗ C
　C-C-C*-C
　↑↑　|
　②'③' OH

$\diagdown C=C\diagup OH$ の構造をもたないことから，上記の↑部分を二重結合にしたものがEの構造であるが，Eが不斉炭素原子を有することより，②'と決まる。

E：②'
$$\diagdown C=C\diagup \quad C \atop \quad\quad \diagdown C*-C \atop \qquad\quad |OH$$

化 学

解答　28年度

一般C方式

I

〔解答〕

問1　ア：第二　イ：第一　ウ：ナトリウム
　　　エ：アルゴン　オ：アルミニウム　カ：多原子
　　　キ：水素　A：①　B：①
問2　Na(気) ＝ Na$^+$(気) ＋ e$^-$ － 496 kJ
問3　H$_3$O$^+$
問4　a：3　b：1

〔出題者が求めたポイント〕

原子の構造と周期表(イオン化エネルギー，イオン半径，イオンの形)

〔解答のプロセス〕

問1　ア，イ：同一の原子では，第一，第二，第三，…の順でイオン化エネルギーが大きくなる。また，Na原子では第一と第二のイオン化エネルギーの間に大きな飛躍が見られる。

ウ，エ：同一周期の原子のイオン化エネルギーは，原子番号が大きくなるにつれて，増加する傾向がある。

キ：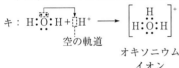

問2　イオン化エネルギーは，原子核からの引力に逆らって電子を引き離すために加える外部からのエネルギーなので，吸熱反応で表す。

問3, 4　中心原子の周りの電子対の数で，分子やイオンの形は決まる。周りの電子対が4つの場合，各電子対は正四面体形の頂点方向へと伸びる。

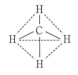 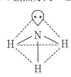 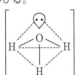
　メタン　　アンモニア　オキソニウムイオン

II

〔解答〕

問1　ア：溶解平衡　イ：溶解度
　　　ウ：溶解度曲線　エ：再結晶
問2　Ca(OH)$_2$…③　KNO$_3$…①　NaCl…②
問3　14.5 (g)
問4　0.442 (g)

〔出題者が求めたポイント〕

溶液の性質(固体の溶解度に関する知識・計算，気体の溶解度の計算)

〔解答のプロセス〕

問2　溶解度の温度変化は，その溶質の溶解熱の大小と関係がある。一般に，固体の溶解度は温度が高くなるほど，増加する。これは，次の式

KNO$_3$(固) ＋ aq ＝ KNO$_3$aq － 34.9 kJ

において，平衡が右へ移動することが理由である。ただし，

NaCl(固) ＋ aq ＝ NaClaq － 3.9 kJ
Ca(OH)$_2$(固) ＋ aq ＝ Ca(OH)$_2$aq ＋ 16.3 kJ

など，物質によってその溶解熱は異なる。

問3　20℃でのKClの溶解度が34.4 gなので，水50 gにKCl 50 gを溶解した場合，$34.4 \times \dfrac{50}{100} = 17.2$ (g) 溶解し，残り$50 - 17.2 = 32.8$ (g)溶解せずに残っている。この量をさらに5 g減らすということは，5 g溶解させる分だけ水を追加すればよいので，その量をx gとおく。

	はじめ		変化	
KCl	17.2	＋	5	(g)
水	50	＋	x	(g)
KClaq	67.2	＋	5＋x	(g)

水を追加したあとも，20℃の飽和溶液となるので，

$$\dfrac{溶質}{溶媒} = \dfrac{17.2 + 5}{50 + x} = \dfrac{34.4}{100}$$

$x = 14.53\cdots ≒ 14.5$ (g)

＜別解＞

5 gの溶質を溶かす分の水を加えればよい。温度変化がないことを考慮して，

$$\dfrac{5}{x} = \dfrac{34.4}{100} \quad x ≒ 14.5 \text{(g)}$$

問4　水にとける気体の物質量(または質量)は，その気体の分圧に比例する。(ヘンリーの法則)

(溶解する O$_2$) ＝ $13.8 \times 10^{-4} \times \underbrace{\dfrac{5.0 \times 10^5}{1.0 \times 10^5}}_{圧力5倍} \times \underbrace{\dfrac{2.0}{1.0}}_{水2倍}$

　　　　　　　　＝ 1.38×10^{-2} (mol)

よって，$1.38 \times 10^{-2} \times 32 = 0.4416 ≒ 0.442$ (g)

III

〔解答〕

問1　化学式：PbCl$_2$，色：5
問2　化学式：Ag$_2$O，色：6
問3　化学式：[Al(OH)$_4$]$^-$，色：1
問4　化学式：Cu(OH)$_2$，色：4
問5　化学式：[Zn(NH$_3$)$_4$]$^{2+}$，色：1

〔出題者が求めたポイント〕

無機総合(金属イオンの推定)

〔解答のプロセス〕
問1 問題文中のイオンを含む水溶液に，希塩酸を加えて沈殿するのは AgCl と PbCl$_2$。このうち，加熱して溶解するのは PbCl$_2$ なので，B…Ag$^+$，D…Pb^{2+} が含まれていたことがわかる。
問2 操作1より B 中のイオンは Ag$^+$ とわかるので，操作2での反応は次のとおり。
$$2Ag^+ + 2OH^- \longrightarrow Ag_2O\downarrow + H_2O$$
(褐色)
問3～5 問題文中のイオンの水酸化物の溶解性は次のように分類される。

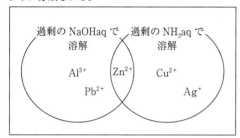

操作3より，過剰の NaOHaq を加えても変化しなかった C には Cu^{2+} が含まれていることがわかる。また，操作3，5において，ともに沈殿が溶解した E には Zn^{2+} が含まれている。操作3では溶解し，操作5では溶解しなかった A には Al^{3+} が含まれいる。
以上より，各操作でおこっている反応は次のようになる。

A：Al(OH)$_3$ + OH$^-$ $\longrightarrow$ [Al(OH)$_4$]$^-$
  操作2で   操作3
  生じた沈殿

C：Cu^{2+} + 2OH$^-$ $\longrightarrow$ Cu(OH)$_2$↓
           操作4
        (少量のアンモニア水)

E：Zn(OH)$_2$ + 4NH$_3$ $\longrightarrow$ [Zn(NH$_3$)$_4$]$^{2+}$ + 2OH$^-$
  操作4で   操作5
  生じた沈殿

IV
〔解答〕
問1 ア：①　イ：①　ウ：①　エ：①
　　オ：②　カ：②
　　A：H$_2$SO$_3$　B：発煙硫酸　C：接触法
問2 大学側により削除。
問3 $P_{SO_2} = 4.0 \times 10^6$(Pa)

$$K_c = \frac{RT}{8 \times 10^6} \text{(L/mol)}$$

〔出題者が求めたポイント〕
非金属元素(SO$_2$ の性質・発生法，硫酸の工業的製法)，化学平衡(気体反応の量的関係)
〔解答のプロセス〕
問1 エ・A：水と反応すると，
　SO$_2$ + H$_2$O $\rightleftarrows$ H$_2$SO$_3$(亜硫酸)が生じ，弱酸性を示す。
　　H$_2$SO$_3$ $\rightleftarrows$ H$^+$ + HSO$_3^-$
オ：SO$_3$ 生成反応が発熱反応なので，温度を低くすると，平衡が右へ移動する。
カ：SO$_3$ 生成反応は，係数和より，気体分子数が減少する反応なので，圧力を低くすると，平衡が左へ移動する。
B，C：硫酸の工業的製法を接触法といい，次のような工程となる。
　① 硫黄または黄鉄鉱(FeS$_2$)を燃焼し，SO$_2$ とする。
　② 酸化バナジウム(V)V$_2$O$_5$ を触媒とし，SO$_2$ を SO$_3$ へ酸化する。
　③ SO$_3$ を濃硫酸へ吸収させ，濃硫酸中の水と反応させ硫酸を得る。
　③の工程で，濃硫酸に過剰の SO$_3$ を吸収させたものを発煙硫酸といい，SO$_3$ の蒸気を常に出しているためこのように名づけられた。
問3 体積，温度一定なので，(物質量比)＝(分圧比)が成立。SO$_2$：O$_2$ = 2：1 で全圧が 9.0×10^6 Pa なので，$P_{SO_2} = 6.0 \times 10^6$(Pa)，$P_{O_2} = 3.0 \times 10^6$(Pa) となる。反応した SO$_2$ が $2x \times 10^6$(Pa)分とすると量的関係は以下の通り。

	2SO$_2$	+	O$_2$	$\longrightarrow$	2SO$_3$	
前	6.0×10^6		3.0×10^6		0	(Pa)
反応	$-2x \times 10^6$		$-x \times 10^6$		$+2x \times 10^6$	
平衡	$(6.0-2x) \times 10^6$		$(3.0-x) \times 10^6$		$2x \times 10^6$	

平衡時の全圧より，
$P_{SO_2} + P_{O_2} + P_{SO_3} = \{(6.0-2x) + (3.0-x) + 2x\} \times 10^6$
$= 8.0 \times 10^6$(Pa)
∴ $x = 1.0$
よって，平衡時の
$P_{SO_2} = (6.0 - 2 \times 1.0) \times 10^6 = 4.0 \times 10^6$(Pa)
また，このときの濃度平衡定数 K_c は
$$K_c = \frac{[SO_3]^2}{[SO_2]^2[O_2]}$$ と表すことができる。
ここで，気体の状態方程式 $PV = nRT$ より，
$[SO_2] = \frac{n}{V} = \frac{P_{SO_2}}{RT}$ と表すことができるから，各気体の平衡時の分圧を代入すると

$$K_c = \frac{\left(\frac{2.0 \times 10^6}{RT}\right)^2}{\left(\frac{4.0 \times 10^6}{RT}\right)^2 \left(\frac{2.0 \times 10^6}{RT}\right)}$$

$$= \frac{RT}{8 \times 10^6} \text{(L/mol)}$$

※ 設問に「分数で示せ」との指示があるので注意。

V
〔解答〕
問1 ア：分極　イ：一次　ウ：充電　エ：二次
問2 正極：Cu^{2+}　負極：Zn
問3 ① Fe　② Zn　③ Zn
問4 反応式：Pb + SO$_4^{2-}$ $\longrightarrow$ PbSO$_4$ + 2e$^-$
　　質量：12(g)

〔出題者が求めたポイント〕
電池(ボルタ型・ダニエル型の各電池，鉛蓄電池の計算)
〔解答のプロセス〕
問1　ア：亜鉛と銅板を希硫酸に浸した電池をボルタ電池といい，各極板の反応は次のようになる。

$\begin{cases} \ominus & Zn \longrightarrow Zn^{2+} + 2e^- \\ \oplus & 2H^+ + 2e^- \longrightarrow H_2 \end{cases}$

このとき，H_2 の気泡が極板を覆うことなどが原因で起電力が低下する。この現象を分極という。

問2　ダニエル電池の電池式・反応は次のようになる。
$(-)\ Zn\ |\ ZnSO_4aq\ |\ CuSO_4aq\ |\ Cu\ (+)$

$\begin{cases} \ominus & Zn \longrightarrow Zn^{2+} + 2e^- \\ \oplus & Cu^{2+} + 2e^- \longrightarrow Cu \end{cases}$

「活物質」とは，実際に反応した物質のことを指すので，極板が反応するとは限らないことに注意。正極は Cu だが，正極活物質(還元剤)は Cu^{2+} である。

問3　イオン化傾向の大きい金属が負極となる。

問4　負極の反応式より，電子 2 mol の放電で負極板は SO_4 分つまり 96 g 分増加する。いま流れた電子は，

$\dfrac{2.41 \times 10^4}{9.65 \times 10^4}\ (= 0.249 \cdots \fallingdotseq 0.25)$ (mol)

なので，増加分を x (g) とすれば

$2 : 96 = \dfrac{2.41 \times 10^4}{9.65 \times 10^4} : x$

$x = 11.9 \cdots = 12 (g)$

VI
〔解答〕

A : $CH_3-CH_2-CH_2-\underset{H}{\overset{H}{C}}=\underset{H}{\overset{}{C}}$

C : $\underset{H}{\overset{CH_3}{C}}=\underset{CH_3}{\overset{CH_3}{C}}$

H : $CH_3-CH_2-\underset{Br}{\overset{}{C}}H-\underset{Br}{\overset{}{C}}H-CH_3$

K : $CH_3-\underset{CH_3}{\overset{CH_3}{C}H}-\underset{O}{\overset{}{C}}-H$

〔出題者が求めたポイント〕
脂肪族化合物(C_5H_{10} のアルケンの構造決定，オゾン分解)
〔解答のプロセス〕
C_5H_{10} で考えられるアルケンは次の5つである。
① C-C-C-C=C　② C-C-C=C-C
③ $\underset{}{\overset{C}{C-C-C}}=C$　④ $C-\underset{C}{\overset{}{C}}=C-C$　⑤ $\underset{}{\overset{C}{C}}=C-C-C$
(炭素骨格のみ示す)
ア・イの記述より，水素を付加して同一化合物が得られたことから，A と B，C と D はそれぞれ同一骨格である。
ウの記述より上記の①〜⑤に Br_2 を付加すると，それぞれ次のようになる。

①′ C-C-C-C*-C   ②′ C-C-C*-C*-C
      | | | |
      Br Br   Br Br

③′ 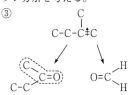   ④′ 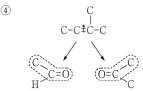   ⑤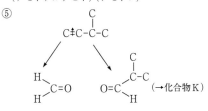

(C^* は不斉炭素原子)
H が C^* を2つもつことから，②′ の構造と決まり，B は ②，A は① の構造である。
③〜⑤ が C・D のいずれかなので，エ・オの記述よりオゾン分解を考える。

③
     C
     |
C-C-C‡C

↓   ↓
C-C\C=O   O=C\H
             H
(ケトン)   (ホルムアルデヒド)

(↑でオゾン分解する。□□はヨードホルム反応に陽性を示す部分。)

④
C-C‡C-C
   |
   C

↓   ↓
C\C=O   O=C\C
 H   C
(アセトアルデヒド)(アセトン)

⑤
     C
     |
C‡C-C-C

↓   ↓
H\C=O   O=C\C-C
 H   H
          (→化合物K)
(ホルムアルデヒド)(アルデヒド)

エ・オの記述より，C が④，D が⑤の構造と決まる。

VII
〔解答〕
問1　832
問2　1つ
問3　$C_{15}H_{31}COOH$
問4
$CH_2-O-CO-C_{15}H_{31}$
$|$
$CH-O-CO-C_{15}H_{31}$
$|$
$CH_2-O-CO-C_{17}H_{33}$

$CH_2-O-CO-C_{15}H_{31}$
$|$
$CH-O-CO-C_{17}H_{33}$
$|$
$CH_2-O-CO-C_{15}H_{31}$

〔出題者が求めたポイント〕
脂肪族化合物(油脂の構造決定)
〔解答のプロセス〕

問1　油脂 A はトリエステルであるから，A 1 mol を加水分解するのに必要な NaOH は 3 mol である。A の分子量を M とすると，

$$\underset{\text{A(mol)}}{\frac{2.08}{M}} : \underset{\text{NaOH(mol)}}{\frac{0.300}{40}} = 1 : 3 \quad \therefore \quad M = 832$$

問2　C は飽和脂肪酸なので，B が炭素間二重結合 C=C を x 個もっているとする。B：C＝1：2 でグリセリンに結合していたことから，油脂 A も x 個，C=C を有する。A 1 mol に付加する H_2 は x mol となるから，

$$\underset{\text{A(mol)}}{\frac{2.08}{832}} : \underset{\text{付加した } H_2\text{(mol)}}{\frac{0.0560}{22.4}} = 1 : x \quad \therefore \quad x = 1$$

問3　A に H_2 を付加したのち，加水分解して，ステアリン酸が得られたことから，B は示性式 $C_{17}H_{33}COOH$（オレイン酸：分子量 282）とわかる。

ここで，飽和脂肪酸 C の分子量を M' とおくと，加水分解の関係から，

$$\underset{\text{油脂 A}}{832} + \underset{H_2O}{3 \times 18} = \underset{\text{グリセリン}}{92} + \underset{B}{1 \times 282} + \underset{C}{2 \times M'}$$

$$M' = 256$$

C は飽和しているので，示性式を $C_nH_{2n+1}COOH$ と表せば，

$$M' = 12n + 2n + 1 + 45 = 256$$

$$\therefore \quad n = 15$$

以上より，C の示性式は $C_{15}H_{31}COOH$（パルミチン酸）とわかる。

問4　B と C のグリセリンへの結合の仕方により，解答の 2 通り考えられる。

平成27年度

問　題　と　解　答

平成27年度

英　語

問題

27年度

B 方式 前期試験

Ⅰ　次の英文を読んで，下の設問（1）〜（14）に答えなさい。＊印の語には注が付いています。

Public health is a modern concept, although it has roots in ancient times. (あ)From the beginnings of human civilization, it was recognized that polluted water and lack of proper waste disposal spread diseases.

Around ten thousand years ago, when people began to move from being nomadic* hunter-gatherers (a)to living a more settled farming lifestyle, the risks to health changed.　Increased contact with people and animals and their waste products generated new problems.　But, while (b)the nature of both disease and good health was little understood, some ancient civilizations evolved rituals* in which cleanliness and a healthy lifestyle were central.　Usually religious in origin, some of these behaviours were also effective public health (c)measures. In ancient Babylon, for example, religious teaching forbade drinking wells being dug near cemeteries* and rubbish dumps. Cleanliness was also associated with religion in ancient Egypt, where an emphasis on washing had obvious public health benefits.　The Chinese developed the practice of inoculation* following a smallpox* epidemic around 1000 BC.

The ancient Greeks understood some of the links between lifestyle, the environment and health.　Advice on diet, exercise and cleanliness is found in the works of Hippocrates.　Inevitably, these Greek ideas influenced the Romans. While the ancient Greeks instituted some central control of public health, (d)as had the rulers in ancient China and India, this greatly increased under the Romans, who believed that cleanliness would lead to good health and (e)that prevention of illness was as important as its cure.　From empirical observations, they made links between (f)causes of disease and methods of prevention, as a consequence of which they developed a sophisticated system of public health infrastructure throughout the Roman Empire.　Such observations led (g)them to believe that ill health could be associated with, amongst other things, bad air, bad water, swamps*, sewage*, debris* and (h) of personal cleanliness. Their response was to provide clean water, to remove the bulk of sewage through the building of sewers* and (i) develop a system of public toilets throughout their towns and cities. Personal hygiene* was (j) through the building of public baths.

The decline of the Roman Empire (k ① accompanied ② the ③ was ④ by ⑤ of ⑥ loss) much of the public health infrastructure. However, in the Near East parts of the rising Islamic Empire developed health care services and public health schemes. Baghdad opened its first hospital in 800 AD and, by the year 1000 AD, had sixty of ⑴them. A number of cities also had public baths and sewage systems. In some ways, it is difficult to conceive of a more public health-friendly religion than Islam, which strongly advocates healthy behaviour. The *Quran* and the *hadith* (teachings and sayings of the Prophet Muhammad) offer numerous directives about maintaining health at community, family and individual levels.

(出典： *On Public Health and Wellbeing*, by Paul Walker. 一部変更)

(注) nomadic: 遊牧の rituals: 儀式 cemeteries: 墓地
inoculation: 予防接種 smallpox: 天然痘 swamps: 湿地 sewage: 下水
debris: がれき sewers: 下水道 hygiene: 衛生

(1) 下線部(あ)を日本語に訳し，解答用紙に書きなさい。

(2) 下線部(a)と同じ用法の to を含む文を，次の①〜④から一つ選び，マークカードの解答欄 ___1___ にマークしなさい。
① It's too cold to get out of bed.
② Her aim was to be a great musician.
③ Five million people are thought to have been affected.
④ They had a mixture of feelings ranging from anger to disgust.

（3）下線部(b)が表す意味として最も適切なものを，次の①〜④から一つ選び，マークカードの解答欄 ┃ 2 ┃ にマークしなさい。

① 病気と健康の性質は，いずれもあまり理解されていなかった

② 自然に病気にかかった後，健康になる方法は，よくわからなかった

③ 病気になることも健康であることも，いずれも自然のなりゆきであった

④ 自然界に存在する病気と健康の違いについて，早い時期から理解していた

（4）下線部(c)と同じ意味を表す measures を含む文を，次の①〜④から一つ選び，マークカードの解答欄 ┃ 3 ┃ にマークしなさい。

① Rice measures more easily than flour.

② The room measures five meters in width.

③ This device measures temperature, pulse and heart rate.

④ That plan does not offer measures to stimulate the economy.

（5）下線部(d)と同じ用法の as を含む文を，次の①〜④から一つ選び，マークカードの解答欄 ┃ 4 ┃ にマークしなさい。

① They can do as they wish.

② It tasted like grape juice but not as sweet.

③ He worked as a teacher in the local high school.

④ He was in such bad health as to be obliged to resign.

（6）下線部(e)と同じ用法の that を含む文を，次の①〜④から一つ選び，マークカードの解答欄 ┃ 5 ┃ にマークしなさい。

① Hello, is that Tom?

② I wouldn't go that far.

③ She became so nervous that she shook violently.

④ He had to conclude that something was wrong with the clock.

明治薬科大学　27 年度　(4)

（7）下線部(f)と同じ意味の causes を含む文を，次の①～④から一つ選び，マークカードの解答欄　6　にマークしなさい。

① That causes no problem.

② Smoking causes lung cancer.

③ This protein causes disease to spread.

④ We must determine the causes of this phenomenon.

（8）下線部(g)が指しているものを，次の①～④から一つ選び，マークカードの解答欄　7　にマークしなさい。

① the ancient Greeks 　　② the rulers in ancient China and India

③ the Romans 　　　　　④ empirical observations

（9）空所(h)に入れるのに最も適切なものを，次の①～④から一つ選び，マークカードの解答欄　8　にマークしなさい。

① abundance 　　　② excessive 　　　③ lack 　　④ richness

（10）空所(i)に入れるのに最も適切なものを，次の①～④から一つ選び，マークカードの解答欄　9　にマークしなさい。

① as 　　　② by 　　　③ in 　　　④ to

（11）空所(j)に入れるのに最も適切なものを，次の①～④から一つ選び，マークカードの解答欄　10　にマークしなさい。

① encourage 　② encouraged 　③ to encourage 　④ to have encouraged

（12）　空所(k)内の語を並べ替え，意味の通る英文を作りなさい。並べ替えたものの中で2番目と4番目に来る語の番号を，それぞれ次のようにマークカードにマークしなさい。

　　　　2番目　→　マークカードの解答欄　11

　　　　4番目　→　マークカードの解答欄　12

（１３）下線部(1)が指しているものを，次の①〜④から一つ選び，マークカードの
解答欄　　13　　にマークしなさい。

① health care services 　　　② public health schemes

③ hospitals 　　　④ public baths

（１４）次の①〜④の記述のうち，本文に書かれている内容と一致しているものを
一つ選び，マークカードの解答欄　　14　　にマークしなさい。

① When people began to settle down to grow crops, the risks of getting
illnesses were greatly reduced.

② Some behaviours associated with religion were effective in terms of
public health both in ancient Babylon and in ancient Egypt.

③ The Romans did not think that cleanliness would help prevent illnesses,
though they built public baths throughout their cities.

④ People in cities in the Islamic Empire did not pay attention to health care
services and public health.

II 次の英文を読んで，下の設問（１）～（５）に答えなさい。＊印の語句には注が付いています。

"Do you dislike reading the scientific literature*?" I ask on the first day of my scientific writing class. My students, mostly undergraduates* majoring in biology with excellent grades, roll their eyes and nod their heads. They all agree—reading science papers （　ア　） hard. When I ask why, the responses are impressive: "Reading papers puts me to sleep," or, "I have to read them three or four times before they （　イ　） sense," or, "They make me （　ウ　） stupid." Why should intelligent, motivated students have （　エ　） reading the scientific literature? The answer is because most of (a)it is poorly written.

If you are an undergraduate student, perhaps you have the same problem with your (b)assigned readings. If you are a graduate student, a postdoctoral fellow*, or an established scientist, perhaps you have heard similar （　オ　） from your students, or had these thoughts yourself.

The truth is, many journal editors and senior scientists believe that unclear scientific writing is a serious problem. Peter Woodford, former president of the Council of Science Editors, described the poor writing he saw in journals as "appalling." Harold Heatwole, editor of *Integrative and Comparative Biology*, concluded, "The (カ)standard of writing in current scientific journals has reached an all-time low, in terms of both poor grammar and imprecise communication." Many senior scientists who have written on the (c)subject agree with David Porush that scientific writing is "unnecessarily dry, difficult to read, obscure, and ambiguous." They (キ)urge scientists to write more clearly, with more directness and precision.

Yet scientific writing, while exploding in quantity, is not improving in quality. In a survey of 22 journals on atmospheric science, a measure of clarity of the articles was either holding (d)steady or declining.

Why does this epidemic of poor scientific writing matter? One reason is it hinders the flow of ideas across disciplines*. As science becomes more specialized and the writing more complex, (6)specialists in different fields struggle to understand one another. Poor writing also makes it more difficult to (ク)apply discoveries from one field to another, a cross-fertilization* that has advanced scientific discovery in the past. One scientist recently suggested that unclear writing hinders the scientific process itself.

In addition, poor scientific writing (ケ)is partly to blame for the decline in science literacy* in the United States and the long-standing communication gap between scientists and the general public. If we are to solve the (コ)profound problems facing our nation and the world, decisions must be shaped by science-literate citizens and lawmakers.

(出典： *Writing Science in Plain English*, by Anne E. Greene. 一部変更)

(注) literature: 文献　　undergraduates: 学部の学生
postdoctoral fellow: 博士号を取得した研究員　　disciplines: 学問（分野）
fertilization: 豊かになること　　science literacy: 科学リテラシー，科学知識

（1）空所（　ア　）〜（　オ　）に入れるのに最も適切なものを，それぞれ次の①〜④
から一つ選び，マークカードの解答欄　15　〜　19　にマークしなさい。

（　ア　）　15　　① are　　　② is　　　③ have been　　④ to be
（　イ　）　16　　① be　　　② make　　③ should　　④ will
（　ウ　）　17　　① feel　　② felt　　③ be felt　　④ to feel
（　エ　）　18　　① difficulty　　　② been difficult
　　　　　　　　　③ for difficulty　　④ to be difficult
（　オ　）　19　　① as　　　　　　② complaints
　　　　　　　　　③ compliments　④ to

明治薬科大学 27 年度 （8）

（2）下線部(a)が指しているものを，次の①〜④から一つ選び，マークカードの解答欄 ＿20＿ にマークしなさい。

① the motivated student　　② the response

③ the scientific literature　　④ the writer

（3）下線部(b), (c), (d)と第一アクセントの母音が同じであるものを，それぞれ次の①〜⑧から一つ選び，マークカードの解答欄 ＿21＿ ， ＿22＿ ， ＿23＿ にマークしなさい。

① establish　　② senior　　③ scientific　　④ president

⑤ biology　　⑥ imprecise　　⑦ recent　　⑧ public

(b) assigned → マークカードの解答欄 ＿21＿

(c) subject → マークカードの解答欄 ＿22＿

(d) steady → マークカードの解答欄 ＿23＿

（4）下線部(カ)〜(コ)の意味に最も近いものを，それぞれ次の①〜④から一つ選び，マークカードの解答欄 ＿24＿ 〜 ＿28＿ にマークしなさい。

(カ) standard ＿24＿

① amount　　② length　　③ level　　④ technique

(キ) urge ＿25＿

① force　　② prevent　　③ stop　　④ inquire

(ク) apply ＿26＿

① correct　　② hide　　③ reverse　　④ use

(ケ) is partly to blame for ＿27＿

① is partly to approach　　② is partly to create

③ is partly to delete　　④ is partly responsible for

(コ) profound ＿28＿

① available　　② deep　　③ fortunate　　④ great quantities of

（5）下線部(e)が表す意味として最も適切なものを，次の①～④から一つ選び，マークカードの解答欄　29　にマークしなさい。

① 異なる領域の専門家たちはより多くのことを学ぼうと奮闘する。

② さまざまな分野の専門家たちはお互いに理解し合おうと懸命に努力する。

③ いろいろな分野の専門家たちは論文を一つずつ理解することに取り組む。

④ 多様な経歴を持つ専門家たちはお互いの研究分野の理解できない部分をひとつずつ確認しようとしている。

III 次の日本文と英文の意味が同じになるように，空所（　1　），（　2　）を補いなさい。解答用紙には空所にあてはまる部分のみ書きなさい。

　科学的成果は社会に大きな影響を与えるので，研究者には一般の人々に貢献するように行動する義務がある。

Because scientific results （　　　　1　　　　）, researchers have （　　2　　） in ways that serve the public.

IV 次の(1)〜(5)において，三つの英文の空所に同じつづりの一語を入れて文を完成させる場合，最も適切な英単語を解答用紙に書きなさい。

(1) (a) I want time to (   ).

(b) These walls (   ) heat waves.

(c) These laws (   ) public sentiments.

(2) (a) He got a (   ) as a professor.

(b) They would (   ) a notice on the wall.

(c) Go and see if the (   ) has come yet, will you?

(3) (a) I (   ) cheating as wrong.

(b) I quite agree with you in this (   ).

(c) She seldom pays (   ) to my advice.

(4) (a) The total costs (   ) up to $1,000.

(b) I could not possibly afford such a (   ).

(c) Let me briefly (   ) up the points we have discussed.

(5) (a) Tom will (   ) the old man by the hand.

(b) The horse will take the (   ) in the race.

(c) His constant overwork may (   ) to a nervous breakdown.

数　学

問題

27年度

B方式 前期試験

I　次の $\boxed{}$ にあてはまる答を解答欄に記入しなさい。

$0 \leqq \alpha \leqq \pi,\ 0 \leqq \beta < 2\pi$ とし，

$$x = \sin\alpha\cos\beta,\ y = \sin\alpha\sin\beta,\ z = \cos\alpha$$

と定める。

(1) $\alpha = \dfrac{\pi}{3},\ \beta = \dfrac{3}{2}\pi$ のとき，$x = \boxed{\text{(a)}}$，$y = \boxed{\text{(b)}}$，$z = \boxed{\text{(c)}}$ である。

(2) 任意の $\alpha,\ \beta$ に対して $x^2 + y^2 + z^2 = \boxed{\text{(d)}}$ が成立する。

(3) $\alpha + \beta = \dfrac{3}{4}\pi$ のとき，$x + y + z$ を $\cos\alpha$ を用いて表すと

$x + y + z = \boxed{\text{(e)}}$ となり，$x + y + z$ の最大値は $\boxed{\text{(f)}}$ である。

Ⅱ　次の　□　にあてはまる答を解答欄に記入しなさい。

a を定数とし，座標平面上の 2 つの放物線 $C_1 : y = x^2 - 2ax + 2a - 1$ と $C_2 : y = -x^2 + 4x + a - 2$ を考える。

$a = -1$ のとき C_1 と C_2 の交点の座標は　(a)　である。

任意の a に対して C_1 と C_2 は異なる 2 点で交わる。それらの交点を通る直線を l_a としたとき，l_a の方程式は $y =$ (b) であり，l_a は a の値に関わらず定点 (c) を通る。したがって，原点と l_a の距離は $a =$ (d) のとき最大値 (e) をとる。

Ⅲ 次の ⬚ にあてはまる答を解答欄に記入しなさい。

a の関数を

$$F(a) = \int_0^1 |x^2 - (2a+2)x + a^2 + 2a|\,dx$$

と定める。$-1 \leqq a \leqq 1$ における $F(a)$ の最小値を求めよう。

x の 2 次方程式 $x^2 - (2a+2)x + a^2 + 2a = 0$ の解は $x = \boxed{(a)}$ である。

これより，$F(a)$ を a を用いて表すと，$a < 0$ のとき $F(a) = \boxed{(b)}$ であり，

$a \geqq 0$ のとき $F(a) = \boxed{(c)}$ となる。したがって，a が $-1 \leqq a \leqq 1$ の範囲

を動くとき，$F(a)$ は $a = \boxed{(d)}$ で最小値 $\boxed{(e)}$ をとる。

IV 次の ☐ にあてはまる答を解答欄に記入しなさい。

(1) 座標平面において，原点 $O(0, 0)$ を中心とする半径 2 の円の境界および内部にある x 座標と y 座標がともに整数の点の集合 A は，☐(a)☐ 個の要素からなる集合である。

　同様に，点 $P(1, 1)$ を中心とする半径 r の円の境界および内部の x 座標と y 座標がともに整数の点の集合 B を考える。$A \cap B$ の要素の数が 8 個になるためには，この円の半径 r のとる値の範囲は，☐(b)☐ である。また，$A \cap B$ の 8 個の要素のうち 3 点を通る傾き -1 の直線は 2 本ある。その 2 本の直線と原点 O を中心とする半径 2 の円で囲まれた部分の面積は，☐(c)☐ である。

(2) 座標空間において原点 $O(0, 0, 0)$ を中心とする半径 2 の球の境界および内部にある x, y, z 座標がすべて整数の点の集合 C は，☐(d)☐ 個の要素からなる集合である。同様に，点 $Q(3, 0, 0)$ を中心とする半径 $\sqrt{10}$ の球の境界および内部の x, y, z 座標がすべて整数の点の集合 D を考えると，$C \cap D$ の要素の数は，☐(e)☐ 個である。

化 学

問題

27年度

B方式 前期試験

I　次の記述を読み、下記の問いに答えよ。

　水と二酸化炭素はともに3個の原子で構成される分子であるが、性質は大きく異なっている。例えば、水分子は極性分子に分類されるのに対し、二酸化炭素の分子は無極性分子に分類される。これは、水分子では、 ア 原子の電気陰性度が イ 原子よりも大きいことに加え、分子の形が ウ 形をしているので、分子全体で極性を持つためである。一方、二酸化炭素の分子では、 エ 原子の電気陰性度が オ 原子よりも大きいため、2原子間の結合には極性があるが、対称な カ 形をしているため、分子全体では無極性になる。

　水は、二酸化炭素とは逆に、固体から液体になると体積が キ する。これは氷が溶けて水になるときに水分子間で生じている ク 結合の一部が切れるためである。水は同族の水素化物と比べ沸点や融点が ケ いが、これも ク 結合によるものである。ドライアイスでも分子間に コ 力とよばれる引力が働くが、この力は極めて弱い。

　図1は、水が様々な温度と圧力でどのような状態をとるかの概略を表したものである。図のT点は固体と液体と気体がすべて共存する点で三重点とよばれ、物質に固有の点である。今、圧力一定でA点からB点まで状態を変化させると、温度〔 a 〕で氷から水に融解し、温度〔 b 〕で沸騰して水蒸気に変化する。また、温度一定でA点から圧力を p_1 まで減圧し、続けて温度を t_3 まで上昇させると氷が直接水蒸気になる。このような現象を サ とよぶ。さらに、圧力 p_1 で温度を t_2 まで冷却すると氷になり、この温度 t_2 を保ったまま圧力を増大させると圧力〔 c 〕で水が出現する。一方、二酸化炭素の場合には固体にどれだけ圧力を加えても液体には変化しない。

問 1 ア ～ サ に適当な語句を記せ。ただし、同じ語句を複数回使ってよい。

問 2 〔 a 〕～〔 c 〕に適当な圧力または温度を図1から選べ。

問 3 図2は二酸化炭素の状態図の概略の一部を表したものである。下線部に着目して固体と液体を分けるおおよその線（直線でよい）を書き加えよ。

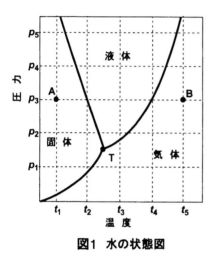

図1　水の状態図

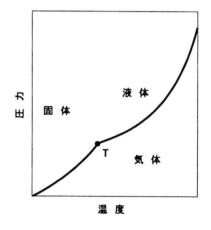

図2　二酸化炭素の状態図

（注）状態図は3本の曲線によって、3つの状態(固体・液体・気体)を分けており、それぞれの曲線上では、その曲線によって分けられる2つの状態が共存している。

Ⅱ 図のように、体積がそれぞれ 1.00 L、3.00 L、4.00 L および 2.00 L の容器 Ⅰ、Ⅱ、Ⅲ、Ⅳ に、ある一定温度でそれぞれ気体 A、気体 B、気体 C を満たし、容器 Ⅳ を真空に保った状態で連結した。このとき、容器 Ⅰ、Ⅱ、Ⅲ の圧力はそれぞれ 6.00×10^5 Pa、2.00×10^5 Pa、および 3.00×10^5 Pa であった。また、気体 B の物質量は n mol であった。同じ温度を保ったままコックを全て開けて気体を完全に混合するとき、以下の問いに答えよ。ただし、気体はいずれも温度の等しい理想気体であり、混合や反応に伴う温度変化はないものとする。また、解答は有効数字 3 桁で記せ。

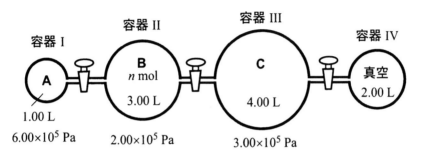

問1 気体 A、B、C が互いに反応しないときの混合気体の全圧を求めよ。また、混合気体の全物質量を気体 B の物質量 n を用いて表せ。

問2 気体 A は気体 B と下式に従って反応して気体 D を生成する。今、適当な方法を用いて問 1 の混合物中の気体 A と気体 B とを反応させた。以下のア〜ウに答えよ。ただし、気体 A と気体 B とは完全に反応するものとする。

$$A + 4B \rightarrow 2D$$

ア 反応終了後の気体 A の物質量および混合気体の全物質量を気体 B の物質量 n を用いて示せ。
イ 反応完結後の混合気体の全圧を求めよ。
ウ 気体 D の分圧を求めよ。

Ⅲ 次の操作**1**〜**8**を読み、下記の問いに答えよ。

1 硝酸銀の水溶液に希塩酸を加える。

2 塩化カルシウムの水溶液に炭酸カリウムを加える。

3 硫酸銅(II)五水和物を水に溶解し、硫化水素水を加える。

4 亜硫酸ナトリウムに大過剰の希硫酸を加える。

5 水酸化ナトリウムの水溶液に過剰の二酸化硫黄を加える。

6 塩化バリウム水溶液に希硫酸を加える。

7 塩化ナトリウムに濃硫酸を加え、穏やかに加熱する。

8 塩素酸カリウムに触媒とともに酸化マンガン(IV)を加え加熱する。

問 1 沈殿が生じる反応をすべて選び、数字で答え、例にならって生成
する沈殿を化学式で記せ。

例：**9**−$Fe(OH)_3$

問 2 気体を発生する反応をすべて選び、数字で答え、例にならって発
生する気体の化学式、最も適切な捕集法を記せ。

例：**10**−H_2（水上置換）

IV 次の記述を読み、下記の問いに答えよ。

　金属のイオン化傾向は、金属の化学的性質と密接な関係がある。イオン化傾向の大きい ア は常温の水と反応し、空気中でも速やかに酸化される。ア 以外の金属では イ は熱水と、イ 及び ウ は高温の水蒸気と反応して水素を発生する。水素よりイオン化傾向が小さい エ は一般に酸と反応しないが、酸化力の強い酸とは反応し、濃硝酸では オ 、熱濃硫酸では カ を発生する。異なった金属を組み合わせて電池を構成すると、イオン化傾向の大きい金属が キ 極となり、両極間の電位差の最大値を ク という。

　また、電解質の水溶液に電極を浸し、外部から電流を流すと、液中の物質または電極が酸化・還元される。これを電気分解といい、図1は白金電極を用いて、硝酸銀水溶液を電気分解しているものである。

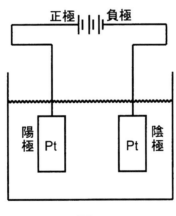

図1

問 1 ア ～ エ にあてはまる金属元素を下欄からすべて選び、元素記号で記せ。

[Al Ca Cu Fe Li Mg Na Zn]

問 2 オ 、 カ に適切な気体の化学式を、 キ 、 ク には適当な語句を入れよ。また、 エ と濃硝酸の反応を化学反応式で表せ。

問 3 図 1 で陽極に発生する気体を化学式で記せ。

問 4 図 1 の装置で 1 時間電気分解したところ、陰極の質量が 10.8 g 増加した。この電解で用いた電流(A)を求めよ。ただし、電流は 100% 電解に利用されたものとし、Ag = 108、ファラデー定数 F = 9.65×10^4 C/mol として計算し、小数点第 1 位まで記せ。

明治薬科大学 27 年度 （22）

V 次の記述**ア〜カ**を読み、下記の問いに答えよ。ただし、原子量は
H＝1.0、C＝12.0、O＝16.0 とし、構造式は例にならって記せ。

例：
$$\begin{array}{c} CH_2\text{-}OH \\ | \\ H_3C \quad CH\text{-}CH_3 \\ \diagdown \quad | \\ C=C \\ \diagup \quad \diagdown \\ \bigcirc \qquad C\text{-}H \\ \| \\ O \end{array}$$

ア 炭素、水素、酸素のみからなり、環をもたないエステル **A** がある。
A に水酸化ナトリウム水溶液を過剰に加え、長時間加熱した後に反応
液を冷却し、塩酸で酸性にすると、1 価カルボン酸（モノカルボン酸）
B と中性物質 **C** が得られた。

イ カルボン酸 **B** はシス異性体で、不斉炭素原子を有する。57 mg の **B**
を完全に燃焼させると、二酸化炭素 132 mg と水 45 mg が生成した。

ウ 228 mg の **B** を水 10.0 mL に溶かし、少量のフェノールフタレイン
を加え、0.10 mol/L の水酸化ナトリウム水溶液で滴定したところ、
20.0 mL を加えた時点で中和点に達した。

エ 中性物質 **C**（分子式 $C_5H_{12}O_2$）は不斉炭素原子 1 個を有する。**C** に
水酸化ナトリウム水溶液とヨウ素を加えて約 70℃に温めたところ、
特異臭をもつ黄色沈殿 **D** を生じた。

オ 中性物質 **C** を穏やかに酸化した後に、フェーリング液を加えたとこ
ろ、赤色沈殿 **E** を生じた。

カ 中性物質 **C** に濃硫酸を加えて加熱すると、分子内で脱水した化合物
F、**G** が生成した。**F** はトランス異性体で、2 モルの水素と反応し直
鎖のペンタンが生成した。**G** は環状構造でナトリウムとの反応や水素
の付加反応は起こらなかった。

問 1　化合物 B の組成式と分子量を記せ。

問 2　黄色沈殿 D 及び赤色沈殿 E の化学式を記せ。

問 3　化合物 B、C、F 及び G の構造式を記せ。

英 語

問題

27年度

B 方式 後期試験

I 次の英文を読んで，下の設問（１）～（１１）に答えなさい。なお，＊印の語句には，注が付いています。

A harvester ant* colony* performs many tasks: It must collect and distribute food, build a nest, and care for the eggs, larvae*, and pupae*. It lives in a changing world to which it must respond. When there is a windfall* of food, more foraging ants* are needed. When the nest is damaged, extra effort is required for quick repairs. Task distribution is the process that results in certain workers (a)engaged in specific tasks, in numbers appropriate to the current situation.

Task distribution is a solution to a dynamic problem and thus (b)it is a process of continual adjustment. It operates without any central or hierarchical* control to direct individual ants into particular tasks. Although "queen" is a (c)term that reminds us (d) human political systems, the queen is not an authority figure. She lays eggs and is fed and cared for by the workers. She does not decide which worker does what. In a harvester ant colony, many feet of intricate tunnels and chambers and thousands of ants separate the queen, surrounded by interior workers, from the ants working outside the nest and using only the chambers near the surface. (あ)It would be physically impossible for the queen to direct every worker's decision about which task to perform and when. The absence of central control may seem unbelievable, because we are accustomed to hierarchically organized social groups in many aspects of human societies, including universities, business, governments, orchestras, and armies. (e)This mystery underlies the ancient and spreading interest of social insect societies—how is it that the ant, "having no chief, overseer or ruler, gathers her harvest in the summer...to feed the ants in the winter...."

No ant is able to assess the global needs of the colony, or to count (f ① in ② how ③ are ④ many ⑤ engaged ⑥ workers) each task and decide how many should be distributed differently. The capacities of individuals are limited. Each worker need make only fairly simple decisions. There is abundant evidence, throughout physics, the social sciences, and biology, (g)that such simple behavior by individuals can lead to predictable patterns in the behavior of groups.　It should be possible to explain task distribution in a similar way, as the consequence of simple decisions by individuals.

What determines how much a colony forages?　This is a question about the dynamics of foraging, how the number of foraging ants adjusts to changing conditions.　I began to study the dynamics of task distribution by asking how the tasks are related.　Does a change in one task lead to a change in another? The numbers engaged in one activity at any time may depend on the numbers engaged in another.　We take this interdependence （　h　） granted in human societies.

(あ)To learn whether ants of different task groups interact, I made a series of confusion experiments.　I altered the environment of a colony in a way that affected only one activity directly, and looked for an effect on the numbers engaged in other tasks.　The results showed that different tasks are not independent.　Instead, the behavior of one group of ants influences the behavior of another.　　　　　　　（出典：*Ants at Work*, by Deborah Gordon.　一部変更）

（注）harvester ant: 収穫アリ（種々の雑草の種子を収穫して巣に蓄えて食糧とする一群のアリ）
　　　colony: 集団, 群生
　　　larvae: larva（幼虫）の複数形
　　　pupae: pupa（さなぎ）の複数形
　　　windfall: 意外な授かり物
　　　foraging ants: 行軍アリ（群れをなして食料を探し求めるアリ）
　　　hierarchical: 階層制の

（１）下線部(あ)を日本語に訳し，解答用紙に書きなさい。

（2）下線部**(a)**と同じ用法の過去分詞を含む文を，次の①～④から一つ選び，マークカードの解答欄 ┌─**1**─┐ にマークしなさい。

① This story seems to be widely known.

② Do you remember the song sung by the students?

③ This is the first time I have ever used this smart phone.

④ When the vase suddenly fell on the floor, they looked amazed.

（3）下線部**(b)**の指示するものを，次の①～④から一つ選び，マークカードの解答欄 ┌─**2**─┐ にマークしなさい。

① extra effort   ② the current situation

③ task distribution   ④ a dynamic problem

（4）下線部**(c)**と最も近い意味の term を含む文を，次の①～④から一つ選び，マークカードの解答欄 ┌─**3**─┐ にマークしなさい。

① Hero is hardly the term to apply to him.

② At full term she gave birth to a healthy girl.

③ He is appointed as chairman on a four-year term.

④ We have examinations for the final term in January.

（5）空所（ **d** ）に入る最も適切な語を，次の①～④から一つ選び，マークカードの解答欄 ┌─**4**─┐ にマークしなさい。

① for   ② of   ③ on   ④ to

（6）下線部**(e)**の意味として最も適切なものを，次の①～④から一つ選び，マークカードの解答欄 ┌─**5**─┐ にマークしなさい。

① アリが集団を形成していること

② 人間社会には階層的序列があること

③ アリの集団では仕事の役割が分担されていること

④ アリの集団には中心的に支配するものがいないこと

（７）空所（　f　）内の語を並べ替え，意味の通る英文を作りなさい。並べ替えたものの中で２番目と４番目に来る語の番号を，それぞれ次のようにマークカードにマークしなさい。

2番目　→　マークカードの解答欄　6

4番目　→　マークカードの解答欄　7

（８）下線部(g)と同じ用法の that を含む文を，次の①〜④から一つ選び，マークカードの解答欄　8　にマークしなさい。

① Who is that sitting at the next table?

② I have the feeling that I've been here before.

③ Shall I buy this suit or that one we saw yesterday?

④ The first subject that attracted my attention was religion.

（９）空所（　h　）に入る最も適切な語を，次の①〜④から一つ選び，マークカードの解答欄　9　にマークしなさい。

① and　　②as　　③ for　　④ on

（１０）下線部(i)と同じ用法の to 不定詞を含む文を，次の①〜④から一つ選び，マークカードの解答欄　10　にマークしなさい。

① He wept to see the sight.

② To make myself heard, I had to shout.

③ To hear him talk, one would take him for a genius.

④ I awoke one morning to find the house in an uproar.

（１１）次の①〜④の記述のうち，本文の内容と一致しているものを一つ選び，
マークカードの解答欄 11 にマークしなさい。

① In a harvester ant colony, individual ants are directed into particular
tasks by their queen.

② The queen of a harvester ant colony always travels with the ants
working outside the nest.

③ A harvester ant has the ability to judge the global needs of the colony.

④ The confusion experiments showed that the behavior of one group of
ants is dependent on the behavior of another.

II 次の英文を読んで，下の設問（1）〜（5）に答えなさい。なお，*印の語には，注が付いています。

Words can change your brain, and the right words spoken in the right way can generate mutual relation with others. The right words can enable cooperation, while the wrong words can generate conflict in less than a second. And if you continue to communicate with negativity, even for a few minutes, you may (a)actually damage your brain. That's what our latest neuroscientific* research has found.

Words generate thoughts, and thoughts change the way you perceive the world. (b)Positive thoughts generate feelings of peacefulness and calmness, （ ア ） negative thoughts generate anxiety, fear and doubt. Recent studies have even shown that gazing at a list of positive words makes you feel better but a list of negative words makes you feel worse. Thus if you want to achieve any degree of success in the world—be it in business or in love—you have to choose the right words that will (c)inspire your brain to take positive actions in the world.

But here's the problem: most of our thoughts—and the words that comprise them—are unconscious, and thus we're rarely aware of how the negative ones are interfering （ イ ） our ability to achieve our goals. If we want to improve our lives and the world in which we live, we must learn to listen to the inner stories, (あ)which are constantly spinning in our minds and transform the negativity into life-affirming words.

If we don't like the stories we hear, (い ① have ② all ③ do ④ is ⑤ to ⑥ we) rewrite our inner script, bringing in words of optimism. We can choose words that empower us to take action, we can choose arbitrarily to suppress words that undermine our confidence, and if we keep a list of our positive words and gratitude, our self-esteem and satisfaction with life will soar.

Internal dialogues are constantly (d)racing through our mind at spectacular speeds, and this causes us to talk faster when conversing with others. But if we deliberately slow down our speech, we not only increase the listener's comprehension, we also lower (ʒ)<u>physical</u> tension and stress in both the listener and ourselves.　As we (ʒ)<u>relax</u> into our positive words and dialogue, we also (ʒ)<u>interrupt</u> the mechanisms that cause misunderstandings and conflict.

　　When you speak very slowly, and very (e)<u>briefly</u>, you'll begin to hear your own inner speech telling you what you should and should not do.　Sometimes it sounds like a nasty parent, and sometimes it just sounds crazy, but that's the nature of everyday consciousness, and it keeps you so caught up inside yourself （　ウ　) it becomes virtually impossible to connect with what anyone else is saying.

　　By slowing down your inner and outer speech, you can begin to choose your words more wisely.　Each one will take （　エ　) more power, compassion, and meaning, and the process will begin to stimulate inspirational thoughts in the listener's brain.　In fact, the other person's brain will begin to mirror （　オ　) you're feeling.　It's a process we call 'neural resonance' and it's the most effective way to build mutual understanding and trust.　You can even use silence to increase the power of your words, and thus inspire others to become more conscious.　（出典 : *Change Your Words, Change Your World*, by Andrea Gardner. 一部変更）

（注）neuroscientific: 神経科学の

（1）下線部(a)〜(e)の意味に最も近いものを，それぞれ次の①〜④から一つ選び，マークカードの解答欄 ┃ 12 ┃ 〜 ┃ 16 ┃ にマークしなさい。

　　(a) actually　┃ 12 ┃
　　　　① almost　　　② hardly　　　③ really　　　④ sometimes
　　(b) positive　┃ 13 ┃
　　　　① approving　　② neutral　　　③ safe　　　④ temporary
　　(c) inspire　┃ 14 ┃
　　　　① alarm　　　② encourage　　③ keep　　　④ recognize
　　(d) racing　┃ 15 ┃
　　　　① appearing　　② changing　　③ remaining　　④ running

(e) briefly ⬜ 16

① fluently　　② loudly　　③ quietly　　④ shortly

（２）空所（　ア　）～（　オ　）に入れるのに最も適切なものを，それぞれ次の①～④から一つ選び，マークカードの解答欄 ⬜ 17 ～ ⬜ 21 にマークしなさい。

（　ア　）⬜ 17　　① because　　② if

③ that　　④ whereas

（　イ　）⬜ 18　　① from　　② on

③ to　　④ with

（　ウ　）⬜ 19　　① if　　② that

③ when　　④ which

（　エ　）⬜ 20　　① after　　② off

③ on　　④ to

（　オ　）⬜ 21　　① that　　② what

③ when　　④ which

（３）下線部**(あ)**の表すものを，次の①～④から一つ選び，マークカードの解答欄 ⬜ 22 にマークしなさい。

① our goals　　　　　　　② our lives

③ the world in which we live　　④ the inner stories

（４）空所（　い　）内の語を並べ替え，意味の通る英文を作りなさい。並べ替えたものの中で２番目と４番目に来る語の番号を，それぞれ次のようにマークカードにマークしなさい。

２番目　→　マークカードの解答欄 ⬜ 23

４番目　→　マークカードの解答欄 ⬜ 24

（5）下線部**(う)**〜**(お)**と第一アクセントの母音が同じであるものを，それぞれ次の
①〜⑤から一つ選び，マークカードの解答欄 [25] 〜 [27] にマーク
しなさい。

　(う) physical [25]

　　　① wisely　　　② achieve　　　③ continue

　　　④ perceive　　　⑤ confidence

　(え) relax [26]

　　　① recent　　　② connect　　　③ gazing

　　　④ constantly　　　⑤ understanding

　(お) interrupt [27]

　　　① study　　　② action　　　③ affirm

　　　④ success　　　⑤ business

III 次の日本文と英文の意味が同じになるように，空所（　1　），（　2　）を補いなさい。解答用紙には空所にあてはまる部分のみ書きなさい。

　　時間管理能力は，あなたが人生のさまざまな分野においてどれだけ成功できるかということに関して重要な役割を果たすだろう。

　　Time management skills (　　　　　　1　　　　　　) in how successful you will (　　　　　　2　　　　　　).

IV 次の(1)〜(5)において，三つの英文の空所に同じつづりの一語を入れて文を完成させる場合、最も適切な英単語を解答用紙に書きなさい。

(1) (a) She answered in a high, (   ) voice.

    (b) You must never be late again.　Is that (   )?

    (c) You have to (   ) the table before lunch.

(2) (a) If you don't get more (   ), you'll get fat.

    (b) Did you try the (   ) on the previous page?

    (c) This is the best chance to (   ) your talent.

(3) (a) I'll be (   ) as soon as possible.

    (b) Smooth the mixture with the (   ) of a soup spoon.

    (c) I had severe pain in the lower (   ), neck and shoulders.

(4) (a) They are going to skate competitively as a (   ).

    (b) I need a new (   ) of gloves which match a blue coat.

    (c) They decided to (   ) new teachers with experienced teachers.

(5) (a) Could I (   ) you to shut the door?

    (b) He's gone to a lot of (   ) to help you.

    (c) The plane developed engine (   ) soon after taking off.

数 学

問題

27年度

B方式 後期試験

I 次の □ にあてはまる答を解答欄に記入しなさい。

カードが3枚あり，それぞれのカードには実数が1つずつ書いてある。カードに書いてある3つの実数を x, y, z としたとき，$x + y + z = 6$ が成立している。

これら3枚のカードを箱の中に入れ，書いてある実数がわからないようにして1枚を引く。全てのカードの選ばれ方は同様に確からしいとする。引いたカードに書かれている実数を X とする。また，$Y = x^2 + y^2 + z^2$ と定める。いま，$Z = 12X - Y$ を得点とするゲームを考える。

(1) $x = 1, y = 2, z = 3$ のとき $Y =$ □(a) であり，$Z > 0$ となる確率は □(b) である。

(2) x, y, z が $x + y + z = 6$ を満たしているとき，

$4(x + y + z) - (x^2 + y^2 + z^2)$ は $(x, y, z) =$ □(c) のとき最大値 □(d) をとる。

(3) A さんは $(x, y, z) = (1, 2, 3)$ として，B さんは $(x, y, z) =$ □(c) としてこのゲームを1回行い，それぞれの得点 Z_A, Z_B を得たとする。このとき，$Z_A < Z_B$ となる確率は □(e) である。

Ⅱ 次の ☐ にあてはまる答を解答欄に記入しなさい。

a を定数とし，x の 2 次方程式 $2x^2 - (4a-1)x - 2a = 0$ を考える。

(1) この方程式が重解を持つような a の値は $\boxed{\text{(a)}}$ であり，そのときの
重解は $x = \boxed{\text{(b)}}$ である。

(2) この方程式が異なる 2 つの実数解を持ち，それらの解が $0 \leqq \theta \leqq \pi$ をみ
たす θ を用いて $x = \cos\theta,\ \sin\theta$ と表されるとき，$a = \boxed{\text{(c)}}$ であり，
$\theta = \boxed{\text{(d)}}$ である。

明治薬科大学 27年度 (37)

Ⅲ 次の ⬚ にあてはまる答を解答欄に記入しなさい。

原点 O を中心とする半径 1 の円周上を動く点 P, 点 Q, 点 R がある。これら 3 点は座標 $(1, 0)$ から出発し，それぞれ一定の速さで反時計回りに動く。

(1) 点 P は 18 秒で円を一周する。出発してから t 秒後の点 P の座標を (x, y) とすると x, y は t を用いて表すことができ，それぞれ $x = $ ⬚(a)⬚，$y = $ ⬚(b)⬚ である。さらに，最初に $x = y$ になるのは出発してから ⬚(c)⬚ 秒後で，次は出発してから ⬚(d)⬚ 秒後である。

(2) 点 P と点 Q が同時に出発した後に初めて重なるのは，座標 $\left(\dfrac{1}{2}, -\dfrac{\sqrt{3}}{2}\right)$ であった。このとき点 Q は ⬚(e)⬚ 秒で一周する点であり，初めて重なる時刻は出発してから ⬚(f)⬚ 秒後である。ただし、点 P の動く速さの方が点 Q より速いとする。

(3) 点 R は 9 秒で一周する点である。点 P と点 R が同時に出発したとき，点 P と点 R の x 座標の和の最大値は ⬚(g)⬚，最小値は ⬚(h)⬚ である。

IV 次の ☐ にあてはまる答を解答欄に記入しなさい。

関数 $f(x) = px + |px - q|$ を考える。ただし，p , q は正の実数であるとする。関数 $f(x)$ は $x < \dfrac{q}{p}$ のとき $f(x) = $ ☐(a) であり， $x \geqq \dfrac{q}{p}$ のとき $f(x) = $ ☐(b) である。

$y = f(x)$ のグラフは関数 $g(x) = x^2 + 1$ のグラフと異なる 2 つの点で接しているとする。この条件を満たす p , q を求めると， $p = $ ☐(c) であり，$q = $ ☐(d) である。$y = f(x)$ のグラフと $y = g(x)$ のグラフで囲まれる部分の面積 S を求めると， $S = $ ☐(e) である。

化 学

問題

B方式 後期試験

Ⅰ　次の記述を読み，下記の問いに答えよ。

　　原子は原子核と電子から構成され、原子番号は　ア　の数と等しく、質量数は　ア　と　イ　の数の和に等しい。同じ原子番号で質量数が異なる原子を互いに　ウ　という。天然に存在する元素の　ウ　の存在比は、地球上ではほぼ一定であり、塩素 Cl には ^{35}Cl と ^{37}Cl の二つの　ウ　が存在する。原子1個の質量は極めて小さいためにグラム単位では扱いにくい。そこで、いろいろな原子の質量を示す場合、^{12}C 原子の質量を　エ　とし、これを基準として各原子の相対質量を定めている。

問1　　ア　～　エ　に適切な語句、または数値を記せ。

問2　塩素の原子量を 35.50 とするとき、天然に存在する塩素のうち、^{35}Cl は何%存在するか。整数値で記せ。また、^{35}Cl と ^{37}Cl とで構成される塩素分子 ^{35}Cl‐^{37}Cl は、天然に存在する塩素分子のうち何%を占めるか、有効数字3桁で答えよ。ただし、^{35}Cl と ^{37}Cl の相対質量をそれぞれ 35.00, 37.00 とする。

問3　^{31}P の天然における存在比は 100% であり、その相対質量は 30.97 である。^{12}C 原子の質量を 60 とする新しい基準を設定すると、この基準におけるリンの相対質量はいくつになるか、有効数字3桁で求めよ。

II 冬のキャンプで水を手に入れるため、鍋に入れた氷 900 g を加熱した。加熱には、1 分間の燃焼による発熱量が 250 kJ のブタンを燃料としたカセットコンロを用いた。以下の問いに答えよ。ただし、原子量は H = 1.00、C = 12.0、O = 16.0 とする。また、気体はすべて理想気体とし、標準状態における気体 1 mol の体積を 22.4 L とする。

問 1　ブタンの完全燃焼を化学反応式で示せ。

問 2　ブタンの生成熱は 100 kJ/mol、二酸化炭素の生成熱は 400 kJ/mol、水（液体）の生成熱は 300 kJ/mol とする。これらの値を用いブタンの燃焼熱を整数値で答えよ。なお、ブタンの燃焼に伴い生成する水は液体とする。

問 3　上記のカセットコンロを 6.00 分間使用した。以下の(ア)〜(ウ)に整数値で答えよ。ただし、燃料のブタンは完全燃焼するものとし、ブタンの燃焼に伴い生成する水は液体とする。

(ア)　ブタンは何 g 消費されるか。

(イ)　燃料のブタンの燃焼に必要な空気の標準状態での体積(L)を求めよ。ただし、空気には体積で 20% の酸素が含まれるものとする。

(ウ)　コンロの使用によって生じる熱の 40% が氷に与えられるものとすると、鍋の中の水は何℃になるか。ただし、氷の温度を 0 ℃、融解熱を 6.00 kJ/mol とする。また、水 1 mol の温度を 1 K 上昇させるのに必要な熱量（モル比熱）を 75.0 J/(K·mol) とし、水の蒸発は無視できるものとする。

III 次の記述を読み、下記の問いに答えよ。

1族元素のうち、 ア 以外の元素をアルカリ金属という。単体は還元性が強く、室温で酸素や塩素と直接化合する。空気中で速やかに酸化され、例えばナトリウムの単体では、その表面に イ を生じる。そのため、アルカリ金属の単体は石油（灯油）中などに保存するが、密度の最も小さい ウ だけは石油に浮く。また、いずれも軟らかい金属で、ナイフなどで切ることができる。最も硬い エ は、融点が最も高い。アルカリ金属は冷水とも激しく反応して水酸化物を生じるが、第4周期までの元素のうち、水との反応性が最も高いものは オ である。代表的なアルカリ金属の水酸化物である水酸化ナトリウムは無色半透明の固体で、空気中に放置すると水分を吸収して溶ける性質がある。このような性質を カ とよぶ。

問1 ア ～ オ に適当な化学式を、 カ に語句を入れよ。

問2 単体のナトリウムの結晶は、一辺の長さが l の体心立方格子（図1）である。次の(ア)～(ウ)に答えよ。

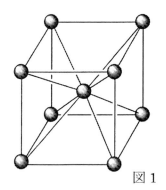
図1

(ア) 単位格子内に含まれる原子の数はいくつか。
(イ) ナトリウム原子の直径を l で示せ。
(ウ) 原子量を M、アボガドロ数を N として、密度 ρ を M、N、l で示せ。

問3 図2はイオン交換膜法による水酸化ナトリウムの製造装置である。Bから連続的に投入するものは何か、語句で記せ。また、C、Dから得られるものは何か、化学式で記せ。濃水酸化ナトリウム水溶液はE、Fのどちらの取り出し口から得られるか、記号で答えよ。ただし、Aからは水酸化ナトリウム水溶液を電解を開始する前に一度だけ投入する。

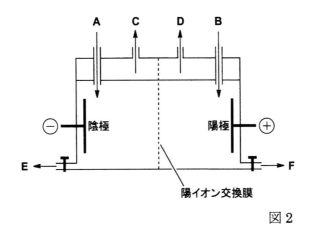

図2

明治薬科大学 27年度 (43)

IV 次の記述 **A**、**B** を読み、下記の問いに答えよ。

A 食酢中の酢酸の濃度を調べるために、操作1〜3を行った。ただし、酢酸の分子量は60とする。

操作1 シュウ酸標準液の調製

　シュウ酸二水和物 0.0500 mol を正確にはかり、水で洗いこみながら器具[**A**]に全て移して 0.0500 mol/L シュウ酸標準溶液を 1 L 調製した。

操作2 水酸化ナトリウム水溶液の調製

　水酸化ナトリウム約 4 g を水 1.0 L に溶解した。この水溶液の濃度を測定するために、器具[**B**]を用いてシュウ酸標準溶液 20 mL を正確にはかりとってコニカルビーカーに入れ、これにフェノールフタレイン試液を数滴加えた。器具[**C**]に入れた水酸化ナトリウム水溶液を、コニカルビーカー内の溶液が淡赤色になるまで滴下した。同様の操作を繰り返したところ、平均滴定量は 18.5 mL であった。

操作3 食酢中の酢酸の滴定

　食酢を水で正確に 10 倍に希釈した。この希釈液 20 mL をコニカルビーカーに正確にはかりとり、フェノールフタレイン試液を加えた。これを操作2で調製した水酸化ナトリウム水溶液で滴定したところ、平均滴定量は 13.8 mL であった。

問1 器具[**A**]〜[**C**]に当てはまるガラス器具の名称を記せ。

問2 操作2で調製した水酸化ナトリウム水溶液のモル濃度を有効数字3桁で答えよ。また、希釈する前の食酢中の酢酸の質量パーセント濃度を有効数字2桁で答えよ。ただし、希釈液の密度は 1.0 g/cm³、食酢中の酸は全て酢酸とする。

B 極性分子である酢酸を無極性のベンゼンに溶かすと、酢酸の一部が下式のように会合し、平衡が成立する。

問3 酢酸 1.2 g をベンゼンに溶かし、100 mL の溶液とした。この溶液中では 50%の酢酸が会合する。この会合反応の平衡定数を整数値で答えよ。単位とともに記せ。また、この会合は、どのような分子間力によるものか記せ。

問4 問3の酢酸のベンゼン溶液に、同一温度でさらにベンゼンを加えて薄めていくと、この平衡はどのようになるか。**1 ～ 3** より選べ。

1 右へ移動する   **2** 左へ移動する   **3** 変化しない

問5 希薄溶液の凝固点降下度は溶質粒子の質量モル濃度に比例する。今、ベンゼン 250 g に酢酸 1.2 g を溶解し、問3の酢酸のベンゼン溶液よりもさらに希薄な溶液を調製した。この溶液の凝固点を測定したところ 5.21℃であった。この溶液中の酢酸は全酢酸のうちの何%が会合しているか、会合度(%)を整数値で求めよ。ただし、純ベンゼンの凝固点を 5.53℃、モル凝固点降下を 5.12 K·kg/mol とする。

$$会合度(\%) = \frac{二量体生成に使われた酢酸の物質量}{酢酸の全物質量} \times 100$$

V （ア）〜（オ）の化合物AとBを区別する方法について、下記の問いに答えよ。

(ア)　A　ジエチルエーテル　　B　エタノール
(イ)　A　アニリン　　　　　　B　アセトアニリド
(ウ)　A　シクロペンタン　　　B　1-ペンテン
(エ)　A　2-ブタノール　　　　B　1-ブタノール
(オ)　A　*o*-クレゾール　　　B　サリチル酸

問 1　区別するのに適切な試薬を**試薬欄（1〜9）**から1つ選べ。なお、同じ試薬を2回以上使用してはならない。

試薬欄

1　臭素　　　　2　ヨウ素溶液　　　3　ヨウ化カリウムデンプン溶液
4　希塩酸　　　5　炭酸水素ナトリウム水溶液
6　水酸化ナトリウム水溶液
7　水酸化ナトリウム水溶液とヨウ素
8　ナトリウム（単体）　　　9　塩化鉄（Ⅲ）水溶液

問2　その試薬と、AとBのいずれが反応するのか。

問 3　その試薬でどのような変化が観察されるかを**変化の様子**から選べ。なお、同じものを2回まで使ってよい。

変化の様子

a　色の変化　　　b　沈殿の析出　　　c　試薬溶液に溶解
d　気体の発生　　e　油状物質を生じる

問 4　その試薬との反応で生成するすべての有機化合物の示性式を記せ。

明治薬科大学 27年度 （46）

VI 次の記述**ア**〜**ウ**を読み、**A**〜**E** の構造式を例にならって記せ。

例：

$$CH_2-OH$$
$$H_3C \quad CH-CH_3$$
$$C=C$$
$$C-H$$
$$O$$

ア アミド結合をもつ化合物 **A**（分子式 $C_{15}H_{15}NO_2$）がある。**A** を希塩酸に加えて加熱すると加水分解が起こり、化合物 **B** と水溶性化合物 **C** が生成した。なお、**B** と **C** はいずれも二置換ベンゼンである。

イ 化合物 **B** を少量の濃硫酸とともに加熱すると分子内で脱水し、環の中にエステル結合をもつ化合物 **D** が生成した。**B** を過マンガン酸カリウムで酸化するとジカルボン酸が得られた。このジカルボン酸を加熱すると分子内で脱水し、酸無水物が生成した。

ウ 化合物 **C** の希塩酸溶液に 0℃で亜硝酸ナトリウム水溶液を加えた後、生成する化合物の水溶液を 20℃で加熱すると窒素ガスが発生し化合物 **E** が得られた。**E** を適当な酸化剤で酸化するとサリチル酸が生成した。

化 学

問 題

27年度

$$\boxed{\text{C 方式}}$$

I　周期表の第3周期の13族～18族に属する4つの元素 A、B、C、D に
　関する記述ア～エについて、下記の問いに答えよ。

　ア　Aの単体は、常温で黄緑色の刺激臭のある気体である。

　イ　Bは、刺激臭のある気体状の酸化物を作る。

　ウ　Cの単体は、塩酸および水酸化ナトリウム水溶液に溶ける。

　エ　Dは、地殻中で酸素の次に多く存在する元素である。

問1　陰性の強いものから順に並べ、元素記号で記せ。

問2　金属元素はどれか、すべてを元素記号で記せ。

問3　同素体が存在する元素はどれか、1つ選び、元素記号で記せ。

問4　強い酸化力を持つ単体を化学式で記せ。また、この単体と水との
　　　反応を化学反応式で示せ。

Ⅱ 次の記述を読み、下記の問いに答えよ。

　　液体とその蒸気が平衡にある状態を気液平衡とよび、このときの蒸気が示す圧力を ア という。ア は温度が高くなると イ くなり、外圧(普通は大気圧)と等しくなると液体は ウ を始める。このときの温度を液体の エ という。

　　純溶媒中に不揮発性の溶質を溶解すると、溶液の ア は同じ温度の純溶媒よりも オ くなる。この現象を カ とよび、その程度は、溶液が希薄ならば、溶質の種類にかかわらず溶質粒子の質量モル濃度のみに比例することが知られている。このような現象は右図の装置を用いた次の実験によっても確かめることができる。

〔実験〕

操作1：右図の容器 A と B にそれぞれ純水 100 g を入れ、さらに、A には塩化ナトリウム（式量：58.5）0.176 g を、B には尿素（分子量：60）0.240 g を溶解し、A と B をゴム管で連結した。

操作2：水溶液を凍結し、水が蒸発しないようにコックから空気を抜き真空にした。

操作3：コックを閉じて真空を保ったまま、室温に戻して長時間放置した後、図の矢印の位置をピンチコックで閉じ、再び水溶液を凍結した。

操作4：A と B に入っているそれぞれの水溶液の質量を求めた。

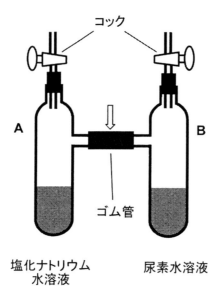

問1　空欄**ア〜カ**に適当な語句を入れよ。

問2　操作1で調製した容器AとB側の水溶液のそれぞれの質量モル濃度を有効数字2桁で求めよ。

問3　操作3で容器AとB側のどちらの水溶液の水が減少するか、記号で答えよ。また、水溶液の質量に変化が認められなくなったとき、水が減少した方の水溶液の全質量を有効数字3桁で求めよ。ただし、この実験において、空間に存在する水蒸気の質量は無視できるものとする。また、塩化ナトリウムは完全に電離しているものとする。

III 水素とヨウ素をそれぞれ 1 mol ずつを密閉容器に入れ、1 気圧、600 K に保って式 1 の反応を行なった。その時の物質量の変化を**図1**に示した。

$$H_2(気) + I_2(気) \rightleftharpoons 2HI(気) \quad (式1)$$

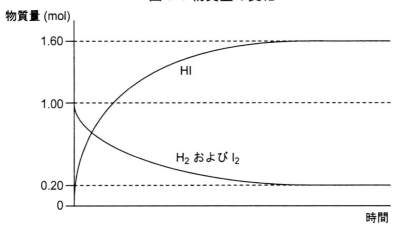

図1：物質量の変化

問1 平衡定数 Kc を整数値で求めよ。

問2 正反応および逆反応の反応速度式はそれぞれ $v_1 = k[H_2][I_2]$、$v_2 = k'[HI]^2$ であった。この反応の右向きの見かけの反応速度を v_1、v_2 を用いて表せ。また、この反応の正反応、逆反応、および見かけの反応の速さの変化はどのようになるか。それぞれ、**図2**の 1～7 から選べ。

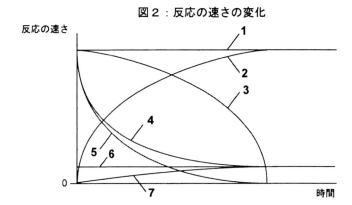

図2：反応の速さの変化

問3 H－H、I－I、H－I の結合エネルギーはそれぞれ、436、151、299 kJ/mol である。この反応の熱化学方程式を書け。

問4 平衡が左に移動するのはどれか。すべてを選び、番号で記せ。
1 温度を 800 K にする。　　2 窒素を加えて加圧する。
3 水素を加えて加圧する。　　4 触媒として白金を加える。

IV 5つの金属イオン Ag^+、Al^{3+}、Ba^{2+}、Cu^{2+}、Zn^{2+}の分離操作に関する記述**ア〜オ**を読み、下記の問いに答えよ。

ア 希塩酸を加えると**沈殿 A** が生じ、これをろ過した。

イ **ア**のろ液に硫化水素を通じると硫化銅(II)の**沈殿 B** が生じ、これをろ過した。

ウ **イ**のろ液を煮沸して硫化水素を追い出した。その後、過剰のアンモニア水を加えると**沈殿 C** が生じ、これをろ過した。

エ **ウ**のろ液に飽和硫化水素水溶液を加えると**沈殿 D** が生じ、これをろ過した。

オ **エ**のろ液に炭酸アンモニウム水溶液を加えると**沈殿 E** が生じた。

問1 **沈殿** A、C、D、E の化学式を記せ。

問2 **イ**の溶液に溶けている硫化物イオンのモル濃度を例にならって有効数字 2 桁で求めよ（例：1.1×10^3）。ただし、溶液の pH を 1.0、硫化水素を通じたときの硫化水素の溶解度を 0.10 mol/L とする。また、硫化水素は水溶液中でその一部が電離し、次の平衡状態にある。

$$H_2S \rightleftharpoons 2H^+ + S^{2-} \qquad K = \frac{[H^+]^2[S^{2-}]}{[H_2S]} = 1.2 \times 10^{-21} \ (mol/L)^2$$

問3 **イ**で硫化銅(II)の沈殿が生じたときの溶液に溶けている銅イオンのモル濃度を、例にならって有効数字 2 桁で求めよ（例：1.1×10^3）。ただし、硫化銅(II)の溶解度積は $K_{spCuS} = [Cu^{2+}][S^{2-}] = 6.3 \times 10^{-36}$ $(mol/L)^2$ とする。

V 次の記述を読み、下記の問いに答えよ。

　硫黄の酸化物には ア と イ の2つがある。実験室でa ア は、銅と熱濃硫酸の反応により得られる。また、 ア やその水溶液には ウ 性があり、漂白剤などに用いられる。 イ は空気中の水分と反応して硫酸を生じる。濃硫酸を希釈するには エ 熱が大きいので、少量ずつかき混ぜながら水に加える。硫酸は工業的には オ 法で製造される。

問1　 ア 、 イ に適当な化学式、 ウ ～ オ に適当な語句を入れよ。

問2　下線部 a の反応を化学反応式で記せ。

問3　濃硫酸は吸湿性があり、乾燥剤として用いられる。次の気体のうち濃硫酸を乾燥剤として使用**できないもの**をすべて選び、番号で記せ。

　1　塩素　　　　　**2**　アンモニア　　　**3**　酸素
　4　硫化水素　　　**5**　二酸化硫黄　　　**6**　二酸化炭素

問4　硫黄1 kgを完全に硫酸に変えたとすると、98%硫酸は何 kgできるか、小数第1位まで求めよ。ただし、S の原子量を32、H_2SO_4 の分子量を98とする。

VI 炭素、水素、酸素からなる 3 種の化合物 A、B、C を含むエーテル溶液がある。次の記述を読み、下記の問いに答えよ。ただし、H = 1.0、C = 12.0、O = 16.0 とし、構造式は例にならって記せ。

例:

$$\begin{array}{c} CH_2-OH \\ CH-CH_3 \end{array}$$

（フェニル−CH₂−C（H）=C−（CH−CH₃（CH₂OH 上部、C−CH₃ 下部、=O））の構造式）

ア エーテル溶液に炭酸水素ナトリウムの飽和水溶液を加え振り混ぜた後、水層①とエーテル層②とに分離した。

イ 水層①に塩酸を加え酸性にすると化合物 A が得られた。

ウ エーテル層②に水酸化ナトリウム水溶液を加え塩基性とし振り混ぜた後、水層③とエーテル層④とに分離した。

エ 水層③に塩酸を加え酸性にすると化合物 B が得られた。

オ エーテル層④の溶媒を留去すると芳香族化合物 C が得られた。

カ 化合物 A を加熱すると容易に水 1 分子を脱水して、$C_8H_4O_3$ の分子式を有する化合物 X が得られた。化合物 X は酸化バナジウム（V）を触媒に用いるナフタレンの酸化反応でも得られる。

キ 化合物 B をアルカリ金属の水酸化物の水溶液を加えて加水分解を行った。得られた化合物 Y、Z のうち化合物 Y は炎色反応で赤紫色を呈した。

ク 化合物 Z の分子量は 100 以下であった。化合物 Z 86 mg を完全燃焼させると、二酸化炭素 220 mg と水 90 mg が発生した。化合物 Z は不斉炭素原子 1 個を有し、ヨードホルム反応が陽性であった。また、臭素を加えると臭素の赤褐色が脱色され、ここで得られた化合物は不斉炭素原子を 3 個有していた。

ケ 化合物 C は分子式 $C_9H_{12}O$ で、不斉炭素原子を 1 つ有する。化合物 C を穏やかに酸化すると銀鏡反応に陽性な化合物が生成した。

問1 化合物 A、C、Z の構造式を書け。

問2 化合物 B の加水分解で使用したアルカリ金属の水酸化物を化学式で記せ。

明治薬科大学　27年度　(56)

VII　グルコースの水溶液に関する下記の問いに答えよ。

　　人の体液(血液など)は一定の浸透圧をもち、正常な血液では 37℃で 7.5×10⁵ [Pa] を示す。これよりも高い浸透圧を示す高濃度のグルコース水溶液中に血液を入れると、血液中の血球は水を　ア　し、　イ　する。これは、血球の細胞膜が半透膜に近い性質をもち、　ウ　という現象が起こるためである。従って、点滴や注射の際には、体液(血液など)と同じ浸透圧をもつように調製された医薬品のグルコース水溶液などが用いられる。なお、グルコースは水溶液中で α-グルコース、環の開いた鎖式構造、および β-グルコースが一定の割合で混じった平衡状態にある。環の開いた鎖式構造では 5 個の　エ　と 1 個の　オ　があるため　カ　反応に陽性である。

問1　ア〜カに入る適当な語句を下記から選び、番号で記せ。

1	吸収	2	排出	3	収縮
4	膨張	5	透析	6	浸透
7	エステル結合	8	エーテル結合	9	カルボキシ基
10	アルデヒド基	11	ヒドロキシ基	12	ヨードホルム
13	銀鏡	14	ヨウ素デンプン		

問2　37℃で血液と同じ浸透圧のグルコース (分子量 180) 水溶液 1 L を作るのにグルコースが何 g 必要か、有効数字 2 桁で求めよ。なお、浸透圧 Π [Pa] は溶液のモル濃度 c [mol/L] と絶対温度 T [K] に比例し、式 $\Pi = cRT$ で表される。ただし、比例定数 $R = 8.3 \times 10^3$ [Pa·L/(K·mol)] とする。

問3 ある医薬品(分子量360)0.4 g をグルコース水溶液 100 mL に溶かして、血液内に注射するとき、37℃で血液と同じ浸透圧にするためグルコースが何 g 必要か、有効数字 2 桁で求めよ。ただし、医薬品は水によく溶け、電離しないものとする。

問4 下記の α-グルコース (C₆H₁₂O₆) の構造式中の **a〜c** に適切な置換基または原子を記入し完成せよ。

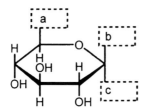

英　語

解答　27年度

B方式前期

I

〔解答〕

（1）全訳文中下線部(あ)　（2）④　（3）①　（4）④

（5）①　（6）④　（7）④　（8）③　（9）③　（10）④

（11）②　（12）⓫①　⓬②　（13）③　（14）②

〔出題者が求めたポイント〕

（1）形式主語の it を用いた構文。it を受ける that 節以降は polluted water および lack of 〜が and で結ばれており、この主語に対する動詞が spread である。

（2）下線部(a)は from A to B で用いられている前置詞の to、④も ranging from A to B「A から B の範囲におよぶ」の形なので前置詞。①②③はいずれも to 不定詞である。

（3）主語である nature of both A and B「A および B の性質」と動詞部分の was little understood「ほとんど理解されなかった」(little の否定的な意味に注意)の意味が反映された①が正解となる。

（4）「手段」の意味で用いられているものは④。他は、すべて動詞として用いられている。①「測られる」②「〜の長さがある」③「〜を測る」

（5）下線部(d)の as は「〜のように」様態を表す接続詞で用いられている。as the rulers in ancient China and India had (instituted) の倒置を看破できるかがポイント。様態の意味を持つ as に後続する文には省略が生じる。ここでは instituted が省略されている。①も同じ様態の as。they wish (to do) の省略を意識したい。②は「〜と同じくらい」の意味をもつ副詞。③は「〜として」前置詞　④は such 〜 as to... (so 〜 as to...)で用いられる」「…するほどに」という意味の接続詞。

（6）下線部(e)は Roman believe that S+V and that S+V の構文になっており、believe の O となる名詞節をまとめる接続詞の that が and で結ばれている。④も同様に conclude の O となる名詞節が接続詞 that に導かれている。①は指示代名詞　②は指示副詞　③は結果の副詞節を導く接続詞

（7）下線部(f)は名詞で「原因」の意味で用いられている。この意味で用いられているのは④。他はすべて動詞で用いられている。

（8）こうした観察によって that 以下を信じたのは、誰なのかを考える。

（9）病気を引き起こす原因が列挙されている部分なので否定的な内容が適切。

（10）Their response was to A , to B and to C の形を看破すること。

（11）直前の be 動詞や encourage の目的語が欠落していることから受動態となることをまず予想し「公衆衛生は推奨された」と意味で確認する。

（12）was accompanied by the loss of が正しい語順。accompany は他動詞で「〜に伴って生じる」の意味だが、受動態で用いて「〜を伴う」として用いることが多い。

（13）西暦 800 年に誕生し、西暦 1000 年までにその数が 60 まで増えたものが何かを考える。

（14）① 第 2 段落の第 2 文と greatly reduced が不一致　② 第 2 段落第 5 文以降と一致　③ 第 3 段落の第 3 文と did not think の部分が不一致　④ 最終段落の第 2 文と did not pay attention が矛盾

〔全訳〕

公衆衛生とは現代に生まれた考え方である。ただし、その起源は古代にある。(あ)文明が始まった時から、汚れた水や廃棄物の不適切な処理によって病気は広がるということは認識されていたのである。

人々の生活様式が、狩猟民の遊牧から、農耕民の定住したものへと移り変わり始めたおよそ 1 万年前に、健康にとって危険となるものも変化した。人々や動物、あるいは、それらによって生み出される廃棄物に触れる機会が増えたことによって、新たな問題が生じたのである。しかし、病気や健康の性質は、いずれもほとんど理解はされていなかったものの、いくつかの文明においては、清潔さや健康的な生活様式を中核とした儀式が発達したのである。これらはもともとは宗教的なものであったが、公衆衛生に対する効果的な手段となったものもいくつか存在した。例えば、古代バビロンにおいては墓地やゴミ捨て場の近くで掘られた井戸の水を飲むことは宗教上禁じられていた。古代エジプトにおいても、清潔さは宗教と関連しており、洗浄への強調が公衆衛生に対して役立ったことは明らかである。中国では、紀元前 1000 年頃に大流行した天然痘の後に、予防接種を実施するようになったのである。

古代ギリシャ人は、生活様式と環境そして健康がある程度は関係していることを理解していた。ヒポクラテスは著作の中で、食事と運動と清潔さに関する助言を残している。当然、こうしたギリシャ人の考えはローマ人にも影響を与えた。古代中国やエジプトの支配者と同様に、古代ギリシャ人も公衆衛生を管理する中心的な組織を設立したが、これらの組織がその数を大きく増やしたのは、ローマ人の元においてであった。彼らは、清潔さは健康につながり、病気の予防が治療と同じくらい重要であると信じていたのである。彼らは実際の経験に基づく観察から、病因と治療法の関係を見出し、その結果として、高度な公衆衛生の基盤をローマ帝国全域に築いたのである。これらの観察から、病気は、特に汚れた空気や水、湿地、下水、がれき、そして人々の清潔さに対する意識の欠如などと関連しているであろうと信じられていた。こうした病因に対して彼らは清潔な水の供給、下水道の設置による多くの下水の除去、そして街中の公共トイレの敷設などを行うことによって対応したのであ

明治薬科大学　27年度　（59）

る。公衆浴場も公衆衛生の普及を促したのである。

　ローマ帝国の衰退は、公衆衛生の基盤となる部分の多くが失われるという結果を伴った。しかし当時、拡大しつつあったイスラム帝国の近東地域においては、保健医療サービスや公衆衛生に関する体制が発達した。バグダッドでは西暦800年ごろに最初の病院が開院し、西暦1000年ころまでにはその数は60にも及んだ。多くの街にも公衆浴場や下水道のシステムが存在した。イスラム地域では、健康的な行動が推奨されており、ある意味においては、この地域以上に健康に配慮した地域を思い描くことは難しい。コーランとハディース（預言者ムハンマドの教えと言葉が書かれた書）においては、共同体、家庭そして個人それぞれのレベルで健康を維持するためにすべきことが記されているのである。

II
〔解答〕
（1）（ア）②　（イ）②　（ウ）①　（エ）①　（オ）②
（2）③
（3）（b）6　（c）8　（d）4
（4）（カ）③　（キ）①　（ク）④　（ケ）④　（コ）②
（5）②

〔出題者が求めたポイント〕
（1）（ア）主語の reading に対応する動詞は is　（イ）make sense「意味をなす」　（ウ）使役動詞（make）＋O＋原形動詞を想起。また、look＋形容詞（stupid）もポイント　（エ）have difficulty Ving「Vするのに困難を感じる」（オ）complaint「不平、不満」
（2）下手に書かれているために、学生が読みにくいと感じているものは何かを考える。
（3）各語のアクセントの位置と発音は次の通り。
　　（b）assígned〔ai〕　（c）súbject〔ʌ〕
　　（d）stéady〔e〕
　　①estáblish〔æ〕　　②sénior〔i:〕
　　③scientífic〔i〕　　④président〔e〕
　　⑤biólogy〔a〕　　⑥imprecíse〔ai〕
　　⑦récent〔i:〕　　⑧públic〔ʌ〕
（4）（カ）水準　（キ）〜に強く迫る　（ク）〜を適応して利用する　（ケ）〜に一部の原因がある　（コ）深い
（5）understand の目的語である one another が正しく訳出されているのは②のみである。

〔全訳〕
　「科学の文献を読むことは嫌いだよね」。科学論文を書くための授業の初日に、私は学生たちに問いかけた。彼らは、ほとんどが生物学を専攻し、優秀な成績を収めている学部在学中の学生なのだが、本当に嫌だという表情を浮かべ、頷いたのである。彼らは、誰もが皆、私の問いかけに同意した。科学論文を読むことは本当に大変である、と。なぜかと尋ねると、彼らはとても印象的な返答をする。「読んでいて眠くなるから」とか「言っていることがわかるまでに3、4回は読まなければならないから」あるいは「読んでいると自分が無能に思えてくるので」。なぜ知性も意欲もある彼らが科学文献を読むこ

とに困難を感じるのであろうか？こうした論文の多くが下手に書かれているから、これが答えなのである。

　もし、あなたが学部学生ならば、課題で与えられた論文に対して、このような問題を抱えていることであろう。もし、あなたが大学院生や博士号を取得した研究者あるいは、高名な科学者であれば、同じような不満を学生から聞いたことや、あるいはあなた自身も感じたことがあるかもしれない。

　実際のところ、多くの論文の編集者や経験豊かな科学者も、わかりにくい科学論文は大きな問題であると強く感じているのである。科学論文編集委員会の前委員長であるピーター・ウッドフォードも、自身が遭遇した、いくつかの紀要における出来の悪い論文を「おぞましい」と評している。Integrative and Comparative Biology 誌の編集者であるハロルド・ハートホールは「現在の科学誌の論文のレベルはかってないほど低いものである。それは不正確な言葉遣い、あいまいな内容の伝達度のいずれにおいても、である」と断言している。科学論文の執筆経験をもつ、多くの年長の科学者も、科学論文は「むだに無味乾燥で、読みにくく、複雑で曖昧な、わかりにくいものである」という点において、デービッド・ポルーシュに同意する。科学者はもっとはっきりと、直截に、明確さを持って論文を書くべきであると、彼らは訴えているのである。

　しかしながら、科学論文は、数においては爆発的に増えてはいるものの、質における改善は見られないままである。大気科学分野における22本の論文を調査したところ、論文の明瞭さを示す数値は、変化なし、または低下のいずれかを示したのである。

　出来の悪い科学論文がこのように蔓延することがなぜ問題になるのか？理由の1つとして、学問分野を横断した知識の広がりが、こうした出来の悪い論文によって、妨げられるということが挙げられる。科学がより専門的なものとなり、論文がより複雑になるにつれて、さまざまな分野の専門家たちはお互いに理解しようと懸命に努力する。下手に書かれた論文は、ある分野での発見を他分野に適応させること、つまり過去において科学上の発見の推進力である、学問分野を超えた知識の向上をより困難なものにするのである。不明瞭な論文は科学それ自身の発達の妨げとなると、ある科学者は最近指摘している。

　さらに、科学論文がわかりにくいということの原因の一部として、アメリカにおける科学知識の低下、そして科学者と一般大衆のコミュニケーションギャップという積年の問題が存在する。もし私たちの国や世界が直面している深刻な問題を解決するのであれば、その決定は、科学の知識を持った市民と立法者の手によって下されなければならないのだ。

Ⅲ
〔解答〕
（1）have a great impact on our society　（別解）affect our society a lot
（2）an obligation to behave　（別解）responsibility to act

〔出題者が求めたポイント〕
（1）「～に影響を与える」の処理がポイント
（2）「行動する義務」を不定詞を用いて処理することがポイント

Ⅳ
〔解答〕
（1）reflect　　（2）post　　（3）regard
（4）sum　　（5）lead

〔出題者が求めたポイント〕
（1）（a）じっくりと考える　（b）～を反射する
　　（c）～を反映する
（2）（a）地位　（b）（掲示物などを）貼る　（c）郵便物
（3）（a）～を見なす　（b）点・箇所　（c）配慮・心遣い
（4）（a）合計して～になる　（up to ～）（b）総額
　　（c）～を要約する（up ～）
（5）（a）～を先導・案内する　（b）優位・先頭
　　（c）～につながる・～を引き起こす

明治薬科大学 27年度 （61）

B方式後期試験

Ⅰ

〔解答〕
(1) 全訳中下線部(あ)　(2) ②　(3) ③　(4) ①
(5) ②　(6) ④　(7) 2番目④　4番目③
(8) ②　(9) ③　(10) ②　(11) ④

〔出題者が求めたポイント〕
(1) It is ~ for ~ to do の構文。direct「指示を出す」
(2) 過去分詞として先行する certain workers を修飾。
(3) 先行する文の主語と一致している。
(4) ここでは「言葉、用語」の意。
(5) remind A of B「A に B を思い出させる」
(6) this は前文の内容を受けている。
(7) 並べ換えると how many workers are engaged in
(8) 前方の evidence の具体的内容を導く同格の that。
(9) take A for granted「A を当然のことと思う」
(10) 不定詞の副詞用法の目的（〜するために）。
(11) 最終段落の最終文に「アリのある集団の行動は別のグループの行動に影響を与えている」とあるので dependent「依存して」と一致する。

〔全訳〕
　収穫アリの集団は多くの仕事をしている：エサを集めて分配したり、巣を作ったり、卵、幼虫、さなぎの世話をしたりしなければならない。対応しなければならない変化する状況の中で暮らしている。思いがけない食料にありつけると多くの行軍アリが必要になる。巣が壊れるとすぐに補修するのに更なる努力がいる。作業の分担というプロセスはある労働者がその時の状況にふさわしい人数で特定の仕事に従事することになる。
　作業の分担は刻一刻変化する問題への一つの解決策であるので、常に調整が必要なプロセスである。これが機能するのに、個々のアリに特定の作業をさせる中央からのトップダウンの階層制の指示は出ていない。「女王」は人間界の政治体制を思い起こさせる言葉だが、ここの「女王」は権威を持っていない。「女王」は卵を産み、働きアリから食料をもらい、世話をされるのだ。「女王」はどの働きアリが何をするのかを決めることはない。収穫アリの集団では、何フィートもの長さの複雑なトンネルと部屋そして何千匹ものアリがいて、「女王」は巣の内部で働くアリに囲まれてもいるので巣の外で働き、地面近くの部屋しか使わないアリとは離れたところにいるのだ。(あ)「女王」がどの作業をいつ行うのかについてすべてのアリの決定に指示を出すことは物理的にできないことだろう。中央管理体制がないとは信じがたいことのように思われるかもしれないが、それは人間社会の多くの側面において、その中には大学、企業、政府、オーケストラ、軍隊などが入るのだが、私たちが階層構造になった社会集団に慣れてしまっているからである。こうしたアリ社会への不思議が基になり社会性昆虫の社会についての昔から広く興味をもたれてきているのだ、すな

わち、一体どうやってアリは「リーダー、監督、支配者がいないのに夏に食料を集め、冬に仲間に食べさせるのか」。
　集団全体のにニーズを調べたり、各作業にどれくらいの働きアリが携わるっているのかを数えたり、どのくらいの数をそれぞれに配置すべきか決めるなどできるアリはいない。各アリの能力には限界がある。働きアリそれぞれはただ極めて簡単な決定をするだけでよいのだ。物理学、社会科学、生物学によってこうした個々のアリの単純な行動はグループの予測可能な行動パターンに繋がっているという多くの証拠がある。同じように個々のアリの単純な決定の結果として作業の分担を説明することは可能なはずである。
　一集団がどのくらい食料を調達するのかはどうやって決めるのか。これは食料調達の仕組みについて、すなわち、行軍アリが状況の変化にどう適応していくのかについての問題である。私は作業がどのように関連しているのかを問うて、作業の分担の過程を調べ始めた。ある作業の変化は別のところの変化に繋がっているのだろうか。どんな時でもある活動に携わっている数は別の活動に携わっている数で決まることがあるのだ。私たちはこうした相互依存を人間社会では当然だと思っている。
　異なった作業グループのアリ同士は相互に依存しているのかを調べるために、私は一連の混乱実験を行った。一つの活動にだけ直接影響があるように集団の環境を変え、別の作業に携わる数への影響を調べてみた。結果は別々の作業がそれぞれ独立してはいないことがわかった。それどころか、アリのある集団の行動は別のグループの行動に影響を与えているのだ。

Ⅱ

〔解答〕
(1) (a) ③　(b) ①　(c) ②　(d) ④　(e) ④
(2) (ア) ④　(イ) ④　(ウ) ②　(エ) ③　(オ) ②
(3) ④
(4) 2番目⑥　4番目⑤
(5) (う) ③　(え) ⑤　(お) ①

〔出題者が求めたポイント〕
(1) (a) actually:「実際に」　(b) positive:「肯定の」
　(c) inspire:「促して〜させる」　(d) racing:「早く動く」(e) briefly:「手短に」
(2) (ア) positive と negative thoughts を比較対照しているので whereas「その一方で」
　(イ) interfere with「〜の妨害をする」
　(ウ) 前方に so があるので that を入れ、「とても〜で」
　(エ) take on「（ある資質）を持つ」
　(オ) 後続する feeling に目的語が欠落しているので先行詞を含む関係代名詞 what にする。
(3) 後続する動詞が are なので直前の複数名詞が先行詞になる。

明治薬科大学　27年度　(62)

(4) 並べ換えると all you have to do is
(5) (う) [i]　(え) [æ]　(お) [ʌ]

〔全訳〕

　言葉は脳を変えることができ、ふさわしい言葉が適切に使われると人との相互関係を作り出すことができる。ふさわしい言葉では協力が可能となるが、誤った言葉だと瞬時に衝突を生み出す。更にほんの短い間でもネガティブなコミュニケーションを続けると実際脳にダメージを与えることもある。

　言葉は思考を生み出し、思考はこの世の認識の仕方を変える。ポジティブな思考は安らぎと平静の感情を生み出すが、ネガティブな思考は不安、恐怖、疑念を生み出す。ポジティブな言葉のリストを見ていると気分が良くなり、ネガティブな単語のリストでは気分が悪くなるとさえ最近の研究にはある。従って、この世で何か成功を手に入れたいと思うなら、たとえそれがビジネスでも恋愛でも、あなたの脳がポジティブな行動をこの世の中で取りたくなるようなふさわしい言葉を選ばなければならない。

　しかしここで問題が出て来る：私たちの思考の大部分、そしてその思考を形成する言葉は無意識のものであり、従ってネガティブな言葉がどのように私たちの目標達成能力の邪魔をしているのかに気づくことはめったにない。もし生活及び暮らしている世界を変えようと思うならば、内なる話しに耳を傾けなければならず、それは心の中で紡ぎだされていて、ネガティブなものを人生肯定の言葉に変えるものである。

　もし聞こえた話しが気に入らないならば、心の内なる台詞を書き換えて楽観的な言葉にするだけでよい。私たちに力を与えて行動を起こさせる言葉を選び、自信をくじく言葉は勝手に押し隠すことができ、そしてポジティブな言葉のリストと感謝の気持ちを持ち続ければ、自尊心と人生の満足感は高まることになる。

　心の内なる対話は常に目を見張る速さで心の中を通り過ぎているので、このために人と会話をしている時に私たちは早口になってしまう。しかし意図的にゆっくり話すと聞き手の理解が高まるだけでなく、聞き手と私たちの双方で肉体的な緊張とストレスが減ってくる。リラックスしてポジティブな言葉を使いそして対話をすると、誤解と衝突の原因となるメカニズムを断ち切ることができる。

　相手にとてもゆっくりそしてコンパクトに話すと自分自身の心の内なる言葉が自分がすべきこと、すべきでないことを語っているのが聞こえてくる。時にそれは口うるさい親のようにも聞こえ、時におかしなものとも聞こえるが、それが日常の意識の本質であり、自分を自身の中に閉じ込めてしまっているので他の人が言っていることと繋がることはほぼできなくなってしまっている。

　内なる言葉と外への言葉をゆっくりすることで賢い言葉の選択をし始めることができる。そうするとそれぞれの言葉がより大きな力、思いやり、意味を持つようになり、そしてそのプロセスが聞き手の脳内にはっとする思考を刺激し始める。事実、相手の脳はこちらの感じていることを映し出し始めるのだ。これは「神経共鳴」と呼ばれるプロセスで、相互理解と相互信頼を築くのに最も有効な方法である。また、言葉の力を高め、それによって人をより意識的にさせるには沈黙でさえ使うことができる。

Ⅲ

〔解答〕

(1) will play an important part
(2) be in various fields in your life

〔出題者が求めたポイント〕

(1)「役割を果たす」は play a part / role
(2)「分野」は field で「様々な」を various にした場合は後ろの名詞は複数形。

Ⅳ

〔解答〕

(1) clear　(2) exercise　(3) back　(4) pair
(5) trouble

〔出題者が求めたポイント〕

(1) (a)「はっきりとした」　(b)「よくわかる」　(c)「片付ける」
(2) (a)「運動」　(b)「練習問題」　(c)「使う」
(3) (a)「戻って」　(b)「裏側」　(c)「背中」
(4) (a)「(スケートの)ペア」　(b)「一対」　(c)「組にする」
(5) (a)「面倒をかける」　(b)「面倒」　(c)「故障」

数 学

27年度

B方式前期

I

〔解答〕

(a) 0　(b) $-\dfrac{\sqrt{3}}{2}$　(c) $\dfrac{1}{2}$　(d) 1

(e) $-\sqrt{2}\cos^2\alpha + \cos\alpha + \sqrt{2}$　(f) $\dfrac{9}{8}\sqrt{2}$

〔出題者が求めたポイント〕
(1)三角関数の値　(2)基本公式　(3)合成の公式

〔解答のプロセス〕
$0 \leqq \alpha \leqq \pi$, $0 \leqq \beta < 2\pi$
$x = \sin\alpha\cos\beta$, $y = \sin\alpha\sin\beta$, $z = \cos\alpha$

(1) $\alpha = \dfrac{\pi}{3}$, $\beta = \dfrac{3}{2}\pi$ を代入する。

$x = \sin\dfrac{\pi}{3}\cos\dfrac{3}{2}\pi = \dfrac{\sqrt{3}}{2} \times 0 = 0$　…(a)

$y = \sin\dfrac{\pi}{3}\sin\dfrac{3}{2}\pi = \dfrac{\sqrt{3}}{2} \times (-1) = -\dfrac{\sqrt{3}}{2}$　…(b)

$z = \cos\dfrac{\pi}{3} = \dfrac{1}{2}$　…(c)

(2) $x^2 + y^2 + z^2 = \sin^2\alpha(\cos^2\beta + \sin^2\beta) + \cos^2\alpha$
$= \sin^2\alpha + \cos^2\alpha = 1$　…(d)

(3) $\alpha + \beta = \dfrac{3}{4}\pi$ のとき

$x + y = \sin\alpha(\cos\beta + \sin\beta) = \sin\alpha \cdot \sqrt{2}\sin\left(\beta + \dfrac{\pi}{4}\right)$
$= \sqrt{2}\sin\alpha\sin(\pi - \alpha) = \sqrt{2}\sin^2\alpha$　……①
（合成の公式）

よって $x + y + z = \sqrt{2}\sin^2\alpha + \cos\alpha$
$= \sqrt{2}(1 - \cos^2\alpha) + \cos\alpha$
$= -\sqrt{2}\cos^2\alpha + \cos\alpha + \sqrt{2}$　…(e)

(e)を平方完成すると

$x + y + z = -\sqrt{2}\left(\cos\alpha - \dfrac{1}{2\sqrt{2}}\right)^2 + \dfrac{9}{8}\sqrt{2}$　……②

$0 \leqq \alpha \leqq \pi$ より $-1 \leqq \cos\alpha \leqq 1$ なので

$\cos\alpha = \dfrac{1}{2\sqrt{2}}$で②式は Max $= \dfrac{9}{8}\sqrt{2}$　…(f)

II

〔解答〕

(a) $(0, -3), (1, 0)$　(b) $(2-a)x + \dfrac{3a-3}{2}$

(c) $\left(\dfrac{3}{2}, \dfrac{3}{2}\right)$　(d) 3　(e) $\dfrac{3}{2}\sqrt{2}$

〔出題者が求めたポイント〕
$f(x, y) = 0$, $g(x, y) = 0$ のすべての交点を通る曲線は $f(x, y) + kg(x, y) = 0$ である。座標平面に図示する。

〔解答のプロセス〕
$C_1 : y = x^2 - 2ax + 2a - 1$,
$C_2 : y = -x^2 + 4x + a - 2$

$a = -1$ のとき $C_1 : y = x^2 + 2x - 3$,
$C_2 : y = -x^2 + 4x - 3$ の交点は
$x^2 + 2x - 3 = -x^2 + 4x - 3 \iff 2x^2 - 2x = 0$
$\iff x = 0, x = 1$ より $(0, -3), (1, 0)$　…(a)

になる

$C_1 : x^2 - 2ax + 2a - 1 - y = 0$,
$C_2 : -x^2 + 4x + a - 2 - y = 0$ の交点を通る曲線は
$(x^2 - 2ax + 2a - 1 - y) + k(-x^2 + 4x + a - 2 - y) = 0$
で表わされる。

$k = 1$ のときのみ直線になるので l_a は
$(4 - 2a)x + 3a - 3 - 2y = 0$　……①
$\iff y = (2-a)x + \dfrac{3a-3}{2}$　…(b)

さらに①式を a について整理すると
$a(3 - 2x) + 4x - 2y - 3 = 0$　……②

$3 - 2x = 0$ かつ $4x - 2y - 3 = 0$ のとき a の値によらない。$x = \dfrac{3}{2}$ $y = \dfrac{3}{2}$ $\left(\dfrac{3}{2}, \dfrac{3}{2}\right)$　…(b)

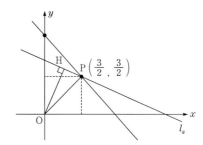

l_a は点 $P\left(\dfrac{3}{2}, \dfrac{3}{2}\right)$ を必ず通る。l_a と原点 O との距離 OH $\leqq$ OP なので OP $\perp l_a$ となる l_a に対して OH は Max になるはず。OP の傾き $= 1$

ゆえに OP $\perp l_a$ となるのは $2 - a = -1$（直交条件）
$\therefore a = 3$　…(d)

このとき OP $= \dfrac{3}{2}\sqrt{2}$　…(e)

III

〔解答〕

(a) $a, a+2$　(b) $-a^2 - a + \dfrac{2}{3}$

(c) $\dfrac{2}{3}a^3 + a^2 - a + \dfrac{2}{3}$　(d) $\dfrac{-1 + \sqrt{3}}{2}$

(e) $\dfrac{8 - 3\sqrt{3}}{6}$

〔出題者が求めたポイント〕
$0 \leq x \leq 1$ における $y = |x^2 - (2a+2)x + a^2 + 2a|$ のグラフ。$-1 \leq a \leq 1$ に注意して図示する。

〔解答のプロセス〕
$x^2 - (2a+2)x + a(a+2) = 0$
$\iff (x-a)(x-a-2) = 0$
$\therefore x = a, a+2$ …(a)

$y = |x^2 - (2a+2)x + a(a+2)|$ のグラフを $-1 \leq a \leq 1$ 考慮しながら $a < 0, a \geq 0$ で場合分けして図示すると ($0 \leq x \leq 1$ に注意)

(i) $(a < 0)$

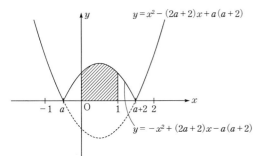

(ii) $(0 \leq a)$

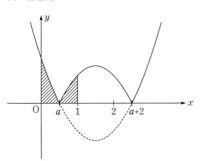

(i)のとき $(a < 0)$
$F(a) = \int_0^1 \{-x^2 + (2a+2)x - a(a+2)\}dx$
$= \left[-\dfrac{x^3}{3} + (a+1)x^2 - (a^2+2a)x\right]_0^1$
$= -a^2 - a + \dfrac{2}{3}$ …(b)

(ii)のとき $(a \geq 0)$
$F(a) = \int_0^a \{x^2 - (2a+2)x + a(a+2)\}dx$
$\qquad + \int_a^1 \{-x^2 + (2a+2)x - a(a+2)\}dx$
$= \left[\dfrac{x^3}{3} - (a+1)x^2 + (a^2+2a)x\right]_0^a$
$\qquad + \left[-\dfrac{x^3}{3} + (a+1)x^2 - (a^2+2a)x\right]_a^1$
$= \dfrac{2}{3}a^3 + a^2 - a + \dfrac{2}{3}$ …(c)

$-1 \leq a \leq 0$ のとき
$F(a) = -\left(a + \dfrac{1}{2}\right)^2 + \dfrac{11}{12}$ なので
$F(a)$ は $a = -1, a = 0$ で $\text{Min} = \dfrac{2}{3}$

$0 \leq a \leq 1$ のとき
$F(a) = \dfrac{2}{3}a^3 + a^2 - a + \dfrac{2}{3}$ の増減を調べる。
$F'(a) = 2a^2 + 2a - 1$ より
$F(a)$ は $2a^2 + 2a - 1 = 0 \iff a = \dfrac{-1 \pm \sqrt{3}}{2}$ で極値をとる。

$0 \leq a \leq 1$ では

a	0		$\dfrac{-1+\sqrt{3}}{2}$		1
$F'(a)$		$-$	0	$+$	
$F(a)$	$\dfrac{2}{3}$	↘	極小	↗	$\dfrac{4}{3}$

$a = \dfrac{-1+\sqrt{3}}{2}$ …(d) で極小かつ最小になる。

このとき $F(a)$ の値を求めるために(代入してもいいが煩雑)割算する。

$$\begin{array}{r}
\dfrac{a}{3} + \dfrac{1}{6} \\
2a^2 + 2a - 1 \overline{\smash{\big)}\ \dfrac{2}{3}a^3 + a^2 - a + \dfrac{2}{3}} \\
-\underline{)\ \dfrac{2}{3}a^3 + \dfrac{2}{3}a^2 - \dfrac{a}{3}} \\
\dfrac{a^2}{3} - \dfrac{2}{3}a + \dfrac{2}{3} \\
-\underline{)\ \dfrac{a^2}{3} + \dfrac{a}{3} - \dfrac{1}{6}} \\
-a + \dfrac{5}{6}
\end{array}$$

$\iff F(a) = (2a^2 + 2a - 1)\left(\dfrac{a}{3} + \dfrac{1}{6}\right) - a + \dfrac{5}{6}$

この式に $a = \dfrac{-1+\sqrt{3}}{2}$ を代入すると
$F\left(\dfrac{-1+\sqrt{3}}{2}\right) = -\dfrac{-1+\sqrt{3}}{2} + \dfrac{5}{6}$
$= \dfrac{8 - 3\sqrt{3}}{6}$ …(e)

IV
〔解答〕
(a) 13 (b) $2 \leq r < \sqrt{5}$ (c) $\pi + 2$ (d) 33
(e) 15

〔出題者が求めたポイント〕
(1)領域の図示。格子点の個数
(2)球の方程式と断面図

〔解答のプロセス〕

(1) $A: x^2+y^2 \leq 4$ $B: (x-1)^2+(y-1)^2 \leq r^2$ を図示する。

(2) $x^2+y^2+z^2 \leq 4$ を $x=k$ ($k=0, \pm 1, \pm 2$) で切った断面の格子点。さらに $(x-3)^2+y^2+z^2 \leq 10$ との共通部分の断面を考える。

(1)については A_1 を図示すると

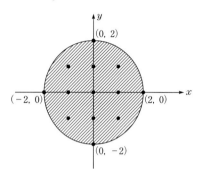

$x=0$ 上で 5 個 $x=1, x=-1$ でそれぞれ 3 個
$x=2, x=-2$ で各々 1 個
$5+3 \times 2 + 1 \times 2 = 13$ …(a)

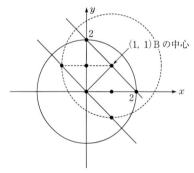

B 内に図の 8 個の格子点が入るように半径 r を考えれば OK。$(-1, 0)$ と $(0, -1)$ は B の外にあるはず。
$(1, 1)$ と $(-1, 0)$ の距離 $=\sqrt{5}$ より $2 \leq r < \sqrt{5}$ …(b)

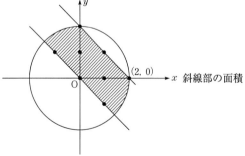

は
$$\frac{\pi \cdot 2^2}{2} - \left(\frac{\pi \cdot 2^2}{4} - \frac{1}{2} \cdot 2 \cdot 2\right) = \pi + 2 \quad \cdots(c)$$

(2) $x^2+y^2+z^2 \leq 4$ 内の $x=0$(断面)上の格子点は $y^2+z^2 \leq 4$ より(1)の A と同じ 13 個

(i) $\begin{cases} x=1 \\ x=-1 \end{cases}$ 上の格子点は $y^2+z^2 \leq 3$

より，それぞれ 9 個

(ii) $\begin{cases} x=2 \\ x=-2 \end{cases}$ のとき $(y, z) = (0, 0)$ のみ

よって $13+9 \times 2+1 \times 2=33$ …(d)

(i)を図示すると格子点 (y, z) は 9 個である。

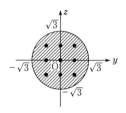

C∩D の格子点については

(ア) $\begin{cases} x^2+y^2+z^2 \leq 4 \\ (x-3)^2+y^2+z^2 \leq 10 \end{cases}$ を $x=2$ で切ると
$(y, z) = (0, 0)$ のみ

(イ) $x=1$ で切ると
$\begin{cases} y^2+z^2 \leq 3 \\ y^2+z^2 \leq 6 \end{cases}$ より 9 個

(ウ) $x=0$ で切る
$\begin{cases} y^2+z^2 \leq 4 \\ y^2+z^2 \leq 1 \end{cases}$ 5 個

よって全部で $1+9+5=15$ …(e)

明治薬科大学 27 年度 （66）

B 方式後期

I

〔解答〕

(a) 14　　(b) $\dfrac{2}{3}$　　(c) (2, 2, 2)　　(d) 12

(e) $\dfrac{2}{3}$

〔出題者が求めたポイント〕

(1)(3) X の可能性をすべて調べる

(2) シュワルツの不等式
$$(a^2+b^2+c^2)(x^2+y^2+z^2) \geqq (ax+by+z)^2$$
（実数のとき）

〔解答のプロセス〕

(1) $x=1$, $y=2$, $z=3$ のとき
$y=x^2+y^2+z^2=14$　…(a)
$Z=12X-14>0$　……①　　X の可能性は
$X=1$, 2, 3 なので　①をみたすのは
$X=2$, 3 のとき　よって　確率は $\dfrac{2}{3}$　…(b)

(2) a, b, c, x, y, z が実数のとき
$$(a^2+b^2+c^2)(x^2+y^2+z^2) \geqq (ax+by+cz)^2 \quad \cdots☆$$
が成立する。等号は $\dfrac{x}{a}=\dfrac{y}{b}=\dfrac{z}{c}$ のとき。この式に
$a=b=c=1$ を代入すると
$3(x^2+y^2+z^2) \geqq (x+y+z)^2$　……①
（等号は $x=y=z$ のとき）
$x+y+z=6$ のとき
$x^2+y^2+z^2 \geqq \dfrac{(x+y+z)^2}{3}=12$（等号 $x=y=z=2$）
よって
$4(x+y+z)-(x^2+y^2+z^2) \leqq 4\times6-12=12$　…(d)
が最大値である。このとき
$(x, y, z)=(2, 2, 2)$　…(c)

(3) A は $(x, y, z)=(1, 2, 3)$　抜き出すカード X_1 と
する　$Z_A=12X_1-14$　……②
B は $(x, y, z)=(2, 2, 2)$　抜き出すカード X_2 とす
る　$Z_B=12X_2-12$　……③
$Z_A<Z_B \iff 12X_1-14<12X_2-12$
$\iff X_1-X_2<\dfrac{1}{6}$　をみたす X_1, X_2 は
　　$X_1=1$　or　　$X_1=2$ のときのみなので
$(X_2=2, 2, 2)$　　$(X_2=2, 2, 2)$
$\dfrac{2}{3}\times1=\dfrac{2}{3}$　…(e)

II

〔解答〕

(a) $-\dfrac{1}{4}$　　(b) $-\dfrac{1}{2}$　　(c) $\dfrac{\sqrt{3}}{4}$　　(d) $\dfrac{2}{3}\pi$

〔出題者が求めたポイント〕

(1)判別式＝0　(2)解と係数の関係，倍角公式

〔解答のプロセス〕

$2x^2-(4a-1)x-2a=0$　……☆

(1) 重解をもつのは $D=(4a-1)^2-4\cdot2\cdot(-2a)=0$
のときである。
$D=16a^2+8a+1=0 \iff (4a+1)^2=0$

　　$\iff a=-\dfrac{1}{4}$　…(a)

このとき　☆より

$2x^2+2x+\dfrac{1}{2}=0 \iff x^2+x+\dfrac{1}{4}=0$

　　$\iff \left(x+\dfrac{1}{2}\right)^2=0$

よって重解は　$x=-\dfrac{1}{2}$　…(b)

(2) ☆の 2 つの解が $\cos\theta$, $\sin\theta$ $(0\leqq\theta\leqq\pi)$ なので解と
係数の関係を使って
$$\begin{cases} \cos\theta+\sin\theta=\dfrac{4a-1}{2} & \cdots\cdots① \\ \cos\theta\sin\theta=-a & \cdots\cdots② \end{cases}$$
$(\cos\theta+\sin\theta)^2-2\sin\theta\cos\theta=1$ の等式に①，②を
代入すると
$$\left(\dfrac{4a-1}{2}\right)^2+2a=1 \iff (4a-1)^2+8a=4$$

　　$\iff 16a^2=3$　∴　$a=\pm\dfrac{\sqrt{3}}{4}$　……③

(ア) $a=\dfrac{\sqrt{3}}{4}$ のとき　①，②に代入
$$\begin{cases} \cos\theta+\sin\theta=\dfrac{\sqrt{3}-1}{2} \\ \cos\theta\sin\theta=-\dfrac{\sqrt{3}}{4} \iff 2\sin\theta\cos\theta=-\dfrac{\sqrt{3}}{2} \end{cases}$$

より　$\sin2\theta=-\dfrac{\sqrt{3}}{2}$ $(0\leqq2\theta\leqq2\pi)$ なので

$2\theta=\dfrac{4}{3}\pi$　または　$\dfrac{5}{3}\pi$

(i) $\theta=\dfrac{2}{3}\pi$ のとき

　　$\cos\dfrac{2}{3}\pi+\sin\dfrac{2}{3}\pi=\dfrac{\sqrt{3}-1}{2}$　成立。

(ii) $\theta=\dfrac{5}{6}\pi$ のとき

　　$\cos\dfrac{5}{6}\pi+\sin\dfrac{5}{6}\pi=\dfrac{-\sqrt{3}+1}{2}$　不成立。

(イ) $a = -\dfrac{\sqrt{3}}{4}$ のとき ①, ②より

$\begin{cases} \cos\theta + \sin\theta = -\dfrac{\sqrt{3}+1}{2} \\ \cos\theta \sin\theta = \dfrac{\sqrt{3}}{4} \Longleftrightarrow \sin 2\theta = \dfrac{\sqrt{3}}{2} \end{cases}$

よって $2\theta = \dfrac{\pi}{3}$ または $\dfrac{2}{3}\pi$ $\therefore \theta = \dfrac{\pi}{6}, \dfrac{\pi}{3}$

これは $\cos\theta + \sin\theta \neq -\dfrac{\sqrt{3}+1}{2}$ 不適。

以上(ア)(イ)より $a = \dfrac{\sqrt{3}}{4}$ …(c)

$\theta = \dfrac{2}{3}\pi$ …(d)

III

〔解答〕

(a) $\cos\left(\dfrac{\pi}{9}t\right)$ (b) $\sin\left(\dfrac{\pi}{9}t\right)$ (c) $\dfrac{9}{4}$

(d) $\dfrac{45}{4}$ (e) $\dfrac{198}{5}$ (f) 33 (g) 2 (h) $-\dfrac{9}{8}$

〔出題者が求めたポイント〕

(1)(2) 角速度(=ラジアン/秒)(1秒で進む角度)ω に対して t 秒後の点は $(\cos(\omega t), \sin(\omega t))$

(3) $\cos 2\theta = 2\cos^2\theta - 1$ を使う。

〔解答のプロセス〕

(1) P は 18 秒で 1 周するので

$\omega_1 = \dfrac{2\pi}{18} = \dfrac{\pi}{9}$ よって P(x, y) は

$x = \cos\left(\dfrac{\pi}{9}t\right)$ …(a) $y = \sin\left(\dfrac{\pi}{9}t\right)$ …(b)

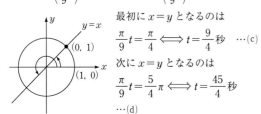

最初に $x = y$ となるのは

$\dfrac{\pi}{9}t = \dfrac{\pi}{4} \Longleftrightarrow t = \dfrac{9}{4}$ 秒 …(c)

次に $x = y$ となるのは

$\dfrac{\pi}{9}t = \dfrac{5}{4}\pi \Longleftrightarrow t = \dfrac{45}{4}$ 秒 …(d)

(2) Q の角速度を ω_2 とする ($\omega_2 < \omega_1$) P と Q がはじめて重なるのは P が一周したあと A に達したときである。t 秒後に P が A に来るとすれば,

$\omega_1 t = \dfrac{5}{3}\pi + 2\pi = \dfrac{11}{3}\pi$ $\dfrac{\pi}{9}t = \dfrac{11}{3}\pi$ より

$t = 33$ 秒後 …(f)

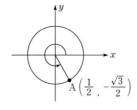

A $\left(\dfrac{1}{2}, -\dfrac{\sqrt{3}}{2}\right)$

Q が A に来るのは $\omega_2 t = \dfrac{5}{3}\pi$ なので $\omega_2 = \dfrac{5}{99}\pi$

よって Q が一周する時間 T は

$\omega_2 T = 2\pi$ $\therefore T = 2\pi \div \dfrac{5}{99}\pi = \dfrac{198}{5}$ …(e)

R の角速度 ω_3 は $9\omega_3 = 2\pi$ $\omega_3 = \dfrac{2\pi}{9}$ よって

R$\left(\cos\left(\dfrac{2}{9}\pi t\right), \sin\left(\dfrac{2}{9}\pi t\right)\right)$ になる。

P の x 座標と R の x 座標の和

$= \cos\left(\dfrac{\pi}{9}t\right) + \cos\left(\dfrac{2}{9}\pi t\right) = z$ とおく

$\dfrac{\pi}{9}t = \theta$ とおくと $z = \cos\theta + \cos 2\theta$ の Max, Min を求めれば O.K.

$Z = 2\cos^2\theta + \cos\theta - 1 = 2\left(\cos\theta + \dfrac{1}{4}\right)^2 - \dfrac{9}{8}$

$(-1 \leq \cos\theta \leq 1)$

よって Z の Max は $\cos\theta = 1$ のとき 2 …(g)

Z の Min は $\cos\theta = -\dfrac{1}{4}$ のとき $-\dfrac{9}{8}$ …(h)

IV

〔解答〕

(a) q (b) $2px - q$ (c) $\sqrt{2}$ (d) 1

(e) $\dfrac{\sqrt{2}}{6}$

〔出題者が求めたポイント〕

$|px - q|$ の場合分け $y = f(x), y = g(x)$ のグラフをかく。

〔解答のプロセス〕

$f(x) = px + |px - q|$ $(p, q > 0)$

$x < \dfrac{q}{p}$ のとき $px - q < 0$ なので

$f(x) = px - (px - q) = q$ …(a)

$x \geq \dfrac{q}{p}$ のとき $px - q \geq 0$ より

$f(x) = px + (px - q) = 2px - q$ …(b)

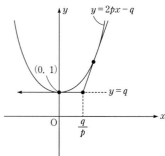

$y = g(x) = x^2 + 1$ のグラフをかくと $y = q$ のグラフを考えて $q = 1$ …(d) はあきらか。
このとき

$\begin{cases} y = x^2+1 \\ y = 2px-1 \end{cases}$ が接するので

$x^2+1 = 2px-1 \iff x^2-2px+2 = 0$ が重解をもつ。

$D/4 = p^2-2 = 0$ ∴ $p = \sqrt{2}$ …(c) $(p > 0)$

接点 $A(\sqrt{2}, 3)$

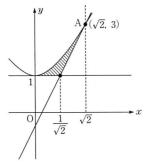

$S = \int_0^{\frac{1}{\sqrt{2}}} \{(x^2+1) - 1\} dx$

$\qquad + \int_{\frac{1}{\sqrt{2}}}^{\sqrt{2}} \{(x^2+1) - (2\sqrt{2}x-1)\} dx$

$= \left[\dfrac{x^3}{3} \right]_0^{\frac{1}{\sqrt{2}}} + \left[\dfrac{x^3}{3} - \sqrt{2}x^2 + 2x \right]_{\frac{1}{\sqrt{2}}}^{\sqrt{2}}$

$= \dfrac{\sqrt{2}}{12} + \dfrac{\sqrt{2}}{12}$

$= \dfrac{\sqrt{2}}{6}$ …(e)

$\left(\text{または} \left\{\dfrac{1}{6}(\sqrt{2}-0)^3\right\} \times \dfrac{1}{2} = \dfrac{\sqrt{2}}{6} \text{ (公式) もある}\right)$

(参考)

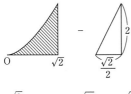

$= \int_0^{\sqrt{2}} x^2 dx - \dfrac{1}{2} \cdot \dfrac{\sqrt{2}}{2} \cdot 2 = \dfrac{\sqrt{2}}{6}$

化　学

解答　27年度

一般B方式：前期

I
〔解答〕
問1 (ア)酸素　(イ)水素　(ウ)折れ線
　　(エ)酸素　(オ)炭素　(カ)直線
　　(キ)減少　(ク)水素　(ケ)高
　　(コ)ファンデルワールス(または分子間)
　　(サ)昇華
問2 (a) t_2　(b) t_4　(c) p_3
問3

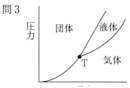

〔出題者が求めたポイント〕
極性分子・無極性分子，状態図
〔解答のプロセス〕
問2 (a)(b) 圧力一定で変化させるので，p_3 と，融解曲線，蒸気圧曲線との交点を読み取るとよい。
　　(c) 温度一定で加圧するので，t_2 と融解曲線との交点を読み取るとよい。
問3 固体に加圧しても液体を生じないことから，固体の領域の上部に，液体の領域がなく，融解曲線が，正の傾きをもつことがわかる。

II
〔解答〕
問1 全圧：2.40×10^5 (Pa)
　　全物質量：$4.00n$ (mol)
問2 ア：Aの物質量：$0.750n$ (mol)
　　　　全物質量：$3.25n$ (mol)
　　イ：1.95×10^5 (Pa)
　　ウ：3.00×10^4 (Pa)
〔出題者が求めたポイント〕
気体に関する計算
〔解答のプロセス〕
問1　気体A，B，Cの分圧をそれぞれ P_A，P_B，P_C とすると，温度一定なので，ボイルの法則より，
　　$6.00 \times 10^5 \times 1.00 = P_A \times 10.0$
　　∴ $P_A = 0.6 \times 10^5$ (Pa)
　　$2.00 \times 10^5 \times 3.00 = P_B \times 10.0$
　　∴ $P_B = 0.6 \times 10^5$ (Pa)
　　$3.00 \times 10^5 \times 4.00 = P_C \times 10.0$
　　∴ $P_C = 1.2 \times 10^5$ (Pa)
よって，(全圧) $= P_A + P_B + P_C = 2.40 \times 10^5$ (Pa)
また，同体積においては(分圧比) $=$ (モル比)なので，気体A，B，Cの物質量をそれぞれ n_A，n_B，n_C とお

くと，$P_A : P_B : P_C = 1 : 1 : 2$ より，$n_A = n$ (mol)，$n_B = n$ (mol)，$n_C = 2n$ (mol)

問2 ア：　　A　+　4B　→　2D
　　反応前　n　　　n　　　0　(mol)
　　反応　$-\dfrac{1}{4}n$　$-n$　$+\dfrac{1}{2}n$
　　反応後　$\dfrac{3}{4}n$　　0　　$\dfrac{1}{2}n$

(混合気体の全物質量) $= n_A + n_B + n_C + n_D$
$= \dfrac{13}{4}n$ (mol)

イ：問1で，$4n$ (mol)のとき 2.40×10^5 (Pa)だったので，

$2.40 \times 10^5 \times \dfrac{\dfrac{13}{4}n}{4n} = 1.95 \times 10^5$ (Pa)

ウ：(分圧) $=$ (全圧) $\times$ (モル分率)より，

(気体Dの分圧) $= 1.95 \times 10^5 \times \dfrac{\dfrac{1}{2}n}{\dfrac{13}{4}n}$
$= 3.00 \times 10^4$ (Pa)

III
〔解答〕
問1 1-AgCl，2-CaCO$_3$，3-CuS
　　6-BaSO$_4$
問2 4-SO$_2$(下方置換)
　　7-HCl(下方置換)
　　8-O$_2$(水上置換)
〔出題者が求めたポイント〕
沈殿，気体の発生および捕集法
〔解答のプロセス〕
おこる反応は次のとおり。
1. AgNO$_3$ + HCl ⟶ AgCl↓ + HNO$_3$
2. CaCl$_2$ + K$_2$CO$_3$ ⟶ CaCO$_3$↓ + 2KCl
3. CuSO$_4$ + H$_2$S ⟶ CuS↓ + H$_2$SO$_4$
　(液性によらず，常に沈殿)
4. Na$_2$SO$_3$ + H$_2$SO$_4$ ⟶ Na$_2$SO$_4$ + SO$_2$↑ + H$_2$O
5. 2NaOH + SO$_2$ ⟶ Na$_2$SO$_3$ + H$_2$O
6. BaCl$_2$ + H$_2$SO$_4$ ⟶ BaSO$_4$↓ + 2HCl
7. NaCl + H$_2$SO$_4$ ⟶ NaHSO$_4$ + HCl↑
8. 2KClO$_3$ $\xrightarrow{MnO_2}$ 2KCl + 3O$_2$↑

IV
〔解答〕
問1 ㋐ Ca, Li, Na　㋑ Mg　㋒ Al, Fe, Zn　㋓ Cu
問2 ㋔ NO$_2$　㋕ SO$_2$　㋖ 負　㋗ 起電力

反応式：
$$Cu + 4HNO_3 \longrightarrow Cu(NO_3)_2 + 2NO_2\uparrow + 2H_2O$$

問3 O_2

問4 2.7（A）

〔出題者が求めたポイント〕
金属のイオン化傾向，電池と電気分解

〔解答のプロセス〕

問3 （陰極） $Ag^+ + e^- \longrightarrow Ag$
　　（陽極） $2H_2O \longrightarrow O_2\uparrow + 4H^+ + 4e^-$

問4 析出した Ag の質量より，流れた電子は
$$\underset{Ag(mol)}{\underline{\frac{10.8}{108}}} \times 1 = 0.10 \text{ (mol)}$$

よって，流れた電流を I(A) とおくと
$$0.10 = \frac{I \times 60 \times 60}{9.65 \times 10^4}$$
$$I = 2.68\cdots \fallingdotseq 2.7 \text{ (A)}$$

V

〔解答〕

問1 組成式：C_3H_5O　分子量：114

問2 D：CHI_3　E：Cu_2O

問3

B：H₃C, CH-C-OH 構造（CH₃置換基, C=C, =O付き）

C：$CH_2-CH_2-CH_2-CH-CH_3$（OHが2箇所）

F：H₃C-C=C-C=C-H 構造

G：CH₃置換の五員環エーテル構造（CH, CH₂, O, CH₂-CH₂）

〔出題者が求めたポイント〕
エステルの加水分解，幾何異性体，アルコールの反応，光学異性体

〔解答のプロセス〕

問1　一般にエステル $R-\overset{O}{\underset{\parallel}{C}}-O-R'$ を加水分解すると，
$$R-\overset{O}{\underset{\parallel}{C}}-O-R' + H_2O \rightleftarrows R-\overset{O}{\underset{\parallel}{C}}-OH + R'-OH$$

よって，アより，中性物質 C がアルコール性ヒドロキシ基を有すると考えられる。

イより，$C : 132 \times \dfrac{12}{44} = 36$ (mg)

$H : 45 \times \dfrac{2}{18} = 5$ (mg)

$O : 57 - (36 + 5) = 16$ (mg)

$C : H : O = \dfrac{36}{12} : 5 : \dfrac{16}{16} = 3 : 5 : 1$

カルボキシル基を1つ有するので，酸素原子は2個。（ただし，他に官能基はないとする。）

よって，分子式 $C_6H_{10}O_2$，分子量 114

$\left(\begin{array}{l}$なお，B を分子量 M の一価の酸と考えると，ウより，\\ $\dfrac{228 \times 10^{-3}}{M} \times 1 = 0.10 \times \dfrac{20.0}{1000} \times 1$\\ $\qquad\qquad M = 114$\\ となることより，分子量を求めてもよい。$\end{array}\right.$

問3　分子式 $C_6H_{10}O_2$ の B はシス異性体であり，かつ，不斉炭素を有するので，考えられる構造は

H₃C, H, C=C, CH₃, C*H-COOH の構造　のみ。

（C*が不斉炭素）

化合物 C は酸素の数から，ヒドロキシ基を2つ有することがわかり，エ，オの記述から，$CH_3-\overset{}{\underset{OH}{\underset{|}{CH}}}-$ かつ第一級アルコールの構造をもつ。また，カの記述から，直鎖のペンタンが生じたので，化合物 C の構造は，

$CH_2-CH_2-CH_2-C^*H-CH_3$（OHが2箇所, C*不斉炭素）

化合物 C の分子内脱水により得られた F は，2 mol の H_2 と反応することより，C=C を2つ有する。

骨格のみ示せば，化合物 C からの脱水の方法は①，②の2通りある。

C-C-C-C-C（OH H | H OH H 脱水 ② ①）

このうち，シス−トランス異性体を生じるのは②の方。また，環状構造である G は次のように脱水したと考えられる。

CH₃-CH-OH + H-O-CH₂ 環状 脱水 → CH₃-CH-O-CH₂ 五員環 + H₂O

一般Ｂ方式：後期

I

〔解答〕
問1 ⑦ 陽子　④ 中性子　⑦ 同位体　④ 12
問2 ^{35}Cl：75（％）　$^{35}Cl-^{37}Cl$：37.5（％）
問3 155

〔出題者が求めたポイント〕
同位体に関する知識・計算，相対質量，原子量

〔解答のプロセス〕
問2　原子量は相対質量の平均値（期待値）のことなので，^{35}Cl が x ％存在すると考えると，^{37}Cl は $(100-x)$ ％存在することになる。よって，
$$35.00 \times \frac{x}{100} + 37.00 \times \frac{100-x}{100} = 35.50$$
$$x = 75（％）$$
また，天然に存在する塩素分子と存在比は次のとおり。

同じ $\begin{cases} ^{35}Cl-^{35}Cl \cdots\cdots 0.75 \times 0.75 \\ ^{35}Cl-^{37}Cl \cdots\cdots 0.75 \times 0.25 \\ ^{37}Cl-^{35}Cl \cdots\cdots 0.25 \times 0.75 \\ ^{37}Cl-^{37}Cl \cdots\cdots 0.25 \times 0.25 \end{cases}$

よって，$0.75 \times 0.25 \times 2 \times 100 = 37.5（％）$

問3　基準を5倍の60とすれば，相対質量も5倍となるので，$30.97 \times 5 = 154.85$

II

〔解答〕
問1　$2C_4H_{10} + 13O_2 \longrightarrow 8CO_2 + 10H_2O$
問2　3000（kJ/mol）
問3（ア）29（g）　（イ）364（L）　（ウ）80（℃）

〔出題者が求めたポイント〕
熱化学方程式に関する計算，比熱を使った計算

〔解答のプロセス〕
問2　C_4H_{10} 1mol 分であることに注意して，
（反応熱）＝（生成物の生成熱）－（反応物の生成熱）
より，（燃焼熱）＝ $4 \times 400 + 5 \times 300 - 100$
　　　　　　　　＝ 3000（kJ/mol）

問3（ア）6.00 分間使用したときの発熱量は
$250（kJ/分）\times 6.00（分）= 1500（kJ）$
これが C_4H_{10} の完全燃焼より得られたので，消費された C_4H_{10}（分子量58）は問2より，
$$\frac{1500（kJ）}{3000（kJ/mol）} = 0.50（mol）$$
$0.50 \times 58 = 29（g）$

（イ）問1の係数比より，
$$0.50 \times \frac{13}{2} \times \frac{100}{20} \times 22.4$$
C_4H_{10}(mol)　O_2(mol)　空気(mol)
$= 364（L）$

（ウ）発熱量の40％が氷に加わったので，（ア）より，
$$1500 \times \frac{40}{100} = 600（kJ）$$
この熱により，まず氷が融解する。
氷（分子量18）は $\frac{900}{18} = 50（mol）$
あるので，すべて融解するのに
$6.00（kJ/mol）\times 50（mol）= 300（kJ）$
使われる。残った $600 - 300 = 300（kJ）$ が水の温度上昇に使われるので，Δt（K）上昇するとすれば，
$$300 = 75.0 \times 50 \times \Delta t \times 10^{-3}$$
　　　　　　　　　　↑
　　　　　　　　　（J）
$\Delta t = 80（K）$
鍋の中の水は $0 + 80 = 80（℃）$

III

〔解答〕
問1 ⑦ H　④ Na_2O　⑦ Li　④ Li　⑦ K　⑪ 潮解性
問2（ア）2（個）　（イ）$0.87l\left(\text{または}\frac{\sqrt{3}}{2}l\right)$
　　（ウ）$\rho = \frac{2M}{l^3 N}$
問3　B：飽和塩化ナトリウム水溶液
　　　C：H_2　D：Cl_2
　　　濃水酸化ナトリウム：E

〔出題者が求めたポイント〕
アルカリ金属の性質，体心立方格子の計算，陽イオン交換膜法

〔解答のプロセス〕
問1　ウ，エ：Li は密度が約 0.5（g/cm³）と小さく，融点はアルカリ金属の中で最も高い。
オ：アルカリ金属は原子番号が大きいほど反応性も高くなる。

問2（ア）立方体の頂点に位置する原子は，1個の原子の $\frac{1}{8}$ が格子に含まれるので，頂点が8個あることに注意して，$1 + \frac{1}{8} \times 8 = 2$（個）

（イ）
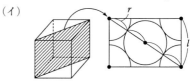

原子どうしが接する面で考える。原子半径を r とすると，$4r = \sqrt{3}\,l$ が成立するので，
$$（原子の直径）= 2r = \frac{\sqrt{3}}{2}l$$
$\left(\begin{array}{l}\sqrt{3} = 1.73 \text{ は与えられていなくても，暗記}\\\text{すべき数値なので，代入したが，解答は無}\\\text{理数のままでも可と考えられる。}\end{array}\right)$

(ウ) (密度) = $\dfrac{(原子1個の質量) \times 2}{(結晶格子の体積)}$ より，

$$\rho = \dfrac{\dfrac{M}{N} \times 2}{l^3} \quad \therefore \quad \rho = \dfrac{2M}{l^3 N}$$

問3 一般的な陽イオン交換膜法による水酸化ナトリウムの製造は次のとおりである。

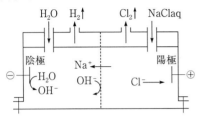

$\begin{cases} 陽極：2Cl^- \longrightarrow Cl_2 + 2e^- \\ 陰極：2H_2O + 2e^- \longrightarrow H_2 + 2OH^- \end{cases}$

(電気を通しやすくするために，A から H₂O とともに少量の NaOH 水溶液を加えることもある。)

Ⅳ
〔解答〕
A：問1 (A) メスフラスコ　(B) ホールピペット
　　　　(C) ビュレット
　　問2 水酸化ナトリウム：1.08×10^{-1} (mol/L)
　　　　食酢：4.5 (%)
B：問3 平衡定数：5 (L/mol)
　　　　理由：水素結合による。
　　問4 2
　　問5 44 (%)

〔出題者が求めたポイント〕
中和滴定による食酢の濃度決定，平衡定数，凝固点降下による会合度の計算

〔解答のプロセス〕
A：問2 操作2に記載されている約4gという数値は計算に使用できないので注意。(潮解性などにより純度が下がっているため。) NaOHaq を x mol/L とすると，

$$0.0500 \times \dfrac{20}{1000} \times 2 = x \times \dfrac{18.5}{1000} \times 1$$
$$\underbrace{\phantom{0.0500 \times \dfrac{20}{1000}}}_{H_2C_2O_4(mol)} \quad \underbrace{\phantom{x \times \dfrac{18.5}{1000}}}_{NaOH(mol)}$$

$x = \dfrac{2}{18.5} = 0.1081\cdots \fallingdotseq 0.108$ (mol/L)

この NaOHaq で食酢を滴定。希釈前の食酢を y (mol/L) とおくと，10倍に希釈しているので，

$$\dfrac{y}{10} \times \dfrac{20}{1000} \times 1 = 0.108 \times \dfrac{13.8}{1000} \times 1$$
$$y = 0.108 \times 6.9 \text{ (mol/L)}$$

よって，溶液1Lあたりで考えて，質量パーセント濃度は

$$\dfrac{0.108 \times 6.9 \times 60 \text{ (g)}}{1000 \times 1.0 \text{ (g)}} \times 100 = 4.47\cdots$$
$$\fallingdotseq 4.5 \text{ (%)}$$

(問題に与えられているのは，「希釈液」の密度だが，希釈前の密度も 1.0 g/cm³ とした。)

B：問3 酢酸(分子量60)が $\dfrac{1.2}{60} = 0.02$ (mol) であるので，量的関係は次のとおり。

$$2CH_3COOH \rightleftharpoons (CH_3COOH)_2$$

反応前	0.02	0	(mol)
反応	-0.01 ⟩50%	$+0.005$	
平衡時	0.01	0.005	

よって，平衡定数 K は

$$K = \dfrac{[(CH_3COOH)_2]}{[CH_3COOH]^2} = \dfrac{0.005}{0.10} \div \left(\dfrac{0.01}{0.10}\right)^2 = 5$$

また，単位について mol/L ÷ (mol/L)² = L/mol

問4 問3の量的関係を一般化して考える。
はじめの $CH_3COOH \cdots n$ (mol)
会合度 α，溶液 V (L) とすれば

$$2CH_3COOH \rightleftharpoons (CH_3COOH)_2$$

反応前	n	0	(mol)
反応	$-n\alpha$	$+\dfrac{1}{2}n\alpha$	
平衡時	$n(1-\alpha)$	$\dfrac{1}{2}n\alpha$	

$$K = \dfrac{\dfrac{1}{2}n\alpha}{V} \div \left\{\dfrac{n(1-\alpha)}{V}\right\}^2 = \dfrac{\alpha}{2n(1-\alpha)^2} V$$

同一温度で考えると平衡定数 K は一定で，はじめに加えた $n(=0.02)$ mol も変化しない。よって，薄めていくと V の値が大きくなるので，$\dfrac{\alpha}{2(1-\alpha)^2}$ が小さくならなければ，K 一定とならない。以上より，α が小さくなる，つまり左へ平衡が移動すると考えられる。

問5 問4の量的関係より，平衡時の全溶質粒子は

$$n(1-\alpha) + \dfrac{1}{2}n\alpha = n\left(1 - \dfrac{1}{2}\alpha\right) \text{ (mol)}$$

とおける。$n = \dfrac{1.2}{60} = 0.02$ (mol) なので，
$\Delta t = K_f \times m$ の公式より，

$$5.53 - 5.21 = 5.12 \times \dfrac{0.02\left(1 - \dfrac{1}{2}\alpha\right)}{0.250}$$

$$1 - \dfrac{1}{2}\alpha = \dfrac{0.32 \times 0.25}{5.12 \times 0.02} = \dfrac{25}{32}$$

$$\alpha = \dfrac{7}{32} \times 2 = 0.4375$$

Ⅴ
〔解答〕
問1 (ア) 8　(イ) 4　(ウ) 1　(エ) 7　(オ) 5
問2 (ア) B　(イ) A　(ウ) B　(エ) A　(オ) B
問3 (ア) d　(イ) c　(ウ) a　(エ) b　(オ) c, d

問4 （ア） C_2H_5ONa （イ） $C_6H_5NH_3Cl$
（ウ） $CH_2BrCHBrCH_2CH_2CH_3$
（エ） CH_3CH_2COONa と CHI_3
（オ） $C_6H_4(OH)COONa$

〔出題者が求めたポイント〕
有機化合物の検出反応およびおこる変化・生成物

〔解答のプロセス〕
問1～問4
ア：一般にエーテルとアルコールの区別は金属ナトリウムを用いる。ヒドロキシ基を有するエタノールが，
$$2C_2H_5OH + 2Na \longrightarrow 2C_2H_5ONa + H_2\uparrow$$
と反応する。

イ：アミノ基－NH_2の有無で区別する。
塩基性のアニリンは希塩酸によって中和される。

（アニリン + HCl → アニリン塩酸塩）

アニリンは油状物質だが生じたアニリン塩酸塩は希塩酸に溶解する。

ウ：炭素間二重結合C＝Cの有無は，Br_2による付加反応で区別する。炭素骨格のみ示せば，1-ペンテンは次のように反応する。

$$C=C-C-C-C + Br_2 \longrightarrow C-C-C-C-C$$
                              $\quad\quad\quad\quad\quad$ | |
                              $\quad\quad\quad\quad\quad$ Br Br

このとき，Br_2の赤褐色が消える。

エ：CH_3-CH- の構造をヨードホルム反応で調べ
　　　　$\quad$|
　　　　$\quad$OH

ることができる。

$$CH_3-CH_2-\underset{\underset{OH}{|}}{CH}-CH_3 + 4I_2 + 6NaOH$$

$$\longrightarrow CH_3-CH_2-\underset{\underset{O}{\|}}{C}-ONa + CHI_3\downarrow + 5NaI + 5H_2O$$

このときヨードホルムの黄色沈殿が生じる。

オ：カルボキシル基の有無は$NaHCO_3$aqで区別する。
生成物のサリチル酸ナトリウムは水溶液に可溶。

（サリチル酸 + $NaHCO_3$ → サリチル酸ナトリウム + H_2O + $CO_2\uparrow$）

Ⅵ
〔解答〕
A： (構造式：o位に CH_2-OH と $C(=O)-NH-$ フェニル-CH_3 をもつベンゼン環)

B： (構造式：o位に CH_2-OH と $COOH$ をもつベンゼン環)

C： (構造式：CH_3 と NH_3Cl がo位のベンゼン環)

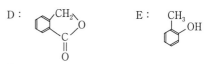

D： (構造式：フタリド型の環状エステル)

E： (構造式：o-クレゾール)

〔出題者が求めたポイント〕
アミド結合をもつ化合物の構造決定

〔解答のプロセス〕
ア：化合物AをR－CONH－R'と表すと，希塩酸による加水分解で，
$$R-CONH-R' + HCl + H_2O$$
$$\longrightarrow R-COOH + R'-NH_3Cl$$
となる。よって，化合物Bが－COOH，化合物Cが水溶性の－NH_3Clをもつとわかる。

イ：化合物Bが分子内でエステル結合をつくることから，－COOH以外に－OHももつ。また，$KMnO_4$の酸化により，分子内脱水するジカルボン酸であるフタル酸を生じることから，オルト位の二置換体であるとわかる。この段階で，化合物Bは少なくとも炭素数が8個の化合物である。

ウ：亜硝酸ナトリウムによりジアゾ化され－NH_3Clが－N_2Clとなり，加熱することで，フェノール性ヒドロキシ基－OHに変化する。この化合物Eを酸化するとサリチル酸が得られることから，炭素数は少なくとも7個で，化合物Aが炭素数15であることから，構造が決定する。ア～ウの反応は次のとおり。

A → B + C （+ HCl + H_2O）

B → D （エステル化 + H_2O）

B → フタル酸 → 無水フタル酸 （$KMnO_4$酸化，脱水）

C → (ジアゾ化 HCl, $NaNO_2$) → (加熱) → o-クレゾール → (酸化) → サリチル酸

化 学

解答

27年度

一般C方式

I

〔解答〕
問1 Cl, S, Si, Al　問2 Al　問3 S
問4 単体：Cl_2　反応式：$Cl_2 + H_2O \rightleftarrows HCl + HClO$

〔出題者が求めたポイント〕
第3周期の元素の性質

〔解答のプロセス〕
ア：常温で黄緑色の気体は Cl_2 だけ。
イ：常温で気体の酸化物は SO_2 だけ。
ウ：両性元素の Al のこと。
エ：地殻中に酸素についで多いのが Si である。
問1　陰性(原子が陰イオンになろうとする性質)は同周期において、原子番号が大きいほど強くなる。(ただし、希ガスを除く。)
問2　Si は非金属元素なので注意。
問3　斜方硫黄・単斜硫黄などの同素体がある。
問4　ハロゲンの単体は酸化力をもつ。

II

〔解答〕
問1 ㋐ 蒸気圧(または飽和蒸気圧)
　　㋑ 高　㋒ 沸騰　㋓ 沸点　㋔ 低　㋕ 蒸気圧降下
問2 A：3.0×10^{-2} (mol/kg)
　　B：4.0×10^{-2} (mol/kg)
問3 減少した方：B側　質量：80.1 (g)

〔出題者が求めたポイント〕
蒸気圧降下に関する知識・計算

〔解答のプロセス〕
問2　(塩化ナトリウム水溶液の質量モル濃度)
$$= \frac{0.176}{58.5} \div 0.100 = 3.00 \cdots \times 10^{-2}$$
$$\fallingdotseq 3.0 \times 10^{-2} \text{ (mol/kg)}$$
(尿素水溶液の質量モル濃度)
$$= \frac{0.240}{60} \div 0.100 = 4.0 \times 10^{-2} \text{ (mol/kg)}$$

問3　蒸気圧降下を考える場合、電解質の溶質については、電離後の溶質粒子で考えることに注意。A側の溶質粒子の質量モル濃度は $NaCl \longrightarrow Na^+ + Cl^-$ より、
$$3.00 \times 10^{-2} \times 2 \fallingdotseq 6.0 \times 10^{-2} \text{ (mol/kg)}$$
となり、B側より濃度が濃くなる。溶液の濃度が濃いほど蒸気圧は降下する(＝蒸発がおこりにくくなる)ので、操作3で室温に戻した直後は、濃度の薄いB側の方が単位時間あたりに蒸発する分子数が多くなる。つまり、A側にとっては、単位時間あたり、
　　(凝縮する分子数) ＞ (蒸発する分子数)
となるので、次第にA側の濃度は薄くなり、B側の濃度と等しくなったとき、気液平衡に達する。

B側から x kg の水が減少したとすると、A側の水が x kg 増えることになり、このときの濃度が等しいことより、
$$\frac{\frac{0.176}{58.5} \times 2}{0.10 + x} = \frac{\frac{0.240}{60}}{0.10 - x}$$
$x = 0.02013 \cdots$ (kg) より、20.13 (g)
よって、B側の全質量は
　(尿素) ＋ (水) ＝ 0.240 ＋ (100 − 20.13)
　　　　　　　　 ＝ 80.11 ≒ 80.1 (g)

III

〔解答〕
問1 $Kc = 64$
問2 右向きの見かけの反応速度：$v_1 - v_2$
　　v_1：4, v_2：7, 見かけの反応速度：5
問3 $H_2(気) + I_2(気) = 2HI(気) + 11$ kJ
問4 1

〔出題者が求めたポイント〕
平衡定数，反応速度，結合エネルギー，平衡の移動

〔解答のプロセス〕
問1　図1より平衡時の物質量は
　　(H_2 の mol) ＝ (I_2 の mol) ＝ 0.20 (mol)
　　(HI の mol) ＝ 1.60 (mol)
よって、次のように反応したことがわかる。
　　　　　H_2 ＋ I_2 ⇌ 2HI
反応前　　1　　　1　　　0　　(mol)
反応　　−0.80　−0.80　＋1.60
平衡時　 0.20　 0.20　　1.60
密閉容器の体積を V (L) とすると、
$$Kc = \frac{[HI]^2}{[H_2][I_2]} = \left(\frac{1.60}{V}\right)^2 \bigg/ \left(\frac{0.20}{V}\right)\left(\frac{0.20}{V}\right)$$
$$= 64$$

問2　$v_1 = v_2$ となるとき、見かけ上反応が停止する。この状態が、平衡状態である。

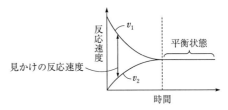

問3　(反応熱) ＝ (生成物の結合エネルギーの和)
　　　　　　　− (反応物の結合エネルギーの和) より、
　　(反応熱) ＝ 2 × 299 − (436 ＋ 151) ＝ 11 (kJ)
問4　1：600 K から 800 K に温度を上げたので、吸熱方向へ平衡が移動。問3より、右向きの反応が発熱反応なので、吸熱反応は左向き。

2：密閉容器は体積一定と考えると，N_2（反応に関わらない物質）を加えて，全圧が高くなっても，H_2, I_2, HI の分圧は変わらない。よって，平衡は移動しない。

（また，ピストンなどのような容器に N_2 を加えると考えると，体積が大きくなる。このとき，H_2, I_2, HI の分圧は小さくなるので，気体の総モルが増える方向へ平衡が移動するが，この反応では係数の和が，両辺等しいので，やはり，平衡は移動しない。）

3：反応に関わる H_2 を加える（＝濃度が大きくなる）ので，それを打ち消す方向，つまり H_2 が消費される右方向へ平衡は移動する。

4：触媒を加えても平衡は移動しない。

IV

〔解答〕

問1 A：$AgCl$　C：$Al(OH)_3$　D：ZnS　E：$BaCO_3$

問2 1.2×10^{-20} (mol/L)

問3 5.3×10^{-16} (mol/L)

〔出題者が求めたポイント〕

金属イオンの分離・沈殿，溶解度積

〔解答のプロセス〕

問1　実験操作は以下のとおり。

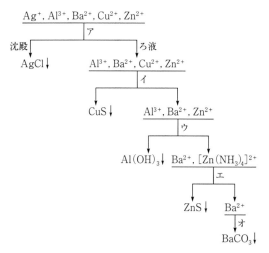

問2　H_2S の電離はごくわずかなので，$[H_2S] \fallingdotseq 0.10$ (mol/L) で一定とみなしてよい。

pH1.0 より，$[H^+] = 1.0 \times 10^{-1}$ (mol/L) なので

$$[S^{2-}] = \frac{K[H_2S]}{[H^+]^2} = \frac{1.2 \times 10^{-21} \times 0.10}{(1.0 \times 10^{-1})^2}$$
$$= 1.2 \times 10^{-20} \text{ (mol/L)}$$

問3　問2の条件より，硫化水素が飽和溶液であるとすれば，$[H_2S] \fallingdotseq 0.10$ (mol/L) のままで一定。$[S^{2-}] = 1.2 \times 10^{-20}$ (mol/L) も一定。よって，沈殿 CuS が生じたとき，溶液中に溶けている Cu^{2+} は $K_{sp\ CuS}$ を満たすので，

$$[Cu^{2+}] = \frac{K_{sp\ CuS}}{[S^{2-}]} = \frac{6.3 \times 10^{-36}}{1.2 \times 10^{-20}}$$
$$= 5.25 \times 10^{-16}$$
$$\fallingdotseq 5.3 \times 10^{-16} \text{ (mol/L)}$$

V

〔解答〕

問1 ㋐ SO_2　㋑ SO_3　㋒ 還元　㋓ 溶解（または希釈）
　　㋔ 接触

問2 $Cu + 2H_2SO_4 \longrightarrow CuSO_4 + SO_2\uparrow + 2H_2O$

問3 2，4

問4 3.1 (kg)

〔出題者が求めたポイント〕

SO_2 の性質・発生法，濃硫酸の性質，接触法

〔解答のプロセス〕

問3　濃硫酸と反応しない気体を選ぶ。
2. NH_3 は塩基性のため，酸性の濃硫酸と反応。
4. H_2S は還元剤のため，酸化剤の濃硫酸と反応。
5. SO_2 は還元剤で，濃硫酸と反応するが，
$$H_2SO_4 + 2H^+ + 2e^- \longrightarrow SO_2\uparrow + 2H_2O$$
より，結果として再び SO_2 が得られるので，使用できる。

問4　接触法の反応式は次の3段階。
$$S + O_2 \longrightarrow SO_2$$
$$2SO_2 + O_2 \longrightarrow 2SO_3$$
$$SO_3 + H_2O \longrightarrow H_2SO_4$$

係数比より，S 1 mol より得られる H_2SO_4 も 1 mol。98%硫酸が x kg できるとすると，含まれる H_2SO_4（溶質）が S により得られるから，

$$\underset{H_2SO_4 \text{(kmol)}}{x \times \frac{98}{100} \times \frac{1}{98}} = \underset{S \text{(kmol)}}{\frac{1}{32}}$$

$x = 3.125 \fallingdotseq 3.1$ (kg)

VI

〔解答〕

問1　A：o-フタル酸（ベンゼン環に隣接して $-C(=O)-OH$ が2つ）

C：$C_6H_5-CH(CH_3)-CH_2-OH$

Z：$\underset{CH_3}{\overset{H}{}}C=C\underset{H}{\overset{CH(OH)-CH_3}{}}$

（例がトランス形なので，トランス形で表記したが，シス形でも可）

問2 KOH

〔出題者が求めたポイント〕

有機混合物の分離，エステルの加水分解，ヨードホルム反応など検出反応を用いた構造決定

〔解答のプロセス〕

実験操作は次のとおり。

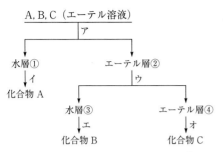

問 1 A について：NaHCO₃ により，水層①へ移動したAは−COOHを有する。加熱により脱水することなどから，Aはフタル酸とわかる。

A：(構造式) X：(構造式)　脱水
　　　　　　　無水フタル酸(分子式 C₈H₄O₃)

Zについて：水層③へ移動したBはフェノール性ヒドロキシ基を有する。また，加水分解されることより，エステル結合をもつことがわかる。
ここで，炎色反応が赤紫色であったことから，KOHによる加水分解とわかるので，反応は次のとおり。

$$R-\underset{\underset{O}{\|}}{C}-O-R' + KOH \longrightarrow R-\underset{\underset{O}{\|}}{C}-OK + R'-OH$$

炎色反応の結果より，Y が $R-\underset{\underset{O}{\|}}{C}-OK$

Z が R'−OH と決まる。

（エステルをつくる−OHがフェノール性ヒドロキシ基の場合，R'−OKとなるはずだが，炎色反応を示さなかったことから，−OHがアルコール性ヒドロキシ基とわかる。なお，ここまでの条件より，Yは 　COOK
　　　　　　　　　　　　　　　　　　　OK
のような構造をもつことがわかる。)

クの記述より，C：$220 \times \dfrac{12}{44} = 60$ (mg)

H：$90 \times \dfrac{2}{18} = 10$ (mg)

O：$86 - (60 + 10) = 16$ (mg)

C：H：O $= \dfrac{60}{12} : 10 : \dfrac{16}{16} = 5 : 10 : 1$

分子量100以下より，Zの分子式 C₅H₁₀O。Br₂ と反応することより，C＝C結合をもち，ヨードホルム反応をおこすことから，−CH−CH₃ の構造をもつ。よっ
　　　　　　　　　　　　　　　 |
　　　　　　　　　　　　　　　OH
て，炭素骨格のみを考えると，該当する構造は

$C-C-C-C^*-C$ 　$C-\underset{\underset{C}{|}}{C}-C^*-C$ 　(C^*は不斉炭素)
　　　　　|　　　　　　　　　|
　①　②　OH　　　　　　　 OH
　　　　　　　　　　　　　　③

のうち，↑①〜③部分をC＝Cとした構造である。Br₂を付加すると，

① $C=C-C-C^*-C \longrightarrow C-C-C-C^*-C$
　　　　　 |　　　　　　　 | |　　 |
　　　　　OH　　　　　　　Br Br　 OH

② $C-C=C-C^*-C \longrightarrow C-C-C-C^*-C$
　　　　　 |　　　　　　　　 | |　 |
　　　　　OH　　　　　　　　Br Br OH

③ $C-C^*-C=C \longrightarrow C-C^*-C^*-C$
　　|　　　　　　　　|　 | |
　　OH　　　　　　 OH 　Br Br
　(上部にC)　　　 (上部にC)

C*を3個有することから，②の構造がZだとわかる。
Cについて：分離操作より，化合物Cは中性の化合物で，ケの記述より酸化すると銀鏡反応を示すアルデヒドが生成することから，第1級アルコールとわかる。
C*を1つ有することより，考えられる構造は

(ベンゼン環)$-C^*-C$　(炭素骨格のみ)　となる。
　　　　　　　|
　　　　　　　OH
　　　　(上部にC)

VII

〔解答〕
問1 ア 2　イ 3　ウ 6　エ 11　オ 10　カ 13
問2 5.2×10 (g)
問3 5.0 (g)
問4 a：−CH₂OH　b：−H　c：−OH

〔出題者が求めたポイント〕
浸透圧に関する知識・計算，グルコースの構造

〔解答のプロセス〕
問1　ア，イ，ウ：半透膜で隔てられた濃度の異なる溶液があるとき，濃度の薄い方から濃い方へ溶媒分子が移動し，この現象を浸透という。なお，「透析」というのは半透膜を利用した，精製操作名のことをいう。
　エ，オ，カ：鎖式グルコースの構造は次のとおり。

(鎖式グルコース構造式)

問2　必要なグルコースを x (g) とすると，

$$7.5 \times 10^5 \times 1 = \dfrac{x}{180} \times 8.3 \times 10^3 \times 310$$

$$x = \dfrac{7.5 \times 180}{8.3 \times 3.1} = 52.4\cdots ≒ 52 \text{ (g)}$$

問3　問2と同様に，必要なグルコースを$y(\mathrm{g})$とすると，

$$7.5 \times 10^5 \times 0.100$$

$$= \left(\frac{0.4}{360} + \frac{y}{180} \right) \times 8.3 \times 10^3 \times 310$$

$$\frac{0.2 + y}{180} = \frac{7.5}{8.3 \times 3.1} \times 0.10$$

$$0.2 + y = 5.24 \quad \therefore \quad y = 5.04 \fallingdotseq 5.0 \ (\mathrm{g})$$

平成26年度

問 題 と 解 答

平成26年度

英 語

問題

26年度

B 方式 前期試験

Ⅰ 次の英文を読んで，下の設問（１）〜（１０）に答えなさい。なお，＊印の語句には，注が付いています。

Vaccines* are the greatest medical success story of all time. (あ) In the developed world, they have been so effective at getting rid of many infectious diseases that it is easy to forget just how terrible these once were.

It all began (a) smallpox*. Smallpox was a highly contagious disease that spread rapidly. It affected people of all ages and races. In every year of the eighteenth century, nearly half a million people in Europe—and countless others elsewhere—died from the disease. It claimed the lives of one in every five Londoners. And those who caught the disease and were lucky enough to survive were often scarred for life (b) pockmarked faces*.

In China, though, they had discovered a way to combat the disease. They noticed (c)that once people had survived smallpox, they never caught it again, no matter how much they were exposed to the disease. So the Chinese scraped material from the scabs of victims of milder forms of smallpox and rubbed it into a scratch on (d)healthy people who had yet to catch the disease. Some people died quickly from the infection, but most survived, and seemed to gain the same immunity to the disease as those who had been through it properly. The practice of variolation*, as it has become known, spread across Asia to Turkey, where it was noticed by the British ambassador's wife, Lady Mary Wortley Montague. Lady Mary was so impressed that she had her own children inoculated* like this, and introduced the practice to the British upper classes.

It was a high-risk strategy, (e)since many perfectly healthy people exposed themselves to smallpox and caught the disease, even if many more gained immunity. Then in the 1790s, a young country doctor named Edward Jenner was wondering why so many dairymaids had perfect complexions and seemed immune to smallpox. He guessed it might be because they had been through a similar, but much milder disease, known as cowpox, caught from the cows they milked. Medical ethics then were clearly not (f)what they are now. Jenner decided to deliberately infect his gardener's young son, James Phipps, with material from the blisters* of a dairymaid (g)suffering from cowpox.　A few weeks later, he deliberately tried to infect young James with smallpox.　James proved to be immune and remained so all his life.

　　After further trials, Jenner was able to persuade the British government of the effectiveness of his technique.　Across Europe and North America, governments introduced compulsory programmes to vaccinate children and the incidence of smallpox dropped dramatically.　The last (b)case of smallpox in the United States was reported in 1949.

　　In 1959, the World Health Organisation launched a programme to eradicate smallpox from the world entirely.　It (　i　① to　② been　③ have　④ would ⑤ vaccinate ⑥ impractical　) everybody.　So instead, people were vaccinated in rings around any infection site to stop the disease spreading.　It proved so effective that the last case of smallpox in the world was reported in Ethiopia in 1976 and in 1979, scientists announced that vaccines had eradicated smallpox from the world.

(注) vaccines: ワクチン, 痘苗　　　　　　smallpox: 天然痘
　　　pockmarked faces: あばたのある顔
　　　variolation: 人痘接種, 人に天然痘ウイルスを接種すること
　　　inoculated ＞ inoculate: （人に病気の）予防接種をする
　　　blisters: （皮膚の）水ぶくれ, 水疱

（1）下線部(あ)を日本語に訳し, 解答用紙に書きなさい。

（2）空所(a)と(b)に共通して入る最も適切な語を, 次の①〜④から一つ選び, マ
　　ークカードの解答欄 ☐1☐ にマークしなさい。
　　① at　　　　② in　　　　③ from　　　　④ with

（3）下線部(c)と同じ用法の that を含む文を，次の①～④から一つ選び，マークカードの解答欄　2　にマークしなさい。

　　① We requested that it should be easy to use.

　　② This is the way that I usually wash dishes.

　　③ I'll tell you anything that you want to know.

　　④ It was quiet when she got up late that morning.

（4）下線部(d)の意味として最も適切なものを，次の①～④から一つ選び，マークカードの解答欄　3　にマークしなさい。

　　① まだその病気にかかっていない健康な人々

　　② かつてその病気にかかったが今は健康な人々

　　③ これからその病気について知ろうとしている健康な人々

　　④ その病気について情報を広めようとしている健康な人々

（5）下線部(e)の since に最も近い意味の since を含む文を，次の①～④から一つ選び，マークカードの解答欄　4　にマークしなさい。

　　① Neither of us has eaten since last night.

　　② He has been living in Bangkok since he left school.

　　③ He became a journalist in 1973 and has since been writing articles for *Time*.

　　④ Since he is so busy, he doesn't have time to eat breakfast most mornings.

（6）下線部(f)と同じ用法の what を含む文を，次の①～④から一つ選び，マークカードの解答欄　5　にマークしなさい。

　　① What a good photo this is!

　　② What are you having for lunch?

　　③ What languages are spoken in South Africa?

　　④ The play was just what I thought it would be.

（７）下線部(g)と同じ用法の〜ing を含む文を，次の①〜④から一つ選び，マークカードの解答欄　6　にマークしなさい。

① He is always getting angry.

② She caught her son drinking beer.

③ He was like a person drowning at sea.

④ They marched singing through the night.

（８）下線部(h)の case に最も近い意味の case を含む文を，次の①〜④から一つ選び，マークカードの解答欄　7　にマークしなさい。

① The case holds 12 bottles.

② The case has been abandoned by the physicians.

③ The case will be brought before the court tomorrow.

④ I have seen many cases where talent was not rewarded with success.

（９）（　i　）内の語を並べ替え，意味の通る英文を作りなさい。並べ替えたものの中で２番目と４番目に来る語の番号を，それぞれ次のようにマークカードにマークしなさい。

　　２番目　→　マークカードの解答欄　8

　　４番目　→　マークカードの解答欄　9

（１０）次の①〜④の記述のうち，本文の内容と一致しているものを一つ選び，マークカードの解答欄　10　にマークしなさい。

① In the eighteenth century, 20% of the people in London died of smallpox.

② The practice of variolation was introduced to Turkey by Lady Mary Wortley Montague.

③ In the 1790s, Edward Jenner guessed that so many dairymaids seemed immune to smallpox because they had been drinking milk of cows.

④ Jenner's technique was not accepted by the British government but it was introduced to Europe and North America.

II 次の英文を読んで，下の設問（1）〜（6）に答えなさい。

Breathe before you speak. This simple (a)strategy has had remarkable results for virtually everyone I know who has tried it. The almost immediate results include increased patience, added perspective, and, (　　ア　　), more gratitude and respect from others.

The strategy itself is remarkably simple. It (**A** ① than ② more ③ nothing ④ pausing ⑤ involves)—breathing—after the person to whom you are speaking is finished. At first, the time gap between your voices may seem like an eternity—but in reality, it amounts to only a fraction of a (あ)second of actual time. You will get used to the power and beauty of breathing, and you will come to appreciate it as well. It will bring you closer to, and (b)earn you more respect from, virtually everyone you come in contact with. You'll find that being listened to is one of the rarest and most (い)treasured gifts you can offer. All it takes is intention and (う)practice.

If you (え)observe the conversations around you, you'll notice that, often, what many of us do is simply wait for *our* chance to speak. We're not *really* listening to the other person, but simply waiting for an (c)opening to express our own view. We often complete other people's sentences, or say things like, "Yeah, yeah," or "I know," very rapidly, urging them to hurry up (　　イ　　) we can have our turn. It seems that talking to one another is sometimes more like sparring back and forth like fighters or Ping-Pong balls than it is enjoying or learning from the conversation.

This harried form of communication encourages us to criticize points of view, overreact, misinterpret meaning, impute false motives, and form opinions, all before our fellow communicator is even finished speaking. No wonder we are so often annoyed, bothered, and irritated with one another. Sometimes, (ウ) our poor listening skills, it's a miracle that we have any friends at all!

I spent most of my life waiting for my turn to speak. If you're at all like me, you'll be pleasantly amazed at the softer reactions and looks of surprise (お)as you let others completely finish their thought before you begin yours. Often, you will be allowing someone to feel listened to (エ   ). You will sense a feeling of relief coming from the person to whom you are speaking—and a much calmer, less rushed feeling between the two of you.   No need to worry that you won't get your turn to speak—(オ   ).   In fact, it will be more rewarding to speak because the person you are speaking to will (d)pick up on your respect and patience and will begin to do the same.

（1）下線部(a)～(d)の意味に最も近いものを，それぞれ次の①～④から一つ選び，マークカードの解答欄 ┃ 11 ┃ ～ ┃ 14 ┃ にマークしなさい。

(a) strategy ┃ 11 ┃
　① communication　　② field　　③ policy　　④ situation

(b) earn ┃ 12 ┃
　① bring　　② demand　　③ show　　④ take

(c) opening ┃ 13 ┃
　① hole　　② place　　③ clearing　　④ opportunity

(d) pick up on ┃ 14 ┃
　① increase　　② notice　　③ pay　　④ show

（2）空所（ ア ）～（ オ ）に入れるのに最も適切なものを，それぞれ次の①～④から一つ選び，マークカードの解答欄 ┃ 15 ┃ ～ ┃ 19 ┃ にマークしなさい。

（ ア ）┃ 15 ┃　① however　　　　　　② for example
　　　　　　　　　③ as a side benefit　　④ by mistake

（ イ ）┃ 16 ┃　① after　　　　② if
　　　　　　　　　③ for　　　　　④ so that

（ ウ ）┃ 17 ┃　① at　　　　　② with
　　　　　　　　　③ on　　　　　④ to

（ エ ）┃ 18 ┃　① in their time　② yourself
　　　　　　　　　③ speak　　　　④ for the very first time

（ オ ）┃ 19 ┃　① you will　　② you speak
　　　　　　　　　③ you won't　　④ you worry

（3）（ A ）内の語を並べ替え，意味の通る英文を作りなさい。並べ替えたものの中で2番目と4番目に来る語の番号を，それぞれ次のようにマークカードにマークしなさい。

2番目 → マークカードの解答欄 ☐20

4番目 → マークカードの解答欄 ☐21

（4）下線部(あ)の second に最も近い意味の second を含む文を，次の①〜④から一つ選び，マークカードの解答欄 ☐22 にマークしなさい。

① She is in the second grade.

② The speed is 50 miles per second.

③ She was the second of three daughters.

④ He asked me to act as his second in the duel.

（5）下線部(い)〜(え)と第一アクセントの母音が同じであるものを，それぞれ次の①〜⑤から一つ選び，マークカードの解答欄 ☐23 〜 ☐25 にマークしなさい。

(い) treasured ☐23

① breathing　② immediate　③ perspective

④ reality　⑤ speaking

(う) practice ☐24

① annoy　② appreciate　③ patience

④ strategy　⑤ wonder

(え) observe ☐25

① bother　② calmer　③ complete

④ surprise　⑤ virtually

（6）下線部(お)の as に最も近い意味の as を含む文を，次の①～④から一つ選び，

マークカードの解答欄 26 にマークしなさい。

① I will act as go-between.

② Bees like the same odors as we do.

③ Everyone stood up as the judge entered the courtroom.

④ Young as he is, he is already running a company that designs

airplanes.

III　次の日本文と英文の意味が同じになるように，空所（　1　），（　2　）を補いなさい。解答用紙には空所にあてはまる部分のみ書きなさい。

　　あなたは，運動を毎日の習慣の1つとし，食べることや眠ることと同じ重要性を与えるべきだ。

　　You should make (　　　　　1　　　　　) and give it (　　　　　2　　　　　).

IV 次の(1)～(5)において, (a)はある英単語の意味, (b)はその英単語を用いた例文です。英単語の語頭の2字は書いてあります。(b)の文を完成させるのに最も適切な英単語を, 必要な場合は適切な語形に変えた上で解答用紙に書きなさい。

(1) (a) a part of something where two or more sides, lines or edges join
　　(b) Look at the bottom left-hand (co　　　　) of your screen.

(2) (a) well-known to you; often seen or heard and therefore easy to recognize
　　(b) All of us are (fa　　　　) with the story.

(3) (a) a time or situation that you can use to do something that you want to do
　　(b) Sport provides a (ch　　　　) for you to go outside with friends.

(4) (a) an act of choosing between two or more possibilities; something that you
　　　can choose
　　(b) There were two (ch　　　　) available to us.

(5) (a) to grow or change into something bigger, stronger, more advanced, or more
　　　severe, or to make someone or something do this
　　(b) Ancient Greek artists (de　　　　) distinctive styles of pottery,
　　　sculpture, and architecture.

数　学

問題

26年度

B方式 前期試験

I　次の [　　　] にあてはまる答を解答欄に記入しなさい。

2次方程式 $x^2 - x + 1 = 0$ の2つの解を α, β とする。

この2次方程式の2つの解が $\alpha^2 + p\alpha + q$, $\beta^2 + p\beta + q$ と表わされるならば、
$p = $ [(a)] , $q = $ [(b)] または $p = $ [(c)] , $q = $ [(d)] である。

また、$f(\alpha) = \beta$,　$f(\beta) = \alpha$,　$f(1) = 1$ を満たす2次関数 $f(x)$ は、$f(x) = $
[(e)] である。

Ⅱ   次の ☐ にあてはまる答を解答欄に記入しなさい。

座標平面上に原点 O$(0, 0)$，点 A$(-1, 3)$，点 B$(4, 8)$ がある。2 次関数 $y = f(x)$ のグラフ G と円 C がともに 3 点 O, A, B を通るとき，$f(x) =$ (a) であり，円 C の中心の座標は (b) ，半径は (c) である。また，グラフ G と円 C との交点のうち，3 点 O, A, B 以外の交点の座標は (d) である。

明治薬科大学 26 年度 (13)

Ⅲ　次の　□　にあてはまる答を解答欄に記入しなさい。

(1) $\sin 2\theta - \sin 4\theta = f(3\theta) \times \sin\theta$ を満たす $f(3\theta)$ は $f(3\theta) =$ [(a)] で

ある。この関係を用いると，$\sin\dfrac{\pi}{9} + \sin\dfrac{2}{9}\pi - \sin\dfrac{4}{9}\pi$ の値は [(b)] と

なる。

(2) 変数 θ の範囲を $0 \leqq \theta \leqq \dfrac{\pi}{2}$ とし，$y = \sin 2\theta \sin 4\theta$ とする。$t = \sin^2\theta$ と

おいて，$\sin 2\theta \sin 4\theta$ を t で表わすと [(c)] となる。このとき，y は

$t =$ [(d)] で最小値をとり，$t =$ [(e)] で最大値をとる。

Ⅳ 次の ☐ にあてはまる答を解答欄に記入しなさい。

100g 中に食塩 x g の割合で含まれているような食塩水を x %の食塩水とする。いま，容器 A には p %の食塩水 300g が，容器 B には q % $(p > q)$ の食塩水 200g が入っている。

A から 100g を取って B に入れ，次に B から 100g を取って A に入れると，A の食塩水は ☐(a)☐ %になり，B の食塩水は ☐(b)☐ %になる。

この操作を n 回繰り返すと，A の食塩水は a_n %に，B の食塩水は b_n %になった。$a_n - b_n$ を $a_{n-1} - b_{n-1}$ を用いて表すと，$a_n - b_n =$ ☐(c)☐ となる。また，A と B を合わせた食塩の量は変わらないことから，a_n, b_n と p, q の間で関係式 ☐(d)☐ が成り立つ。

(c) と (d) より，$a_n =$ ☐(e)☐ ，$b_n =$ ☐(f)☐ となる。

化 学

問題

B方式 前期試験

Ⅰ 周期表の第3周期に属する元素の原子，単体およびその化合物について，下記の問いに答えよ。

問1 第1イオン化エネルギーの最も大きい原子を元素記号で記せ。

問2 非金属元素 A の単体には同素体が存在し，空気中で燃焼させると無色の刺激臭のある気体 B となる。B を V_2O_5 存在下，酸素と反応させると C が得られる。
1) 元素 A の同素体の名称を2つ記せ。
2) B，C を化学式で記せ。

問3 金属元素 D の単体は，冷水や熱水とは反応しないが，高温の水蒸気とは反応して酸化物 E と気体を生じる。酸化物 E は酸とも強塩基とも反応する。
1) E を化学式で示せ。
2) 下線部のような性質を示す酸化物をなんというか。
3) E と水酸化ナトリウム水溶液との反応を反応式で示せ。

II プロペン(プロピレン)と水素の混合気体に触媒を作用させると次の
反応が起こり,気体のプロパンが生成する。

$$C_3H_6 + H_2 \rightarrow C_3H_8$$

プロペンと水素を適当量混合し,この混合気体の一部を真空状態の容
器に入れた。このとき,全圧は 3.00×10^2 Pa であった。この容器に混
合気体が漏れないように触媒を添加すると,すぐに反応が始まり,全圧
は時間とともに減少した。以下の問いに答えよ。ただし,容器の温度と
容積は一定で,気体はすべて理想気体とする。また,触媒の体積は考え
なくてよい。

問1　最初に調製した混合気体の組成を調べるために,適当量の混合気
体を十分な量の酸素と反応させたところ,二酸化炭素 3.00×10^{-2}
mol と水 5.00×10^{-2} mol だけが生成した。触媒を添加する前の容器
中のプロペンの分圧 P_0 (プロペン) と水素の分圧 P_0 (水素) を有効
数字2桁で求めよ。

問2　プロペンの燃焼熱(kJ/mol)を求めよ。ただし,水素(気体)の燃焼
熱を 286 kJ/mol,二酸化炭素(気体)の生成熱を 394 kJ/mol,及び
プロペンの生成熱を-20 kJ/mol とする。

問3　触媒添加後の反応途中におけるプロペン,水素,プロパンの分圧
をそれぞれ P(プロペン),P(水素),P(プロパン)とする。触媒添
加前のプロペンの分圧 P_0 (プロペン)と水素の分圧 P_0 (水素)をそ
れぞれ P(プロペン),P(水素),P(プロパン)を用いて表せ。

問4　触媒添加後,しばらくすると全圧が 2.83×10^2 Pa になった。この
ときプロペンは何%残存しているか,有効数字2桁で求めよ。

III Li$^+$, Al^{3+}, Fe^{3+}, Zn^{2+}, Ag$^+$を含む試料溶液から，下記の手順に従って各イオンを分離した。以下の問いに答えよ。反応と分離操作は完全に行われたものとする。

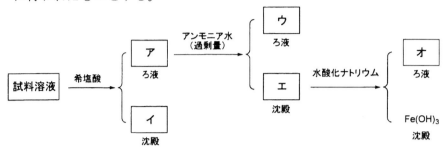

問1 ろ液**ウ**，**オ**中の金属元素を含むイオン，および沈殿**エ**に含まれる化合物のすべてを化学式で記せ。

問2 沈殿**イ**に過剰量のアンモニア水を反応させたときの反応式を記せ。

問3 分離操作前の試料溶液の一部を取り，銅片を加えると，銅片の周囲に固体が析出した。析出した固体を化学式で記せ。

問4 Fe(OH)$_3$の沈殿を別の方法で得る目的で，FeCl$_3$の濃い水溶液を沸騰水に加えしばらく放置したところ，沈殿は生成せず，図**A**のように無色と褐色の層に分離した。これに直流電圧をかけると図**B**のようになった。また，褐色の層に光を当てると，光の通路が輝いて見えた。下線部の現象が起こる理由を記せ。

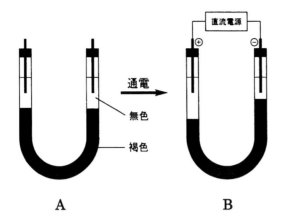

問5 問4の溶液に，下記の無機塩の水溶液をそれぞれ加え振り混ぜたところ，いずれも Fe(OH)$_3$ の沈殿が生成した。最も少ない添加量で沈殿が生成した無機塩はどれか。化学式で答えよ。ただし，無機塩の水溶液はそれぞれ同じモル濃度に調製してあるものとする。

加えた無機塩：塩化リチウム，塩化ナトリウム，塩化カルシウム，硫酸ナトリウム，硝酸ナトリウム

Ⅳ 次の記述を読み，下記の問いに答えよ。

水道水は，河川などの源水に含まれる様々な不純物を凝集沈殿させ，その上澄みを濾過し，さらに塩素を注入して作られる。塩素を水に溶かした塩素水では，(a)溶けた塩素の一部が水と反応している。水のpHが小さいほど，塩素分子の濃度は ア くなる。水道水中の塩素濃度を一定以上に保つことによって，さまざまな病原菌を殺菌する。

実験室では図のような装置で塩素を発生させる。丸底フラスコAに[a]を入れ，加熱しながら濃塩酸を滴下して塩素を発生させる。水を入れたガス洗浄びんBで[b]を除き，

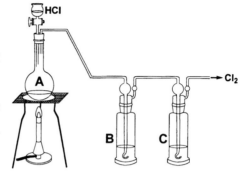

濃硫酸を入れたガス洗浄びんCで[c]を除いた後，　イ　置換によって塩素を捕集する。

(b)捕集した塩素を純水100 mLに溶かして塩素水を作った。この塩素水に溶けた塩素量を調べるために，直ちに以下のような実験を行った。塩素水5.0 mLをとり，過剰量のKI水溶液を加えた。デンプン試薬を加え，0.10 mol/Lのチオ硫酸ナトリウム水溶液で滴定したところ，10.0 mLを要した。なお，チオ硫酸イオンの反応は次式で表される。

$$2\,S_2O_3^{2-} \rightarrow S_4O_6^{2-} + 2\,e^-$$

問1　ア，イに適切な語句を，a～cには化学式を入れよ。

問2　下線部(a)の反応式を記せ。

問3　下線部(b)の操作において，純水100 mLに溶けた塩素は何mgか。Clの原子量を35.5として有効数字2桁で求めよ。

V

次の記述**ア**〜**カ**を読み，下記の問いに答えよ。ただし，原子量は $H=1.0$，$C=12$，$N=14$，$O=16$ とし，構造式は例にならって記せ。

例：

$$\text{C}_6\text{H}_5-\underset{\underset{\text{OH}}{|}}{\text{CH}}-\underset{\overset{|}{\text{H}}}{\text{C}}=\underset{\underset{\text{C}-\text{H}}{\underset{\|}{|}}{\underset{\text{O}}{}}}{\text{C}}-\text{CH}_2-\underset{\overset{\text{CH}_3}{|}}{\text{N}}-\underset{\underset{\text{CH}_3}{|}}{\text{CH}}-\text{CH}_3$$

ア 化合物 A を加水分解すると，芳香族カルボン酸 B，α-アミノ酸 C，及びアルコール D が得られた。

イ カルボン酸 B（分子量は 200 以下で，組成式 C_4H_4O）は，酸化するとジカルボン酸となり，これを加熱すると分子内で脱水し，酸無水物が生成した。

ウ α-アミノ酸 C（分子式 $C_9H_{11}NO_2$）は，タンパク質を構成する主要なアミノ酸の一つである。C に濃硝酸を加えて加熱すると黄色になった。

エ 炭素，水素，酸素からなるアルコール D（分子量は 200 以下）は，その 34 mg を完全に燃焼させると，二酸化炭素 99 mg と水 27 mg が生成した。

オ アルコール D はベンゼン環をもち，ベンゼン環上の水素原子 1 個を臭素原子に置換した化合物は 2 種類存在する。D を穏やかに酸化すると，銀鏡反応が陽性の化合物 E が生成した。

カ アルコール D に濃硫酸を加えて加熱すると，分子量が 18 減少した化合物が生成した。この化合物に酸触媒下で水を付加させると，D の構造異性体 F が生成した。

問1 化合物 B，C，E，F の構造式を記せ。

問2 化合物 A 及びアルコール D の分子式を記せ。

英 語

問題

26年度

B方式 後期試験

Ⅰ 次の英文を読んで，下の設問（１）〜（１２）に答えなさい。

What is multiplication? At the most basic level, it is nothing more than repeated addition. If you have five plates, each holding four biscuits, then the total number of biscuits is worked out by *adding* the numbers on each plate. So 5×4 is shorthand for five 4s being added together: 4＋4＋4＋4＋4.

This gives us our first way to calculate the answer: (a) we can add 4 to a number, we can work out 5×4 by repeatedly adding 4: 4, 8, 12, 16, 20. The fifth number (20) corresponds to the final plate added to the biscuit collection, and so this is the answer.

Although there are also some more effective techniques, the perspective of repeated addition is always worth holding in the back of your mind. It also explains another word which is commonly used to describe multiplication: 'times'. The number 5×4 is the final result after 4 has been added 5 *times*.

Multiplication is usually denoted by the times symbol, ×. If you are working on a computer, though, often an asterisk ＊ will play that role (this was originally to prevent the times sign getting confused with the letter **x**). When we get to more advanced algebra later, we will meet other ways of writing multiplication, such as *4y* or *4・y*.

As with addition (but not subtraction or division), the (b)order of the numbers does not matter. So 5×4 = 4×5, but the reason for this may not be completely obvious. To see why this is true, we can arrange the biscuits in a rectangular array. We can view it either as five columns, each containing four biscuits, giving a total of 5×4, or alternatively as four rows, each containing five biscuits, meaning that the total is 4×5. Of course this argument extends to any two numbers, meaning that for any two numbers, call them *a* and *b*, *a*×*b* = *b*×*a*.

The trouble with (c)the 'repeated addition' approach is that it is not practical for large numbers. To calculate 33×24 we would have to add 24s together 33 times. (d)Most people have better ways of spending their time!

The key (e)to more complex multiplication is to get to grips with the smallest numbers: 1 to 9. What this boils down to is *times tables*. (あ)For anyone hoping for an escape route, I am sorry to say that there is none! But there are some ways by which the pain can be reduced.

So here are some tips for mastering times tables:

· Firstly, remember the rule we saw above, that $a \times b = b \times a$. (f)Once you know 6×7 you also know 7×6!

· The two times table is just *doubling*, or adding the number to itself. So $2 \times 6 = 12$ because $6 + 6 = 12$.

· The five times table has a simple rule: to multiply any number (such as 7) by 5, first multiply it by (g) (to get 70) and then halve the result (35).

· The nine times table also has a nice rule. Let's look at it: $2 \times 9 = 18$, $3 \times 9 = 27$, $4 \times 9 = 36$, etc. There are two things to notice here. Firstly, all the answers have the property that their two digits(注) add up to 9: $1 + 8 = 9$, $2 + 7 = 9$, and so on. What is more, the first digit of the answer is always 1 less (h ① the ② being ③ number ④ by ⑤ multiplied ⑥ than) 9. So $2 \times 9 = 18$ begins with a 1, $3 \times 9 = 27$ begins with a 2, $4 \times 9 = 36$ begins with a 3, and so on. Putting these together (i) us our rule: To multiply a single-digit number (such as 7) by 9, first reduce the number by 1 (to get 6). That is the first digit of the answer. The second digit is the difference between 9 and the digit we have just worked out (in this case, (j)). Putting these together, the answer is 63.

(注) digits: 0 から 9 までの数字

（１）　下線部**(あ)**を日本語に訳し，解答用紙に書きなさい。

（2） 空所（ **a** ）に入れるのに最も適切なものを，次の①〜④から一つ選び，マ
ークカードの解答欄 ［ 1 ］ にマークしなさい。

① likely ② as long as ③ in order to ④ result from

（3） 下線部**(b)**と同じ意味を表す order を含む文を，次の①〜④から一つ選び，マ
ークカードの解答欄 ［ 2 ］ にマークしなさい。

① Check that all the names are in the right order.

② Once you're seated, the waitress promptly takes your order.

③ The activists were shot when they refused to obey an order to halt.

④ In order for you to graduate this year, you'll need to go to summer school.

（4） 下線部**(c)**が表す計算方法として適切なものを，次の①〜④から一つ選び，マ
ークカードの解答欄 ［ 3 ］ にマークしなさい。

① 単純な掛け算を繰り返す方法

② 足し算と掛け算を交互に繰り返す方法

③ 掛け算をする時に同じ数を足していく方法

④ 計算の結果得られた答えを2倍にすることを繰り返していく方法

（5） 下線部**(d)**が表す意味として最も適切なものを，次の①〜④から一つ選び，マ
ークカードの解答欄 ［ 4 ］ にマークしなさい。

① 多くの人は、もっと良い時間の使い方をする！

② 多くの人は、もっと慎重に計算することを考える！

③ 多くの人は、もっとうまく足し算をすることができる！

④ 多くの人は、もっと足し算を練習する時間を増やしたくなる！

明治薬科大学 26年度 (24)

（６）下線部(e)と同じ用法の to を含む文を，次の①〜④から一つ選び，マークカードの解答欄 ［ 5 ］にマークしなさい。

① We don't have any water to drink.

② Calm down in order not to make any mistakes.

③ Unexplained weight loss may be an early clue to a health problem.

④ As the elevator doors were about to close, someone pushed the open button outside.

（７）下線部(f)と同じ用法の once を含む文を，次の①〜④から一つ選び，マークカードの解答欄 ［ 6 ］にマークしなさい。

① They deliver once a week.

② Once he had a lot of money.

③ My parents only met once and decided to get married!

④ I will comment further on this once I have had a chance to fully digest it myself.

（８）空所(g)に入れるのに最も適切な数字を，次の①〜④から一つ選び，マークカードの解答欄 ［ 7 ］にマークしなさい。

① 2　　　　② 5　　　　③ 7　　　　④ 10

（９）空所(h)内の語を並べ替え，意味の通る英文を作りなさい。並べ替えたものの中で2番目と4番目に来る語の番号を，それぞれ次のようにマークカードにマークしなさい。

2番目　→　マークカードの解答欄 ［ 8 ］

4番目　→　マークカードの解答欄 ［ 9 ］

（１０）空所(i)に入れるのに最も適切なものを，次の①〜④から一つ選び，マークカードの解答欄 ［ 10 ］にマークしなさい。

① give　　　　② gives　　　　③ giving　　　　④ to give

（１１）空所(**j**)に入れるのに最も適切な数式を，次の①～④から一つ選び，マ
ークカードの解答欄 ⎿ **11** ⏌ にマークしなさい。

① 9＋6 = 15

② 9＋7 = 16

③ 9－6 = 3

④ 9－7 = 2

（１２）　次の①～④の記述のうち，本文に書かれている内容と一致しているもの
を一つ選び，マークカードの解答欄 ⎿ **12** ⏌ にマークしなさい。

① We can break multiplication down into repeated addition and
subtraction at the most basic level.

② In some cases, multiplication is expressed without using the symbol ×,
like *4y* or *4・y*.

③ The best way to multiply large numbers is to repeat addition until we get
the answer.

④ When we add up the two digits of the answers of the nine times table,
we get a variety of small numbers.

II 次の英文を読んで，下の設問（1）〜（4）に答えなさい。*印の語句には注が付いています。

Some people say nursing is a calling*. I never heard God's booming voice from on high. If I had, I might have attributed it (ア) my recreational activities with pharmaceuticals back when I was getting my first degree in arts and humanities, which I suppose ultimately led me to nursing school. While I don't regret (イ) gotten a degree that prepared me to be an aesthetic, well-read, and critically thinking human, job offers, other than those that involved phrases like "Do you want fries with that?", were not forthcoming. I had a baby girl, and I needed a way to make a (a)reasonable living. That, and I wanted to save the world. Nursing seemed to be as good a way as any.

I had a nursing professor who used to express her disdain* for the hearts that decorated nursing paraphernalia*. The bags that said things like "Nurses have ♡," or the T-shirts that said "I ♡ a nurse." She said we needed to get rid of the damn hearts and put brains in their (ウ). "We are not handmaidens for doctors or just pillow fluffers* for patients." Her point was well-taken. In the beginning I (b)resented that nursing was so stereotypically female. Touchy-feely*, warm and fuzzy, suffocating in its wholesomeness. And I landed in Ob-gyn*; it doesn't get much more touchy-feely than that. But each time I've ventured too far from that sphere, it has sucked me back in. I've (c)surrendered. It seems to be where I belong, where I'm supposed to be. I have learned to celebrate that my profession is a (d)nurturing one, to celebrate what I both bring and take from it as a nurse, a woman, a mother, a professional. I bring my brain and my heart. I've become a nurse almost in (エ) of myself. It's been a process, a journey. It has become part of who I am, whether I like it or not. Most days, I like it.

As it turns (オ), I haven't saved the world. I've had a hand in (カ)saving some lives and have, I hope, made small differences in the lives of many. Occasionally, patients express their (キ)gratitude. Some send us cards, (e)some leave us chocolate. But external validation, the adoration and praises of others, can't (ゥ)sufficiently make my job feel worth it. My job is worth it because I go home, on most days, with the feeling that I've at least broken even*. It's a blessing in my life that I've been given the opportunity to be useful in my corner of the world. Today, that's enough for me.

(注) calling: 天職   disdain: 軽蔑   paraphernalia: 付随物

pillow fluffers: 枕をふわふわにする人   touchy-feely: 感覚的な

Ob-gyn: 産婦人科   broken even > break even: 収支とんとんである

（１）空所（ ア ）〜（ オ ）に入れるのに最も適切なものを，それぞれ次の①〜④から一つ選び，マークカードの解答欄 ┃ 13 ┃ 〜 ┃ 17 ┃ にマークしなさい。

(ア) ┃ 13 ┃   ① from   ② of   ③ on   ④ to
(イ) ┃ 14 ┃   ① had   ② have   ③ having   ④ to have
(ウ) ┃ 15 ┃   ① hands   ② places   ③ troubles   ④ vices
(エ) ┃ 16 ┃   ① at   ② for   ③ order   ④ spite
(オ) ┃ 17 ┃   ① down   ② in   ③ out   ④ over

（２）下線部(a)〜(d)の意味に最も近いものを，それぞれ次の①〜④から一つ選び，マークカードの解答欄 ┃ 18 ┃ 〜 ┃ 21 ┃ にマークしなさい。

(a) reasonable ┃ 18 ┃
    ① colourful   ② proper   ③ scanty   ④ solitary
(b) resented ┃ 19 ┃
    ① astonished   ② cried   ③ disliked   ④ was pleased
(c) surrendered ┃ 20 ┃
    ① deceived   ② given in   ③ overcome   ④ stridden
(d) nurturing ┃ 21 ┃
    ① fostering   ② heavy   ③ regretting   ④ severe

明治薬科大学 26 年度 (28)

（3）下線部(e) が表す意味として最も適切なものを，次の①〜④から一つ選び，マークカードの解答欄 | 22 | にマークしなさい。

① 何人かはチョコレートを食べ残す。

② 何人かは私たちにチョコレートをくれる。

③ 感謝されると私たちは自分に甘くなりがちだ。

④ 私たちはチョコレートを食べたい気持ちになる。

（4）下線部(カ), (キ), (ク)と第一アクセントの母音が同じであるものを，それぞれ次の①〜⑧から一つ選び，マークカードの解答欄 | 23 | , | 24 | ,
| 25 | にマークしなさい。

① grateful　　② hurry　　③ kindness　　④ marriage
⑤ message　　⑥ opening　　⑦ salty　　⑧ similar

(カ) saving → マークカードの解答欄 | 23 |

(キ) gratitude → マークカードの解答欄 | 24 |

(ク) sufficiently → マークカードの解答欄 | 25 |

III 次の日本文と英文の意味が同じになるように，空所（　1　），（　2　）を補いなさい。解答用紙には空所にあてはまる部分のみ書きなさい。

　　音楽の響きはとても力強いので，激しく感情を揺さぶられる時，食物よりもずっと重要なものに思われるかもしれない。

　　Music's resonance is (　　　　1　　　　) in times of extreme emotion
　　(　　　　　2　　　　　).

IV 次の(1)〜(5)において，三つの英文の空所に同じつづりの一語を入れて文を完成させる場合，最も適切な英単語を解答用紙に書きなさい。

(1) (a) The game ended in a (   ).

    (b) Please (   ) the curtain.

    (c) You should (   ) a straight line.

(2) (a) You may as (   ) start right away.

    (b) Everything is going (   ).

    (c) He will soon get (   ).

(3) (a) It seems to me that (   ) has been argued on this subject.

    (b) I have (   ) money to buy the camera.

    (c) This shirt is big (   ) for me.

(4) (a) He proposed a (   ) to reform the tax system.

    (b) I'll have to break my last $100 (   ).

    (c) Have you paid the (   )?

(5) (a) She has been (   ) to me ever since the night of the party.

    (b) I want something (   ) to drink.

    (c) I often catch a (   ).

数　学

問題

26年度

B 方式 後期試験

I　次の　　　　　にあてはまる答を解答欄に記入しなさい。

　　a, b を定数とする。2次関数 $y = x^2 - 2ax + b$ のグラフを C とし，C は x 軸と異なる2点 P, Q で交わっているとする。グラフ C の頂点の座標は　(a)　である。また C が点 $(1, -3)$ を通り，2点 P, Q の間の距離が PQ $= 4$ であるとき，$(a, b) =$　(b)　である。

　　2点 P, Q の x 座標をそれぞれ α, β (ただし $\alpha < \beta$) としたとき，$0 < \alpha < \beta < 6$ を満たすような整数 a と整数 b の組 (a, b) は全部で　(c)　個ある。これらの中で，$\alpha\beta \geqq 15$ を満たす (a, b) は $(a, b) =$　(d)　である。

Ⅱ 次の ☐ にあてはまる答を解答欄に記入しなさい。

xy 平面上に点 A $(-2, 0)$, 点 B $(0, 3)$ をとる。また, 円 S を $x^2 + y^2 = 1$ とする。点 C が円 S 上を動くとき, △ABC の重心 P の軌跡の方程式は ☐(a)☐ であり, △ABC の面積 T の最大値は ☐(b)☐ , 最小値は ☐(c)☐ である。また, △ABC が直角三角形になるときの円 S 上の点 C は 2 点存在し, この 2 点を通る直線の方程式は ☐(d)☐ であり, 2 点の座標は ☐(e)☐ と ☐(f)☐ と求められる。

Ⅲ　次の □ にあてはまる答を解答欄に記入しなさい。

ある 4 つの元素 p, q, r, s がそれぞれ座標空間内の原点 O，点 A，点 B，点 C の位置にある。点 A の座標は $\left(\dfrac{3}{2}, 0, 0\right)$，点 B は xy 平面上にあり，y 座標は正とする。AB の距離が $\dfrac{5}{4}$，$\angle OAB = \dfrac{2}{3}\pi$ のとき，元素 r の位置である点 B の座標は (a) である。

元素 s の位置である点 C の座標を $\left(-\dfrac{3}{4}, \dfrac{3\sqrt{2}}{4}, \dfrac{3}{4}\right)$ とし，点 C から xy 平面に垂直におろした点を点 H とする。四面体 OACH を考えると，△OAH の面積は (b) となる。次に $\angle AOC$ は (c) であるから，△OAC の面積は，(d) となり，四面体 OACH の表面積は (e) である。

IV 次の ⬚ にあてはまる答を解答欄に記入しなさい。

n を 2 以上の自然数とする。A さんは 1 から n までの数字が一つずつ書かれた n 枚のカードが入った箱を持っており，B さんは 2 から $n+1$ までの数字が一つずつ書かれた n 枚のカードが入った箱を持っている。A さんと B さんがそれぞれ 1 枚のカードを箱から取り出し，大きい数字を出したほうが勝ちというゲームを行う。ただし，取り出した数字が等しい場合には引き分けとし，箱に入っているどのカードの取り出し方も同様に確からしいとする。

$n=5$ のとき，引き分けの確率は ⬚(a) であり，A が勝つ確率は ⬚(b) である。

一般の n に対して，引き分けとなる確率は ⬚(c) であり，B が勝つ確率は ⬚(d) である。また，A が勝つ確率と引き分けの確率が等しくなるのは $n=$ ⬚(e) のときである。

化　学

問題　　　　　　26年度

B方式 後期試験

Ⅰ　次の記述を読み，下記の問いに答えよ。

　　アンモニア分子の窒素原子には ア 個の価電子があり，そのうち イ 個は，水素原子とそれぞれ ウ 結合をつくり，残りの価電子で エ 電子対をつくっている。 エ 電子対と他の陽イオンで生じる共有結合を オ 結合といい，アンモニウムイオンでは，窒素原子の エ 電子対と カ イオンとが オ 結合をつくっている。アンモニアは，同一周期の元素の水素化合物である<u>水やフッ化水素</u>と同様に，分子間で水素結合を形成する。これはアンモニア分子中の窒素原子と水素原子の キ の差が大きいためである。

　　アンモニア分子とアンモニウムイオンの形は，「電子対は互いに反発しあうため，その反発力が最小となる分子構造をとる」と仮定すると，アンモニア分子は【 a 】形，アンモニウムイオンは【 b 】形をとると推測できる。

問1　 ア ～ キ に適当な語句，数値を記せ。

問2　【 a 】，【 b 】に適当な分子の形を選択し，番号で答えよ。
　1　直線　　2　折れ線　　3　三角錐　　4　正四面体　　5　正三角

問3　下線部の水とフッ化水素の沸点を比べると，水の方が高い。これは，フッ化水素の分子量が水よりも大きく，フッ素原子の電気陰性度の方が酸素原子のそれよりも大きいという事実と矛盾する。1分子あたりの水素結合の数に注目して，水はフッ化水素よりも沸点が高い理由を述べよ。

Ⅱ　次の記述を読み，下記の問いに答えよ。電流の効率は100%とし，必要ならば，ファラデー定数 $F = 96500$ C/mol，原子量：Ni = 59.0，Cu = 64.0，Ag = 108 を用いよ。

(A) 硫酸銅（Ⅱ）の無水塩は無色（白色）の固体であるが，水と反応すると青色の水和物【 a 】を生成する。この反応は微量の水分の検出や物質の乾燥に利用される。硫酸銅（Ⅱ）の水溶液にアンモニア水を少量加えると，青白色の沈殿【 b 】を生じる。さらに過剰のアンモニア水を加えると【 c 】イオンを生じ，水溶液は深青色を呈する。また，硫酸銅（Ⅱ）は還元性の糖類を検出するための　ア　液に含まれる。還元性の糖と反応した銅は，赤色の【 d 】を生成する。

(B) 硫酸酸性の硫酸銅（Ⅱ）水溶液に，粗銅を　イ　極と純銅を　ウ　極として電気分解を行うと，銅の電解精錬ができる。今，濃度 0.700 mol/L の硫酸銅（Ⅱ）水溶液 5.00 L を用い，ニッケル，銀，および金のみを不純物として含む粗銅を　イ　極とし 9.65 A の電流を流したところ，230.4 g の銅が　ウ　極に析出し，硫酸銅（Ⅱ）水溶液の濃度は 0.680 mol/L に減少した。この電気分解において，銀と金は陽極泥として沈殿し，その質量は 0.100 g であった。また，粗銅中のニッケルは二価のイオンとして溶出した。

問1　空欄【 a 】〜【 d 】に化学式を，　ア　〜　ウ　に適当な語句を記せ。

問2　記述(B)の電気分解について次の(1)〜(4)に答えよ。ただし，電解液の体積は変化しないものとする。
(1) 電流を流した時間(h)を整数値で求めよ。
(2) 粗銅から溶出したニッケルと銅の物質量をそれぞれ有効数字3桁で求めよ。
(3) 粗銅の質量は何g減少するか，有効数字3桁で求めよ。
(4) 粗銅の純度(%)を整数値で求めよ。

明治薬科大学 26年度 (37)

Ⅲ 次の記述を読み，下記の問いに答えよ。

体積可変の密閉容器がある。この容器の体積を V [mL] で一定に保ち，50℃で水滴を入れたところ，すべて蒸発し，水蒸気の圧力は 4.20×10^3 Pa を示した。下表の各温度における飽和水蒸気圧のデータに基づいて以下の問いに答えよ。ただし，容器内には水以外の物質は存在せず，水蒸気は理想気体として扱えるものとする。

温度（℃）	飽和水蒸気圧（$\times 10^3$ Pa）
0	0.61
10	1.22
20	2.34
30	4.18
40	7.38
50	12.6

問1 圧力一定で水蒸気が液化し始めるのはおよそ何℃か。最も適切なものを1つ選び、番号で記せ。

1 0℃ **2** 10℃ **3** 20℃

4 30℃ **5** 40℃

問2 温度を50℃で一定に保ち，容器の体積を0 [mL]から V [mL]まで変化させて，体積と水蒸気の圧力との関係をグラフにしたところ，下図が得られた。空欄 [a], [b] に適切な数値を記せ。なお，[a]は分数で解答すること。また，空欄 ア ～ ウ に適切な記述を下記の 1～6 より選択し番号を記せ。ただし，下図は概略を示したもので，その縮尺は必ずしも正しくはない。

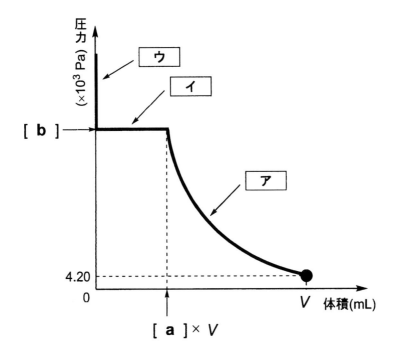

1 気体のみが存在する領域
2 気体が存在しない領域
3 液体と気体が平衡で存在する領域
4 固体のみが存在する領域
5 気体と固体が平衡で存在する領域
6 液体と気体と固体がすべて平衡で存在する領域

Ⅳ 次のア～オは気体の製法を示したものである。下記の問いに答えよ。

ア 濃硝酸に銅片を加える。
イ 塩化アンモニウムに水酸化カルシウムを加えて加熱する。
ウ 酸化マンガン(Ⅳ)に濃塩酸を加えて加熱する。
エ 硫化鉄(Ⅱ)に希硫酸を加える。
オ 塩化ナトリウムに濃硫酸を加えて加熱する。

問1 生成する気体をそれぞれ化学式で示せ。また，それぞれの気体の性質として最も適切な記述を下記から選び，番号で答えよ。
1 ヨウ化カリウムデンプン紙を青紫色(青色)に変える。
2 濃アンモニア水を近づけると白煙を生じる。
3 湿った赤色リトマス紙を青変する。
4 赤褐色の気体で水に溶けて強い酸性を示す。
5 酢酸鉛(Ⅱ)水溶液をしみ込ませたろ紙を黒変する。
6 石灰水に通すと，白濁する。

問2 図1の装置を用いる気体の製法はどれか。また，キップの装置(図2)を用いることができる気体の製法はどれか。それぞれア～オから適切な製法をすべて選び，記号で答えよ。

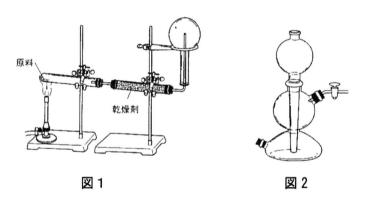

図1　　　　　　図2

問3 操作アにおいて銅のかわりにアルミニウムを加えると，どのような現象が観測されるか，簡単に述べよ。

V 次の記述を読み，下記の問いに答えよ。

過酸化水素水の濃度は，次の手順で求めることができる。①硫酸酸性下、ヨウ化カリウムを過酸化水素水で酸化して、ヨウ素を遊離させる。②遊離したヨウ素をチオ硫酸ナトリウム水溶液で滴定する。③チオ硫酸ナトリウム水溶液の使用量から過酸化水素水の濃度を計算する。

濃度不明の過酸化水素水 10.0 mL を ア を用いて正確にとり，三角フラスコに入れた。そこに少量の希硫酸と 0.10 mol/L のヨウ化カリウム溶液を 20.0 mL 加えたところ，反応は完全に進行し，ヨウ素が生成した。次に， イ に入れた 0.10 mol/L のチオ硫酸ナトリウム水溶液を用いて滴定を行った。溶液の色がうすい黄色になったところで，指示薬として ウ を数滴加えると エ 色になった。さらに滴定を続け，全量で 16.0 mL の 0.10 mol/L のチオ硫酸ナトリウム水溶液を加えたところで、溶液の色が無色になった。

問1 ア ～ エ に最も適切な器具，色及び試薬を記せ。

問2 硫酸酸性溶液における過酸化水素とヨウ化カリウムの酸化還元反応式を記せ。

問3 過酸化水素水のモル濃度を小数第2位まで求めよ。なお，チオ硫酸イオンの反応は次の式で表わすことができる。

$$2\,S_2O_3^{2-} \quad \rightarrow \quad S_4O_6^{2-} + 2\,e^-$$

Ⅵ ベンゼンを出発物質とする反応系図について，下記の問いに答えよ。

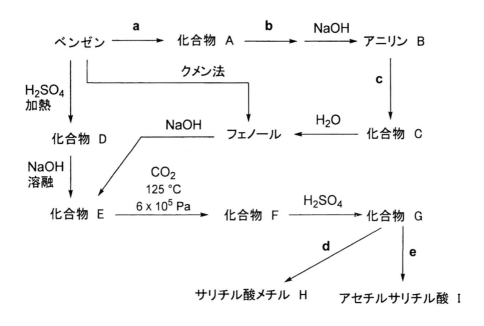

問1 化合物 A，C，F の構造式を記せ。

問2 反応試薬 a～e として最も適切なものを下記の 1～10 から選び，番号で記せ。

1 NaNO₂, HCl　　2 HNO₃, H₂SO₄　　3 H₂SO₄, 加熱
4 CH₃OH, H₂SO₄　5 HCHO　　　　　6 Fe, Cl₂
7 Sn, HCl　　　　8 CH₃COOH　　　　9 (CH₃CO)₂O
10 CH₃CHO

問3 化合物 A，B，D，H，I のなかで，ア～エのそれぞれにあてはまるものをすべて選び，記号で記せ。

ア 塩酸に溶ける化合物
イ 炭酸水素ナトリウム水溶液に溶ける化合物
ウ 酸性が最も強い化合物
エ 中性の化合物

問 4　ベンゼンからフェノールを合成する工業的な方法にクメン法がある。クメン法は，次の 3 つの反応工程で行われる。

① ベンゼンに【　オ　】を触媒存在下に反応させクメンを得る工程
② クメンを【　カ　】と反応させクメンヒドロペルオキシドを生成する工程
③ クメンヒドロペルオキシドを【　キ　】で分解しフェノールを合成する工程

　【オ】～【キ】に最も適切なものを下記の 1～10 から選び，番号で記せ。また，クメン法ではアセトンが副生するが，①～③のどの工程で副生するか，工程の記号で記せ。

1	ブタン	2	ブテン	3	プロパン
4	プロペン	5	酸素	6	水素
7	硫酸	8	水酸化ナトリウム	9	二酸化炭素
10	一酸化炭素				

Ⅶ 次の文章を読み，下記の問いに答えよ。なお，構造式は下図にならって記せ。

$$\text{C}_6\text{H}_5-\underset{\underset{\text{H}}{|}}{\overset{\overset{\text{OH}}{|}}{\text{CH}}}-\text{CH}=\underset{\underset{\text{H}}{|}}{\overset{\overset{\text{CH}_3}{|}}{\text{C}}}-\underset{\underset{\text{O}}{||}}{\text{C}}-\text{O}-\text{CH}_2\text{CH}_3$$

　分子式が $C_5H_{12}O$ である化合物 **A 〜 D** がある。これらの化合物のうち **A，B** および **D** は不斉炭素原子をもち，**C** は不斉炭素原子をもたない。化合物 **A 〜 C** はいずれも分枝状構造をもち，ₐナトリウムを作用させるといずれも気体を発生し，それぞれ対応する **A' 〜 C'** に変化した。化合物 **D** はナトリウムと反応しなかった。化合物 **A** および **B** はᵦ硫酸酸性条件下，二クロム酸カリウム水溶液でおだやかに酸化すると，それぞれ生成物 **E** および **F** となったが，**C** および **D** は反応しなかった。生成物 **E** は不斉炭素原子をもたない化合物で，c**E** にヨウ素と水酸化ナトリウムの水溶液を加え温めると特異な臭いをもつ黄色結晶 **G** が沈殿した。生成物 **F** はアンモニア性 　**ア**　 溶液を加えて温めると，銀鏡反応を示した。

問1　下線 **a** で示した反応で発生した気体の化学式を記せ。

問2　下線 **b** で示した **B** から **F** が生じる反応をエタノールに適用したときの生成物の名称を記せ。

問3　下線 **c** で示した反応の名称と沈殿として生じた黄色結晶 **G** の化学式を記せ。

問4　　**ア**　 として適切な試薬の化学式を記せ。

問5　化合物 **A'，B，C** および **D** の構造式を記せ。

化 学

問題

C方式

I 次の記述を読み，下記の問いに答えよ。

酸素は周期表の ア 族に含まれる元素で，その電気陰性度は イ に次いで大きい。酸素の単体には酸素と ウ があり，これらは互いに エ 体である。a酸素は，塩素酸カリウムを触媒存在下で加熱すると発生する。一方， ウ は，酸素中で放電を行うか，酸素に オ を照射すると生成する。 ウ を湿ったヨウ化カリウムデンプン紙に作用させると， カ が生成するため キ 色に変わる。また，酸素は無極性分子であるが， ウ は極性分子である。

問1 ア ～ キ に適当な語句，数値を記せ。

問2 下線部 a を反応式で示せ。

問3 物質 ウ の形の概略を描け。ただし，原子を ●，結合を — で表せ。

問4 次の操作を行ったとき，下線の物質が酸化剤として働く反応すべてを選び，番号で答えよ。

① SO_2 と $\underline{H_2O_2}$ を作用させる　② H_2O_2 と $\underline{MnO_2}$ を作用させる

③ KBr と $\underline{Cl_2}$ を作用させる　④ $\underline{Zn}$ と希 H_2SO_4 を作用させる

⑤ HCl と $\underline{MgO}$ を作用させる　⑥ $\underline{F_2}$ に H_2O を作用させる

II　次の記述を読み，下記の問いに答えよ。ただし，H＝1.0，O＝16，S＝32，Pb＝207 とする。

　　鉛蓄電池は，極板として鉛と酸化鉛(IV)を，電解液に希硫酸を用いる。放電時には鉛が　**ア**　極，酸化鉛(IV)が　**イ**　極として働き，両極の表面はどちらも　**ウ**　色の　**エ**　で覆われ，電解液の硫酸濃度は小さくなり，　**オ**　が低下する。その後，外部電源に接続し充電すると　**オ**　が回復する。

問1　**ア**　～　**オ**　に適当な語句または物質名を入れよ。

問2　放電時の負極と正極で起こる反応を，それぞれ電子を含むイオン反応式で表せ。

問3　電解液に 35.0%の希硫酸 500 g を用いて 0.20 mol の電子が流れるように放電した。放電後の正極の質量の増加量(g)、および電解液中の希硫酸の濃度(%)を小数第 1 位まで求めよ。ただし、発熱による電解液の蒸発はないものとする。

Ⅲ 次の記述を読み，下記の問いに答えよ。

　図の冷却曲線は，純溶媒 A（凝固点 T_0 K）に少量の不揮発性溶質 B を溶解した希薄な溶液を徐々に冷却しながら温度を測定し，その溶液の温度を縦軸に，冷却時間を横軸にプロットしたものである。また，この曲線において，冷却時間が点 d を超えると溶液は完全に凝固する。

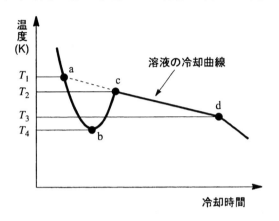

問1　溶媒 A の凝固が始まったのは a～d のどの点か，記号で答えよ。

問2　曲線の領域 cd では，溶媒 A はどのような状態で存在するか，簡潔に述べよ。

問3　凝固点降下度 Δt は溶液の質量モル濃度 m に比例することが知られている（下式）。ここで，k_f はモル凝固点降下と呼ばれる比例定数である。

$$\Delta t = k_f \cdot m$$

　いま，図の冷却曲線が溶媒 A 50.0 g に溶質 B 1.20 g を溶解した溶液を用いて得られたものとする。この溶液の凝固点降下度 Δt を溶媒 A の凝固点 T_0 および図中の温度 T_1～T_4 を用いて表せ。また，溶質 B の分子量 M を T_0，k_f，および T_1～T_4 を用いて表せ。ただし，溶質 B は非電解質とする。

問4 曲線の領域 cd において，時間の経過とともに温度が徐々に低下するのはなぜか，理由を答えよ。

問5 この溶媒 A のみの冷却曲線（破線）として適当なものはどれか。番号で記せ。

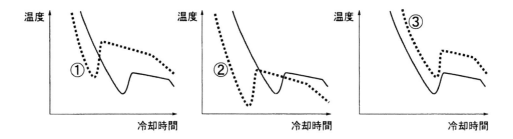

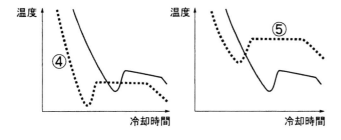

IV 次の記述を読み，下記の問いに答えよ。ただし，原子量は H＝1.0,
C＝12, O＝16 とする。

固体の水酸化ナトリウムは水分や二酸化炭素を容易に吸収するため，
正確な質量の測定が困難である。そのため，中和滴定に水酸化ナトリウ
ム標準溶液を用いる場合，正確に質量を測定できるシュウ酸（2価の弱酸）
水溶液を水酸化ナトリウム水溶液で中和滴定して，その水酸化ナトリウ
ム水溶液の濃度をあらかじめ正確に決定する。これを水酸化ナトリウム
標準溶液として用いて他の物質の滴定を行う。

［標準溶液の調製］固体の水酸化ナトリウム約 0.4 g を水に溶かし 100
mL とした。この水酸化ナトリウム水溶液で，0.05 mol/L のシュウ酸水
溶液 10 mL を中和滴定したところ，水酸化ナトリウム水溶液 11.1 mL
を要した。

［食酢中の酢酸濃度の測定］食酢 10.0 mL を ア でとり，100 mL
の イ に入れて，純水で正確に 10 倍に薄めた。その希釈した食酢
水溶液 10.0 mL を ア でとり， ウ に入れた。そこに指示薬を
加え，先に調製した水酸化ナトリウム水溶液を標準溶液として， エ
を用いて滴下すると，7.00 mL 加えたところで指示薬が変色した。

問1　この水酸化ナトリウム水溶液の濃度を小数点第2位まで求めよ。

問2　 ア ～ エ に入る適当な器具名を記せ。また， ア ～
　　　 エ のうち，純水で洗浄後，濡れたまま使うことができる器
　　　具を全て選び，記号で答えよ。

問3　食酢中の酢酸濃度の滴定における水酸化ナトリウム標準溶液の量
　　　と pH の関係を解答欄に図示せよ。また，この滴定に用いるのに適
　　　切な指示薬はなにか。

問4　希釈する前の食酢中に含まれる酢酸の質量パーセント濃度を小数点第1位まで求めよ。ただし，食酢中の酸はすべて酢酸であり，食酢の密度は 1.00 g/cm^3 とする。

明治薬科大学 26 年度 (50)

V 次の記述を読み，下記の問いに答えよ。ただし，原子量は H＝1.0,
C＝12, N＝14, O＝16, S＝32 とし，構造式は例にならって記せ。

例：

$$\text{C}_6\text{H}_5\text{-CH-C=C-N-C-H}$$
（H, CH_2CH_3 / OH, CH_3, O の置換基をもつ構造式）

鎖状トリペプチド **X** を加水分解したところ，天然に存在する α-アミ
ノ酸 **A**，**B**，**C** が得られた。**X** および **A**〜**C** について実験を行い，次の
結果を得た。

ア **X** に水酸化ナトリウムを加えて煮沸したのち中和し，酢酸鉛(II)水
溶液を加えると黒色沈殿を生じた。

イ **A** には光学異性体が存在しないが，**B** と **C** には光学異性体が存在する。

ウ **B**（分子量 150 以下）は，炭素，水素，窒素，酸素からなり，元素分
析を行ったところ，C: 40.4%，H: 7.9%，N: 15.7% であった。

エ **B** をメタノールでエステル化すると，化合物 **D** を生じた。

問1 **B** の分子式を記せ。

問2 **D** の構造式を記せ。

問3　Cの構造式として考えられるものを下記よりすべて選び，番号で記せ。

C_6H_5-CH$_2$-CH(NH$_2$)-COOH
1

HS-CH$_2$-CH(NH$_2$)-COOH
2

H$_2$N-(CH$_2$)$_4$-CH(NH$_2$)-COOH
3

HO-C$_6$H$_4$-CH$_2$-CH(NH$_2$)-COOH
4

HO-CH$_2$-CH(NH$_2$)-COOH
5

H$_3$C-S-(CH$_2$)$_2$-CH(NH$_2$)-COOH
6

問4　トリペプチド X には何種類の構造異性体が存在するか。ただし，光学異性体の存在を考慮する必要はない。

VI 次の記述を読み，下記の問いに答えよ。ただし，原子量は $H=1.0$，$C=12$，$O=16$ とする。

　デンプンは α-グルコースが脱水縮合した化合物で，直鎖状構造をもつ　ア　と，分枝の多い　イ　から成る。希酸でデンプンを加水分解すると，分子量の比較的小さい多糖の　ウ　を経て，二糖類の　エ　を生じ，最終的にグルコースになる。

　生命体は，主にグルコースを分解することで生命を維持するために必要なエネルギーを取り出している。この働きを呼吸といい，酸素を必要とする　オ　呼吸と必要としない　カ　呼吸がある。　オ　呼吸の反応は最終的に①式で示され，この反応で得られるエネルギーの一部は，アデノシン二リン酸（ADP）をアデノシン三リン酸（ATP）に変換して蓄えられる。このとき，1分子のグルコースから38分子のATPが生成する。

$$C_6H_{12}O_6 \ + \ 6\,O_2 \ = \ 6\,CO_2 \ + \ 6\,H_2O \ + \ 2807\,kJ \quad \cdots \ ①$$

$$ATP \ + \ H_2O \ = \ ADP \ + \ H_3PO_4 \ + \ 31\,kJ \qquad \cdots \ ②$$

問1　　ア　～　カ　に適切な化合物名または語句を入れよ。

問2　下線部のようにデンプンを完全に加水分解してグルコース（分子量180）100 g を得た。加水分解したデンプンの量(g)を整数値で記せ。

問3　反応①でグルコースを完全に分解したとき，ADPをATPに変換して蓄えられるエネルギーは，反応①で生じるエネルギーの何%か。整数値で答えよ。

問4　生体活動で620 kJ のエネルギーが使われたとき，消費されたグルコースの質量は何 g か。整数値で答えよ。なお，エネルギーはすべてグルコースから生じたATPによってまかなわれたものとする。

Ⅶ 次の記述を読み，下記の問いに答えよ。ただし，構造式は例にならって記せ。

例：
$$
\underset{\text{OH}}{\overset{\text{H}}{\underset{|}{\overset{|}{\text{CH-C}}}}}\!=\!\underset{\text{CH}_3}{\overset{}{\underset{|}{\text{C}}}}\!-\!\text{N}\!-\!\underset{\text{O}}{\overset{\text{CH}_2\text{CH}_3}{\underset{\|}{\overset{|}{\text{C-H}}}}}
$$

1. エステル **A** は，炭素，水素，および酸素からなる分子量 300 以下の中性化合物である。**A** 284 mg を完全燃焼させると，二酸化炭素 748 mg と水 144 mg を生じた。

2. **A** 1.0 mol を加水分解し，反応を途中で止めたところ，3 種類のカルボン酸 **B** 0.6 mol，**C** 0.3 mol，**D** 0.1 mol と化合物 **E** 0.7 mol，芳香族化合物 **F** がそれぞれ得られた。

3. **B** はジカルボン酸であり，0.166 g を完全に中和するのに，0.100 mol/L の水酸化ナトリウム水溶液 20.0 mL を要した。**B** のベンゼン環の水素原子 1 個をカルボキシル基で置換した化合物は 2 種類存在する。

4. **E** は水によく溶ける液体であり，二クロム酸ナトリウムで穏やかに酸化すると銀鏡反応に陽性である化合物が生成した。**E** をヨウ素と水酸化ナトリウムと反応させると，CHI_3 が生成した。

5. **F** の水溶液に $FeCl_3$ 水溶液を加えると，青色を呈した。

問 1　**A** の分子式を求めよ。

問 2　**B** と **C** の構造式をそれぞれ記せ。

問 3　**F** は何モル生成したか。

問 4　**F** の構造異性体のうち，ナトリウムと反応しない芳香族化合物の構造式を記せ。

英 語

解答　　26年度

【B方式前期試験】

Ⅰ [解答]

(1) 全訳中下線部(あ)
(2) ④
(3) ①
(4) ①
(5) ④
(6) ④
(7) ③
(8) ②
(9) 2番目③　4番目⑥
(10) ①

[出題者が求めたポイント]

(1) so ～ that…構文：「あまりにも～なので…、…なほど～」　effective：「効果的な」　get rid of ～：「～を取り除く」　infectious diseases：「伝染病」　they = vaccines　these = infectious diseases

(2) begin with ～：「～から始まる」　scar ～ with …：「～を…で傷をつける」→be scarred with …

(3) 名詞節を導き O の働きをする接続詞を選ぶ。②は時や方法を表わす語を受け、関係節中で副詞の働きをする関係副詞の用法。③は関係代名詞目的格用法。④は指示代名詞の形容詞用法。

(4) have yet to do：「まだ～していない」

(5) 理由を表す接続詞を選ぶ。①は前置詞。②は接続詞であるが since で導かれる SV が起点を表し、「～してから」　③は副詞。

(6) 先行詞を含む関係代名詞の用法を選ぶ。what they are (now)：「現在」　what they were, what they used to be：「昔」　what they will be：「将来」　①は形容詞。②は疑問代名詞。③は疑問形容詞。

(7) 現在分詞の後置修飾の用法を選ぶ。①は現在進行形に使われる現在分詞。②は第5文型 SVOC に使われる現在分詞。④は第2文型 SVC に使われる現在分詞。

(8) 「患者、症例」の意味で使われているものを選ぶ。①は「箱、容器」　③は「訴訟、証拠」　④は「実例、事例」

(9) 仮定法過去完了の文である。並び替えると、It (would have been impractical to vaccinate) everybody.

(10) 2段落4行目参照。②は Turkey が the British upper class であれば正しい。3段落7行目以降参照。③は because 以下が誤り。4段落5行目参照。④は… was not accepted が誤り。5段落1～2行目参照。

[全訳]

　ワクチンは古今を通じて医学上最大のサクセスストーリーである。(あ)発達した世界では、ワクチンがかつていかに恐ろしかったかを忘れるのが容易いほど、それは多くの伝染病を取り除くのに効果があった。

　それはすべて天然痘から始まった。天然痘は急速に広まる伝染性の高い病気であった。それはあらゆる年齢、人種の人々に感染した。18世紀中毎年、ヨーロッパのほぼ50万人と他地域の数え切れないほどの人々がその病気で亡くなった。それはロンドンの人々の5人に1人の命を奪った。それにその病気に罹りながらも生き延びるほど幸運だった人は、あばただらけの顔だったので生涯恐れられることもしばしばあった。

　けれども、中国では、その病気と戦う方法を発見していた。彼らは、いったん天然痘から生き延びた人は、どんなにその病気にさらされようと二度とかからないことに気づいた。だから中国人はより軽い天然痘の犠牲者のかさぶたから物質をこすり取り、まだその病気に感染していない健康な人の傷口にそれをこすり込んだのだ。人々の中にはそれに感染して急死する者もいたが、ほとんどの人は生き残り、適度に終えた人と同じ、その病気に対する免疫を得るように思われた。人痘接種を行うことは知られるようになったように、アジアからトルコに広まり、そこでイギリス大使の妻であるレディー・マリー・ワートレイ・モンテーギュが気づくこととなった。レディー・マリーはとても感銘を受けたので、彼女は自分の子供たちにこのような予防接種をし、この行為をイギリスの上流階級に紹介した。

　多くの極めて健康な人たちが自身を天然痘にさらすことになり、その病気に感染したので、それはリスクの大きな方法であった。それから1970年代に、エドワード・ジェンナーという名の若い田舎医師がなぜこんなに多くの酪農婦たちの顔色が完全なほどよいのか不思議に思っており、天然痘に対する免疫のように思われた。彼は、それは似てはいるが、彼女たちがミルクを絞った牛から罹った牛痘として知られるより軽い病気に感染してきたからだろう思った。当時の医学倫理は明らかに現代とは違っていた。ジェンナーは牛痘に感染している一人の酪農婦の水疱の中の物質を使って、若い息子である庭師のジェームズ・フィップスを故意に感染させようと決めた。数週間後、彼は若いジェームズに故意に天然痘に感染させようとした。ジェームズには免疫があることが証明され、生涯免疫は残ったままだった。

　さらに試した後、ジェンナーはイギリス政府に彼の技術の有効性を確信させることができた。ヨーロッパや北アメリカで、政府は強制プログラムを導入して子供たちにワクチンを接種し天然痘の発生率は激減した。合衆国での最後の天然痘の患者は1949年に報告された。

　1959年に、世界保健機関が世界から天然痘を完全に根絶するプログラムを始めた。全員にワクチン接種することは非現実的であっただろうに。だから、その代わりに、その病気の広がりを防ぐために感染場所の周

囲を環状に人々はワクチン接種された。それはとても効果的だったので、世界で最後の天然痘患者がエチオピアで1976年に報告され、1979年には、科学者たちが、ワクチンが天然痘を世界から根絶したことを発表した。

Ⅱ [解答]
(1) (a) ③　(b) ①　(c) ④　(d) ②
(2) (ア) ③　(イ) ④　(ウ) ②　(エ) ④　(オ) ①
(3) 2番目 ③　　4番目 ①
(4) ②
(5) (い) ③　(う) ④　(え) ⑤
(6) ③

[出題者が求めたポイント]
(1) (a) 「戦略」　(b) 「〜をもたらす」　(c) 「機会」
　(d) 「(事)に気づく」
(2) (ア) 「副産物として」　(イ) …so that S＋V：＜目的＞「SがVするように」　(ウ) 状況的理由を表す。このwith句は文頭で用いられることが多く、通例コンマで区切る。　(エ) 自分自身が話すこと。　(オ) you will (get your turn to speak). (　)内が省略。
(3) 並べ換えると、It (involves nothing more than pausing).
(4) このsecondは「秒」の意。
(5) (い) [é]の音。　(う) [æ]の音。　(え) [ə:r]の音。
(6) ＜様態＞を表す接続詞asの用法。「〜するように」の意。

[全訳]
　話す前に一呼吸しなさい。この単純な戦略は私の知る限りやってみたことのある人はほとんど誰にとっても注目に値する結果があった。ほとんどすぐに出る結果には、忍耐力の向上や客観性の改善、それに、副産物として、他人からの感謝や敬意が含まれる。
　戦略そのものは驚くほど単純である。それには休止すること以外何も、つまり、あなたが話している人が終わってから一呼吸すること以外何も含まれない。最初は、あなたの声と声の間の時間的空白が長い時間のように思えるかもしれないが、現実には実際の時間のほんの1秒にもならない。一呼吸するという、その力と美しさになれるだろうし、おまけにそれを味わうようになるだろう。それによってあなたはあなたが接触するほとんどすべての人と密接な関係になっていくだろうし、その人たちからますます敬意を払われることだろう。あなたは傾聴されるということがあなたが差し出す最もまれで最も大切にされる贈り物の一つであることに気づくだろう。意志と実践あるのみ。
　周囲の会話を観察すると、しばしば、私たちの多くがしていることは、ただ話す機会を待っているだけであることに気づくだろう。私たちは実際は他人の言うことを聞いているのではなく、単に私たち自身の考えを表明する機会を待っているだけなのだ。私たちは他人の文章を仕上げてしまうことがよくある。例えば、

「うん、うん」とか「知ってる」というようなことを素早く言ったり、私たちの番になるよう彼らをせき立て急がせたりするのだ。お互いに話をすると言うことは会話を楽しんだり会話から何かを知ると言うよりは時としてプロボクサーが前後にスパーリングしたりピンポン球のように思われる。
　この責め立てられたような意思疎通によって、私たちの仲間の伝達者がまだ話し終えていないというのに、私たちは見解を非難したり、過剰反応したり、誤解したり、間違った動機を人のせいにしたり、意見をまとめたりしてしまうのだ。私たちがお互いに、悩んだり、困惑したり、いらいらしたりするのがよくあるのも不思議ではない。時々、聞く能力が低いのに、まさか友人がいるのは奇跡的だ。
　私は私の人生の大部分を話す順番を待って過ごした。もしもあなたが全く私と同じであるなら、あなたが自分の考えを話し始める前に他の人に彼らの考えを完全に話し終わらせるように、あなたは驚きという軽い反応と表情に楽しげに驚くことだろう。しばしば、誰かがあなた自身に耳を傾け感じ入っているのを認めているのだ。あなたはあなたが話しかけている人から来る安堵感に気づくことだろうし、そしてそれはあなたたち二人の間でのずっと穏やかなせき立てられることのない感覚なのだ。あなたの話す番がないという心配をする必要はないのだ。あなたには話す番があるのだ。事実、あなたが話しかけている人はあなたの敬意と忍耐に気づき同じことをやり始めるだろうから、それは話す価値がずっとあることになるだろう。

Ⅲ [解答]
(1) it a habit[rule] to do exercises every day
　[別解] a habit of doing exercises every day
(2) the same importance as eating and sleeping

[出題者が求めたポイント]
(1) make it a habit[rule] to do ＝ make a habit of doing：「〜することにしている」
(2) the same 〜 as…：「…と同じ〜」

Ⅳ [解答]
(1) corner　(2) familiar　(3) chance　(4) choices (5) developed

[出題者が求めたポイント]
(1) 「2つ以上の側面、線、端が結びつく部分」
(2) 「よく知られている；しばしば見られたり聞かれたりしているので分かりやすい」
(3) 「やりたいことをするのに利用できる時や状況」
(4) 「2つ以上の可能性の中から選ぶ行為；選ぶもの」
(5) 「より大きいもの、強いもの、発達したもの、厳しいものになったり変わったりすることや誰かまたはあるものにこれをさせること」

明治薬科大学 26 年度 （56）

| B方式後期試験 |

Ⅰ [解答]

(1) 全訳中下線部(あ)

(2) ②

(3) ①

(4) ③

(5) ③

(6) ③

(7) ④

(8) ④

(9) 2番目① 4番目②

(10) ②

(11) ③

(12) ①

[出題者の求めるポイント]

(1) escape route：「逃げ道」 none は先行文の名詞句を受けている。ここでは escape route を受け、「逃げ道が一つもない」ことを意味する。

(2) <条件>を表す as long as…：「…する限り」 cf. <程度>as far as…

(3) ここでは「順番、順序」の意。

(4) 1段落、5段落後半参照。

(5) 話の流れは次の段落(7段落)を見ると加法の計算の仕方という点で一貫している。

(6) 前置詞としての用法を探す。The key to ＋名詞：「〜の秘訣、手がかり、かぎ」

(7) 接続詞としての用法であり、「いったん〜すると」の意。他は副詞。

(8) it が7を示し、to get 70 とあるので 7×10＝70

(9) 並べ換えると than the number being multiplied by

(10) Putting…together が S。

(11) the difference between A and B：「A と B の相違→A と B の差」→A－B＝○

(12) 乗法を分析して加法と減法に分けるという話の流れ。②は without 以下が×。4段落参照。③は large numbers が×。6段落参照。④は a variety of…（：「様々な…」）以下が×。9の段の説明として法則性があることが8段落後半で示されている。

[全訳]

乗法とは何か。最も基本的なレベルでは、繰り返される加法にすぎない。5つの皿があるとするなら、各々に4枚のビスケットがあり、それから全部でビスケットの数が各々の皿にある数を加えることで計算される。だから5×4は4が5回加えられることの別の言い方である。つまり、4＋4＋4＋4＋4。

これが私たちの最初の答えの計算の仕方である。ある数に4を足す場合には、4を足すのを繰り返すことで5×4を計算すればよい。4, 8, 12、16、20と。5番目の数の(20)は、集まったビスケットに加えられる最後の

皿に一致し、これが答えなのである。

もっと効果的な解き方もあるけれど、足し算を繰り返す観点は常に心の奥に抱く価値がある。それはまた乗法を説明するのに一般的に使われる別の語を説明している。つまり、『かける』ということ。5という数値×4は4が5回足されたあとの最終結果である。

乗法はふつう×というかけ算の印によって示される。けれども、もしもコンピューターで計算しているとするなら、しばしばアスタリスクがその役割を果たしている。(これは元来 x という文字でかけ算の記号が混乱するのを防ぐためであった。)後に高等代数学になると、例えば、4y や 4・y のような、乗法の別の書き方に出くわすことになる。

加法と同様に(減法や除法とは違うが)、数の順番は問題ではない。だから5×4＝4×5であるが、この理由は完全に明らかなわけではない。これが真である理由を理解するためには、長方形の配置ビスケットを並べればよい。私たちはそれを5の縦並びとして、各々の列に4枚のビスケットがあり、5×4の合計であるとして、あるいは4の横並びとして、各々の列に5枚のビスケットがあり、合計が4×5を意味するとして考えることが可能なのである。もちろんこの論拠はどんな2つの数にも広げられ、どんな2つの数であってもそれを a と b、つまり、a×b＝b×a と呼ぶことを意味する。

『加法を繰り返す』方法の問題点は大きな数には実用的ではないと言うことである。33×24を計算するには24という数を33回加えなければならないだろう。ほとんどの人にはもっと有効にその計算をする時間の使い方がある。

より複雑な掛け算をする秘訣は一番小さな数に取り組むことだ。つまり、1から9に。話の要点は九九表である。(あ)逃げ道を望む人には、残念ながら逃げ道は全くないと申し上げておく。しかし苦労を少なくするやり方はいくつかある。

それでここに九九表を習得する秘訣がいくつかある。

・まず、私たちが先に分かった決まり事である a×b＝b×a を思い出しなさい。いったん6×7が分かれば、7×6も分かる。

・2の段の九九表はまさに2倍すること、すなわち、その数をその数そのものに加えることである。それで6＋6＝12なので2×6＝12。

・5の段の九九表は単純な決まりだ。(例えば7のような)任意の数に5を掛けるのに、まず7に(70になるよう)10を掛けてそれから2分の1倍しその結果(35)とする。

・9の段の九九表もまたすばらしい決まりがある。考えてみましょう。2×9＝18、3×9＝27、4×9＝36など。ここで気づくことが2つある。最初に、答えすべてにその答えの2つの桁を足すと9になるという特性がある。つまり、1＋8＝9、2＋7＝9など。さらに、その答えの最初の桁がいつも、9を掛けられる数より1少ないの

である。だから 2×9＝18 は1で始まるし、3×9＝27 は2で始まり、4×9は3で始まる、など。これらを考え合わせると法則はこうである。ある一桁の数字(例えば7)に9を掛けるには、まず7から1を引きなさい(6になるように)。それがその答えの最初の桁である。2番目の桁は9と計算して出した数字の差である。(この場合、9－6＝3) これらを考え合わせると、その答えは63である。

Ⅱ [解答]
(1)(ア)④ (イ)③ (ウ)① (エ)④ (オ)③
(2)(a)② (b)① (c)② (d)①
(3)②
(4)(カ)① (キ)④ (ク)⑧
[出題者の求めるポイント]
(1)(ア) attribute ～ to… :「～は…のおかげである」
(イ) regret ＋～ ing :「～したことを後悔する」
(ウ) put[leave] ～ in one's hands :「～を人に任せる」
(エ) in spite of oneself :「思わず、自分の意志に反して」
(オ) turn out :「分かる、判明する」
(2) (a) reasonable :「理にかなった、合理的な」 (b) resent :「憤慨する、憤る」 (c) surrender :「降参する」 (d) nurture :「養育する、しつける」
(3) leave ＋ O1 ＋ O2 :「O1 に O2 を置き残す」
(4)(イ) [ei] (キ) [金] (ク) [i]
[全訳]
看護は天職だと言う人もいる。私は高いところから神の太い声を聞いたことはない。もしあったとしたなら、それは、昔芸術と人文科学で学位を取ったときに薬で気晴らしをしたおかげであったかもしれないし、それが最終的に私を看護学校に導いたのだろう。私は私に美学的で博識があり極めて思慮深い人間になる準備をさせる学位を取ったことを後悔してはいないが、「それにフライドポテトはいかがですか」のような言い回しを必要とする仕事の誘いより他に、仕事の誘いは望めなかった。私には女の子の赤ん坊が一人いたし、無理のない生計を立てる手段が必要だった。それに、私は世界を救いたかった。看護はとてもよい手段に思われた。
私には看護の付随物一式を飾り立てた心に対して軽蔑を表明していた看護の教授がいました。「看護師には♡がある」のようなことが書いてあるカバンや「私は看護師が♡」と書いてあるTシャツ。」彼女は私たちがその忌々しい心を取り除き脳をその人に任せてやる必要があると言った。「私たちは医者の小間使いではないしただの患者の枕をふわふわにする人でもない。」彼女の指摘は適切だった。最初に私は看護が非常に固定化した女性らしいことに憤慨した。健康状態の中では、感覚的で、暖かくて不明瞭で息苦しいものだ。それから私は産婦人科についた。それはそれほどとてもあけっぴろげに愛情を示すようなこともなかった。しかし私はその丸い球体からあまりにも遠くに危険を冒していくごとに、それは私を後ろに吸い込んでいった。私

は降参した。それは私が所属しているところのように思われるが、そこに私がいるはずだ。私は私の職が養育する職であることを賛美したり、私は一人の看護師、女性、母親、専門職としてそこから持って行ったり来たりすることを賛美するようになったのだ。私は思考と気持ちを持ってくる。私はほとんど自分の意志に反して看護師になってしまった。それは過程であり、旅である。私が好もうが好むまいが、それは私の一部になっている。たいていの日々、私はそれが好きだ。
私には世界が救えないと言うことが分かりました。私は命を救うことに関わってきたし、多くの人の生活の中では小さな違いしかないと思う。時折、患者が感謝の気持ちを表す。中にはカードを私たちに送ってくれたり、チョコレートを置いて行ってくれたりすることもある。しかし、外部から認められたり、他人に崇拝されたり賞賛されたりしても十分に私の仕事が価値があると感じさせてくれない。私はたいていの日は、少なくとも収支とんとんの気持ちで帰宅しているのだから私の仕事にはその価値がある。世界の片隅で役に立つ機会を与えられているのだから私の人生はありがたいことだ。今は、私にはそれで十分だ。

Ⅲ [解答]
(1) so strong that 別解 tremendous and so
(2) it may[can] be more significant for us than food is
[出題者の求めるポイント]
(1) so ～ that…構文、または、and so…で繋ぐとよい。音楽の音、響きが「とても力強い」→ so strong や tremendous
(2)「重要な、意義のある」: significant 比較構文＜比較級＋than ～＞で繋ぐ。

Ⅳ [解答]
(1) draw (2) well (3) enough (4) bill (5) cold
[出題者の求めるポイント]
(1) (a)「引き分け」 (b)「～を引く、引っ張る」 (c)「～を引く」
(2) (a) may as well do :「～してもよい」 (b) go well :「うまくいく」 (c) get well:「よくなる、回復する」
(3) (a) …enough has been argued on this subject :「この主題についてはすでに十分議論しました」 (b)「十分な」 enough ＋名詞 (c)「大いに、十分に」形容詞[副詞] ＋ enough の語順。
(4) (a)「法案」 (b)「札」 (c)「勘定」
(5) (a) be cold to ～ :「～に冷たい」 (b) something cold to drink :「冷たい飲み物」 (c) catch a cold :「風邪を引く」

明治薬科大学 26年度 (58)

数 学

解答　26年度

B方式・前期

I 〔解答〕

(a) -2　　(b) 2　　(c) 0　　(d) 1　　(e) x^2-2x+2

〔出題者が求めたポイント〕(数学II・2次方程式)

$x^2-mx+n=0$ 解を α, β とすると,
$\alpha+\beta=m$, $\alpha\beta=n$
また, $\alpha^2-\alpha+1=0$, $\beta^2-\beta+1=0$
これらを利用して, p, q を求める。
$f(x)=ax^2+bx+c$ として, 上記のことを利用して,
a, b, c を求める。

〔解答のプロセス〕

$\alpha+\beta=1$, $\alpha\beta=1$
また, $x^2=x-1$ より $\alpha^2=\alpha-1$, $\beta^2=\beta-1$
$\alpha^2+p\alpha+q=(p+1)\alpha+(q-1)$
$\beta^2+p\beta+q=(p+1)\beta+(q-1)$
$(p+1)\alpha+(q-1)+(p+1)\beta+(q-1)=1$
$(p+1)(\alpha+\beta)+2(q-1)=1$
$p+1+2q-2=1$　よって, $p+1=3-2q$……①
$\{(p+1)\alpha+(q-1)\}\{(p+1)\beta+(q-1)\}=1$
$\alpha\beta(p+1)^2+(p+1)(q-1)(\alpha+\beta)+(q-1)^2=1$
$(p+1)^2+(p+1)(q-1)+(q-1)^2=1$
①を代入 $(3-2q)^2+(3-2q)(q-1)+(q-1)^2=1$
$3q^2-9q+6=0$ よって, $3(q-1)(q-2)=0$
$q=1$ のとき $p=0$, $q=2$ のとき $p=-2$
$p=-2$, $q=2$ または $p=0$, $q=1$
$f(x)=ax^2+bx+c$ とする。
$f(1)=1$ より $a+b+c=1$……②
$f(\alpha)=\beta$ より $a\alpha^2+b\alpha+c=\beta$
　$\alpha^2=\alpha-1$ なので, $(a+b)\alpha+c-a=\beta$……③
$f(\beta)=\alpha$ より $a\beta^2+b\beta+c=\alpha$
　$\beta^2=\beta-1$ なので, $(a+b)\beta+c-a=\alpha$……④
③+④より $(a+b)(\alpha+\beta)+2c-2a=\alpha+\beta$
よって, $-a+b+2c=1$……⑤
②-⑤より $2a-c=0$ ∴$c=2a$
②+⑤より $2b+3c=2$ に $c=2a$ を代入
$2b+6a=2$ より $b=-3a+1$
③×④より
　$\alpha\beta(a+b)^2+(\alpha+\beta)(a+b)(c-a)+(c-a)^2=\alpha\beta$
$(a-3a+1)^2+(a-3a+1)(2a-a)+(2a-a)^2=1$
$3a(a-1)=0$ で, $a\neq0$ なので $a=1$
$b=-2$, $c=2$ 従って, $f(x)=x^2-2x+2$

II 〔解答〕

(a) x^2-2x　　(b) $(4,3)$　　(c) 5　　(d) $(1,-1)$

〔出題者が求めたポイント〕

(数学I・2次関数, 数学II・平面図形と式)
$f(x)=ax^2+bx+c$, C を $(x-p)^2+(y-q)^2=r^2$
として, 通る点を代入して, a, b, c, p, q,
r を求める。円の中心が (p, q), 半径が r。
各値が求まったら連立方程式で交点を求める。

〔解答のプロセス〕

$f(x)=ax^2+bx+c$ とする。
通る点を代入すると, $c=0$, $a-b+c=3$
$16a+4b+c=8$ より
$a-b=3$, $4a+b=2$
2式より, $a=1$, $b=-2$
従って, $f(x)=x^2-2x$
円C : $(x-p)^2+(y-q)^2=r^2$ とする。
通る点を代入すると, $p^2+q^2=r^2$
$(-1-p)^2+(3-q)^2=r^2$, $(4-p)^2+(8-q)^2=r^2$ より
$p-3q+5=0$, $p+2q-10=0$
2式より, $q=3$, $p=4$, $r=\sqrt{9+16}=5$
中心の座標は, $(4, 3)$, 半径は5。
$(x-4)^2+(y-3)^2=25$ に $y=x^2-2x$ を代入
$(x-4)^2+(x^2-2x-3)^2=25$
$x^4-4x^3-x^2+4x=0$ より
$x(x+1)(x-4)(x-1)=0$
0, -1, 4 以外の解は, $x=1$
$y=1-2=-1$ より $(1, -1)$
$(1-4)^2+(-1-3)^2=25$ より円C上の点
従って, 残りの交点の座標は, $(1, -1)$

III 〔解答〕

(a) $-2\cos3\theta$　　(b) 0　　(c) $16t^3-24t^2+8t$

(d) $\dfrac{3+\sqrt{3}}{6}$　　(e) $\dfrac{3-\sqrt{3}}{6}$

〔出題者が求めたポイント〕

(数学II・三角関数, 微分法)

(1) $\sin2\theta=2\sin\theta\cos\theta$, $\cos3\theta=4\cos^3\theta-3\cos\theta$
　$\cos2\theta=2\cos^2\theta-1=1-2\sin^2\theta$
　を利用して, $\sin\theta$, $\cos\theta$ の式にし, 最終段階で
　$\cos3\theta$ の公式を使う。

　$\theta=\dfrac{\pi}{9}$ を代入して, 値を求める。

(2) t の値の範囲を求めておく。
　上記の公式を利用して, $\sin\theta$ だけの式へ導く。
　y を t で表わし, t で微分して増減表をつくる。

明治薬科大学 26年度 (59)

〔解答のプロセス〕

(1) $\sin 2\theta - \sin 4\theta = \sin 2\theta - \sin 2(2\theta)$

$= 2\sin\theta\cos\theta - 2\sin 2\theta\cos 2\theta$

$= 2\sin\theta\cos\theta - 4\sin\theta\cos\theta(2\cos^2\theta - 1)$

$= 2\sin\theta(3\cos\theta - 4\cos^3\theta)$

$= -2\sin\theta\cos 3\theta$

$f(3\theta) = -2\cos 3\theta$

$\sin\dfrac{\pi}{9} + \sin\dfrac{2}{9}\pi - \sin\dfrac{4}{9}\pi = \sin\dfrac{\pi}{9}\left(1 - 2\cos\dfrac{3}{9}\pi\right)$

$= \sin\dfrac{\pi}{9}\left(1 - 2\cdot\dfrac{1}{2}\right) = 0$

(2) $0 \leqq t \leqq 1$

$y = 2\sin 2\theta\sin 2\theta\cos 2\theta = 8\sin^2\theta\cos^2\theta\cos 2\theta$

$= 8\sin^2\theta(1 - \sin^2\theta)(1 - 2\sin^2\theta)$

$= 8t(1-t)(1-2t) = 16t^3 - 24t^2 + 8t$

$\dfrac{dy}{dt} = 8(6t^2 - 6t + 1)$

$\dfrac{dy}{dt} = 0$ となるのは, $t = \dfrac{3\pm\sqrt{3}}{6}$

t	0		$\dfrac{3-\sqrt{3}}{6}$		$\dfrac{3+\sqrt{3}}{6}$		1
y'		$+$	0	$-$	0	$+$	
y	0	↗		↘		↗	0

$t=0$ のとき $y=0$, $t=1$ のとき $y=0$

従って, $t = \dfrac{3+\sqrt{3}}{6}$ で最小値, $t = \dfrac{3-\sqrt{3}}{6}$ で最大値。

Ⅳ 〔解答〕

(a) $\dfrac{7}{9}p + \dfrac{2}{9}q$　　(b) $\dfrac{1}{3}p + \dfrac{2}{3}q$　　(c) $\dfrac{4}{9}(a_{n-1} - b_{n-1})$

(d) $3a_n + 2b_n = 3p + 2q$

(e) $\left\{\dfrac{3}{5} + \dfrac{2}{5}\left(\dfrac{4}{9}\right)^n\right\}p + \left\{\dfrac{2}{5} - \dfrac{2}{5}\left(\dfrac{4}{9}\right)^n\right\}q$

(f) $\left\{\dfrac{3}{5} - \dfrac{3}{5}\left(\dfrac{4}{9}\right)^n\right\}p + \left\{\dfrac{2}{5} + \dfrac{3}{5}\left(\dfrac{4}{9}\right)^n\right\}q$

〔出題者が求めたポイント〕(数学B・数列)

食塩の量を中心に考えていく。

現在 xg あるとすると, 食塩水300gから100g移すと,

自分には $\dfrac{2}{3}x$g 残り, 相手には $\dfrac{1}{3}x$g 増やす。

文意に沿って計算し, 最後は連立方程式を解く。

〔解答のプロセス〕

Aの食塩の量は $3p$ (g), Bの食塩の量は $2q$ (g)

AからBへ100g

A : $\dfrac{2}{3}3p = 2p$, B : $\dfrac{1}{3}3p + 2q = p + 2q$

BからAは100g

A : $\dfrac{1}{3}(p + 2q) + 2p = \dfrac{7}{3}p + \dfrac{2}{3}q$

従って, Aは, $\dfrac{7}{9}p + \dfrac{2}{9}q$ (%)

B : $\dfrac{2}{3}(p + 2q) = \dfrac{2}{3}p + \dfrac{4}{3}q$

従って, Bは, $\dfrac{1}{3}p + \dfrac{2}{3}q$ (%)

よって, $a_n = \dfrac{7}{9}a_{n-1} + \dfrac{2}{9}b_{n-1}$, $b_n = \dfrac{1}{3}a_{n-1} + \dfrac{2}{3}b_{n-1}$

$a_n - b_n = \dfrac{4}{9}a_{n-1} - \dfrac{4}{9}b_{n-1} = \dfrac{4}{9}(a_{n-1} - b_{n-1})$

$a_1 - b_1 = \dfrac{7}{9}p + \dfrac{2}{9}q - \dfrac{1}{3}p - \dfrac{2}{3}q = \dfrac{4}{9}(p - q)$

$a_n - b_n = \left(\dfrac{4}{9}\right)^n(p - q) = \left(\dfrac{4}{9}\right)^n p - \left(\dfrac{4}{9}\right)^n q$

$3a_n + 2b_n = 3p + 2q$

$a_n = \dfrac{1}{5}\left\{2\left(\dfrac{4}{9}\right)^n p - 2\left(\dfrac{4}{9}\right)^n q + 3p + 2q\right\}$

$= \left\{\dfrac{3}{5} + \dfrac{2}{5}\left(\dfrac{4}{9}\right)^n\right\}p + \left\{\dfrac{2}{5} - \dfrac{2}{5}\left(\dfrac{4}{9}\right)^n\right\}q$

$b_n = \dfrac{1}{5}\left\{3p + 2q - 3\left(\dfrac{4}{9}\right)^n p + 3\left(\dfrac{4}{9}\right)^n q\right\}$

$= \left\{\dfrac{3}{5} - \dfrac{3}{5}\left(\dfrac{4}{9}\right)^n\right\}p + \left\{\dfrac{2}{5} + \dfrac{3}{5}\left(\dfrac{4}{9}\right)^n\right\}q$

明治薬科大学 26年度 (60)

B方式・後期

I 〔解答〕

(a) $(a, b-a^2)$ (b) $(0, -4), (2, 0)$

(c) 14 (d) $(4, 15)$

〔出題者が求めたポイント〕

(数学I・2次関数, 数学II・2次方程式)

2次関数を平方完成する。$y=(x-p)^2+q$ となるとき,
頂点の座標は (p, q)

$x^2-mx+n=0$ の解を $\alpha, \beta (\alpha < \beta)$ とすると,
$\beta + \alpha = m, \beta\alpha = n$

$(\beta-\alpha)^2 = (\beta+\alpha)^2 - 4\beta\alpha$

$0 < \alpha+\beta < 6\times2$ より a の値の可能なものを探し,

$q<0 (D´>0)$ と $D´<\left(6-\dfrac{\alpha+\beta}{2}\right)^2$ より

(a, b) の個数を調べる。

〔解答のプロセス〕

$y=x^2-2ax+b=(x-a)^2+b-a^2$

頂点の座標は, $(a, b-a^2)$

$(1, -3)$ を通る。$1-2a+b=-3$ ……①

$x^2-2ax+b=0$ の解を $\alpha, \beta (\alpha < \beta)$ とする。

$\beta + \alpha = 2a, \beta\alpha = b$

$(\beta-\alpha)^2 = (\beta+\alpha)^2 - 4\beta\alpha = 4a^2 - 4b$

$4a^2 - 4b = 4^2$ より $b = a^2 - 4$

①に代入 $1-2a+a^2-4=-3$

$a^2-2a=0$ より $a(a-2)=0$

$a=0$ のとき $b=-4$, $a=2$ のとき $b=0$

$(a, b)=(0, -4), (2, 0)$

$0 < \beta+\alpha(2a)<12$ より $0<a<6$

$(D´=)$ $a^2-b>0$ より $b<a^2$

また $\beta<6$ より, $a^2-b<(6-a)^2$

よって, $a^2-(6-a)^2<b<a^2$, $b=\alpha\beta>0$

$a=5$ のとき, $24<b<25$ b はなし

$a=4$ のとき, $12<b<16$ b は13, 14, 15

$a=3$ のとき, $0<b<9$ b は1から8

$a=2$ のとき, $0<b<4$ b は1, 2, 3

$a=1$ のとき, $0<b<1$ b はなし

よって, (a, b) は, $3+8+3=14$(個)

$b=\alpha\beta\geqq15$ のものは, $(a, b)=(4, 15)$

II 〔解答〕

(a) $\left(x+\dfrac{2}{3}\right)^2+(y-1)^2=\dfrac{1}{9}$ (b) $\dfrac{6+\sqrt{13}}{2}$

(c) $\dfrac{6-\sqrt{13}}{2}$ (d) $y=\dfrac{2}{3}x+\dfrac{1}{3}$

(e) $\left(\dfrac{-2+6\sqrt{3}}{13}, \dfrac{3+4\sqrt{3}}{13}\right)$ (f) $\left(\dfrac{-2-6\sqrt{3}}{13}, \dfrac{3-4\sqrt{3}}{13}\right)$

〔出題者が求めたポイント〕

(数学II・平面図形と式)

$A(x_1, y_1)$, $B(x_2, y_2)$, $C(x_3, y_3)$ のとき,
△ABCの重心Pの座標 (x, y) は,

$x=\dfrac{x_1+x_2+x_3}{3}$, $y=\dfrac{y_1+y_2+y_3}{3}$

点 (x_0, y_0) と直線 $ax+by+c=0$ の距離は,

$\dfrac{|ax_0+by_0+c|}{\sqrt{a^2+b^2}}$

$A(x_1, y_1)$, $B(x_2, y_2)$ のとき,

$AB=\sqrt{(x_2-x_1)^2+(y_2-y_1)^2}$

原点と直線ABの距離 d とする。円の半径が1より

$\dfrac{1}{2}AB(d-1)\leqq T\leqq \dfrac{1}{2}AB(d+1)$

$C(x, y)$ とし, $\angle C=\angle R$ だから $x^2+y^2=1$ と

$AC^2+BC^2=AB^2$ より連立方程式にする。

〔解答のプロセス〕

$C(a, b)$, $P(x, y)$ とする。

$x=\dfrac{-2+0+a}{3}$ より $a=3x+2$

$y=\dfrac{0+3+b}{3}$ より $b=3y-3$

$a^2+b^2=1$ より $(3x+2)^2+(3y-3)^2=1$

従って, $\left(x+\dfrac{2}{3}\right)^2+(y-1)^2=\dfrac{1}{9}$

直線ABは, $y=\dfrac{3-0}{0+2}x+3=\dfrac{3}{2}x+3$ より

$3x-2y+6=0$

原点と直線ABの距離は,

$\dfrac{|0-0+6|}{\sqrt{3^2+(-2)^2}}=\dfrac{6}{\sqrt{13}}$

$AB^2=(0+2)^2+(3-0)^2=13$, $AB=\sqrt{13}$

よって, $\dfrac{1}{2}\sqrt{13}\left(\dfrac{6}{\sqrt{13}}-1\right)\leqq T\leqq \dfrac{1}{2}\sqrt{13}\left(\dfrac{6}{\sqrt{13}}+1\right)$

従って, $\dfrac{6-\sqrt{13}}{2}\leqq T\leqq \dfrac{6+\sqrt{13}}{2}$

$C(x, y)$ とすると, $x^2+y^2=1$

$\angle A, \angle B$ は直角とならないので, $\angle C=\angle R$

$(x+2)^2+(y-0)^2+(x-0)^2+(y-3)^2=13$

$x^2+2x+y^2-3y=0$

よって, $2x-3y+1=0$ より $y=\dfrac{2}{3}x+\dfrac{1}{3}$

$x^2+\left(\dfrac{2}{3}x+\dfrac{1}{3}\right)^2=1$ より $13x^2+4x-8=0$

よって, $x=\dfrac{-2\pm6\sqrt{3}}{13}$, $y=\dfrac{3\pm4\sqrt{3}}{13}$ (複合同順)

$\left(\dfrac{-2+6\sqrt{3}}{13}, \dfrac{3+4\sqrt{3}}{13}\right)$, $\left(\dfrac{-2-6\sqrt{3}}{13}, \dfrac{3-4\sqrt{3}}{13}\right)$

明治薬科大学　26 年度　(61)

Ⅲ 〔解答〕

$(a)\left(\dfrac{17}{8}, \dfrac{5\sqrt{3}}{8}, 0\right)$　$(b)\dfrac{9}{16}\sqrt{2}$　$(c)\dfrac{2}{3}\pi$

$(d)\dfrac{9\sqrt{3}}{16}$　$(e)\dfrac{9}{32}(2\sqrt{2}+3\sqrt{3}+\sqrt{11})$

〔出題者が求めたポイント〕

（数学B・空間座標, 数学Ⅰ・三角比）

$\theta=\pi-\angle\mathrm{OAB}$, $\mathrm{B}(x, y, 0)$とすると,

$x=\mathrm{OA}+\mathrm{AB}\cos\theta$, $y=\mathrm{AB}\sin\theta$

2点 (x_1, y_1, z_1), (x_2, y_2, z_2) 間の距離は,

$\sqrt{(x_2-x_1)^2+(y_2-y_1)^2+(z_2-z_1)^2}$

△OAHは, 底辺がOAで高さはHのy座標

$\cos\angle\mathrm{AOC}=\dfrac{\mathrm{OA}^2+\mathrm{OC}^2-\mathrm{AC}^2}{2\mathrm{OA}\cdot\mathrm{OC}}$

△AOCの面積$=\dfrac{1}{2}\mathrm{OA}\cdot\mathrm{OC}\sin\angle\mathrm{AOC}$

△AHCは, 底辺がAHで高さはCH

△OHCは, 底辺がOHで高さはCH

〔解答のプロセス〕

$\mathrm{B}(x, y, 0)$ とすると,

$x=\dfrac{3}{2}+\dfrac{5}{4}\cos\left(\pi-\dfrac{2}{3}\pi\right)=\dfrac{3}{2}+\dfrac{5}{8}=\dfrac{17}{8}$

$y=\dfrac{5}{4}\sin\left(\pi-\dfrac{2}{3}\pi\right)=\dfrac{5\sqrt{3}}{8}$

$\mathrm{B}\left(\dfrac{17}{8}, \dfrac{5\sqrt{3}}{8}, 0\right)$, $\mathrm{H}\left(-\dfrac{3}{4}, \dfrac{3\sqrt{2}}{4}, 0\right)$

△OAHの面積$=\dfrac{1}{2}\dfrac{3}{2}\dfrac{3\sqrt{2}}{4}=\dfrac{9\sqrt{2}}{16}$

$\mathrm{OC}=\sqrt{\dfrac{9}{16}+\dfrac{18}{16}+\dfrac{9}{16}}=\sqrt{\dfrac{36}{16}}=\dfrac{3}{2}$

$\mathrm{AC}=\sqrt{\left(-\dfrac{3}{4}-\dfrac{3}{2}\right)^2+\dfrac{18}{16}+\dfrac{9}{16}}=\sqrt{\dfrac{108}{16}}=\dfrac{3\sqrt{3}}{2}$

$\cos\angle\mathrm{AOC}=\dfrac{\dfrac{9}{4}+\dfrac{9}{4}-\dfrac{27}{4}}{2\cdot\dfrac{3}{2}\cdot\dfrac{3}{2}}=-\dfrac{9}{18}=-\dfrac{1}{2}$

よって, $\angle\mathrm{AOC}=\dfrac{2}{3}\pi$

△OACの面積$=\dfrac{1}{2}\dfrac{3}{2}\dfrac{3}{2}\sin\dfrac{2}{3}\pi=\dfrac{9\sqrt{3}}{16}$

$\mathrm{AH}=\sqrt{\left(-\dfrac{3}{4}-\dfrac{3}{2}\right)^2+\dfrac{18}{16}}=\sqrt{\dfrac{99}{16}}=\dfrac{3\sqrt{11}}{4}$

△AHCの面積$=\dfrac{1}{2}\dfrac{3\sqrt{11}}{4}\dfrac{3}{4}=\dfrac{9\sqrt{11}}{32}$

$\mathrm{OH}=\sqrt{\dfrac{9}{16}+\dfrac{18}{16}}=\sqrt{\dfrac{27}{16}}=\dfrac{3\sqrt{3}}{4}$

△OHCの面積$=\dfrac{1}{2}\dfrac{3\sqrt{3}}{4}\dfrac{3}{4}=\dfrac{9\sqrt{3}}{32}$

四面体OACHの表面積

$\dfrac{9\sqrt{2}}{16}+\dfrac{9\sqrt{3}}{16}+\dfrac{9\sqrt{11}}{32}+\dfrac{9\sqrt{3}}{32}$

$=\dfrac{9}{32}(2\sqrt{2}+3\sqrt{3}+\sqrt{11})$

Ⅳ 〔解答〕

$(a)\dfrac{4}{25}$　$(b)\dfrac{6}{25}$　$(c)\dfrac{n-1}{n^2}$　$(d)\dfrac{n+1}{2n}$　$(e)4$

〔出題者が求めたポイント〕（数学A・確率）

全体の場合の数は, A, Bに共通な数の個数を数える。

Aが勝つのは, A$=k$のときBは2〜$k-1$。kは3からnまでのBの個数の和。

Bが勝つのは, B$=k$のときAは1〜$k-1$。kは2からnまでのAの個数の和。

$\displaystyle\sum_{k=1}^{n}k=\dfrac{n(n+1)}{2}$

〔解答のプロセス〕

$n=5$のとき。

AとBに共通な数字は, 2, 3, 4, 5の4通り。

引き分ける確率は, $\dfrac{4}{5^2}=\dfrac{4}{25}$

Aが勝つのは,

A$=5$のとき, Bは2, 3, 4の3通り。

A$=4$のとき, Bは2, 3の2通り。

A$=3$のとき, Bは2の1通り。

A$\leqq2$のとき, Bはなし。

Aの勝つ確率は, $\dfrac{3+2+1}{5^2}=\dfrac{6}{25}$

一般のnに対してのとき。

AとBに共通な数字は, 2からnまでの数だから

$n-2+1=n-1$(通り)

引き分ける確率は, $\dfrac{n-1}{n^2}$

Bが勝つのは, B$=k$のとき, Aは1から$k-1$の$k-1$(通り)だから,

$\displaystyle\sum_{k=2}^{n+1}(k-1)=\sum_{k=1}^{n+1}(k-1)-0=\dfrac{(n+1)(n+2)}{2}-(n+1)$

$=\dfrac{n(n+1)}{2}$

Bが勝つ確率は, $\dfrac{1}{n^2}\dfrac{n(n+1)}{2}=\dfrac{n+1}{2n}$

Aが勝つのは, A$=k$のとき, Bは2から$k-1$の$k-2$(通り)だから

$\displaystyle\sum_{k=3}^{n}(k-2)=\sum_{k=1}^{n}(k-2)+1-0$

$=\dfrac{n(n+1)}{2}-2n+1=\dfrac{n^2-3n+2}{2}$

よって, $\dfrac{n^2-3n+2}{2n^2}=\dfrac{n-1}{n^2}$

$n^2-3n+2=2n-2$ より $n^2-5n+4=0$

$(n-1)(n-4)=0$, $n\geqq2$ より $n=4$

化 学

解答

26年度

B方式前期試験

[I] [解答]

問1. Ar

問2.1)斜方硫黄，単斜硫黄(ゴム状硫黄でもよい)

2)B：SO_2　C：SO_3

問3. 1)Al_2O_3　2)両性酸化物

3)$Al_2O_3 + 2NaOH + 3H_2O \rightarrow 2Na[Al(OH)_4]$

[出題者が求めたポイント] 第3周期元素の推定と反応

[解答の手順]

問1. 同周期元素のうち第1イオン化エネルギーが最も小さいのは1族元素，最も大きいのは18族元素である。

問2. 第3周期元素のうち同素体があるのは硫黄とリン。酸化生成物のSO_2は気体，P_4O_{10}は固体。SO_2は酸化してSO_3とし，硫酸の製造に用いる。

問3. 第3周期元素で両性を示すのはアルミニウム。

$Al_2O_3 + 6HCl \rightarrow 2AlCl_3 + 3H_2O$

NaOHとの反応では$Na[Al(OH)_4]$テトラヒドロキソアルミン酸ナトリウムが生じる。

[II] [解答]

問1. P_0(プロペン)：1.0×10^2 Pa

P_0(水素)：2.0×10^2 Pa

問2. 2060 kJ/mol

問3. P_0(プロペン)$= P$(プロペン)$+ P$(プロパン)

P_0(水素)$= P$(水素)$+ P$(プロパン)

問4. 83%

[出題者が求めたポイント] プロペンの反応熱と水素との反応

[解答の手順]

問1. C_3H_6 1 molの燃焼によりCO_2 3 molとH_2O 3 molが生じるから，CO_2の生成量よりC_3H_6は

1.00×10^{-2} mol，同時に生じるH_2Oは

3.00×10^{-2} mol。よってH_2から生じたH_2Oは

5.00×10^{-2} mol $- 3.00 \times 10^{-3}$ mol $=$

2.00×10^{-2} mol　H_2は2.00×10^{-2} molとなる。

C_3H_6とH_2の分圧の比＝物質量の比＝

1.00×10^{-2} mol：2.00×10^{-2} mol $= 1：2$

P_0(プロペン)$= 3.00 \times 10^2$ Pa $\times 1/3$

$= 1.00 \times 10^2$ Pa

P_0(水素)$= 3.00 \times 10^2$ Pa $\times 2/3$

$= 2.00 \times 10^2$ Pa

問2. H_2(気)$+ 1/2 O_2$(気)

$= H_2O$(液)$+ 286$ kJ　……①

C(黒鉛)$+ O_2$(気)$= CO_2$(気)$+ 394$ kJ　……②

$3C$(黒鉛)$+ 3H_2$(気)$= C_3H_6$(気)$- 20$ kJ……③

①×3＋②×3－③　より

C_3H_6(気)$+ 9/2 O_2$(気)

$= 3CO_2$(気)$+ 3H_2O$(液)$+ 2060$ kJ

問3. $C_3H_6 + H_2 \rightarrow C_3H_8$

温度，体積一定であるから，圧力を物質量のように扱うことができる。よって反応したプロペンと水素の圧力は生じたプロパンの圧力に等しい。従って，プロペンの圧力とプロパンの圧力の和＝反応前のプロペンの圧力　水素の圧力＋プロパンの圧力＝反応前の水素の圧力　となる。

問4. 全圧減少量＝プロペンの反応圧力＝水素の反応圧力＝プロパンの生成圧力　であるから

プロペンの反応圧力

$= 3.00 \times 10^2$ Pa $- 2.83 \times 10^2$ Pa

$= 0.17 \times 10^2$ Pa

プロペンの残存圧力

$= 1.00 \times 10^2$ Pa $- 0.17 \times 10^2$ Pa

$= 0.83 \times 10^2$ Pa

これはプロペンの最初の圧力1.00×10^2 Paの83%に相当する。

[III] [解答]

問1. ウ. Li^+, $[Zn(NH_3)_4]^{2+}$

エ. $Al(OH)_3$, $Fe(OH)_3$　オ. $[Al(OH)_4]^-$

問2. $AgCl + 2NH_3 \rightarrow [Ag(NH_3)_2]Cl$

問3. Ag

問4. $Fe(OH)_3$のコロイド粒子が光を散乱するため

問5. Na_2SO_4

[出題者が求めたポイント] 金属イオンの分離，$Fe(OH)_3$のコロイドの性質

[解答の手順]

問1. (i)塩酸を加えて生じる沈殿イは塩化銀AgCl。よってろ液アにはLi^+, Al^{3+}, Fe^{3+}, Zn^{2+}が含まれる。

多量のNH_3水で生じる沈殿エは$Al(OH)_3$と$Fe(OH)_3$。ろ液ウには反応しなかったLi^+と，NH_3と反応して生じた錯イオン$[Zn(NH_3)_4]^{2+}$が含まれる。

$Zn^{2+} + 4NH_3 \rightarrow [Zn(NH_3)_4]^{2+}$

$Al(OH)_3$は両性水酸化物で，強塩基のNaOHには錯イオンを生じて溶け，ろ液オに移る。

$Al(OH)_3 + OH^- \rightarrow [Al(OH)_4]^-$ テトラヒドロキソアルミン酸イオン

問2. ジアンミン銀(I)イオン$[Ag(NH_3)_2]^+$を生じて溶ける。

問3. 銅よりイオン化傾向の小さい金属のイオンが銅より電子を得て，単体として沈殿する。

$2Ag^+ + Cu \rightarrow 2Ag + Cu^{2+}$

問4. 下線の現象はチンダル現象で，コロイド粒子が光を散乱するため起こる。

問5. $Fe(OH)_3$のコロイドは陰極の方に引かれるから正コロイドである。正コロイドの凝析には価数の大

明治薬科大学 26 年度 (63)

きな陰イオン，設問では SO_4^{2-} が有効である。

[IV] [解答]

問1. ア.大き　イ.下方　a. MnO_2　b. HCl　c. H_2O

問2. $Cl_2 + H_2O \rightleftarrows HCl + HClO$

問3. 7.1×10^2 mg

[出題者が求めたポイント] 塩素の発生と定量

[解答の手順]

問1, 2. 塩素は酸化マンガン(IV)と濃塩酸を熱してつくる。

$MnO_2\,(a) + 4HCl \rightarrow MnCl_2 + 2H_2O + Cl_2$

塩素には揮発して来た塩化水素 (b) が含まれるので除き，水分 (c) を濃硫酸で除いて下方置換で捕集する。

塩素が水に溶けると，次式の平衡状態になる。

$Cl_2 + H_2O \rightleftarrows HCl + HClO$

よって pH の小さい（$[H^+]$が大きい）水中では平衡は左に移動し，塩素濃度は大きい。

問3. $Cl_2 + 2KI \rightarrow 2KCl + I_2$

$I_2 + 2Na_2S_2O_3 \rightarrow 2NaI + Na_2S_4O_6$

Cl_2 1 mol → I_2 1 mol → $Na_2S_2O_3$ 2 mol の関係があるから，塩素水 5.0 mL 中の Cl_2 は

0.10 mol/L $\times 10.0 \times 10^{-3}$ L $\times 1/2 = 5.0 \times 10^{-4}$ mol　100 mL 中では 100/5.0 倍の 0.0100 mol。

71.0×10^3 mg/mol $\times 0.0100$ mol $= 7.1 \times 10^2$ mg

[V] [解答]

問1. (B)

(C) ◯-CH₂-CH-C-OH （NH₂, O）

(E) H₃C-◯-CH₂-C-H （O）

(F) H₃C-◯-CH-CH₃ （OH）

問2. (A) $C_{26}H_{27}NO_3$　(D) $C_9H_{12}O$

[出題者が求めたポイント] 有機物の構造推定

[解答の手順]

文イ　$C_4H_4O = 68$　芳香族カルボン酸なので C は 7 以上，分子量は 200 以下なので，分子式は $C_8H_8O_2$　酸化するとジカルボン酸になるから分子式より $C_6H_4(CH_3))COOH$，ジカルボン酸は容易に脱水するからオルト二置換体。よって B もオルト二置換体の

（o-トルイル酸）

文ウ　C は $RCH(NH_2)COOH$，分子式より $R = C_7H_7$ 濃硝酸で黄色になるからベンゼン環をもつとわかるので　$R = ◯-CH_2$ のフェニルアラニンである。

文エ

$C : 99$ mg $\times \dfrac{C}{CO_2} = 99$ mg $\times \dfrac{12}{44} = 27$ mg

$H : 27$ mg $\times \dfrac{2H}{H_2O} = 27$ mg $\times \dfrac{2.0}{18} = 3.0$ mg

$O : 34$ mg $- (27$ mg $+ 3.0$ mg$) = 4$ mg

$\dfrac{27}{12} : \dfrac{3.0}{1.0} : \dfrac{4}{16} = 2.25 : 3.0 : 0.25$

$= 9 : 12 : 1$　　組成式 $C_9H_{12}O$ (式量 136)

分子量 200 以下より　分子式 $C_9H_{12}O$

文オ　D を一置換体とすると，臭素置換体は $o-$, $m-$, $p-$ の 3 種類で，文意と適合しない。

D を二置換体 C_6H_4XY としたとき，臭素の置換する位置を・で表すと

となり，$p-$二置換体は文意に適合する。

D を三置換体 C_6H_3XYZ としたとき，臭素の置換する位置を・とすると

となり，文意に適合しない。

D の酸化で銀鏡反応陽性の化合物が生じるから D には $-CH_2OH$ が存在する。よって四置換体は存在しない。

文カ　文オより D は (a) $CH_3-CH_2-◯-CH_2OH$ または (b) $CH_3-◯-CH_2CH_2OH$

となる。D は濃硫酸で脱水される（分子量 18 減）から，同一側鎖に $-CH-$ と $-CH_2OH$ があることがわかり，D は (b) となる。

D の酸化→ $CH_3-◯-CH_2CHO$ (E)

D の脱水→ $CH_3-◯-CH=CH_2$ (G とする)

G に水が付加するときの生成物は D と F の 2 種類が考えられる。

$G + H_2O$ ⟨ $CH_3-◯-CH_2CH_2OH$ (D)　$CH_3-◯-CH(OH)CH_3$ (F) ⟩

問2.　A は B (分子式 $C_8H_8O_2$)，C ($C_9H_{11}NO_2$)，D ($C_9H_{12}O$) 各 1 分子から H_2O 2 分子がとれて結合した物質なので，分子式は

$C_8H_8O_2 + C_9H_{11}NO_2 + C_9H_{12}O - 2H_2O$

$= C_{26}H_{27}NO_3$

B方式後期試験

[I] [解答]
問1. ア.5 イ.3 ウ.共有 エ.非共有 オ.配位
カ.水素 キ.電気陰性度
問2. a.3 b.4
問3. フッ化水素分子にはH-F結合が1個なので、1分子のフッ化水素分子は2個のフッ化水素分子と結合する。一方水分子にはヒドロキシ基が2個あり、他の水2分子と水素結合をしている。また酸素原子には他の水2分子のヒドロキシ基が水素結合をしている。その結果1個の水分子は4個の水分子と水素結合で結合していることになるからである。

[出題者が求めたポイント] NH_3, H_2Oの水素結合
[解答の手順]
問1. 窒素の原子番号は7、価電子は5個で、そのうちの3個が不対電子で水素3原子と結合してアンモニア分子をつくる。アンモニア分子中の窒素原子には水素との結合に用いられなかった1対の電子対(非共有電子対)があり、K殻に電子のない水素イオンに供給して共有し(配位結合)、アンモニウムイオンをつくる。

H:N:H + H⁺ → [H:N:H]⁺ (Hが下にも)

NH_3分子もNH_4^+イオンも電子対が4対あり、これがN原子を中心に空間に広がるので、NH_3分子は三角錐形、NH_4^+イオンは正四面体形になる。

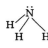 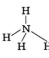

価標1本には電子2個(1対)が含まれている。

問3. 図で表すと右のようになる。
―― : 共有結合
…… : 水素結合

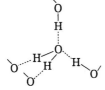

[II] [解答]
問1. a. $CuSO_4 \cdot 5H_2O$ b. $Cu(OH)_2$ c. $[Cu(NH_3)_4]^{2+}$
d. Cu_2O
ア.フェーリング イ.陽 ウ.陰
問2. (1) 20時間 (2) Ni : 0.100 mol Cu : 3.50 mol
(3) 230 g (4) 97%

[出題者が求めたポイント] 硫酸銅(II)の反応と銅の電解精錬
[解答の手順]
問1. $CuSO_4$(白色) + $5H_2O$
 → $CuSO_4 \cdot 5H_2O$ (a, 青色)
$Cu^{2+} + 2OH^- → Cu(OH)_2$ (b, 青白色)

$Cu(OH)_2 + 4NH_3$
 → $[Cu(NH_3)_4]^{2+}$ (c, 深青色) + $2OH^-$
フェーリング液は銅(II)イオンを含み、還元性の糖により銅(II)イオンは還元されて赤色の酸化銅(I)となって沈殿する。
 $RCHO + 2Cu^{2+} + 5OH^-$
 → $RCOO^- + 3H_2O + Cu_2O$ (d)

問2. 粗銅(陽極)の反応
 $Cu → Cu^{2+} + 2e^-$ $Ni → Ni^{2+} + 2e^-$
AgはCuが多量にあるため溶解せず、Auとともに沈殿する。
純銅(陰極)の反応 $Cu^{2+} + 2e^- → Cu$
Cu^{2+}が多量にあるためNiは析出しない。

(1) 析出したCuは $\dfrac{230.4 \text{ g}}{64.0 \text{ g/mol}} = 3.60$ mol
流れた電子は2倍の7.20 molなので
 $9.65 × 10^4$ C/mol × 7.20 mol
  $= 9.65 A × x$時間 × 3600秒/時間
 $x = 20$時間
(2) 溶液中のCu^{2+}減少量
 $= 0.700$ mol/L × 5.00L $- 0.680$ mol/L × 5.00 L
 $= 0.100$ mol
これは反応しないで残ったNi^{2+}の代りに析出したCu^{2+}の量であるから、溶出したニッケルの量と同じである。
溶けた銅の量=陰極に析出した量-溶液から析出した量= 3.60 mol - 0.100 mol = 3.50 mol
(3) 64.0 g/mol × 3.50 mol (Cu)
  + 59.0 g/mol × 0.100 mol (Ni)
  + 0.100 g (Ag, Au)
 $= 224.0$ g $+ 5.90$ g $+ 0.100$ g $= 230.0$ g
(4) $\dfrac{224 \text{ g}}{230 \text{ g}} × 100 ≒ 97$%

[III] [解答]
問1. 4
問2. a. $\dfrac{1}{3}$ b. 12.6 イ.1 ウ.3 ウ.2

[出題者が求めたポイント] 水蒸気の圧縮と状態変化
[解答の手順]
問1. 水蒸気圧が飽和水蒸気圧になると液化が始まる。
問2. (ア)曲線は双曲線で、水はすべて気体で圧力が体積に反比例して変化している。
(イ)圧力一定で体積が変るから、水蒸気は飽和で液体⇌気体の変化が起こっている。このとき温度は50℃であるから、水蒸気圧の表より水蒸気圧は
$12.6 × 10^3$ Paである……(b)。
$4.20 × 10^3$ Paの気体V[mL]が$12.6 × 10^3$ Paになっ

たときの体積 V'〔mL〕はボイルの法則より

$$4.20 \times 10^3 \, \text{Pa} \times V \text{〔mL〕}$$
$$= 12.6 \times 10^3 \, \text{Pa} \times V' \text{〔mL〕}$$
$$V' = \frac{1}{3} V \text{〔mL〕} \cdots\cdots\text{(a)}$$

(ｳ)気体が圧縮されてすべて液体になると，圧力による体積変化はほぼ0になり，グラフは鉛直になる。

[Ⅳ]　[解答]

問1.ア.NO_2, 4　イ.NH_3, 3　ウ.Cl_2, 1　エ.H_2S, 5
　　オ.HCl, 4
問2.図1.イ　図2.エ
問3.最初は反応するがすぐ反応しなくなる。

[出題者が求めたポイント]　気体の製法と性質
[解法の手順]
　　ア.$Cu + 4HNO_3 \rightarrow Cu(NO_3)_2 + 2H_2O + 2NO_2$
　　イ.$2NH_4Cl + Ca(OH)_2 \rightarrow CaCl_2 + 2H_2O + 2NH_3$
　　ウ.$MnO_2 + 4HCl \rightarrow MnCl_2 + 2H_2O + Cl_2$
　　エ.$FeS + H_2SO_4 \rightarrow FeSO_4 + H_2S$
　　オ.$NaCl + H_2SO_4 \rightarrow NaHSO_4 + HCl$
問1.　1.酸化力ある気体の反応で，Cl_2 が該当
　　　$2KI + Cl_2 \rightarrow 2KCl + I_2$　I_2 がデンプンと反応して試験紙が青変する。
　　　2.塩化水素の反応　$NH_3 + HCl \rightarrow NH_4Cl$
　　　3.塩基性の気体の反応で，NH_3 が該当
　　　$NH_3 + H_2O \rightleftharpoons NH_4^+ + OH^-$
　　　4.赤褐色の気体は NO_2。水に溶けると硝酸が生成。
　　　$3NO_2 + H_2O \rightarrow 2HNO_3 + NO$
　　　5.硫化水素の反応。鉛(Ⅱ)塩で黒色なのは PbS
　　　$(CH_3COO)_2Pb + H_2S \rightarrow 2CH_3COOH + PbS$
　　　6.CO_2 の反応　ア～オには該当せず
問2.　図1：上方置換で捕集するから，水に溶け空気より軽い気体の製法→NH_3 の製法
　　　図2：固体と液体の反応で加熱を必要としない場合に用いる→H_2S の製法　　アでは反応が激しく不適。
問3.　アルミニウムや鉄は不動態をつくるので濃硝酸には溶けない。

[Ⅴ]　[解答]
問1.ア.ホールピペット　イ.ビュレット
　　ウ.デンプン　エ.青
問2.$H_2O_2 + 2KI + H_2SO_4 \rightarrow I_2 + K_2SO_4 + 2H_2O$
問3.0.08 mol/L

[出題者が求めたポイント]　過酸化水素水の濃度の測定
[解答の手順]
問1.　滴定の際用いる器具は，一定量の溶液の採取…ホールピペット，溶液の調製…メスフラスコ，溶液の滴下…ビュレット，反応容器…コニカルビーカー
　　　H_2O_2 と KI から I_2 を生じさせ，これを $Na_2S_2O_3$ で滴定する操作で，終点が近付くと溶液の色が薄くなり終点が分からなくなる。このとき I_2 と鋭敏に反応

するデンプンを指示薬として加え，溶液が青色から無色になったときを終点とする。
問2.　H_2O_2 は酸化剤，KI は還元剤
　　　$H_2O_2 + 2H^+ + 2e^- \rightarrow 2H_2O$　　　　　　$\cdots\cdots$①
　　　$2I^- \rightarrow I_2 + 2e^-$　　　　　　　　　　　　$\cdots\cdots$②
　　①＋② より
　　　$H_2O_2 + 2H^+ + 2I^- \rightarrow I_2 + 2H_2O$
　　両辺に反応しなかった $2K^+$，SO_4^{2-} を加え整理する。
問3.　$2S_2O_3^{2-} \rightarrow S_4O_6^{2-} + 2e^- \cdots\cdots$③
　　　$I_2 + 2e^- \rightarrow 2I^- \cdots\cdots$④
　　③＋④ より
　　　$I_2 + 2S_2O_3^{2-} \rightarrow 2I^- + S_4O_6^{2-}$
　　よって　H_2O_2 1 mol→I_2 1 mol→$Na_2S_2O_3$ 2 mol の関係となるから　H_2O_2 の量は
　　　$0.10 \, \text{mol/L} \times 16.0 \times 10^{-3} \, \text{L} \times 1/2 = 8.0 \times 10^{-4} \, \text{mol}$
　　濃度は　$\dfrac{8.0 \times 10^{-4} \, \text{mol}}{10.0 \times 10^{-3} \, \text{L}} = 0.08 \, \text{mol/L}$

[Ⅵ]　[解答]
問1.(A) ⬡-NO_2　　(C) [⬡-$N{\equiv}N$]Cl

(F)
⬡ $\begin{matrix} OH \\ C-O^-Na^+ \\ \| \\ O \end{matrix}$

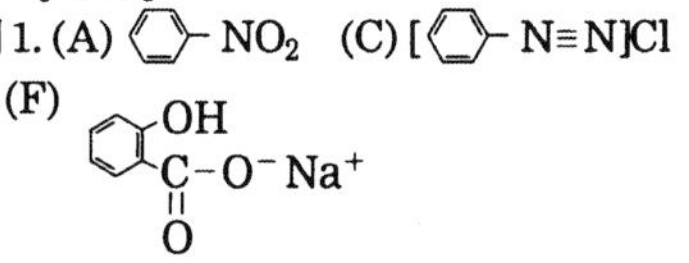

問2.a.2　b.7　c.1　d.4　e.9
問3.ア.B, D　イ.D, I　ウ.D　エ.A
問4.オ.4　カ.5　キ.7　工程：③

[出題者が求めたポイント]　芳香族化合物の合成過程と化合物の性質
[解答の手順]
　合成過程は次式

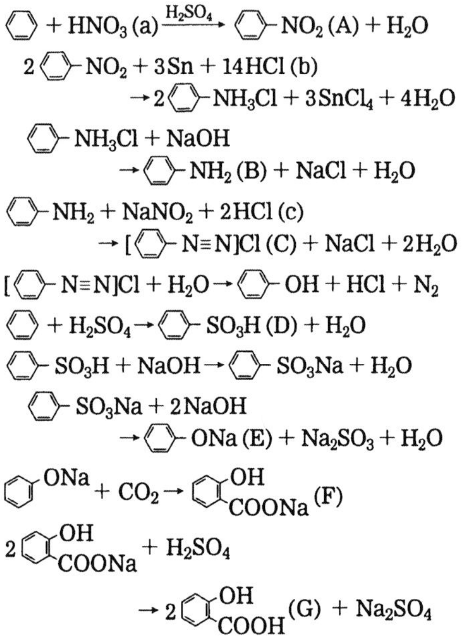

⬡ + HNO_3 (a) $\xrightarrow{H_2SO_4}$ ⬡-NO_2 (A) + H_2O

2⬡-NO_2 + $3Sn$ + $14HCl$ (b)
　　　$\rightarrow 2$⬡-NH_3Cl + $3SnCl_4$ + $4H_2O$

⬡-NH_3Cl + $NaOH$
　　　$\rightarrow$ ⬡-NH_2 (B) + $NaCl$ + H_2O

⬡-NH_2 + $NaNO_2$ + $2HCl$ (c)
　　　$\rightarrow$ [⬡-$N{\equiv}N$]Cl (C) + $NaCl$ + $2H_2O$

[⬡-$N{\equiv}N$]Cl + $H_2O \rightarrow$ ⬡-OH + HCl + N_2

⬡ + $H_2SO_4 \rightarrow$ ⬡-SO_3H (D) + H_2O

⬡-SO_3H + $NaOH \rightarrow$ ⬡-SO_3Na + H_2O

⬡-SO_3Na + $2NaOH$
　　　$\rightarrow$ ⬡-ONa (E) + Na_2SO_3 + H_2O

⬡-ONa + $CO_2 \rightarrow$ ⬡$\begin{smallmatrix}OH\\COONa\end{smallmatrix}$ (F)

2⬡$\begin{smallmatrix}OH\\COONa\end{smallmatrix}$ + H_2SO_4
　　　$\rightarrow 2$⬡$\begin{smallmatrix}OH\\COOH\end{smallmatrix}$ (G) + Na_2SO_4

$\underset{\text{COOH}}{\bigcirc}^{\text{OH}}$ + CH$_3$OH (d)

$\xrightarrow{\text{H}_2\text{SO}_4}$ $\underset{\text{COOCH}_3}{\bigcirc}^{\text{OH}}$(H) + H$_2$O

$\underset{\text{COOH}}{\bigcirc}^{\text{OH}}$ + (CH$_3$CO)$_2$O (e)

$\rightarrow$ $\underset{\text{COOH}}{\bigcirc}^{\text{OCOCH}_3}$(I) + CH$_3$COOH

問3. (ア)塩基のBが反応する。Dは反応しないが水溶
　　性なので溶ける。
　(イ)H$_2$CO$_3$より強いスルホン酸Dとカルボン酸I
　(ウ)スルホン酸Dは強酸，フェノールHとカルボン
　　酸Iは弱酸
　(エ)ニトロ化合物Aは中性物質である。
問4.① $\bigcirc$ + CH$_2$=CHCH$_3$ (オ)→ $\bigcirc$-CH(CH$_3$)$_2$
　② $\bigcirc$-CH(CH$_3$)$_2$ + O$_2$ (カ)→ $\bigcirc$-C(CH$_3$)$_2$OOH
　③ $\bigcirc$-C(CH$_3$)$_2$OOH

　$\xrightarrow{\text{H}_2\text{SO}_4 \text{(キ)}}$ $\bigcirc$-OH + CH$_3$COCH$_3$ (アセトン)

[VII] [解答]
　問1. H$_2$　　問2. アセトアルデヒド
　問3. 名称：ヨードホルム反応　化学式：CHI$_3$
　問4. AgNO$_3$
　問5. (A′)　　　CH$_3$ CH$_3$
　　　　　　　CH$_3$-CH-CH-ONa
　　(B)　　　　　　　CH$_3$
　　　　　CH$_3$-CH$_2$-CH-CH$_2$-OH
　　(C)　　　　　　　CH$_3$
　　　　　CH$_3$-CH$_2$-C-CH$_3$
　　　　　　　　　　　OH
　　(D)　　　　　　CH$_3$
　　　　　CH$_3$-CH$_2$-CH-O-CH$_3$

[出題者が求めたポイント]　有機物の構造の推定
[解答の手順]
　　C$_5$H$_{12}$Oの構造異性体は，分枝状アルコールA～C
　は(ア)～(オ)，エーテルDは(カ)～(サ)。
(ア)　　　C　　(イ)　　C　C　(ウ)　　　　C
　C-C-C*-C　　C-C-C*-C　　C-C*-C-C
　　　OH　　　　　OH　　　　　OH

(エ)　　　C　　　　(オ)　　C
　C-C-C-C　　　　C-C-C-OH
　OH　　　　　　　　　C

(カ) C-C-C-C-O-C　　(キ) C-C-C-O-C-C
(ク)　　　C　　　　(ケ)　　C
　C-C-C*-O-C　　　C-C-O-C-C
(コ)　　　C　　　(サ)　　C
　C-O-C-C-C　　　C-C-O-C
　　　　　　　　　　　C

　不斉炭素原子C*をもつA，Bは(ア)と(ウ)，Dは(ク)。
　Naと反応するのはアルコールで，H$_2$が発生する。
　2R-OH + 2Na → 2R-ONa + H$_2$

硫酸酸性でおだやかに酸化すると
(ア)→(タ)　　　C
　　　C-C-C*-CHO
(ウ)→(チ)　　C
　　　C-CO-C-C
第三級アルコールとエーテルは酸化されないからC
は(イ)
　不斉炭素原子をもたない酸化生成物Eは(チ)なの
でAは(ウ)，よってBは(ア)，Fは(タ)である。
　EにはCH$_3$-CO-構造があるのでヨードホルム反
応陽性である。
　CH$_3$-CO-R + 3I$_2$ + 4NaOH
　　→ CHI$_3$(G) + R-COONa + 3NaI + 3H$_2$O
　Fには-CHO基があるので，AgNO$_3$ (ア)をアンモ
ニア水に溶かした溶液から銀を析出すること(銀鏡
反応)ができる。
　R-CHO + 2[Ag(NH$_3$)$_2$]$^+$ + 3OH$^-$
　　→ R-COO$^-$ + 4NH$_3$ + 2H$_2$O + 2Ag
問2. BがFになる反応は-CH$_2$OHが-CHOになる変化
　であるから，同じ変化でCH$_3$-CH$_2$OHエタノール
　はCH$_3$-CHOアセトアルデヒドになる。

化 学

解答　26年度

明治薬科大学　26年度　(67)

C方式試験

[Ⅰ]　[解答]

問1. ア.16　イ.フッ素　ウ.オゾン　エ.同素体
　　　オ.紫外線　カ.ヨウ素　キ.青(紫)

問2.　$2KClO_3 \rightarrow 2KCl + 3O_2$

問3.（折れ線形分子の図）　　問4.①,③,⑥

[出題者が求めたポイント]　酸素とオゾン，酸化剤の指摘

[解答の手順]

問1.　酸素は16族元素で，電気陰性度はフッ素に次いで大きいため，ふつう酸化数−2の化合物をつくる。
　　　酸素は，酸化マンガン(Ⅳ)を触媒として塩素酸カリウムや過酸化水素を分解してつくる。酸素に紫外線をあてると同素体のオゾンになる。オゾンは単体ではあるが折れ線形分子であるため電子の配列に偏りがあり，極性分子である。オゾンは酸素より酸化力が強く，ヨウ化カリウムからヨウ素を生じさせるため，湿ったヨウ化カリウムデンプン紙を青変する。
　　　$2KI + O_3 + H_2O \rightarrow I_2 + 2KOH + O_2$

問3.　オゾンは∠OOO = 118°の折れ線形分子である。

問4.　① $SO_2 + \underset{-1}{H_2O_2} \rightarrow \underset{-2}{H_2SO_4}$
　　　酸化数は減少＝還元された＝酸化剤
　　　② $2H_2O_2 \rightarrow 2H_2O + O_2$
　　　MnO_2は触媒である
　　　③ $2KBr + \underset{0}{Cl_2} \rightarrow 2K\underset{-1}{Cl} + Br_2$
　　　酸化数減少＝酸化剤
　　　④ $\underset{0}{Zn} + H_2SO_4 \rightarrow \underset{+2}{Zn}SO_4 + H_2$
　　　⑤ $2HCl + \underset{+2}{Mg}O \rightarrow \underset{+2}{Mg}Cl_2 + H_2O$
　　　⑥ $2\underset{0}{F_2} + 2H_2O \rightarrow 4H\underset{-1}{F} + O_2$
　　　酸化数減少＝酸化剤

[Ⅱ]　[解答]

問1. ア.負　イ.正　ウ.白　エ.硫酸鉛(Ⅱ)　オ.起電力

問2.　負極　$Pb + SO_4^{2-} \rightarrow PbSO_4 + 2e^-$
　　　正極　$PbO_2 + 4H^+ + SO_4^{2-} + 2e^- \rightarrow PbSO_4 + 2H_2O$

問3. 6.4 g　32.1%

[出題者が求めたポイント]　鉛蓄電池の反応

[解答の手順]

問1, 2.　電子を出し易いPbが負極，電子を受取ることができるPbO_2が正極である。
　　　$Pb + SO_4^{2-} \rightarrow PbSO_4(白) + 2e^-$
　　　$PbO_2 + 4H^+ + SO_4^{2-} + 2e^-$
　　　　　　　$\rightarrow PbSO_4(白) + 2H_2O$
まとめると
　　　$Pb + 2H_2SO_4 + PbO_2 \xrightarrow{2e^-} 2PbSO_4 + 2H_2O$
　　　電解液はH_2SO_4が消費されH_2Oが生じるので密度が小さくなる。
　　　反応が進むと起電力が下がるが，PbO_2極を外部電源の正極，Pb極を外部電源の負極に接続すると反応が逆行して元に戻り，起電力は回復する。

問3.　電子2 molが流れたときPbO_2 (式量239) 1 molが$PbSO_4$ (式量303)になって質量は64 g増えるから，電子0.20 molの場合の質量増加量は
$$64\ g \times \frac{0.20\ mol}{2\ mol} = 6.4\ g$$
　　　電子1 molが流れるとH_2SO_4 (分子量98) 1 molが消費され，H_2O 1 molが生じるから，電子0.20 molの場合
　　　H_2SO_4の減少量　　$98\ g \times \dfrac{0.20\ mol}{1\ mol} = 19.6\ g$
　　　H_2Oの増加量　　$18\ g \times \dfrac{0.20\ mol}{1\ mol} = 3.6\ g$
　　　希硫酸の濃度＝$\dfrac{H_2SO_4の質量}{希硫酸の質量} \times 100\ \%$
$$= \frac{500\ g \times \dfrac{35.0}{100} - 19.6\ g}{500\ g - 19.6\ g + 3.6\ g} \times 100$$
　　　$\fallingdotseq 32.1\ \%$

[Ⅲ]　[解答]

問1. b

問2.　析出した溶媒の固体とBを溶かした溶液の混合物

問3. $\triangle t = T_0 - T_1$　　$M = \dfrac{24.0\ k_f}{T_0 - T_1}$

問4.　溶媒Aが固体として析出し溶液の濃度が大きくなるので，凝固点が次第に下るため。

問5. ⑤

[出題者が求めたポイント]　溶媒，溶液の冷却曲線と凝固点

[解答の手順]

問1.　a〜bでは本来結晶が生じるべき温度になっても結晶が生じず，液体のまま冷却して行く過程で，過冷却という。b点で一気に結晶が析出して急に温度が上がり，そのときのあるべき温度T_2に戻る。

問2.　c〜dでは溶媒の結晶と溶液の混合物で，結晶が次第に増え，d点ではすべて固体になる。

問3.　本来結晶が生じるべき温度で結晶が生じたとき，過冷却の時間もcd線と同じ割合で温度が下がったと考え，cd線を延長して冷却曲線と交じった点aの温度T_1を溶液の凝固点とする。溶液の凝固点は溶媒の凝固点T_0より低く，$T_0 - T_1$が凝固点降下度

$\triangle t$ である。
    溶質Bの分子量をMとすると，1.20 gは
    $\frac{1.20}{M}$〔mol〕，溶媒 1 kgあたり
    $\frac{1.20}{M}$〔mol〕$\times \frac{1000\ g}{50.0\ g} = \frac{24.0}{M}$〔mol〕なので
    質量モル濃度 $m = \frac{24.0}{M}$〔mol/kg〕
    $\triangle t = k_f \cdot m$ より
    $(T_0 - T_1)$〔K〕$= k_f$〔K・kg/mol〕$\times \frac{24.0}{M}$〔mol/kg〕
    $M = \frac{24.0\ k_f}{T_0 - T_1}$

問4．溶液では溶媒が析出すると濃度が高くなり，さらに冷却して温度を下げないと結晶の析出は続かない。

問5．純溶媒では，過冷却後のc～d線の温度は一定で，この温度が凝固点T_0である。T_0は溶液の凝固点Tより高く，図⑤が該当する。

[Ⅳ]　[解答]
問1．0.09 mol/L
問2．(ア)ホールピペット　(イ)メスフラスコ
　　(ウ)コニカルビーカー　(エ)ビュレット
　　濡れていても可：イ，ウ
問3．右図
　　指示薬：フェノールフタレイン
問4．3.8%

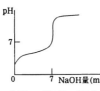

[出題者が求めたポイント]　食酢の濃度の滴定
[解答の手順]
問1．酸の物質量×価数＝塩基の物質量×価数　より
　　0.05 mol/L × 10 × 10⁻³L × 2
　　　＝ x〔mol/L〕× 11.1 × 10⁻³L × 1
　　x = 0.090〔mol/L〕
問2．滴定に用いる器具は，一定量の溶液の採取：ホールピペット　溶液の調製：メスフラスコ　溶液の滴下：ビュレット　反応容器：コニカルビーカー
　メスフラスコやコニカルビーカーは濡れていても測り取った試薬の量は変らないが，ホールピペットやビュレットは，濡れているとこれから使用する試薬の濃度が変り，試薬の量が正確でなくなる。
問3．滴下前の溶液のpHは3程度と大きく，中和点までpHはだらだらと上がる。弱酸と強塩基の中和で中和点は弱塩基性であるから，中和点での曲線の鉛直部は7より上にある。中和後曲線はpH13に向かってやや平らに近付いていく。
　　指示薬は，弱塩基性域に変色域のあるフェノールフタレイン(変色域8.0～9.8)が適当である。
問4．食酢中の酢酸の濃度をx〔mol/L〕とすると
　　(x/10)〔mol/L〕× 10.0 × 10⁻³L × 1
　　　＝ 0.090 mol/L × 7.00 × 10⁻³L × 1

　　x = 0.63〔mol/L〕
　　1 L中にCH₃CCOOH (分子量60) 0.63 molを含むから
　　$\frac{60\ g/mol \times 0.63\ mol}{1.00\ g/cm^3 \times 1000\ mL} \times 100 ≒ 3.8\%$

[Ⅴ]　[解答]
問1．C₃H₇NO₂
問2．
```
         H
         |
   H₃C-C――C-O-CH₃
         |  ||
         NH₂ O
```
問3．2, 6　　問4．6種類

[出題者が求めたポイント]　アミノ酸とトリペプチドの推定
[解答の手順]
ア．Pb²⁺による黒色沈殿はPbSなのでXには硫黄が含まれている。
イ．光学異性体をもたないα-アミノ酸はグリシンH₂NCH₂COOHである。
ウ．酸素は36.0 %であるから
　　$\frac{40.4}{12} : \frac{7.9}{1.0} : \frac{15.7}{14} : \frac{36.0}{16}$
　　＝ 3.37 : 7.9 : 1.12 : 2.25 ＝ 3 : 7 : 1 : 2
　　組成式はC₃H₇NO₂ (式量89)　分子量は150以下であるから，分子式もC₃H₇NO₂
エ．α-アミノ酸であるからBはCH₃CH(NH₂)COOH
　　CH₃CH(NH₂)COOH (B) + CH₃OH
　　　→ CH₃CH(NH₂)COOCH₃ (D) + H₂O
問3．Xに硫黄が含まれ，A，Bには含まれていないから，Cは硫黄を含むアミノ酸である。
問4．A，B，Cとも-COOH 1個，-NH₂ 1個であるから，結合順だけ考えればよい。結合順は
　A-B-C　　A-C-B　　B-A-C
　B-C-A　　C-A-B　　C-B-A
の6種類である。

[Ⅵ]　[解答]
問1．ア．アミロース　イ．アミロペクチン
　　ウ．デキストリン　エ．マルトース　オ．好気
　　カ．嫌気
問2．90 g　　問3．42%　　問4．95 g

[出題者が求めたポイント]　グルコースの生成と生体内の反応
[解答の手順]
問1．α-グルコースの脱水縮合体には二糖のマルトース，多糖でやや小さ目のデキストリン，多糖で直鎖状のアミロースと分枝状のアミロペクチンがある。
　グルコースは酸素を用いる好気呼吸，酸素を用いない嫌気呼吸によりエネルギーを発生し，生命を維持している。
問2．(C₆H₁₀O₅)ₙ + nH₂O → nC₆H₁₂O₆
　　デンプン1 molからグルコースn〔mol〕が生じるから
　　　　x〔g〕

明治薬科大学 26 年度 （69）

$$180 \text{ g/mol} \times \frac{1}{162\,n\,[\text{g/mol}]} \times n = 100 \text{ g}$$

$$x = 90\,[\text{g}]$$

問3. ADP 38 mol が ATP に変換されるとき消費されるエネルギーは

$$31 \text{ kg/mol} \times 38 \text{ mol} = 1178 \text{ kJ}$$

グルコース 1 mol より生じるエネルギーは 2807 kJ であるから，利用率は

$$\frac{1178 \text{ kJ}}{2807 \text{ kJ}} \times 100 \fallingdotseq 42 \text{ \%}$$

問4. グルコース 1 mol で利用される熱量は 1178 kJ であるから

$$1178 \text{ kJ/mol} \times \frac{x\,[\text{g}]}{180 \text{ g/mol}} = 620 \text{ kJ}$$

$$x \fallingdotseq 95\,[\text{g}]$$

[VII]　[解答]

問1. $C_{17}H_{16}O_4$

問2. (B)　　　　　　(C)

問3. 0.9 mol　　問4.

[出題者が求めたポイント]　芳香族化合物の構造推定

[解答の手順]

問1.

$$C：748 \text{ mg} \times \frac{12}{44} = 204 \text{ mg}$$

$$H：144 \text{ mg} \times \frac{2.0}{18} = 16 \text{ mg}$$

$$O：284 \text{ mg} - (204 \text{ mg} + 16 \text{ mg}) = 64 \text{ mg}$$

$$\frac{204}{12} : \frac{16}{1.0} : \frac{64}{16} = 17 : 16 : 4$$

組成式 $C_{17}H_{16}O_4$（式量 284）　分子量は 300 以下なので分子式も $C_{17}H_{16}O_4$

問2, 3. 文3より B はジカルボン酸で，B 1 mol は NaOH 2 mol と反応するから

$$\frac{0.166 \text{ g}}{M\,[\text{g/mol}]} \times 2 = 0.100 \text{ mol/L} \times \frac{20.0}{1000} \text{ L}$$

$M = 166\,[\text{g/mol}]$　　分子量は 166

ベンゼン環をもつから $C_6H_4(COOH)_2$（分子量 166）で，o-，m-，p-の3種類があるが，ベンゼン環の水素原子を置換して得られる化合物の数より o-置換体とわかる。

2種類　　3種類　　1種類

これより文2を考えると，A は B のジエステルで，完全に加水分解されて生じたジカルボン酸 B と，エステルの一方が加水分解されカルボキシ基を1つも

った2種類のモノエステル C と D（B, C, D 合計で A と同じ 1.0 mol）およびアルコールまたはフェノールの E と F が生じたとわかる。

文4より，E は還元性の酸化生成物を与えるから第一級アルコールであり，ヨードホルム反応陽性であるから $CH_3CH(OH)$ －構造をもつことからエタノールである（ヨードホルム反応陽性の第一級アルコールはエタノールのみ）。

A を　　　COOR とおくと　加水分解生成物は COOR'

(ⅰ) B 0.6 mol + ROH 0.6 mol + R'OH 0.6 mol

(ⅱ) C 0.3 mol + ROH 0.3 mol

(ⅲ) D 0.1 mol + R'OH 0.1 mol

(ⅳ) E 0.7 mol　　(ⅴ) F x [mol]

E の量より　　$E = R'OH = C_2H_5OH$ 0.7 mol
　　　　　　　$F = ROH = 0.9$ mol

C は　　COOH ＝　　COOH
　　　　COOR'　　　COOC$_2$H$_5$

A は　　COOR
　　　　COOC$_2$H$_5$

A の分子量 284 より　$R = 91 = C_7H_7$

F はベンゼン環をもち $FeCl_3$ で呈色するからクレゾール　$C_7H_7OH = CH_3C_6H_4OH$。クレゾールには o-，m-，p-体があるが，$FeCl_3$ による呈色はいずれも青色で，問題文からは特定できない。

よって A は　　COOC$_6$H$_4$CH$_3$（分子式は COOC$_2$H$_5$

$C_{17}H_{16}O_4$）である。

問4. クレゾールにはアルコールの　　－CH$_2$OH ベンジルアルコールとエーテルの　　－OCH$_3$ アニソールの異性体があるが，Na と反応しないからエーテルのアニソールとなる。

平成25年度

問 題 と 解 答

平成25年度

英　語

問題

25年度

B 方式 前期試験

Ⅰ　次の英文を読んで，下の設問（1）～（9）に答えなさい。*印の語には
注が付いています。

Mobile phones have been adopted differently across the world. In the Western world, history tells us that everyone (a)once had landlines* and then gradually embraced mobile phones, with many now giving up their unused landlines. In Europe, (b)there are now 11 per cent more mobile phones than people, suggesting that many even have more than one mobile phone. In Africa, the use of mobile phones has also been growing rapidly. Mobile phones have been embraced more and in place of landlines. There are many in Africa who never had a landline and now have a mobile phone. In less than ten years, the number of people in Africa with a mobile phone has risen from 2 per cent to 28 per cent.

Also, mobile phones are used differently around the world. While the trend has not taken off in the UK or USA, in Africa it is common to use mobile phones to pay for purchases and to use the phone for banking purposes, such as wire money transfers. Mobile internet was embraced much earlier in Japan than in the UK and mobile phones are also used for paying for things like public transport. And in the USA, the popularity of txting* grew more slowly than in the UK.

Cultural differences in how we use technology may be related to broader cultural practices. Some researchers examined how mobile phones are used in public spaces in Sweden, the USA and Japan. They found that many of the differences between how people from these different countries use mobile phones in public can be related back (c) broader cultural differences in how they view public space. For example, generally, people from Swedish and Japanese cultural groups (d ① be ② tend ③ in ④ to ⑤ quieter) public spaces than Americans. When applied to mobile phones, this meant that they found Americans to be more comfortable speaking more loudly in public spaces and talked more on mobile phones, whereas Swedish and Japanese participants were more likely to txt. This also might explain why txting took longer to become popular in the USA. However, people from all three countries said (e)they disapproved (f) those who spoke loudly on phones in public, Japanese participants expressing the strongest disapproval. Of the three cultural groups, Swedish participants were most likely to talk on their phone at a cash register and to use their mobile phone while eating with (g).

(あ)Such a study is very interesting, but considerable caution is necessary to avoid seeing the behaviors described as characteristic of all group members, or as true for all time. Mobile phone norms of behavior are likely to vary considerably according (h), for example, (i)occupation and age; while, even in the space of a few years, new conventions can become established. Think, for example, how there are now 'quiet' coaches on trains in the UK where phone calls are not (j)allowed. As each new communication technology arrives, new rules for public behavior have to be (k)negotiated to accommodate it.

(注) landlines: 固定電話　　txting: 携帯電話でメールをすること

（１）　下線部(あ)を日本語に訳し，解答用紙に書きなさい。

（２）　下線部(a)と同じ用法の once を含む文を，次の①～④から一つ選び，マーク
　　　カードの解答欄 ┌─ 1 ─┐ にマークしなさい。
　　　① Jessica says she washes her hair once a week.
　　　② He kissed her once more and moved toward the door.
　　　③ This book was famous once, but nobody reads it today.
　　　④ We didn't know how we would cope once the money had gone.

（３） 下線部(b)が表す意味として最も適切なものを，次の①～④から一つ選び，マークカードの解答欄 [2] にマークしなさい。

① 今では，携帯電話を持つ人の数が１１％増加した

② 今では，人の数よりも携帯電話の数の方が１１％多い

③ 今では，人口の１１％以上に相当する数の携帯電話が不足している

④ 今では，１１％以上の人が他人よりも上位機種の携帯電話を望んでいる

（４） 空所(c)に入れるのに最も適切なものを，次の①～④から一つ選び，マークカードの解答欄 [3] にマークしなさい。

① for   ② in   ③ of   ④ to

（５） 空所(d)内の語を並べ替え，意味の通る英文を作りなさい。並べ替えたものの中で２番目と４番目に来る語の番号を，それぞれ次のようにマークカードにマークしなさい。

     ２番目 → マークカードの解答欄 [4]

     ４番目 → マークカードの解答欄 [5]

（６） 下線部(e)が表しているものを，次の①～④から一つ選び，マークカードの解答欄 [6] にマークしなさい。

① some researchers   ② mobile phones

③ people from all three countries   ④ public spaces

明治薬科大学 25年度 （4）

（7） 空所(**f**)，(**g**)，(**h**)に入れるのに最も適切なものを，それぞれ次
の①～⑧から一つ選び，マークカードの解答欄 ┌── 7 ──┐，┌── 8 ──┐，
┌── 9 ──┐にマークしなさい。

① by　　　　② friend　　　③ of　　　　④ others
⑤ over　　　⑥ so　　　　　⑦ to　　　　⑧ together

空所(**f**) → マークカードの解答欄 ┌── 7 ──┐
空所(**g**) → マークカードの解答欄 ┌── 8 ──┐
空所(**h**) → マークカードの解答欄 ┌── 9 ──┐

（8） 下線部**(i)**, **(j)**, **(k)**と第一アクセントの母音が同じであるものを，それぞれ
次の①～⑧から一つ選び，マークカードの解答欄 ┌── 10 ──┐，┌── 11 ──┐，
┌── 12 ──┐にマークしなさい。

① critical　　② hatred　　　③ opposite　　④ orbit
⑤ orthodox　　⑥ social　　　⑦ specify　　　⑧ throughout

(i) occupation → マークカードの解答欄 ┌── 10 ──┐
(j) allowed → マークカードの解答欄 ┌── 11 ──┐
(k) negotiated → マークカードの解答欄 ┌── 12 ──┐

（9）　次の①～④の記述のうち，本文に書かれている内容と一致しているものを
一つ選び，マークカードの解答欄 ┌── 13 ──┐にマークしなさい。

① Many people in Africa used to have landlines, but now most of them use
only mobile phones.

② In Africa, the number of people who have a mobile phone has increased
by more than ten times in less than ten years.

③ Txting became popular in the USA more rapidly than in Sweden.

④ Some researchers found that Japanese participants were more likely to
talk on their phone when they were shopping than Swedish participants.

II　次の英文を読んで，下の設問（1）〜（3）に答えなさい。

　　Eye contact is the most powerful nonverbal communication tool you own—use it wisely. A friend once told us of her dissatisfaction with her doctor's lack of eye contact. "He just types on the computer the whole time," she said. "I think I might change to a doctor who can look me in the eye." Her grievance is nothing new. Patients, customers, and colleagues in all professions complain when others go without eye contact. In human interactions, we (a)associate eye contact with honesty and empathy. Multiple scientific studies show (あ)there is a correlation between eye contact and improved social interactions. In fact, direct eye contact between people involved in an interaction leads each to perceive the （　ア　） more positively. By contrast, lack of eye contact （　イ　） a negative response in the brain. In defense of the doctor, we might acknowledge that time is limited, (い)help may not be available, and liability always looms. Typing-while-talking is a great way to (b)document the details. So how can the doctor improve eye contact and still (c)capture the information?

1. Make a point to use eye contact. Looking people in the eyes shows confidence, trust, respect, and empathy. Empathy and respectfulness are key components of effective communication. The doctor in the above example should make a point to look up and make eye contact throughout the (d)exchange. He might try looking up when he makes a comment, or when the patient says something new or significant. This doctor (and anyone else who needs to capture information while communicating) can try one of these techniques:

■ Asking, "Is it okay for me to type while we talk?" If the other person says "no," then explain why you need to capture this important information.

■ Saying, "I need to make sure I get this down. Please （　ウ　） for a moment while I type."

■ Training an assistant to take notes during the interaction.

2. Acknowledge what the other person has said with verbal cues ("okay," "yes," "（　エ　）").

3. Smile, nod, and acknowledge the speaker—and mean it. Really (e)focus on what the person is saying and not just on the words. Truly effective communication requires your full attention. It's better to spend a few minutes concentrating on the other person's message during a conversation than wasting time trying to remember what he or she said because you were trying to do something else. It's okay to write or type notes (　オ　) you ask permission first.

（1）下線部(a)〜(e)の意味に最も近いものを，それぞれ次の①〜④から一つ選び，マークカードの解答欄 | 14 | 〜 | 18 | にマークしなさい。

(a) associate | 14 |
　　① impress　　② link　　③ stimulate　　④ support

(b) document | 15 |
　　① record　　② eliminate　　③ reduce　　④ wait for

(c) capture | 16 |
　　① announce　　② catch　　③ increase　　④ release

(d) exchange | 17 |
　　① conversion　　② experience　　③ interaction　　④ transformation

(e) focus | 18 |
　　① concentrate　　② expect　　③ enlarge　　④ guide

（2）空所（　ア　）〜（　オ　)に入れるのに最も適切なものを，それぞれ次の①〜④から一つ選び，マークカードの解答欄 | 19 | 〜 | 23 | にマークしなさい。

（　ア　）| 19 |　① every　　② little　　③ other　　④ some
（　イ　）| 20 |　① trigger　　　② triggers
　　　　　　　　③ triggering　　④ to trigger
（　ウ　）| 21 |　① excuse　② see you　③ sorry　④ pardon me

（　エ　）　22　　① I see　　② don't do that
　　　　　　　　　　③ never　　④ shut up
（　オ　）　23　　① however　　② therefore
　　　　　　　　　　③ as long as　　④ in order for

（３）　下線部(あ)，(い)が表している内容として最も適切であるものを，それぞれ
　　次の①〜④から一つ選び，マークカードの解答欄　24　，　25　にマ
　　ークしなさい。

（あ）　　24
　　① 視線の合わせ方には社会的立場の上下関係が反映されやすい
　　② 相手を凝視することは社交的観点からは失礼な行為に相当する
　　③ 相手をしっかり見つめることは社交的ではない人間には困難を伴う
　　④ 目を合わせると社会的なやりとりの改善につながるという相関関係がある

（い）　　25
　　① 支援が得られないかもしれない
　　② 援助は逆効果になる可能性がある
　　③ 手助けは望まれていないと思われる
　　④ 他人が関与することは適切とは言えない

III 次の日本文と英文の意味が同じになるように，空所（　1　），（　2　）を補いなさい。解答用紙には空所にあてはまる部分のみ書きなさい。

紅茶とコーヒーは、いかにすばらしい飲み物であるかを容易に忘れるほどわれわれの習慣の一部になっている。

Tea and coffee are such (　　　　　1　　　　　) that it is easy to forget
(　　　　　2　　　　　).

IV 次の(1)～(5)において，二つの英文の空所に同じつづりの一語を入れて文を完成させる場合，最も適切な英単語を解答用紙に書きなさい。

(1) (a) Your argument confuses the (　　　　).

　　(b) The pamphlets are prepared to (　　　　) to the public.

(2) (a) What is your favorite (　　　　) in school?

　　(b) We are (　　　　) to the laws of our country.

(3) (a) How long will the performance (　　　　)?

　　(b) It's been a long time since I (　　　　) saw you.

(4) (a) A chairman should be (　　　　) to each member.

　　(b) A Christmas (　　　　) is held in this square every December.

(5) (a) We will (　　　　) a small tree to commemorate the occasion.

　　(b) They have decided to build the new chemical (　　　　) in this town.

数　学

問題　25年度

B方式 前期試験

I　次の ☐ にあてはまる答を解答欄に記入しなさい。

$x = -2$ で最大値 6 をとり，$y = 2$ で y 軸と交わる放物線 C_1 の方程式は $y = \boxed{\text{(a)}}$ であり，この (a) で求めた放物線 C_1 を y 軸に関して対称移動した曲線 C_1' の方程式は $y = \boxed{\text{(b)}}$ である。次に，$x = -1$ で最大値 1 をとり，$y = -2$ で y 軸と交わる放物線 C_2 の方程式は $y = \boxed{\text{(c)}}$ であり，この (c) で求めた放物線 C_2 を x 軸に関して対称移動した曲線 C_2' の方程式は $y = \boxed{\text{(d)}}$ である。2 つの曲線 C_1' と C_2' が交わる交点の座標を求めると，$\boxed{\text{(e)}}$ であり，これらの曲線 C_1'，C_2' で囲まれた部分の面積 S を求めると，$S = \boxed{\text{(f)}}$ である。

Ⅱ 次の □ にあてはまる答を解答欄に記入しなさい。

下図のような正方形をした格子状の道がある。

(1) A 地点から B 地点まで行く最短経路は (a) 通りである。

(2) A 地点から B 地点まで行く最短経路の中で，P 地点を通るものは (b) 通りであり，Q 地点を通るものは (c) 通りである。

(3) A 地点から B 地点まで行く最短経路の中で，P 地点と Q 地点を通るものは (d) 通りである。

(4) A 地点から B 地点まで行く最短経路の中で，P 地点も Q 地点も通らないものは (e) 通りである。

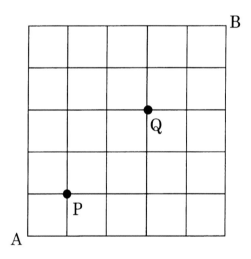

Ⅲ 次の ☐ にあてはまる答を解答欄に記入しなさい。

2点 A $(1, 0)$, B $(6, 0)$ に対して，2点 A, B を結ぶ線分 AB を $2 : 3$ に内分する点 S の座標は ☐(a) であり，線分 AB を $2 : 3$ に外分する点 T の座標は ☐(b) である。2点 A, B から距離の比が $2 : 3$ である点 P の軌跡 C の方程式を求めると，☐(c) である。(a) で求めた内分する点 S を通り，(c) で求めた軌跡 C に引いた接線の方程式は ☐(d) である。また，(b) で求めた外分する点 T を通り，(c) で求めた軌跡 C に引いた接線の方程式は ☐(e) である。そしてまた，点 $\left(0, 3\sqrt{3}\right)$ を通り，(c) で求めた軌跡 C に引いた接線の方程式は ☐(f) と求められる。

IV　次の ☐ にあてはまる答を解答欄に記入しなさい。

数列 $\{a_n\}$ は初項 $a_1 = 0$ と第2項 $a_2 = -1$ の値をとり，漸化式

$$a_{n+2} - 3a_{n+1} + 2a_n = 3^{n+1} \quad (n = 1, 2, 3, \cdots)$$

を満たす数列であるとする。$b_n = a_{n+1} - a_n$ $(n = 1, 2, 3, \cdots)$ で定義された b_n を使って書き直した数列 $\{b_n\}$ に注目すると，その初項は $b_1 =$ ☐(a) となり，数列 $\{b_n\}$ が満たす漸化式は ☐(b) となる。続いて，$c_n = \dfrac{b_n}{3^n}$ $(n = 1, 2, 3, \cdots)$ で定義された c_n を使って書き直した数列 $\{c_n\}$ に注目すると，その初項は $c_1 =$ ☐(c) となり，数列 $\{c_n\}$ が満たす漸化式は ☐(d) となる。(d) で求めた漸化式を満たす数列 $\{c_n\}$ の一般項 c_n を求めると，$c_n =$ ☐(e) である。したがって，数列 $\{b_n\}$ の一般項 b_n は $b_n =$ ☐(f) と表され，最終的に数列 $\{a_n\}$ の一般項 a_n は $a_n =$ ☐(g) と求められる。

化 学

問題

B方式 前期試験

I 次の記述を読み，下記の問いに答よ。

　二酸化炭素分子は酸素原子2個と炭素原子1個とが　ア　結合してできている。分子中に含まれる炭素と酸素との結合では　イ　の大きい酸素原子に　ウ　がかたよるため，この結合は極性をもつが，分子全体では無極性である。このように分子の極性の大きさは結合原子間の　イ　の差に加え，原子の配置に大きく支配される。また一般に　イ　は，周期表の〔　a　〕へいくほど大きくなる。

問1　ア　～　ウ　に適当な語句を記せ。

問2　空欄〔　a　〕に適切な語句を選び，番号で記せ。

　　1　左上　　　　2　左下　　　　3　右上　　　　4　右下

問3　次の化合物のうち，最も極性の大きい分子はどれか，番号で記せ。

　　1　CH_4　　　　2　CCl_4　　　　3　CH_3Cl　　　4　CBr_4　　　5　CH_3Br
　　6　CF_4　　　　7　CH_3F

問4　CO_2を電子式で記せ。

問5　下線部の理由を簡潔に説明せよ。

II 次の記述を読み，下記の問いに答えよ。

アルミニウムは周期表で ア 族の イ 元素に属する金属であり，塩酸などの酸の水溶液中には ウ 価のイオンを生じるとともに エ を発生して溶解する。しかし，濃硝酸や濃硫酸などの酸化力のある酸には溶けにくい。これはアルミニウムの表面にち密な酸化物の被膜を形成するためで，このような状態を オ という。アルミニウムに少量の銅，マグネシウム，マンガン等を加えた合金は カ とよばれ，軽量で強度が大きく，航空機や建築材料などに利用される。単体のアルミニウムは，aアルミニウムのイオンを含む水溶液を電気分解しても得られないため，通常，鉱石の キ を水酸化ナトリウム水溶液で処理して酸化アルミニウムを得て，これを ク 電解して製造される。酸化アルミニウムは塩酸にも過剰の水酸化ナトリウム水溶液にも溶ける。このような酸化物を ケ という。アルミニウムイオンを含む水溶液に，少量の水酸化ナトリウム水溶液を加えると コ の白色沈殿を生成する。また，bアルミニウム粉末と酸化鉄(III)とを混合したものはテルミットとよばれ，これに点火すると激しく反応し，鉄と酸化アルミニウムを生成する。

問1 空欄ア〜コに適当な数値，語句等を記せ。ただし，エとコには化学式が入る。

問2 下線部aの電気分解において，陰極上ではどのような現象が起きるか，簡潔に述べよ。また，アルミニウムと同様に，イオンを含む水溶液を電気分解しても，一般的な条件ではその単体が得られない金属は次のうちのどれか。すべて選び，元素記号で記せ。

　　　　銀　　　銅　　　マグネシウム　　　ナトリウム　　　亜鉛

問3 下線部bの反応を熱化学方程式で記せ。ただし，酸化アルミニウムおよび酸化鉄(III)の生成熱を，それぞれ 1676 kJ/mol，824 kJ/mol とする。

III

次の記述を読み，下記の問いに答えよ。ただし，**数値は有効数字3桁で記せ**。

ステアリン酸は分子内に親水基と疎水基をもつ炭素原子数 18 の飽和脂肪酸で，分子式は $C_{18}H_{36}O_2$（分子量 284）である。ステアリン酸のナトリウム塩を水中に加えると，分子中の ア 性の部分を外側にして多数の分子が集合して粒子をつくる。この粒子を イ という。また，この塩は ウ として働き，油滴を加えてふり混ぜると， エ 性の部分が油滴のまわりを取り囲み，油滴は微粒子となって分散する。この現象を オ という。

ステアリン酸をベンゼンなどの揮発性の溶媒に溶かして，水面に静かにそそぐと，溶液は水面に広がる。溶媒を揮発させると，下図のように親水基部分は水中を向き，一方，疎水基の部分は水からできるだけ離れるように空中に張り出した形で配列し，単分子膜を形成する。次の操作 1〜3 に従って，ステアリン酸の単分子膜の面積からアボガドロ定数を見積もる実験を行った。

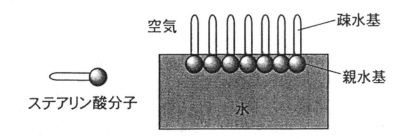

(操作1) 濃度 1.500×10^{-3} 〔mol/L〕のステアリン酸のベンゼン溶液 50.00〔mL〕を調製した。
(操作2) 上記の溶液 v〔mL〕を水面に静かに滴下し，ベンゼンを揮発させて単分子膜を作った。
(操作3) 単分子膜の面積を測定すると，90.00〔cm²〕であった。

問1 ステアリン酸を示性式で示し，親水基を □ で囲め。

問2 ア 〜 オ に適切な語句を記入せよ。

問3　操作1に必要なステアリン酸は何 mg か。また，この溶液を調製するためには，下記のうちどの器具が必要不可欠か，1つ選び記号で答えよ。また，その調製法について簡潔に説明せよ。ただし，どの器具も容量は 50 mL である。

《器具》
ア　メスシリンダー　　イ　メスフラスコ　　ウ　ビーカー
エ　メスピペット　　　オ　ビュレット　　　カ　ホールピペット

問4　ステアリン酸1分子が水面上で占有する面積を s〔cm²〕とするとき，この実験から求められるアボガドロ定数〔/mol〕を v, s を用いて表せ。

明治薬科大学 25 年度 (18)

IV　「問 1 は問題の記述に不備点があるため、削除するとの指示あり。」

問 2　0.10 mol/L 塩酸 10 mL に 0.10 mol/L 水酸化ナトリウム水溶液を滴下するとき，中和点の 1 滴前の pH を求めよ。ただし，中和点の 1 滴前と中和点との溶液量は同じとする。また，1 滴は 0.05 mL とし，$\log_{10} 2 = 0.30$ とする。

問 3　次に示す塩の水溶液の液性を **1** 酸性，**2** 中性，**3** 塩基性の中から選び，番号で記せ。

a　$CuSO_4$ 　　　b　Na_2CO_3 　　　c　Na_2SO_4 　　　d　KNO_3
e　NH_4Cl

明治薬科大学　25 年度　(19)

V　次の記述 **ア〜オ** を読み, 下記の問いに答えよ。ただし, 原子量は H ＝ 1.0, C ＝ 12.0, N ＝ 14.0, O ＝ 16.0 とし, 構造式は例にならって記せ。

$$
\begin{array}{c}
\text{CH}_2\text{CH}_3 \\
| \\
\underset{\displaystyle |}{\text{N}}-\text{C}-\text{H} \\
\end{array}
$$

（化合物の構造式：フェニル基―CH(OH)―C(H)＝C(CH₃)―N(CH₂CH₃)―CHO）

ア　化合物 **A**（分子量 300 以下）を水酸化ナトリウム水溶液中で加熱して加水分解した後, 塩酸を加えて反応液を中性にすると, ジカルボン酸 **B**, アルコール **C**, および芳香族アミン **D** が得られた。

イ　ジカルボン酸 **B**（分子式 $C_5H_6O_4$）は環をもたないが幾何異性体が存在し, 加熱すると分子内で脱水し, 酸無水物 **E** が生成した。なお, **B** に触媒存在下で水素を付加させると, 分子量が 2 増加した不斉炭素原子をもつジカルボン酸 **F** が生成した。

ウ　アルコール **C**（分子式 C_mH_nO）はヨードホルム反応が陽性である。**C**（22.0 mg）を完全に燃焼させると, 二酸化炭素（55.0 mg）と水（27.0 mg）が生成した。

エ　アルコール **C** に濃硫酸を加えて加熱すると, 2 種類のアルケン **G** と **H** が生成した。なお, **G** には幾何異性体が存在する。

オ　芳香族アミン **D**（分子式 C_7H_9N）の希塩酸溶液に 0〜5℃で亜硝酸ナトリウム水溶液を加えると, 化合物 **I** が生じた。次いで, ナトリウムフェノキシド水溶液を加えると, 橙赤色の化合物 **J** が生成した。なお, **D** のベンゼン環上の水素原子 1 個を臭素原子に置換した化合物は 2 種類存在する。

問 1　酸無水物 **E**, アルケン **G** のシス異性体, 化合物 **J** の構造式を記せ。

問 2　アルコール **C** の異性体のうち, 最も酸化されにくいアルコール **K** の構造式を記せ。

問 3　化合物 **A** およびアルコール **C** の分子式を記せ。

問 4　反応 **D→I** および **I→J** の名称を記せ。

英　語

問題

B方式 後期試験

25年度

Ⅰ　次の英文は 2003 年頃タイで広まった鳥インフルエンザについて述べたものである。文章を読み，下の設問（１）～（１０）に答えなさい。なお，*印の語には，注が付いています。

It is hard to overstate the damage (a)that the death of sixty million chickens has caused to Thailand's national psyche.　Until last year, the country had been the world's fourth-largest exporter of poultry.　(b)That ended with the first reliable reports of infection.　Both the European Union and the United States have suspended imports from several countries of Southeast Asia.　(China, which may have an even more serious problem, no longer exports poultry.)　In Thailand, although there are many commercial producers, a large part of the poultry population remains with families and in small households.　The Food and Agriculture Organization of the United Nations has estimated that two hundred million farmers in the region keep an average of about fifteen birds (c)—ducks, chickens, geese, turkeys, and quail.　Most of these birds are free (d)to scavenge in their yards, making them prone to infection from the migrating fowl that travel the seasonal flyways from Siberia and northern China.

(ぅ)There is a natural tension between the people who are responsible for a country's commercial agricultural production and those whose job is to safeguard public health.　Chinese leaders, worried about trade and tourism, lied about SARS for months when it first appeared—ensuring that the virus would spread. Thailand has just put more than a hundred million dollars into the fight against avian influenza, but when early reports of an illness characteristic of the virus first surfaced there, more than a year ago, (e)that government, too, was reluctant to act.

"It was difficult to persuade officials in this country to take the problem seriously," Prasert Thongcharoen, one of Thailand's most distinguished microbiologists, told me shortly after I'd arrived in Bangkok.　We met one morning in his spartan office at Siriraj Hospital, on the Chao Phraya River.　"I believe the Department of Livestock at first (f)covered it up. I talked to farmers. At the very first sign of a problem, the department told the public that the chickens had cholera. But farmers said it wasn't cholera. If a chicken has cholera, you give it antibiotics and it gets better. These birds got sick one evening and the next day they were dead. (**g**   ) So I believe it was known, and it spread here at least from October 2003. One year ago or more. And why didn't the veterinarians* realize that? It's not difficult to make that diagnosis. They didn't do the right thing. I'm not saying it would have stopped an epidemic, but they didn't do (**h** ① done ② they ③ what ④ have ⑤ should)."

(注) veterinarians: 獣医

（１）下線部(あ)を日本語に訳し，解答用紙に書きなさい。

（２）下線部(a)と同じ用法の that を含む文を，次の①〜④から一つ選び，マークカードの解答欄 ┃ 1 ┃ にマークしなさい。

① Is it true that you are going abroad?

② Have you found the purse that you lost?

③ He was blind to the fact that he was behind the times.

④ The population of Japan is larger than that of France.

（３）下線部(b)の指示する内容として最も適切なものを，次の①〜④から一つ選び，マークカードの解答欄 ┃ 2 ┃ にマークしなさい。

① Thailand's national psyche

② the death of sixty million chickens

③ the fact that Thailand was the world's fourth-largest exporter of poultry

④ the damage of infection to many commercial producers of poultry in Thailand

（4）空所（　c　）に入れるのに最も適切なものを，次の①〜④から一つ選び，マークカードの解答欄　3　にマークしなさい。

① any　　② each　　③ every　　④ some

（5）下線部(d)と同じ用法の to 不定詞を含む文を，次の①〜④から一つ選び，マークカードの解答欄　4　にマークしなさい。

① We are ready to leave.

② There is nothing to worry about.

③ It is difficult for us to persuade him.

④ Her ambition is to become an actress.

（6）下線部(e)の意味するものとして最も適切なものを，次の①〜④から一つ選び，マークカードの解答欄　5　にマークしなさい。

① the United Nations

② the government of China

③ the government of Thailand

④ the Food and Agriculture Organization

（7）下線部(f)の意味に最も近いものを，次の①〜④から一つ選び，マークカードの解答欄　6　にマークしなさい。

① hid it　　　　　　② denied it

③ doubted it　　　　④ acknowledged it

（8）空所(　g　)に入れるのに最も適切なものを，次の①〜④から一つ選び，マークカードの解答欄　7　にマークしなさい。

① That's cholera.

② That's a chicken.

③ That's not cholera.

④ They are not antibiotics.

（9）（　　h　　）内の語を並べ替え，意味の通る英文を作りなさい。並べ替えたものの中で2番目と4番目に来る語の番号を，それぞれ次のようにマークカードにマークしなさい。

2番目　→　マークカードの解答欄　8

4番目　→　マークカードの解答欄　9

（10）次の①〜④の記述のうち，本文の内容と一致しているものを一つ選び，マークカードの解答欄　10　にマークしなさい。

① The European Union and the United States have temporarily prevented imports from some countries of Southeast Asia.

② In Thailand a large part of the poultry are kept in cages and protected from infection by the migrating fowl.

③ Thailand has spent only less than fifty million dollars on the fight against avian influenza.

④ According to Prasert Thongcharoen, it was difficult to persuade the authorities of the United Nations to take the problem of avian influenza seriously.

II 次の英文を読んで，下の設問（１）～（５）に答えなさい。

What should we do about climate change? The question is an ethical one.
Science, （　ア　） the science of economics, can help discover the causes and
effects of climate change. It can also help (a)work out what we can do about
climate change. But what we *should* do is an ethical question.

Not all "should" questions are ethical. "How should you hold a golf club?" is
not, for instance. The climate question is ethical, however, because any
thoughtful answer must (b)weigh conflicting interests among different people. If
the world is to do something about climate change, some people—chiefly the
better-off （　イ　） the current generation—will have to reduce their emissions of
greenhouse gases to save future generations （　ウ　） the possibility of a bleak
existence in a hotter world. When interests conflict, "should" questions are
always ethical.

Climate change (c)raises a number of ethical questions. How should we—all
of us living today—evaluate the well-being of future generations, （　エ　） that
they are likely to have more material goods than we do? Many people, some
living, others yet to be born, will die from the effects of climate change. Is each
death equally bad? How bad are those deaths collectively? Many people will
die before they (A)bear children, so climate change will prevent the existence of
children who would otherwise have been born. Is their nonexistence a bad
thing? By emitting greenhouse gases, are the rich perpetrating an injustice
（　オ　） the world's poor? How should we respond to the small but real chance
that climate change could lead to worldwide catastrophe?

Many ethical questions can be (d)settled by common sense. Sophisticated
philosophy is rarely needed. All of us are to some extent equipped to (e)face up
to the ethical questions raised by climate change. For example, almost
everyone (f)recognizes (with some exceptions) the elementary moral principle
that you should not do something for your own benefit if it harms another person.
True, sometimes you cannot (g)avoid harming someone, and sometimes you may

do (B)it accidentally without realizing it. But whenever you cause harm, you should normally compensate the (h)victim.

（1）空所（ ア ）～（ オ ）に入れるのに最も適切な語または語句を，それぞれ次の①～④から一つ選び，マークカードの解答欄 11 ～ 15 にマークしなさい。

（ ア ） 11 　　① include 　　② included
　　　　　　　③ including 　　④ to include
（ イ ） 12 　　① at 　　② among
　　　　　　　③ on 　　④ to
（ ウ ） 13 　　① at 　　② from
　　　　　　　③ of 　　④ on
（ エ ） 14 　　① given 　　② gives
　　　　　　　③ giving 　　④ to give
（ オ ） 15 　　① by 　　② farther
　　　　　　　③ on 　　④ out

（2）下線部(a)～(e)の意味に最も近いものを，それぞれ次の①～④から一つ選び，マークカードの解答欄 16 ～ 20 にマークしなさい。

(a) work out 　 16
　　① affect 　　② avoid 　　③ support 　　④ determine
(b) weigh 　 17
　　① accept 　　② consider 　　③ deny 　　④ increase
(c) raises 　 18
　　① causes 　　② conceals 　　③ researches 　　④ solves
(d) settled 　 19
　　① asked 　　② complicated 　　③ given 　　④ solved
(e) face up to 　 20
　　① confront 　　② include 　　③ invite 　　④ leave

（3）下線部**(A)**と同じ用法の bear を含む文を，次の①〜④から一つ選び，マークカードの解答欄 21 にマークしなさい。

① I can't bear the pain.

② She decides to bear one child.

③ His hands bear the marks of toil.

④ Americans have the right to bear arms.

（4）下線部**(f)**〜**(h)**と第一アクセントの母音が同じであるものを，それぞれ次の①〜⑤から一つ選び，マークカードの解答欄 22 〜 24 にマークしなさい。

(f) recognizes 22

   ① accident   ② decently   ③ geology

   ④ jealousy   ⑤ medium

(g) avoid 23

   ① balloon   ② employment   ③ habit

   ④ knowledge   ⑤ navigate

(h) victim 24

   ① cabinet   ② favorite   ③ identify

   ④ library   ⑤ official

（5）下線部**(B)**が指しているものを，次の①〜④から一つ選び，マークカードの解答欄 25 にマークしなさい。

① climate change

② the elementary moral principle

③ your own benefit

④ harming someone

III 次の日本文と英文の意味が同じになるように，空所（　1　），（　2　）を補いなさい。解答用紙には空所にあてはまる部分のみ書きなさい。

ほとんどすべての人がその新しい医療の仕組みを導入する提案に賛成したと報告されている。

It is (　　　　　　1　　　　　　) with the proposal to
(　　　　2　　　　).

IV 次の(1)〜(5)において，二つの英文の空所に同じつづりの一語を入れて文を
完成させる場合，最も適切な英単語を解答用紙に書きなさい。

(1) (a) I think I missed the (   ).
　　(b) He was always very keen to (   ) out my mistakes.

(2) (a) Don't (   ) in the sun for too long.
　　(b) It would be a (   ) to say that I wasn't upset.

(3) (a) Do you (   ) have her phone number?
　　(b) The children are never (   ) for a moment.

(4) (a) She had blue eyes and (   ) brown hair.
　　(b) She could just see by the (   ) of the candle.

(5) (a) Look at that beautiful jewelry (   ).
　　(b) He had his camera ready, just in (   ) he saw something that would
　　　　make a good picture.

数　学

問題

B方式 後期試験

25年度

I　次の □ にあてはまる答を解答欄に記入しなさい。

曲線 $C_1: y = 2x^3$ と，未定係数 p, q を含む曲線 $C_2: y = px^2 + qx$ とが点 $(1, 2)$ で共通接線をもつとき，曲線 C_2 の方程式は $y = \boxed{}$ でなければならなく，そのときの共通接線の方程式は $y = \boxed{}$ である。曲線 C_1 上の点 $(2, 16)$ を通り，この共通接線と垂直に交差する直線の方程式を求めると，$y = \boxed{}$ である。また，$x \leqq 1$ の下で，曲線 C_1 と (a) で求めた曲線 C_2 とで囲まれた部分の面積 S を求めると，$S = \boxed{}$ である。

Ⅱ 次の ☐ にあてはまる答を解答欄に記入しなさい。

平面上の点 $A\left(-\dfrac{3}{2}, \dfrac{5}{6}\sqrt{3}\right)$ を通り，ベクトル $\vec{n}_1 = \left(1, \sqrt{3}\right)$ に垂直な直線 l_1 の方程式を求めると，$y = \boxed{}$ である。また，同じ点 A を通り，ベクトル $\vec{n}_2 = \left(1, -\sqrt{3}\right)$ に垂直な直線 l_2 の方程式を求めると，$y = \boxed{}$ である。2 つのベクトル $\vec{n}_1$ と $\vec{n}_2$ のなす角 θ の余弦 $\cos\theta$ の値を計算すると，$\cos\theta = \boxed{}$ である。そこで，$\vec{n}_1$ と $\vec{n}_2$ のなす角は $\theta = \boxed{}$ となる。さらに，求めた 2 直線 l_1 と l_2 のなす角 α の値を求めると，$\alpha = \boxed{}$ となる。ただし，$0 \leqq \alpha \leqq \dfrac{\pi}{2}$ とする。

Ⅲ 次の □ にあてはまる答を解答欄に記入しなさい。

関数 $f(x)$ を，$f(x) = |x^2 - 4x + 3|$ とする。

(1) $y = f(x)$ と直線 $y = x + s$ が3つの共有点をもつような s の値は，$s =$ □(a) である。

(2) t の関数 $I(t)$ を $I(t) = \displaystyle\int_t^{t+1} f(x)dx$ としたとき，

(i) $I(0) = $ □(b) である。

(ii) $2 \leqq t < 3$ のとき $I(t) = $ □(c) となり，$t \geqq 3$ のとき $I(t) = $ □(d) となる。$t \geqq 2$ のとき，$I(t)$ は $t = $ □(e) のときに最小値をとる。

IV 次の 　　　　 にあてはまる答を解答欄に記入しなさい。

一般に音の大きさを表すのに，音の強さ I に対し，次の式

$$L = 10 \times \log_{10}\left(\frac{I}{I_0}\right)$$

で定義されたレベル値 L が使用される。このレベル値 L の単位はデシベルで，I_0 は音の強さの基準値を表す定数である。いま，音の強さが $I = 1000000 \times I_0$ であるとき，それに対するレベル値 L を求めると，$L =$ 　(a)　 デシベルである。

いま，ある強さ I の音に対応するそのレベル値を L とし，ある別の強さ I' の音に対応するそのレベル値を $L' = L + \Delta L$ とするとき，ΔL を I, I' を使って書き表すと，$\Delta L =$ 　(b)　 である。そして，$\dfrac{I'}{I}$ は ΔL を使って書くと，$\dfrac{I'}{I} =$ 　(c)　 となる。ここで，音が $\Delta L = 10$ デシベル だけ増加することは，I' が I の 　(d)　 倍になることを示す。

最初の強さ I （それに対するレベル値は L ）の音を，増幅器を何回も繰り返し使い，その強さを各回ごとに増加分 $\Delta L = 2$ デシベル ずつ増強していくことを n 回（ただし，n は正の整数）繰り返し行って，得られる強さが最初の強さ I の 500 倍を超えるのは $n =$ 　(e)　 回後である。ただし，$\log_{10} 2 = 0.301$ とする。

化 学

問題

B 方式 後期試験

25年度

I　次の問いに答えよ。

問1　原子番号1〜18の元素およびその化合物に関する問い(**ア〜カ**)に答えよ。

　ア　水素結合を形成する第2周期元素の水素化物のすべてを化学式で記せ。

　イ　最も電気陰性度の大きいものを元素記号で記せ。

　ウ　同素体の種類により電気伝導性を示すものがある。この同素体の名称を答えよ。

　エ　単体が半導体の性質を示すものを一つ元素記号で記せ。

　オ　両性元素であるものを一つ元素記号で記せ。

　カ　常温で水と激しく反応し，気体を発生する単体をすべて化学式で記せ。

問2　標準状態で，空気よりも 1 mol あたりの質量が約 1.6 倍大きい気体は**1〜5** のどれか。ただし空気は，酸素と窒素が体積比 1 : 4 よりなるものとする。 また，原子量は C = 12.0, N = 14.0, O = 16.0, Ne = 20.2, S = 32.1, Ar = 39.9 とする。

　1　一酸化炭素　　　　　**2**　アルゴン　　　　　**3**　ネオン
　4　二酸化窒素　　　　　**5**　二酸化硫黄

問3　次の**ア〜ウ**に最も適する水溶液はどれか。**1〜4** より選び，番号で記せ。ただし，いずれの水溶液も密度は 1 g/cm³ とする。

　ア　1 mL 中に電気的に中性の溶質粒子を最も多く含むものはどれか。

　イ　凝固点の最も高いものはどれか。

　ウ　浸透圧の最も高いものはどれか。

　1　$LiCl$ （分子量 42.4），0.10 ％水溶液
　2　$MgCl_2$ （分子量 95.3），0.10 ％水溶液
　3　ブドウ糖 （$C_6H_{12}O_6$, 分子量 180），0.10 ％水溶液
　4　グリセリン （$C_3H_5(OH)_3$, 分子量 92.0），0.10 ％水溶液

Ⅱ 次の記述を読み，下記の問いに答えよ。

　　フッ素，塩素，臭素，ヨウ素は ア 族の元素でハロゲンとよばれ，単体の原子間の結合様式は イ 結合である。塩素は天然には原子量 35.0 と 37.0 の ウ が，それぞれ エ ％と オ ％の比率で存在するため原子量は 35.5 となる。ハロゲン化水素の水溶液はいずれも酸性を示すが，酸性度が最も弱く，その水溶液がガラスを侵す（腐食させる）性質のあるハロゲン化水素は カ である。ハロゲンを含む物質の反応には次の（反応 1）～（反応 3）などが知られている。

（反応 1）ヨウ化カリウムの水溶液に臭素水を加えると， キ と ク が生成する。

（反応 2）塩化ナトリウムの水溶液を電気分解すると，陽極から気体 ケ ，陰極から気体 コ が発生する。

（反応 3）二酸化マンガンと塩酸とを反応させると気体 サ が発生し，この気体は普通 シ とよばれる方法で捕集する。

問1　空欄 ア ～ シ に適切な語句，化学式または数値を記せ。ただし，物質は化学式で，数値は整数値で記入すること。また同じ語句や化学式を繰り返し用いてよい。

問2　（反応 3）を化学反応式で表せ。また，マンガンの酸化数の変化を例にならって記せ。

　　　　　　（例）　＋1　→　＋2

III　次の記述(1)，(2)を読み，下記の問いに答よ。

(1) 単体の銀は，銀白色の比較的軟らかい金属で　ア　や　イ　を良く通し，塩酸や希硫酸には溶けないが，酸化力の強い酸には溶ける。例えば，濃硝酸には茶褐色の気体　ウ　を，また，熱濃硫酸には気体　エ　を発生して溶ける。

(2)　塩化銀，臭化銀，ヨウ化銀の溶解度積 K_{sp}（mol^2/L^2）は，それぞれ $8.2×10^{-11}$，$5.2×10^{-13}$，$8.3×10^{-17}$ であり，いずれも水に難溶性である。一方，これらの物質のアンモニア水に対する溶解性は大きい方から　オ　>　カ　>　キ　である。すなわち，アンモニア水に対して，白色固体の　オ　は錯イオン をつくって溶けるが，黄色固体の　キ　はほとんど溶けない。また，淡黄色固体の　カ　はアンモニア水にわずかに溶解する。

問1　　ア　と　イ　には語句を，　ウ　～　キ　には適当な物質の化学式を記せ。ただし，同じ語句や化学式を繰り返し用いてよい。

問2　銀と希硝酸との反応を化学反応式で記せ。

問3　ハロゲン化銀の保存法について簡潔に述べよ。ただし，なぜそのようにして保存するかがよくわかるように記述すること。

IV 次の記述を読み，下記の問いに答えよ。ただし，$\log_{10} 2 = 0.30$ とし，数値は小数点第 1 位まで求めよ。また，式1の電離定数を $K_a = 4.00 \times 10^{-5}$ (mol/L) として答えよ。

弱酸 HA は電離度が小さいため，水溶液中で（式 1）の平衡が成り立つ。

$$HA + H_2O \rightleftharpoons A^- + H_3O^+ \quad \cdots \cdots \text{（式 1）}$$

この弱酸のナトリウム塩 NaA は水に溶解すると完全に電離し，生成した A^- は水と反応して（式 2）の平衡が成り立つ。

$$A^- + H_2O \rightleftharpoons HA + OH^- \quad \cdots \cdots \text{（式 2）}$$

また，HA と NaA を混ぜることにより，緩衝液をつくることができる。

問 1 0.10 mol/L HA 水溶液の pH を求めよ。ただし，電離度は 0.02 とする。

問 2 式 2 の平衡定数を K_h とすると，K_h を HA の電離定数 K_a と水のイオン積 K_w で示せ。

問 3 0.10 mol/L HA 水溶液 100 mL と 0.20 mol/L の NaA 水溶液 100 mL を混ぜた緩衝液の pH を求めよ。

問 4 問 3 の緩衝液に HCl 0.01 mol を加えた。体積変化を無視するとき，この緩衝液の pH を求めよ。

V

次の記述を読み，下記の問いに答えよ。ただし，H = 1.00，C = 12.0，O = 16.0，Cl = 35.5，Ca = 40.1 とする。

　カルシウムは，石灰岩や大理石の主成分である　a　として存在し，　a　は二酸化炭素を含む水と接触すると，水に可溶性の　b　を生成する。　b　を加熱すると　ア　とよばれる　c　が得られる。　c　にコークスを混ぜて強熱すると　d　が得られ，この物質は一般に　イ　とよばれる。また，カルシウムの　ウ　塩の二水和物をセッコウという。

〔実験〕酸化カルシウムと炭酸カルシウムを含む粉末 A がある。この粉末 A に 0.1 mol/L 塩酸 100 mL を少しずつ加えたところ，気体が標準状態で 44.8 mL 発生し，反応が終了した。このとき，0.1 mol/L 塩酸は 30 mL が反応に使われずに残った。

問1　　a　～　d　には化学式を，　ア　～　ウ　には適当な語句を記せ。

問2　〔実験〕で粉末 A に塩酸を混ぜたときに起こる反応を全て化学反応式で記せ。

問3　粉末 A に含まれる酸化カルシウムと炭酸カルシウムの物質量を求めよ。

Ⅵ a欄の化合物 A, B を区別する最も適切な方法を b 欄から，その操作によって起こる変化を c 欄から選び，それぞれの解答欄に番号で記せ。また，その変化を起こしたのは A, B のいずれであるかを解答欄の d 欄に記せ。

a 欄

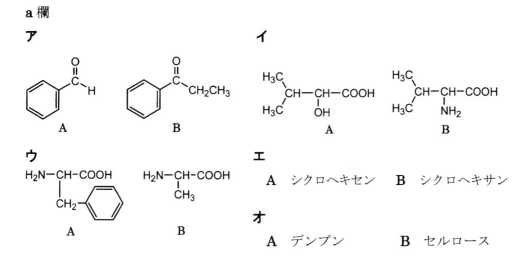

b 欄
1 金属ナトリウムを加える
2 臭素水を加える
3 ニンヒドリン水溶液を加えて加熱する
4 ヨウ素ヨウ化カリウム水溶液を加える
5 水酸化ナトリウム水溶液とヨウ素を加えて温める
6 アンモニア水と硝酸銀水溶液を加えて温める
7 濃硝酸を加えて加熱する

c 欄
1 銀鏡を生じる
2 水素を発生する
3 青紫～赤紫色を呈する
4 特有の臭いのある黄色の沈殿を生じる
5 黄色を呈する
6 試薬の色が消える

明治薬科大学　25 年度　(39)

Ⅶ　次の記述**ア**〜**ウ**を読み，下記の問いに答えよ。ただし，原子量は H = 1.0，C = 12.0，O = 16.0 とし，構造式は例にならって記せ。

例

ア　中性の芳香族化合物 A（分子式 $C_{13}H_{16}O_4$）を塩酸により完全に加水分解したところ，酸性化合物 B と 2 種類のアルコールが得られた。いずれのアルコールも，ヨウ素と水酸化ナトリウムとの反応で黄色結晶性化合物が生成した。B を加熱すると水 1 分子が取れて、酸無水物となった。これは、ナフタレンを触媒を用いて酸化することによっても得られる。

イ　中性の芳香族化合物 C（分子式 $C_9H_{11}NO$）を塩酸により加水分解したところ，化合物 D の塩酸塩とカルボン酸 E が生じた。D は，トルエンに濃硫酸と濃硝酸を作用させ，生成する <u>a 化合物 F にスズと濃塩酸を反応させても得られる</u>。なお，C のベンゼン環の 1 つの水素原子を塩素原子に置き換えた化合物には，2 つの異性体が存在する。

ウ　カルボン酸 E のナトリウム塩を水酸化ナトリウムと強く加熱するとメタンが発生した。カルボン酸 E のカルシウム塩を乾留すると化合物 G が生成する。

問 1　化合物 A および C の構造式を記せ。

問 2　1.0 モルの F を用いて下線 **a** の反応を行った。反応は完全に進行し，D の塩酸塩 1.0 モル，水分子 2.0 モル，塩化スズ(Ⅳ)が生成した。この反応で金属スズは，理論上何モル必要か。有効数字 2 ケタで示せ。

問 3　化合物 B と G の名称を記せ。

化 学

問題

25年度

C 方式

Ⅰ　次の記述を読み，下記の問いに答えよ。［解答番号　1～7］

(1) 原子量の基準となっている元素は　1　であり，この元素に含まれる　2　のうち最も存在比の高い原子の質量を正確に　3　とし，これを基準としたある元素の相対質量をその元素の原子量という。

(2) ほとんどの元素の原子には　2　が存在するため，元素の原子量はそれぞれの　2　の相対質量の平均値として与えられている。例えば，ホウ素には ^{10}B と ^{11}B の 2 種類のみが存在し，これらの　2　の相対質量は近似的に質量数に等しいので，ホウ素の原子量は ^{10}B の存在比　4　％および ^{11}B の存在比　5　％を用いて，10.8 と求めることができる。

(3) 原子量の基準となっている原子の質量を 60 に変更して新たに原子量を定めるとき，数値が変わらないものは　6　，　7　である。

A 欄　　① 水素　　　　② 炭素　　　　③ 窒素　　　　④ 酸素
　　　　⑤ 同位体　　　⑥ 同素体　　　⑦ 同族元素　　⑧ 同族体

B 欄　　① 1　　　　　② 10　　　　　③ 12　　　　　④ 14
　　　　⑤ 16　　　　　⑥ 20　　　　　⑦ 30　　　　　⑧ 70
　　　　⑨ 80　　　　　⑩ 90

C 欄　　① 水素 1 mol の質量 (g)

　　　　② 標準状態において水素 1 mol が占める体積 (L)

　　　　③ 酸素の密度 (g/mL)

　　　　④ 気体定数 (Pa・L・K^{-1}・mol^{-1})

　　　　⑤ 硫化水素 34 g の物質量

　　　　⑥ ^{10}B 原子 1 個の質量 (g)

問1 　1　,　2　に適切な語句を A 欄から選べ。

問2 　3　,　4　,　5　に適切な数値を B 欄より選べ。

問3 　6　,　7　にあてはまるものを C 欄から選べ。なお解答の順序は問わない。

Ⅱ 次の記述を読み，下記の問いに答えよ。［解答番号 8 ～ 14 ］

実在気体の性質を考えるとき圧縮因子 Z を用いると便利である。Z は同じ条件における実際の気体 1 mol あたりの体積 V_m と理想気体 1 mol あたりの体積 $V_{perfect}$ との比として定義され，式(1)で表される。

$$Z = \frac{V_m}{V_{perfect}} \quad \cdots \text{式(1)}$$

式(1)を V_m および気体定数 R，絶対温度 T，圧力 p を用いて書き換えると式(2)が得られる。

$$Z = \boxed{8} \quad \cdots \text{式(2)}$$

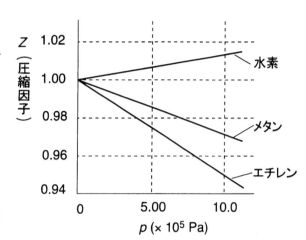

右図は，273 K における 3 種の気体（水素，メタン，エチレン）各 1 mol の圧力 p に対する Z 値の変化の概略を示したものである。

問1 8 にあてはまる式を選べ。

① $\dfrac{RT}{pV_m}$ ② $\dfrac{pV_m}{RT}$ ③ $\dfrac{pR}{V_mT}$

④ $\dfrac{V_mT}{pR}$ ⑤ $\dfrac{pT}{RV_m}$ ⑥ $\dfrac{RV_m}{pT}$

問2 図の圧力の範囲内において最も理想気体に近い気体はどれか。 9

① 水素 ② メタン ③ エチレン

問3　圧力 7.50×10^5 Pa において，それぞれの気体を体積の大きいものから順に並べたものはどれか。 10

① エチレン＞メタン＞水素　　② エチレン＞水素＞メタン

③ メタン＞エチレン＞水素　　④ メタン＞水素＞エチレン

⑤ 水素＞メタン＞エチレン　　⑥ 水素＞エチレン＞メタン

問4　図の圧力の範囲内では，エチレンの方がメタンよりも Z 値が小さい。この原因として最も適当なものはどれか。 11

① 分子の極性の差　　　　② 分子量の差

③ 炭素原子の結合様式の差　　④ 1分子あたりの体積の差

問5　測定温度を少し上昇させると，図中のメタンおよびエチレンの p-Z 曲線は少し上方に，水素の p-Z 曲線は少し下方にずれる。上記3種の気体が理想気体に近い振る舞いをするようになるための温度と圧力の条件として最も適切なものはどれか。
12

① 低温・低圧　　② 低温・高圧　　③ 高温・高圧　　④ 高温・低圧

問6　1 mol の理想気体がある。圧力を 1.013×10^5 Pa に保ったまま温度 t（℃）を変えると，体積 V は $V = at + b$ に従って変化した。一方，圧力を 2.026×10^5 Pa に保って同様に温度を変化させると体積 V は $V = ct + d$ に従って変化した。このとき，a, b, c, d に成り立つ関係として正しいものを2つ選べ。なお解答の順序は問わない。
13 , 14

① $a = c$　　　② $a = 2c$　　　③ $2a = c$　　　④ $b = d$

⑤ $2b = d$　　　⑥ $b = 2d$　　　⑦ $ab = cd$　　　⑧ $ad = bc$

Ⅲ 三種の金属 A，B，C は，Ag，Fe，Pb，Al，Cu，Zn のいずれかである。それぞれの陽イオンを含む各水溶液について，実験 1～6 を行った。下記の問いに答えよ。

[解答番号 15 ～ 20]

実験 1　金属 A のイオンを含む水溶液に NaOH 水溶液を少量加えると白色沈殿 15 を生じた。さらに NaOH 水溶液を過剰に加えるとその沈殿は溶けた。

実験 2　金属 A のイオンを含む水溶液にアンモニア水を少量加えると白色沈殿 15 を生じたが，過剰に加えてもその沈殿は溶けなかった。

実験 3　金属 B のイオンを含む水溶液に NaOH 水溶液を少量加えると緑白色沈殿 16 を生じた。

実験 4　金属 B のイオンを含む水溶液に H_2S 水溶液を加えると黒色沈殿 17 を生じた。

実験 5　金属 C のイオンを含む水溶液に NaOH 水溶液を少量加えると暗褐色沈殿 18 を生じたが，過剰に加えても暗褐色沈殿は溶けなかった。

実験 6　金属 C のイオンを含む水溶液に希塩酸を加えると白色沈殿 19 を生じた。この液に過剰のアンモニア水を加えると白色沈殿は溶解した。

問 1　 15 ～ 19 に適当な物質を下記から選べ。

① $AgCl$ 　　② Ag_2O 　　③ Ag_2S 　　④ FeS
⑤ PbS 　　⑥ $Al(OH)_3$ 　　⑦ $Cu(OH)_2$ 　　⑧ $Fe(OH)_2$
⑨ $Fe(OH)_3$ 　　⑩ $Zn(OH)_2$

問2　3種の金属 A, B, C をイオン化傾向の大きい順に並べた正しいものを選べ。

20

① A > B > C　　　② A > C > B　　　③ B > A > C

④ B > C > A　　　⑤ C > A > B　　　⑥ C > B > A

IV 水素は次の反応を利用して工業的に合成される。下記の問いに答えよ。

[解答番号 21 ～ 24]

$$CO (気) + H_2O (気) = CO_2 (気) + H_2 (気) + q \,[kJ]$$

問1 CO_2 (気) 1 mol が生成するときの反応熱 q kJ/mol に最も近い値はどれか。ただし、それぞれの物質の生成熱を H_2O (気) = +242 kJ/mol, CO (気) = +111 kJ/mol, CO_2 (気) = +394 kJ/mol とする。 21

① 747   ② 636   ③ 525   ④ 505   ⑤ 353
⑥ 283   ⑦ 263   ⑧ 152   ⑨ 41

問2 右向きの反応の活性化エネルギーを E_a [kJ] とするとき、逆反応の活性化エネルギーを表す式を選べ。 22

① $q + E_a$ ② $q - E_a$ ③ $E_a - q$ ④ $|E_a - q|$
⑤ E_a / q ⑥ q / E_a ⑦ $q \times E_a$

問3 反応を右向きに進めるための条件と、その条件を決定するための原理や法則はどれか。正しい組合せを選べ。 23

	原理・法則	条件
①	ルシャトリエの原理	加熱
②	ルシャトリエの原理	冷却
③	ヘスの法則	加熱
④	ヘスの法則	冷却
⑤	ファントホッフの法則	加熱
⑥	ファントホッフの法則	冷却

問4 密閉した容器(容積 V L)の中で, CO (気) n mol と H_2O (気) n mol とを反応させ, 平衡状態としたところ, H_2 (気)のモル分率(注)は α であった。この反応の平衡定数 K を α を用いて表わすとき, 正しい式はどれか。 24

(注) モル分率：混合物中の各成分の物質量を全物質量で割った値のこと。例えば N_2 (3 mol), O_2 (1 mol), および Ar (6 mol) からなる混合物中の N_2 のモル分率は $\dfrac{3}{3+1+6}=0.3$ となる。

① $\dfrac{\alpha}{n-\alpha}$　　② $\left(\dfrac{\alpha}{n-\alpha}\right)^2$　　③ $\dfrac{\alpha}{1-\alpha}$　　④ $\left(\dfrac{\alpha}{1-\alpha}\right)^2$

⑤ $\dfrac{2\alpha}{2n-\alpha}$　　⑥ $\left(\dfrac{2\alpha}{1-2\alpha}\right)^2$　　⑦ $\dfrac{2\alpha}{2-\alpha}$　　⑧ $\left(\dfrac{2\alpha}{2-\alpha}\right)^2$

V 次の実験 A，B，C を行い，以下の実験結果と考察を得た。下記の問いに答えよ。ただし，いずれの実験においても，用いた試薬はすべて過不足なく反応したものとする。[解答番号 | 25 |〜| 33 |]

[実験 A] 過酸化水素の硫酸酸性溶液にヨウ化カリウム水溶液を加えた。

[実験 B] 過酸化水素の硫酸酸性溶液に過マンガン酸カリウム水溶液を加えた。

[実験 C] 過酸化水素水に酸化マンガン(IV)を加えた。

[結果・考察]

(1) 実験 A の反応液は | ア | 色になった。

(2) 実験 A の反応液にデンプン溶液を加えると，| イ | 色になった。

(3) 実験 B の過酸化水素は[　a　]として働き，Mn 原子の酸化数は +X から +Y に変化した。

(4) 実験 B では過マンガン酸カリウム 2 mol あたり Z mol の気体が理論上発生する。

(5) 実験 C で用いた酸化マンガン(IV)は[　b　]として働いた。

(6) 実験 C で発生する気体の捕集には[　c　]が最も適していた。

問1 空欄 | ア |，| イ | にあてはまる色を下記から選び，| ア | は | 25 | に，| イ | は | 26 | に答えよ。

① 無　　② 緑　　③ 黄　　④ 赤紫　　⑤ 青紫　　⑥ 褐

問2 [　a　]〜[　c　]にあてはまる適切な語句を下記から選び，[　a　]は | 27 | に，[　b　]は | 28 | に，[　c　]は | 29 | に答えよ。

① 酸化剤　　　　② 還元剤　　　　③ 中和剤　　　　④ 乾燥剤

⑤ 触媒　　　　⑥ 上方置換　　　⑦ 下方置換　　　⑧ 水上置換

問3 X，Y，Z に適切な数値を下記から選び，X は | 30 | に，Y は | 31 | に，Z は | 32 | に答えよ。

① 1　　　　　　② 2　　　　　　③ 3　　　　　　④ 4

⑤ 5　　　　　　⑥ 6　　　　　　⑦ 7　　　　　　⑧ 8

問4 実験Cで反応が終了するまで発生する気体の体積 V を測定し，V と反応時間 t との関係を反応の終点までグラフにしたところ図1のようになった。加える酸化マンガン(IV)の量のみを2倍にして，同じ実験を行うと，V と t との関係はどうなるか。その概略を最もよく表しているグラフを選べ。ただし，グラフの目盛はいずれも図1と同じである。 33

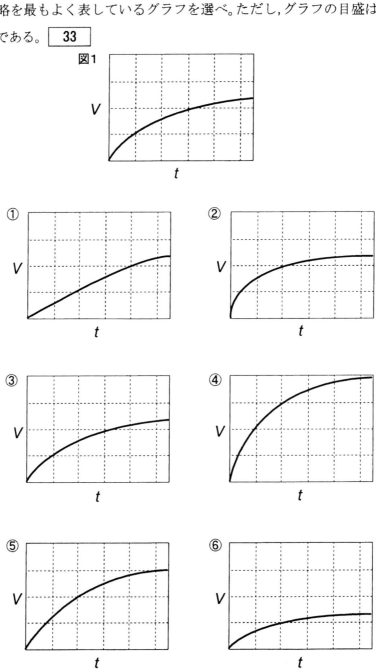

VI 下記の問いに答えよ。[解答番号 | 34 |〜| 40 |]

問1　次の記述**ア〜オ**にあてはまるカルボン酸を下記の＜化合物群＞から１つずつ選び，その番号をマークせよ。

　　ア　炭素数３のヒドロキシ酸である。| 34 |
　　イ　炭素数18の不飽和モノカルボン酸である。| 35 |
　　ウ　モノカルボン酸で還元性を示す。| 36 |
　　エ　ジカルボン酸で還元性を示す。| 37 |
　　オ　脂肪族不飽和ジカルボン酸で，加熱すると分子内で水分子が取れて酸無水物を生成する。| 38 |

　　＜化合物群＞
　　① ギ酸　　　　　　② シュウ酸　　　　　③ 酒石酸
　　④ ステアリン酸　　⑤ 乳酸　　　　　　　⑥ フタル酸
　　⑦ フマル酸　　　　⑧ マレイン酸　　　　⑨ リノール酸

問2　分子量が100以下で分子式が C_xH_yO で表されるアルコール **A** に濃硫酸を加えて加熱したところ，分子量が18減少した炭化水素 **B** が生成した。**B**（51 mg）を完全に燃焼させたところ，CO_2（165 mg）と H_2O（54 mg）が得られた。分子式の x, y に入る数値を x は | 39 | に，y は | 40 | にマークせよ。ただし，原子量は H＝1.0，C＝12.0，O＝16.0 とする。

Ⅶ 次の糖類①〜⑥に関する下記の問いに答えよ。[解答番号 41 〜 48]

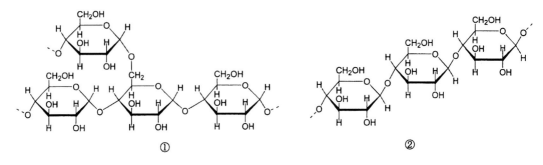

問1 次の記述ア〜エに当てはまる糖類を①〜⑥から1つずつ選び、その番号をマークせよ。ただし、①と②は多糖である。(解答番号 41 〜 44)

ア 果物などに多く含まれる強い甘味成分である。 41
イ 水に容易に溶け、その水溶液は還元性を示さないが、加水分解により還元性を示す。 42
ウ ヨウ素溶液で赤紫色を呈する。 43
エ リボ核酸(RNA)の構成糖である。 44

問2 次の記述の 45 〜 48 にあてはまる数値をマークせよ。ただし、原子量はH = 1.0, C = 12, O = 16 とし、小数点以下を四捨五入し整数値で答えよ。なお、0(ゼロ)は10をマークすること。(解答番号 45 〜 48)

酵素を用いて多糖①(81 g)を単糖A(分子式 $C_6H_{12}O_6$)まで完全に加水分解した。得られた単糖Aをアルコール発酵させたところ、反応液全体の質量は22 g減少した。この減少が二酸化炭素のみによるものとすれば、単糖Aの 45 46 パーセントが消費され、生成したエタノールは 47 48 g である。ただし、二酸化炭素は反応液に溶解しないものとする。

明治薬科大学　25年度　（52）

英　語

解答　25年度

前期試験

Ⅰ　出題者が求めたポイント

[全訳]

　携帯電話は世界中で採用のされ方が異なっている。西洋の世界では、誰でも昔は固定電話を持ち、それから次第に携帯電話を受け入れるようになり、今では多くの人が使っていない固定電話を手放していることを歴史が語ってくれる。ヨーロッパでは、人の数よりも携帯電話の数の方が11パーセント多いし、2台以上携帯電話を持つ人も多いことを示唆する。アフリカでも、携帯電話の使用が急速に増えている。携帯電話はますます多く受け入れられて、固定電話に変わっている。アフリカでは固定電話を持っていなかったのに、今では携帯電話を持っている人も多い。10年も経たないうちに、アフリカでは携帯電話を持つ人の数が2パーセントから28パーセントに上昇した。

　また、携帯電話は世界中で使い方も違う。その傾向が英国や米国では軌道に乗っていないのに対し、アフリカでは携帯電話を使って商品の購入の支払いをしたり銀行取引を目的にして携帯電話を用いたり、例えば、為替の電子送金などに用いることは普通である。携帯電話によるインターネットは英国よりも日本の方がずっと早く取り入れているし、携帯電話は公共輸送機関のようなものへの支払いにも使われている。そして米国では、携帯電話によるメールの普及が英国よりも遅れている。

　技術の利用の仕方に関する文化的違いはより幅の広い文化的慣行に関係しているかもしれない。研究者たちが、スウェーデンや米国や日本の公共の場での携帯電話の使い方を調査した。彼らは、これらの異なった国の人たちが公共の場でどのように携帯電話を使うのか、その違いの多くが、その人たちが公共の場をどのように考えるかに関するより幅広い文化的違いに関係している可能性があることが分かった。例えば、一般的に、スウェーデンや日本の文化的集団に属する人たちはアメリカ人よりも公共の場では静かになる傾向がある。携帯電話に当てはめると、これは、研究者たちがアメリカ人は公共の場で大声で話すことが快適なのであり、携帯電話ではおしゃべりになるということであり、それに対し、スウェーデン人や日本人の参加者は携帯電話によるメールを好む傾向があるということを言っているのだ。これは携帯電話によるメールが米国で普及するのに時間がかかる理由を説明してくれることにもなるでしょう。しかしながら、3つのすべての国の人々は、公共の場で大声で電話で話す人たちを非とすると言い、日本の参加者たちは強い不同意を表した。3つの文化的集団の中で、スウェーデンの参加者たちは店のレジで電話で話したり他人とおしゃべりして食べながら携帯電話を使う傾向が最も強かった。

（あ）このような研究は大変興味深いが、すべての集団の参加者たちの特徴として、あるいは、いつも本当のこととして描写されるそういう行動を見ないようにするには相当な注意が必要である。携帯電話の行動形態は、例えば、職業や年齢により、相当多様化する傾向がある。その一方、数年の間においてさえ、新しい慣例が確立することもあり得るのだ。例えば、携帯電話の使用が許されていない英国の電車の今の「静かな」普通客車の中はどれほどのものであるのかを考えてみなさい。個々の新しいコミュニケーション技術が登場すると、公共の場での行動に関する新しいルールがそれに合わせて取り決められなければならない。

[解説]

(1)to avoid seeing～：「～を見ないようにするには」
　　～described as...：「...として記述される～」過去分詞の後置修飾の用法。

(2)once：「かつて、昔」(副詞)

(3)more mobile phones than people→携帯電話と人の数の比較をしている。

(4)be related to～：「～に関連している、関係している」

(5)tend to be quieter in

(6)この文の主語を言い換えたもの、すなわち、people from all three countries を指す。

(7)(f) disapprove of～：「～に不賛成である、非とする」　(g) with others：「他人と一緒に」　(h) according to～：「～によると」

(8)(i) [ei]　(j) [au]　(k) [ou]

(9)②が正解であるが、1段落最終文に記述がある。不意正解の根拠を挙げておくと、①は1段落7行目以降、③は3段落8行目以降、④は3段落最終文参照。

[解答]

(1)全訳中の下線部(あ)参照。

(2)③

(3)②

(4)④

(5)2番目④　4番目⑤

(6)③

(7)(f)③　(g)④　(h)⑦

(8)(i)②　(j)⑧　(k)⑥

(9)②

Ⅱ　出題者が求めたポイント

[全訳]

　アイコンタクトはあなたが所有する最も強力な非言語伝達手段であり、それを賢明に使っている。ある友人がかつて医者のアイコンタクトが足りないという不満を私たちに話した。「医者はその時間中コンピュータを打っているだけなんです。私の目をちゃんと見てくれる医者になら私の態度は変わるかもしれないのにと

思う」と彼女は言った。彼女の不満は珍しいことではない。どの職業でも、患者や顧客や同僚は他人がアイコンタクトを使わないと不満を言う。対人関係では、私たちはアイコンタクトを誠実さや共感と関連づける。多くの科学的研究では(あ)アイコンタクトと社会的交流の改善との間には相関関係があることが示されている。事実、意思疎通に関連して人と人との間でアイコンタクトが直にあるならお互いに相手をより積極的に理解するようになる。対照的に、アイコンタクトが足りないと脳の中に否定的な反応を誘発することになる。医者を弁護して、私たちは時間には限りがあり、(い)支援も利用できないかもしれないし、責任が常にのしかかるように現れることを私たちは認めることだろう。話しながら診察記録を入力することは詳細を記録する優れた手段である。それでどのように医者はアイコンタクトを上手に使って、その上に情報を捕らえればよいのだろうか。

1.あえてアイコンタクトを使いなさい。人の目を見ることが自信や信頼や敬意や共感を示すことになる。共感と敬意の気持ちが効果的な意思疎通を図る重要な要素なのだ。上に挙げた例の医者はあえて視線をあげてアイコンタクトを使って交流を図るべきなのだ。医者は自分が話すときや、患者が何か変わったことや重要なことを話すときに、実際に視線をあげるかもしれない。この医者(や意思疎通を図りながら情報を捕らえる必要のある人)はこれらの技術の一つを試してもいいだろう。
■「話しながらキーボードを打ってもいいですか」と尋ねること。相手が「いいえ」と言うなら、この大切な情報を捕らえる必要がある理由を説明してやりなさい。
■「これを確実に書き留める必要があるのです。キーボードを打つ間少しお許しください」と言うこと。
■助手を訓練してやり取りしている間にメモを取らせること。
2.相手が言ったことに言葉を使った合図(「いいですよ」「そうですね」「わかりました」)で同意すること。
3.話し手に微笑みかけ、うなずき、同意すること。本気でそうするんです。本当にその人が言っていることに注意を向けること、言葉にだけではなく。本当に効果的な意思疎通を図れば、あなたは十分に注意することが必要になります。あなたは何か別のことをしようとしていたのだから相手が言ったことを思い出そうとして時間を無駄にするより会話中に相手の伝達事項に注意を向けながら数分過ごす方がいいでしょう。最初に許可を求めさえすれば、メモを書いたり打ったりしてもいいんです。

[解説]
(1)(a) associate ~ with... :「~と ...を関連づける」
(b) document :「~を記録する」 cf. eliminate :「~を除く」 (c) capture :「~を捕らえる」 (d) exchange :「交流」 cf. transformation :「変形、変質」 (e) focus on ~ :「~に注意を向ける、集中

する」 cf. enlarge :「~を広げる」
(2) ㋐ 2者の間での相手(他方)を指す。 cf. One ~ , the other... :「一方は ..., 他方は ...」 文脈から推測される場合は、one... が明示されない場合もある。㋑lack がSなので triggers(~を引く、誘発する)。㋒「失礼します、すみません」: Pardon me. ㋓文脈から＜同意、肯定＞表現を選ぶ。 ㋔ as long as ＋S＋V :「SがVさえすれば」＜条件＞
(3) (あ) 全訳下線部(あ)参照。correlation :「相関関係」 social interactions :「社会的交流」 (い)全訳下線部(い)参照。may not ~ :「~でないかもしれない」＜可能性・推量＞の否定表現。

[解答]
(1)(a)② (b)① (c)② (d)③ (e)①
(2)㋐③ ㋑② ㋒④ ㋓① ㋔③
(3)(あ)④ (い)①

Ⅲ 出題者が求めたポイント
(1) such ~ that... の構文。 「習慣」: habit(s)
(2)感嘆文の語順に注意。what ＋形容詞＋名詞複数形＋S＋V の語順。S は tea and coffee なので感嘆文のS は they。

[解答]
(1) parts of our habits
(2) what wonderful drinks they are

Ⅳ 出題者が求めたポイント
(1) Talk :名詞「話」talk to ~ :「~に話しかける」
(2) subject :名詞「科目」 be subject to ~ :「~に従う」
(3) last :動詞「続く」 副詞「最後に」
(4) fair :形容詞「公平な」 名詞「市、市場」
(5) plant ~ :「~を植える」 chemical plant :「化学工場」

[解答]
(1) talk (2) subject (3) last (4) fair (5) plant

明治薬科大学　25 年度　(54)

　　　　　後　期　試　験

Ⅰ　出題者が求めたポイント

(全訳)

　6千万羽の鶏の死がタイ国民の心にもたらしてきた損害を大げさに話すことは難しい。昨年まで、タイは世界第4位の家禽の輸出国であった。それが感染という信頼性のある最初の報道で終わった。EU(欧州連合)と米国は東南アジアの数カ国からの輸出を一時中断した。(中国には、さらに深刻な問題である可能性があるが、もはや家禽を輸出していない。)タイでは、営利目的の生産者は多くいるが、大部分の家禽の数が家族とともに残っていたり、小家族の中に残っている。国連食糧農業機関は、その地域の2億人の農民が平均して約15羽の鳥を各々飼っていると概算している。つまり、アヒル、鶏、ガチョウ、七面鳥とウズラを。これらの鳥の大部分は庭を自由に漁って食べるし、シベリアや中国北方から季節的に渡り鳥の飛路を飛んでくる渡り鳥の家禽から感染する傾向がある。

　(あ) ある国の農業の商業生産に責任ある人たちと公衆衛生を保護する仕事についている人たちの間には自然な緊張関係がある。中国の指導者たちは、貿易と観光産業を懸念して、SARS(重症急性呼吸器症候群)が最初に現れても何ヶ月もの間うそをついたのだ。つまり、ウイルスが確実に広まるので。タイはまさに1億ドル以上を鳥インフルエンザとの戦いにつぎ込んだが、そのウイルスの病気の特徴の初期の報告が最初にそこで表面化する、1年以上前に、その国の政府もまた、行動を起こすことをいやがった。

　「この国の政府高官たちにその問題を深刻に受けとめるよう説得することは難しかった」とタイで最も著名は微生物学者の1人であるプラサルト・トンシャローエンは、私がバンコクに着くとすぐに私に話してくれた。私たちは、ある朝、チャオプトラ川に面したシリラジ病院の簡素な彼の研究室で会った。「私は家畜省が最初にそれを隠したと信じている。私は農民たちに話した。ある問題のまさに最初の兆候時に、家畜省が一般大衆に鶏がコレラに感染していると伝えた。しかし農民たちはそれはコレラではないと言った。もしも鶏がコレラに感染しているのなら、鶏に抗生物質を投与して良くなるのに。これらの鳥はある晩病気になって翌日には死んだのだ。それはコレラではない。だから私はそれは知られていたと信じているし、少なくとも2003年10月からここでは広まったのだ。1年以上前に広まったのだ。それなのになぜ獣医はそれに気づかなかったのか。その診断をすることは難しいことではなかった。彼らは当然のことをしなかったのだ。私はそうしていれば疫病を止めただろうにと言っているのではないが、彼らはなすべきだったことをしなかったのだ。」

[解説]

(1) a natural tension between A and B：「AとBの間の自然な緊張関係」　the people who...：「...す

る人々」　those = people　public health：「公衆衛生」　those whose job...：「仕事が...する人々」

(2) この that は関係代名詞目的格用法。

(3) 前文を指す。

(4) 「2億人の農民」が「各々」。

(5) 形容詞＋to 動詞の原形：＜形容詞を修飾して＞「□□□する～」

(6) too があるので、Chinese leaders と同じように。

(7) cover up～：「～を隠す」

(8) 前文に「コレラではない」根拠を述べている。

(9) 並べ替えると what they should have done となる。

(10) ①が本文第1段落3～4行目と一致。②は1段落最終文と異なる。③は2段落5行目と不一致。④は3段落1～2行目と異なる。

[解答]

(1) 全訳中の下線部(あ)参照。

(2) ②

(3) ③

(4) ②

(5) ①

(6) ③

(7) ①

(8) ③

(9) 2番目②　4番目④

(10) ①

Ⅲ　出題者が求めたポイント

(全訳)

　気候変動について私たちは何をすべきだろうか。問題は倫理的なことだ。経済学を科学することを含め、科学が、気候変動の原因と影響を発見するのに役立ち得る。科学はまた気候変動について私たちができることを決定するのにも役立ち得る。しかし私たちがすべきことは倫理的な問題なのだ。

　「なすべき」問題がすべて倫理的であるとは限らない。例えば、「どのようにしてあなたはゴルフのクラブをにぎりますか」という質問は倫理的ではない。しかしながら、気候の問題は倫理的であるのだ、なぜならどんなに思慮ある答えであっても異なる人々の間での対立する利益についてよく考えなければならないからだ。もしも世界が気候変動について何かをしなければならないのなら、人々の中には、主に今の世代の裕福な人たちであるが、より温暖化した世界で寒々とした存在が生まれることになることから将来の世代を救うために、温室効果ガスの排出量を減らさなければならない者もいるのだ。利益が対立すると、「なすべき」問題は常に倫理的である。

　気候変動はたくさんの倫理的な問題を引き起こす。将来の世代が私たちよりも多く有形財を持つ傾向にあると仮定するなら、どのように、私たち、つまり、今日生きている私たちすべてが、将来の世代の幸福を見極めるべきであろうか。多くの人々、生き物、まだ生まれていない人々は、気候変動の影響で死ぬことにな

るだろう。個々の死は等しく悪なのか。集合的にはそれらの死はどのように悪なのか。多くの人々は子供を産む前に死ぬことになるだろうし、気候変動は、そうしなければ生まれていただろう子供たちを存在させないことになるだろう。子供たちが生まれないことは悪いことなのだろうか。温室効果ガスを排出することによって、裕福な人々は世界の貧しい人々に不正行為を働いているのだろうか。気候変動が世界規模の大惨事に至り得るわずかではあるが現実的な可能性に対してどのように対応すべきだろうか。

多くの倫理的な問題は常識によって解決し得る。高級な哲学はめったに必要とされない。私たち皆には、ある程度、気候変動によって提起される倫理的問題に対処する能力が備わっている。例えば、ほとんど誰でも(例外はあるが)、他人に害を及ぼすなら自分の利益であってもするべきではないという初歩的な道義を認識している。なるほど、時には他人を害することを避けることができないこともあるし、時には他人を害することに気づかずに偶然他人を害することもあるかもしれない。しかし、危害を加えるときにはいつでも、普通はその被害者に補償をすべきである。

[解説]
(1) (ア) including ～：「～を含んで」 (イ)among～：＜ある集合体＞～の間で[に、を]
(ウ) save＋A＋from＋B：「BからAを守る」
(エ) given that～：「～と仮定すれば」 (オ) perpetrate＋A＋on＋B：「BにAを働く、しでかす」
(2)(a) work out～：「～を決定する」 (b) weigh～：「～をよく考える」 (c) raise～：「～を引き起こす」 (d) settle～：「～を解決する」 (e) face up to～：「～に直面する、立ち向かう」
(3)「～を産む、(子)をもうける」の意。
(4)(f) [e] (g) [ɔ] (h) [i]
(5)直前の文に注目。
[解答]
(1)(ア)③ (イ)② (ウ)② (エ)① (オ)③
(2)(a)④ (b)② (c)① (d)④ (e)①
(3)②
(4)(f)④ (g)② (h)⑤
(5)④

Ⅲ 出題者が求めたポイント
(1) that 節中の時制に注意。
(2) introduce～：「～を導入する」 the medical system：「医療の仕組み」
[解答]
(1) reported that almost all the people agreed
(2) introduce the new medical system

Ⅳ 出題者が求めたポイント
(1) point：名詞「的」 point out～：動詞「～を指摘する」
(2) lie：自動詞「横になる」 名詞：「嘘」

(3) still：副詞「まだ」 形容詞「じっとした」
(4) light：形容詞「明るい」 名詞「明かり」
(5) jewelry case：名詞「宝石箱」 in case ～：「万が一[もしもの場合]～に備えて」 ※～にはS＋Vが来る。
[解答]
(1) point
(2) lie
(3) still
(4) light
(5) case

数　学

解答　25年度

B方式・前期試験

Ⅰ 出題者が求めたポイント（数学Ⅱ・積分法）

$x=p$のとき，yの最大値がqの放物線の方程式は，
$y=a(x-p)^2+q$
$y=f(x)$とy軸に関して対称な曲線は，$y=f(-x)$
$y=f(x)$とx軸に関して対称な曲線は，$-y=f(x)$
$C_1{'}$と$C_2{'}$との式を連立させて交点を求める。
定積分で面積を求める。

〔解答〕

$C_1:y=a(x+2)^2+6,\ 4a+6=2$
よって，$a=-1$
$C_1:y=-(x+2)^2+6=-x^2-4x+2$
$C_1{'}:y=-(-x)^2-4(-x)+2=-x^2+4x+2$
$C_2:y=a(x+1)^2+1,\ a+1=-2$
よって，$a=-3$
$C_2:y=-3(x+1)^2+1=-3x^2-6x-2$
$C_2{'}:-y=-3x^2-6x-2$
従って，$C_2{'}:y=3x^2+6x+2$
$-x^2+4x+2=3x^2+6x+2$　より
$-2x(2x+1)=0$　　　$\therefore x=0,\ -\dfrac{1}{2}$

$x=-\dfrac{1}{2}$のとき，$y=-\dfrac{1}{4}-2+2=-\dfrac{1}{4}$

$x=0$のとき，$y=2$

交点は，$\left(-\dfrac{1}{2},\ -\dfrac{1}{4}\right),\ (0,\ 2)$

$\displaystyle\int_{-\frac{1}{2}}^{0}(-x^2+4x+2-3x^2-6x-2)\,dx$

$\displaystyle=\int_{-\frac{1}{2}}^{0}(-4x^2-2x)\,dx=\left[-\dfrac{4}{3}x^3-x^2\right]_{-\frac{1}{2}}^{0}$

$=0-\left(\dfrac{1}{6}-\dfrac{1}{4}\right)=\dfrac{1}{12}$

（答）

$(a)\ -x^2-4x+2$　　　　$(b)\ -x^2+4x+2$

$(c)\ -3x^2-6x-2$　　　$(d)\ 3x^2+6x+2$

$(e)(0,\ 2),\ \left(-\dfrac{1}{2},\ -\dfrac{1}{4}\right)$　　　$(f)\ \dfrac{1}{12}$

Ⅱ 出題者が求めたポイント（数学A・場合の数）

(1) n区画を進むのに，横にp区画，縦に$n-p$区画を選ぶとき，$_nC_p$通りある。

(2) (3) 事象Pと事象Qが続けて行うとき，
$n(P\cap Q)=n(P)\,n(Q)$

(4) $n(A\cup B)=n(A)+n(B)-n(A\cap B)$
$n(\overline{A})=n(U)-n(A)$

〔解答〕

(1) $_{10}C_5=\dfrac{10\cdot9\cdot8\cdot7\cdot6}{1\cdot2\cdot3\cdot4\cdot5}=252$

(2) A→P→B, $_2C_1\times_8C_4=2\times70=140$
A→Q→B, $_6C_3\times_4C_2=20\times6=120$

(3) A→P→Q→B
$_2C_1\times_4C_2\times_4C_2=2\times6\times6=72$

(4) $140+120-72=188$
$252-188=64$

（答）

$(a)\ 252$　　$(b)\ 140$　　$(c)\ 120$

$(d)\ 72$　　　$(e)\ 64$

Ⅲ 出題者が求めたポイント（数学Ⅱ・図形と方程式）

$A(x_1,\ y_1)$, $B(x_2,\ y_2)$のとき，
線分ABを$m:n$の比に内分する点Sの座標は，

$S\left(\dfrac{nx_1+mx_2}{m+n},\ \dfrac{ny_1+my_2}{m+n}\right)$

線分ABを$m:n$の比に外分する点Tの座標は，

$T\left(\dfrac{-nx_1+mx_2}{m-n},\ \dfrac{-ny_1+my_2}{m-n}\right)$

$P(x,\ y)$とすると，$(AP)^2=(x-x_1)^2+(y-y_1)^2$
$(AP)^2:(BP)^2=2^2:3^2$　よりCの方程式を求める。
円の$(x-a)^2+(y-b)^2=r^2$の上の点$(x_0,\ y_0)$を通る接線の方程式は，
$(x_0-a)(x-a)+(y_0-b)(y-b)=r^2$

〔解答〕

$S\left(\dfrac{3\cdot1+2\cdot6}{2+3},\ \dfrac{3\cdot0+2\cdot0}{2+3}\right)$　より　$S(3,\ 0)$

$T\left(\dfrac{-3\cdot1+2\cdot6}{-3+2},\ \dfrac{-3\cdot0+2\cdot0}{-3+2}\right)$　より, $T(-9,\ 0)$

$P(x,\ y)$とする。
$(AP)^2=(x-1)^2+y^2$, $(BP)^2=(x-6)^2+y^2$
$(AP)^2:(BP)^2=2^2:3^2$　より
$9(x-1)^2+9y^2=4(x-6)^2+4y^2$
$5x^2+30x-135+5y^2=0$
従って，$(x+3)^2+y^2=36$
$(3,\ 0)$を通る接線は，
$(3+3)(x+3)+0y=36$　より　$x=3$
$(-9,\ 0)$を通る接線は，
$(-9+3)(x+3)+0y=36$　より　$x=-9$
$(0,\ 3\sqrt{3})$を通る接線は，
$(0+3)(x+3)+3\sqrt{3}\,y=36$　より
$x+\sqrt{3}\,y=9$

〔別解〕

円の中心を$H(-3,\ 0)$とする。円の接線は半径と直角に交わる。
SH, THはともにx軸上なので, S, Tを通る接線は，
$x=3,\ x=-9$
$M(0,\ 3\sqrt{3})$とする。半径MHの傾きは，

$\dfrac{3\sqrt{3}-0}{0-(-3)}=\sqrt{3}$

Mを通る接線を，$y=mx+3\sqrt{3}$とすると，

半径と直角に交わるので，$\sqrt{3}\,m=-1$

よって，$m=-\dfrac{1}{\sqrt{3}}$，$y=-\dfrac{1}{\sqrt{3}}x+3\sqrt{3}$

従って，$x+\sqrt{3}\,y=9$

（答）

$(a)(3,0)$　$(b)(-9,0)$　$(c)(x+3)^2+y^2=36$

$(d)x=3$　$(e)x=-9$　$(f)x+\sqrt{3}\,y=9$

Ⅳ 出題者が求めたポイント（数学B・数列）

文意に従って式変形していく。

$c_{n+1}=pc_n+q$は，$\alpha=p\alpha+q$ なる α を求めると，

$c_{n+1}-\alpha=p(c_n-\alpha)$ となるので

$c_n-\alpha=p^{n-1}(c_1-\alpha)$ となる。

$a_n=a_1+\displaystyle\sum_{k=1}^{n-1}b_k$，$\displaystyle\sum_{k=1}^{n}r^{k-1}=\dfrac{r^n-1}{r-1}$

〔解答〕

$b_1=a_2-a_1=-1-0=-1$

$a_{n+2}-a_{n+1}-2(a_{n+1}-a_n)=3^{n+1}$

従って，$b_{n+1}-2b_n=3^{n+1}$

両辺 3^{n+1} で割る。$\dfrac{b_{n+1}}{3^{n+1}}-\dfrac{2}{3}\dfrac{b_n}{3^n}=1$

よって，$c_{n+1}-\dfrac{2}{3}c_n=1$　$\therefore c_{n+1}=\dfrac{2}{3}c_n+1$

$c_1=\dfrac{b_1}{3}=-\dfrac{1}{3}$

$\alpha=\dfrac{2}{3}\alpha+1$とすると，$\alpha=3$

よって，$c_{n+1}-3=\dfrac{2}{3}(c_n-3)$

$c_n-3=\left(-\dfrac{1}{3}-3\right)\left(\dfrac{2}{3}\right)^{n-1}$

従って，$c_n=3-\dfrac{10}{3}\left(\dfrac{2}{3}\right)^{n-1}=3-5\left(\dfrac{2}{3}\right)^n$

$b_n=3^n c_n=3^{n+1}-5\cdot2^n$

$a_n=0+\displaystyle\sum_{k=1}^{n-1}(3^{k+1}-5\cdot2^k)=\displaystyle\sum_{k=1}^{n-1}(9\cdot3^{k-1}-10\cdot2^{k-1})$

$=9\dfrac{3^{n-1}-1}{3-1}-10\dfrac{2^{n-1}-1}{2-1}$

$=\dfrac{1}{2}(3^{n+1}-5\cdot2^{n+1}+11)$

（答）

$(a)-1$　$(b)b_{n+1}-2b_n=3^{n+1}$　$(c)-\dfrac{1}{3}$

$(d)c_{n+1}=\dfrac{2}{3}c_n+1$　$(e)3-5\left(\dfrac{2}{3}\right)^n$

$(f)3^{n+1}-5\cdot2^n$　$(g)\dfrac{1}{2}(3^{n+1}-5\cdot2^{n+1}+11)$

Ｂ方式・後期試験

Ⅰ 出題者が求めたポイント（数学Ⅱ・微分積分）

C_2が$(1,2)$を通る。$x=1$におけるC_1とC_2の微分係数が等しい。この両方の式を連立させてp，qを求める。

$y=f(x)$の上の$(a,f(a))$における接線の方程式は，

$y=f'(a)(x-a)+f(a)$

点(p,q)を通り，傾きがmの直線の方程式は，

$y=m(x-p)+q$

2直線 $y=mx+k$，$y=m'x+k'$が垂直に交差するときは，$mm'=-1$

C_1とC_2の交点を求めて，定積分する。

〔解答〕

$(1,2)$を通るので，$p+q=2$………………①

$x=1$のC_1とC_2の微分係数が等しい。

$C_1:y'=6x^2$ より　$x=1$，$y'=6$

$C_2:y'=2px+q$ より　$x=1$，$y'=2p+q$

$2p+q=6$………………②

①，②より　$p=4$，$q=-2$

従って，$C_2:y=4x^2-2x$

共通接線は，$y=6(x-1)+2=6x-4$

共通接線と垂直に交差する直線の傾きをmとすると，

$y=m(x-2)+16$，$6m=-1$

$m=-\dfrac{1}{6}$ より $y=-\dfrac{1}{6}(x-2)+16=-\dfrac{1}{6}x+\dfrac{49}{3}$

$2x^3=4x^2-2x$ より　$2x(x-1)^2=0$

よって，交点のx座標は，$x=0$，1

$\displaystyle\int_0^1(2x^3-4x^2+2x)\,dx=\left[\dfrac{1}{2}x^4-\dfrac{4}{3}x^3+x^2\right]_0^1$

$=\dfrac{1}{2}-\dfrac{4}{3}+1=\dfrac{1}{6}$

（答）

$(a)4x^2-2x$　$(b)6x-4$

$(c)-\dfrac{1}{6}x+\dfrac{49}{3}$　$(d)\dfrac{1}{6}$

Ⅱ 出題者が求めたポイント（数学B・ベクトル）

$\vec{n}=(x_1,y_1)$，$\vec{m}=(x_2,y_2)$

$\vec{n}\cdot\vec{m}=x_1x_2+y_1y_2=|\vec{n}||\vec{m}|\cos\theta$

$P(x,y)$とすると，

$\overrightarrow{AP}\perp\overrightarrow{n_1}$ より $\overrightarrow{AP}\cdot\vec{n}=0$　より ℓ_1 を求める。

$\overrightarrow{AP}\perp\overrightarrow{n_2}$ より $\overrightarrow{AP}\cdot\vec{n}_2=0$　より ℓ_2 を求める。

$\cos\theta=\dfrac{\overrightarrow{n_1}\cdot\overrightarrow{n_2}}{|\overrightarrow{n_1}||\overrightarrow{n_2}|}$，$\alpha+\theta=\pi$

〔解答〕

$P(x,y)$とする。

$\overrightarrow{AP}\perp\overrightarrow{n_1}$より，$1\left(x+\dfrac{3}{2}\right)+\sqrt{3}\left(y-\dfrac{5}{6}\sqrt{3}\right)=0$

$x+\sqrt{3}\,y-1=0$，従って，$y=-\dfrac{\sqrt{3}}{3}x+\dfrac{\sqrt{3}}{3}$

$\overrightarrow{AP}\perp\overrightarrow{n_2}$ より，$1\left(x+\dfrac{3}{2}\right)-\sqrt{3}\left(y-\dfrac{5}{6}\sqrt{3}\right)=0$

$x-\sqrt{3}\,y+4=0$, 従って, $y=\dfrac{\sqrt{3}}{3}x+\dfrac{4\sqrt{3}}{3}$

$\left|\overrightarrow{n_1}\right|^2=1+3=4$　よって　$\left|\overrightarrow{n_1}\right|=2$

$\left|\overrightarrow{n_2}\right|^2=1+3=4$　よって　$\left|\overrightarrow{n_2}\right|=2$

$\cos\theta=\dfrac{1-3}{2\cdot2}=-\dfrac{1}{2}$,　$\theta=\dfrac{2}{3}\pi$

従って, $\alpha=\pi-\dfrac{2}{3}\pi=\dfrac{1}{3}\pi$

（答）

$(a)-\dfrac{\sqrt{3}}{3}x+\dfrac{\sqrt{3}}{3}$　　$(b)\dfrac{\sqrt{3}}{3}x+\dfrac{4\sqrt{3}}{3}$

$(c)-\dfrac{1}{2}$　　$(d)\dfrac{2}{3}\pi$　　$(e)\dfrac{1}{3}\pi$

Ⅲ 出題者が求めたポイント （数学Ⅱ・微分積分）

$|g(x)|=g(x)\ (g(x)\geqq0),\ -g(x)\ (g(x)<0)$

(1) $1<x<3$ で, $y=f(x)$ と接するときと, $(1,0)$ を通るときがある。

(2) $2\leqq t<3$ のとき, $I(t)=\displaystyle\int_t^3 f(x)dx+\int_3^{t+1}f(x)dx$

　$I(t)$ を t で微分して, 増減表をつくる。

〔解答〕

　$f(x)=|(x-1)(x-3)|$　より

　$f(x)=\begin{cases}x^2-4x+3 & (x\leqq1,\ 3\leqq x)\\ -x^2+4x-3 & (1<x<3)\end{cases}$

(1) $1<x<3$ で接するとき,

　$f'(x)=-2x+4$

　$-2x+4=1$　より　$x=\dfrac{3}{2}$

　$y=1\left(x-\dfrac{3}{2}\right)-\left(\dfrac{3}{2}\right)^2+4\dfrac{3}{2}-3$

　$y=x-\dfrac{3}{4}$, よって, $s=-\dfrac{3}{4}$

　$(1,0)$ を通るとき, $0=1+s$　より　$s=-1$

　従って, $s=-\dfrac{3}{4}$, -1

(2) $I(0)=\displaystyle\int_0^1(x^2-4x+3)\,dx=\left[\dfrac{x^3}{3}-2x^2+3x\right]_0^1=\dfrac{4}{3}$

　$2\leqq t<3$ のとき,

　$I(t)=\displaystyle\int_t^3(-x^2+4x-3)\,dx+\int_3^{t+1}(x^2-4x+3x)\,dx$

　$=\left[-\dfrac{x^3}{3}+2x^2-3x\right]_t^3+\left[\dfrac{x^3}{3}-2x^2+3x\right]_3^{t+1}$

　$=0+\dfrac{1}{3}t^3-2t^2+3t+\dfrac{1}{3}t^3-t^2+\dfrac{4}{3}-0$

　$=\dfrac{2}{3}t^3-3t^2+3t+\dfrac{4}{3}$

　$3\leqq t$ のとき,

　$I(t)=\displaystyle\int_t^{t+1}(x^2-4x+3)\,dx=\left[\dfrac{x^3}{3}-2x^2+3x\right]_t^{t+1}$

　$=t^2-3t+\dfrac{4}{3}$

$\dfrac{dI(t)}{dt}=\begin{cases}2t^2-6t+3 & (2\leqq t<3)\\ 2t-3 & (3\leqq t)\end{cases}$

$\dfrac{dI(t)}{dt}=0$ のとき, $t=\dfrac{3+\sqrt{3}}{2}$

t	2		$\dfrac{3+\sqrt{3}}{2}$		3	
$I'(t)$		$-$	0	$+$		$+$
$I(t)$				↗		↗

　$I(t)$ の最小値は, $t=\dfrac{3+\sqrt{3}}{2}$ のとき

（答）

$(a)-\dfrac{3}{4}$, -1　　$(b)\dfrac{4}{3}$　　$(c)\dfrac{2}{3}t^3-3t^2+3t+\dfrac{4}{3}$

$(d)\,t^2-3t+\dfrac{4}{3}$　　$(e)\dfrac{3+\sqrt{3}}{2}$

Ⅳ 出題者が求めたポイント （数学Ⅱ・対数関数）

文意に従って, 計算する。

$\log_{10}N-\log_{10}M=\log_{10}\dfrac{N}{M}$, $\log_{10}N+\log_{10}M=\log_{10}NM$

〔解答〕

　$L=10\times\log_{10}(1000000)=60$

　$\triangle L=10\log_{10}\dfrac{I'}{I_0}-10\log_{10}\dfrac{I}{I_0}=10\log_{10}\dfrac{I'}{I_0}\dfrac{I_0}{I}$

　　$=10\log_{10}\dfrac{I'}{I}$

　$\dfrac{\triangle L}{10}=\log_{10}\dfrac{I'}{I}$　より　$\dfrac{I'}{I}=10^{\frac{\triangle L}{10}}$

　$\triangle L=10$, $\dfrac{I'}{I}=10^{\frac{10}{10}}$　より　$I'=10I$

　$10\log_{10}500=10\,(\log_{10}1000-\log_{10}2)=26.99$

　$2n\geqq26.99$　より　$n\geqq13.495$

　従って, 14回後に500倍を超える。

（答）

$(a)\,60$　　$(b)\,10\log_{10}\dfrac{I'}{I}$　　$(c)\,10^{\frac{\triangle L}{10}}$

$(d)\,10$　　$(e)\,14$

化 学

解答 25年度

B方式 前期試験

Ⅰ **出題者が求めたポイント……CO_2の極性**

問1, 4. 炭素も酸素も非金属元素なので共有結合により結合して二酸化炭素分子をつくる。このとき炭素原子と酸素原子は電子2個ずつを提供し、二重結合をつくっている。

問5. 異種2原子が共有結合をしているとき、共有電子対は電気陰性度の大きい方に引かれるため、結合に正負の偏り(結合の極性)が生じる。しかし二酸化炭素分子は左右対称の直線形であるため、2個のC-O結合の極性は打消され、分子としての電荷の偏りはなくなる……無極性分子。

問2, 3. 炭素が単結合で結合するとき、結合手は正四面体の中心から4個の頂点の方向に伸びている。よって1, 2, 4, 6のような CX_4型分子では4個のC-X結合の極性は互いに打消され、無極性分子となる。一方3, 5, 7のような CH_3Xと表される分子では4個の結合の極性は打消されず、分子としての極性が残る。電気陰性度は周期表の右上の元素(希ガス元素を除く)ほど大きいため、結合の極性の大きさの順は、C-H<C-Br<C-Cl<C-Fとなり、CH_3Fの極性が最も大きくなる。

[解答]
問1.ア 共有　イ 電気陰性度　ウ 共有電子対　　問2.3
問3.7　　問4. $\ddot{O}::C::\ddot{O}$
問5.CO_2分子は左右対称の直線形であるため、2個のC-O結合の極性が打消される。

Ⅱ **出題者が求めたポイント……アルミニウムとその化合物**

問1. アルミニウムのイオン化傾向は水素より大きく、塩酸、希硫酸と反応して水素を生じる
$$2Al + 6HCl \rightarrow 2AlCl_3 + 3H_2$$
$$2Al + 6H^+ \rightarrow 2Al^{3+} + 3H_2$$
しかし、濃硝酸や熱濃硫酸などの酸化力ある酸には溶けない。これは表面にち密な酸化物の膜が生じるためであり、このような状態を不動態という。

アルミニウムの用途は広く、一円貨、窓枠、鍋、アルミニウム缶、ジュラルミンなどに用いられている。

アルミニウムの鉱石はボーキサイトで、NaOHで処理してAl分を溶かし出したのち加水分解して水酸化アルミニウムを得る。これを焼いて酸化アルミニウムとしたのち氷晶石と混ぜて融解塩電解をしてつくる。

アルミニウムの単体、酸化物、水酸化物はいずれも酸水溶液にも強塩基水溶液にも溶けるので、両性金属、両性酸化物、両性水酸化物という。
$$Al_2O_3 + 6HCl \rightarrow 2AlCl_3 + 3H_2O$$
$$Al_2O_3 + 2NaOH + 3H_2O \rightarrow 2Na[Al(OH)_4]$$
$$Al^{3+} + 3OH^- \rightarrow Al(OH)_3 (白)$$
$$Al(OH)_3 + 3HCl \rightarrow AlCl_3 + 3H_2O$$

$$Al(OH)_3 + NaOH \rightarrow Na[Al(OH)_4]$$

問2. イオン化傾向の小さい金属のイオンを含む水溶液を電気分解すると、金属イオンが還元され、金属の単体が生じる。
$$Cu^{2+} + 2e^- \rightarrow Cu$$
しかしイオン化傾向が極めて大きいK～Alのイオンは水溶液中では還元されず、代りにH_2Oが還元されてH_2が発生する。
$$2H_2O + 2e^- \rightarrow H_2 + 2OH^-$$
なお、イオン化傾向中程度の金属では、条件により金属が析出したりH_2が発生したりする。

問3.
$$2Al + 3/2O_2 = Al_2O_3 + 1676\,kJ \qquad \cdots①$$
$$2Fe + 3/2O_2 = Fe_2O_3 + 824\,kJ \qquad \cdots②$$
①－②より
$$2Al + Fe_2O_3 = 2Fe + Al_2O_3 + 852\,kJ$$

[解答]
問1.ア 13　イ 典型　ウ 3　エ H_2　オ 不動態
　　カ ジュラルミン　キ ボーキサイト　ク 融解塩
　　ケ 両性酸化物　コ $Al(OH)_3$
問2.現象:水分子が電子を得て、気体の水素が発生する。
　金属:Mg, Na
問3. $2Al + Fe_2O_3 = 2Fe + Al_2O_3 + 852\,kJ$

Ⅲ **出題者が求めたポイント……ステアリン酸とアボガドロ定数の算出**

問1. ステアリン酸 $C_{18}H_{36}O_2 = C_{17}H_{35}COOH$ 炭化水素基の部分は疎水性で、炭素鎖に枝分かれはない。カルボキシ基の部分は親水性で、電離する。

問2. ステアリン酸のナトリウム塩$C_{17}H_{35}COONa$(セッケン)は水中で$C_{17}H_{35}$の部分を内側に、COO^-の部分を外側に多数集合し、コロイド粒子をつくる。これをミセルという。また水の表面では$C_{17}H_{35}$の部分を空気中に、COO^-の部分を水中にして配列し、水の表面張力を下げる。このような物質を一般に界面活性剤という。セッケン水に油滴を入れて振り混ぜると、$C_{17}H_{35}$の部分が油を取り囲み、水中に分散させるので洗浄作用を示す。この現象を乳化という。

問3. 用いたステアリン酸は
$$1.500 \times 10^{-3}\,[mol/L] \times 50.00 \times 10^{-3}\,[L]$$
$$= 7.500 \times 10^{-5}\,[mol]$$
$$284 \times 10^3\,[mg/mol] \times 7.500 \times 10^{-5}\,[mol]$$
$$= 21.30\,[mg]$$
ステアリン酸はビーカーでベンゼンに溶かし、メスフラスコに入れる。さらにビーカーをベンゼンで数回ゆすぎ、洗液もメスフラスコに入れ、さらに標線までベンゼンを加えてよく混ぜる。

問4. 滴下したステアリン酸は
$$1.500 \times 10^{-3}\,[mol/L] \times v \times 10^{-3}\,[L]$$
$$= 1.500 \times 10^{-6}v\,[mol]$$
アボガドロ定数をx[/mol]とすると、分子数は

$1.500 \times 10^{-6} vx$〔個〕 よって，単分子膜の面積について $1.500 \times 10^{-6} vsx = 90.00$〔cm^2〕

$x = 6.000 \times 10^7 / vs$〔/mol〕

[解答]
問1. C$_{17}$H$_{35}$(COOH) 問2.⑦ 親水 ⑦ ミセル
⑦ 界面活性剤 ⑦ 疎水 ⑦ 乳化
問3. 質量：21.30 mg 器具：イ
調製法：ビーカーで10 mL程度のベンゼンに溶かし，メスフラスコに入れる。ビーカーは少量のベンゼンで数回ゆすぎ，洗液もメスフラスコに入れる。さらにメスフラスコの標線までベンゼンを加え，栓をしてよく混ぜる。
問4. $6.000 \times 10^7 / vs$〔/mol〕

Ⅳ 出題者が求めたポイント……中和とpH，塩の液性
問1. 削除
問2. 塩酸の出すH$^+$は
0.10〔mol/L〕$\times 10 \times 10^{-3}$〔L〕$= 1.0 \times 10^{-3}$〔mol〕
NaOH（滴下量9.95 mL）の出すOH$^-$は
0.10〔mol/L〕$\times 9.95 \times 10^{-3}$〔L〕$= 9.95 \times 10^{-4}$〔mol〕
よって混合液中のH$^+$は
1.0×10^{-3}〔mol〕$- 9.95 \times 10^{-4}$〔mol〕$= 5 \times 10^{-6}$〔mol〕
$$[\text{H}^+] = \frac{5 \times 10^{-6}〔\text{mol}〕}{(10 + 9.95) \times 10^{-3}〔\text{L}〕} = \frac{10^{-3}}{4}〔\text{mol/L}〕$$
$$\text{pH} = -\log_{10} \frac{10^{-3}}{4} = 3 + 2\log_{10} 2 = 3.60$$

問3. (a)強酸H$_2$SO$_4$と弱塩基Cu(OH)$_2$の塩であるから，加水分解して酸性を示す。水に溶けない金属水酸化物は弱塩基で，金属の水和イオンと水との反応でオキソニウムイオンが生じて酸性を示す。
$[\text{Cu}(\text{H}_2\text{O})_4]^{2+} + \text{H}_2\text{O}$
　　　　　　$\rightarrow [\text{Cu}(\text{H}_2\text{O})_3(\text{OH})]^+ + \text{H}_3\text{O}^+$
(b)弱酸H$_2$CO$_3$と強塩基NaOHの塩であるから，加水分解して塩基性を示す。
$\text{CO}_3^{2-} + \text{H}_2\text{O} \rightarrow \text{HCO}_3^- + \text{OH}^-$
(c)強酸H$_2$SO$_4$と強塩基NaOHの塩(正塩)であるから加水分解せず，中性を示す。
(d)強酸HNO$_3$と強塩基KOHの塩であるから加水分解せず，中性を示す。
(e)強酸HClと弱塩基NH$_3$の塩であるから，加水分解して酸性を示す。
$\text{NH}_4^+ + \text{H}_2\text{O} \rightarrow \text{NH}_3 + \text{H}_3\text{O}^+$

[解答]
問1. 削除 問2. 3.60
問3.(a) 1 (b) 3 (c) 2 (d) 2 (e) 1

Ⅴ 出題者が求めたポイント……有機物の推定
(イ)ジカルボン酸C$_5$H$_6$O$_4$ = C$_3$H$_4$(COOH)$_2$ 幾何異性体があり，分子内で脱水するからシス型である。
よって HOOC〜C=C〜COOH (B) 脱水→ (E)
　　　　　H$_2$付加↓
　　　　　HOOCCH$_2$CH(CH$_3$)COOH(F)

(ウ) C：55.0〔mg〕$\times \dfrac{12.0}{44.0} = 15.0$〔mg〕

H：27.0〔mg〕$\times \dfrac{2.0}{18.0} = 3.00$〔mg〕

O：22.0〔mg〕$- 15.0$〔mg〕$- 3.00$〔mg〕$= 4.0$〔mg〕

$\dfrac{15.0}{12.0} : \dfrac{3.00}{1.0} : \dfrac{4.0}{16.0} = 1.25 : 3.00 : 0.25$

$= 5 : 12 : 1$ 組成式 C$_5$H$_{12}$O 与えられたCの分子式よりO原子は1個→分子式C$_5$H$_{12}$O
ヨードホルム反応陽性であるからCH$_3$CH(OH)-構造をもつ。よって(a) CH$_3$CH(OH)CH$_2$CH$_2$CH$_3$と
(b) CH$_3$CH(OH)CH(CH$_3$)$_2$ が考えられる。

(エ) 脱水生成物は (a)→(c) CH$_2$=CHCH$_2$CH$_2$CH$_3$
　　　　　　　　　　(d) CH$_3$CH=CHCH$_2$CH$_3$
(b)→(e) CH$_2$=CHCH(CH$_3$)$_2$
　　　(f) CH$_3$CH=C(CH$_3$)$_2$
幾何異性体のあるアルケンGは(d)。よってHは(c)，アルコールCは(a)

(オ) 題意よりDはトルイジンCH$_3$C$_6$H$_4$NH$_2$ 臭素置換体の数より，Dはパラトルイジンである。

CH$_3$〜NH$_2$ (D) + NaNO$_2$ + 2HCl
　ジアゾ化→[CH$_3$〜N≡N]Cl (I) + NaCl + 2H$_2$O
[CH$_3$〜N≡N]Cl + 〜ONa
　ジアゾカップリング→CH$_3$〜N=N〜OH (J) + NaCl

(ア) Aは，Bの1個の-COOHとCがエステル結合，もう1個の-COOHがDとアミド結合をした構造である。

H_3C〜NH-CO、C=C、$\text{COOCH(CH}_3)\text{CH}_2\text{CH}_2\text{CH}_3$、CH$_3$
または
$\text{CH}_3\text{CH}_2\text{CH}_2\text{CH(CH}_3)\text{OOC}$〜$\text{CO-NH}$〜$\text{CH}_3$、C=C、CH$_3$

問2. 最も酸化されにくいのは第三級アルコールである。
CH$_3$
CH$_3$-C-CH$_2$CH$_3$
OH

[解答]
問1. (E)、(G)、(J) H$_3$C〜N=N〜OH

問2.
CH$_3$
H$_3$C-C-CH$_2$CH$_3$
OH
問3. (A) C$_{17}$H$_{23}$NO$_3$ (C) C$_5$H$_{12}$O
問4. D→I：ジアゾ化 I→J：ジアゾカップリング

$$\text{陰極} \quad 2H_2O + 2e^- \rightarrow H_2 + 2OH^-$$

Cl_2 は HCl を酸化すると生じる。

$$MnO_2 + 4HCl \rightarrow MnCl_2 + 2H_2O + Cl_2$$

Mn の酸化数：MnO_2 では $x + (-2) \times 2 = 0$ より

$x = +4$，$MnCl_2$ では Mn^{2+} なので $+2$

Cl_2 は水に溶け易く空気より重いため，下方置換で捕集する。

[解答]

問1. ⑦17　⑦共有　⑦同位体　⑧75　⑨25　⑦HF　⑨，⑦I_2, KBr　⑦Cl_2　⑦H_2　⑦Cl_2　⑦下方置換

問2. 反応式：$MnO_2 + 4HCl \rightarrow MnCl_2 + 2H_2O + Cl_2$

酸化数の変化：$+4 \rightarrow +2$

■■ 出題者が求めたポイント……銀とその化合物

問1. (1) $HNO_3(濃) + H^+ + e^- \rightarrow H_2O + NO_2$ ……①

　　$Ag \rightarrow Ag^+ + e^-$ ……②

　①+②を求め，反応しなかった NO_3^- を両辺に加えると

　　$Ag + 2HNO_3 \rightarrow AgNO_3 + H_2O + NO_2$ ⑦

(2) $H_2SO_4 + 2H^+ + 2e^- \rightarrow 2H_2O + SO_2$ ……①

　　$Ag \rightarrow Ag^+ + e^-$ ……②

　①+②×2 を求め。両辺に SO_4^{2-} を加えると

　　$2Ag + 2H_2SO_4 \rightarrow Ag_2SO_4 + 2H_2O + SO_2$ ⑧

(2) 白色固体は AgCl，淡黄色固体は AgBr，黄色固体は AgI である。

　　$AgCl + 2NH_3 \rightarrow [Ag(NH_3)_2]^+ + Cl^-$

問2. $HNO_3(希) + 3H^+ + 3e^- \rightarrow 2H_2O + NO$ ……①

　　$Ag \rightarrow Ag^+ + e^-$ ……②

　①+②×3 を求め，両辺に $3NO_3^-$ を加えると

　　$3Ag + 4HNO_3 \rightarrow 3AgNO_3 + 2H_2O + NO$

問3. ハロゲン化銀は感光性がある。

[解答]

問1. ⑦，⑦電気，熱　⑦NO_2　⑧SO_2　⑨AgCl　⑦AgBr　⑦AgI

問2. $3Ag + 4HNO_3 \rightarrow 3AgNO_3 + 2H_2O + NO$

問3. ハロゲン化銀は感光性があるので，光に当てないよう褐色瓶に入れて保存する。

■■ 出題者が求めたポイント……酸と緩衝液のpH

問1. $[H^+] = 0.10 \,(mol/L) \times 0.02 = 2 \times 10^{-3} \,(mol/L)$

　$pH = -\log_{10}(2 \times 10^{-3}) = 3 - \log_{10}2 = 2.70$

問2. 加水分解定数 K_h には，$[H_2O]$ は一定として含まれているから，分子・分母に $[H^+]$ を掛けて

$$K_h = \frac{[HA][OH^-]}{[A^-]} = \frac{[HA][OH^-][H^+]}{[A^-][H^+]}$$

$$= \frac{[H^+][OH^-]}{[A^-][H^+]/[HA]} = \frac{K_w}{K_a}$$

問3. 緩衝液中では NaA の電離による A^- のため HA の電離が抑えられるので，$[HA]$ は HA の濃度，$[A^-]$ は NaA の濃度とみてよい。2液の混合により HA は 0.050 mol/L，NaA は 0.10 mol/L になるから

$$K_a = \frac{[H^+][A^-]}{[HA]} = \frac{[H^+] \times 0.10 \,(mol/L)}{0.050 \,(mol/L)}$$

■ B方式 後期試験

■ 出題者が求めたポイント……元素の推定，気体の分子量，溶液の性質

問1. ⑦ N–H，O–H，F–H 結合があるときに水素結合が生じる。　⑦ 電気陰性度は，周期表の右上の元素（希ガス元素は除く）ほど大きい。　⑦ 同素体のあるのは C, O, P, S。電気伝導性を示すのは黒鉛のみ。　⑧ 半導体は Si と Ge。　⑨ 両性元素は Al, Zn, Sn, Pb。　⑦ 常温で水と激しく反応するのはアルカリ金属，アルカリ土類金属，フッ素である（Li の反応は穏やか）。

$$2Na + 2H_2O \rightarrow 2NaOH + H_2$$
$$2F_2 + 2H_2O \rightarrow 4HF + O_2$$

問2. 空気の平均分子量は

$$28.0 \times 4/5 + 32.0 \times 1/5 = 28.8$$

ある気体の分子量　$28.8 \times 1.6 \fallingdotseq 46$

(1) CO，分子量28.0　(2) Ar，39.9　(3) Ne，20.2

(4) NO_2，46.0　(5) SO_2，64.1

問3. 溶液1Lをとると　$1000\,(g) \times 0.10/100 = 1.0\,(g)$

(1) Li^+ と Cl^- 合計　$\dfrac{1.0\,(g)}{42.4\,(g/mol)} \times 2 \fallingdotseq 0.047\,(mol)$

(2) Mg^{2+} と Cl^- 合計　$\dfrac{1.0\,(g)}{95.3\,(g/mol)} \times 3 \fallingdotseq 0.031\,(mol)$

(3) $C_6H_{12}O_6$ 分子　$\dfrac{1.0\,(g)}{180\,(g/mol)} \fallingdotseq 0.0056\,(mol)$

(4) $C_3H_5(OH)_3$ 分子　$\dfrac{1.0\,(g)}{92.0\,(g/mol)} \fallingdotseq 0.011\,(mol)$

⑦ 最も分子が多いのは(4)

⑦ 最も溶質粒子が少ないのは(3)

⑦ 最も溶質粒子が多いのは(1)

[解答]

問1. ⑦NH_3, H_2O, HF　⑦F　⑦黒鉛　⑧Si　⑨Al　⑦Na, F_2

問2. 4　問3. ⑦4　⑦3　⑦1

■ 出題者が求めたポイント……ハロゲンとその化合物

ハロゲンは非金属元素なので，単体では原子は共有結合で結合し，2原子分子となる。

原子量は（同位体の相対質量×存在率）の和で求められるから，$35.0x + 37.0(1-x) = 35.5$

$x = 0.75$ より　原子量35.0の塩素は75%である。

HF は他のハロゲン化水素と異なり分子間で水素結合を生じて沸点が高く，酸性も弱い。また，ガラスを侵す。

$$SiO_2 + 6HF \rightarrow H_2SiF_6 + 2H_2O$$

単体の酸化力の順は $F_2 < Cl_2 < Br_2 < I_2$ なので，KI に Br_2 を作用させると KI が酸化され I_2 が遊離する。

$$2KI + Br_2 \rightarrow I_2 + 2KBr$$

両極を炭素として NaCl 水溶液を電気分解すると，陽極で Cl_2，陰極で H_2 が発生する。陽極が金属の場合，陽極は発生する塩素に侵される。陰極では，Na のイオン化傾向が大きいため Na^+ ではなく H_2O が還元される。

$$\text{陽極} \quad 2Cl^- \rightarrow Cl_2 + 2e^-$$

$= 4.00 \times 10^{-5}$ 〔mol/L〕

$[H^+] = 2.0 \times 10^{-5}$ 〔mol/L〕

$pH = -\log_{10}(2.0 \times 10^{-5}) = 5 - \log_{10} 2.0 = 4.70$

問4. 最初のHAは

0.10 〔mol/L〕$\times 100 \times 10^{-3}$ 〔L〕$= 0.010$ 〔mol〕

NaA は 0.20〔mol/L〕$\times 100 \times 10^{-3}$〔L〕$= 0.020$ 〔mol〕

HClを加えると NaA + HCl → HA + NaCl の反応が起こり，NaAが0.01 mol反応してHAが0.01 mol生じるので，HClは0.02 mol，NaAは0.01 molになる。よって [HA]は0.02/0.20 mol/L [NaA]は0.01/0.20 mol/Lとなる。これよりK_aの式について

$$K_a = \frac{[H^+] \times 0.01/0.20 \text{ 〔mol/L〕}}{0.02/0.20 \text{ 〔mol/L〕}}$$

$= 4.00 \times 10^{-5}$ 〔mol/L〕

$[H^+] = 8 \times 10^{-5} = 2^3 \times 10^{-5}$ 〔mol/L〕

$pH = -\log_{10}(2^3 \times 10^{-5}) = 5 - 3\log_{10} 2 = 4.10$

[解答]

問1. 2.7　　問2. $\dfrac{K_w}{K_a}$　　問3. 4.7　　問4. 4.1

Ⅴ　出題者が求めたポイント……Caの化合物

問1. 石灰岩や大理石の主成分は炭酸カルシウムで，二酸化炭素を含む水に溶けて炭酸水素カルシウムになる。

$CaCO_3$ (a) $+ H_2O + CO_2 \rightarrow Ca(HCO_3)_2$ (b)

$Ca(HCO_3)_2$を加熱すると上の変化は逆行して$CaCO_3$になり，さらに加熱すると分解して酸化カルシウムになる。

$CaCO_3 \rightarrow CaO$ (c) $+ CO_2$

CaOは生石灰とも呼ばれる。消石灰は$Ca(OH)_2$。CaOをコークスと熱するとカーバイドが生じる。

$CaO + 3C \rightarrow CaC_2$ (d) $+ CO$

なお硫酸カルシウム二水和物$CaSO_4 \cdot 2H_2O$をセッコウ，硫酸カルシウム半水和物$CaSO_4 \cdot 1/2H_2O$を焼きセッコウという。

問2. CaOは塩基性酸化物，$CaCO_3$は弱酸の塩なので，いずれも塩酸と反応して$CaCl_2$になる。

$CaO + 2HCl \xrightarrow{\text{中和}} CaCl_2 + H_2O$

$CaCO_3 + 2HCl \xrightarrow{\text{弱酸遊離}} CaCl_2 + H_2O + CO_2$

問3. $CaCO_3$の物質量は発生したCO_2と同じであり，

$$\frac{44.8 \text{ 〔mL〕}}{22.4 \times 10^3 \text{ 〔mL/mol〕}} = 2.00 \times 10^{-3} \text{ 〔mol〕}$$

$CaCO_3$と反応したHClは，$CaCO_3$の2倍であるから 4.00×10^{-3} mol。

最初のHCl，残ったHClはそれぞれ

0.1〔mol/L〕$\times 100 \times 10^{-3}$〔L〕$= 0.01$ 〔mol〕

0.1〔mol/L〕$\times 30 \times 10^{-3}$〔L〕$= 0.003$ 〔mol〕

なので，反応に用いられたHClは0.007 mol。よってCaOの反応に用いられたHClは

0.007 〔mol〕$- 0.004$ 〔mol〕$= 0.003$ 〔mol〕

CaOの物質量は反応したHClの1/2なので0.0015 molである。

[解答]

問1. ⓐ$CaCO_3$　ⓑ$Ca(HCO_3)_2$　ⓒCaO　ⓓCaC_2

　　㋐生石灰　㋑カーバイド　㋒硫酸

問2. $CaO + 2HCl \rightarrow CaCl_2 + H_2O$

　　　$CaCO_3 + 2HCl \rightarrow CaCl_2 + H_2O + CO_2$

問3. 酸化カルシウム：0.0015 mol

　　炭酸カルシウム：0.002 mol

Ⅵ　出題者が求めたポイント……有機物の判別

㋐ Aにはアルデヒド基，Bにはケトン基がある。アルデヒドは，アンモニア性硝酸銀水溶液と温めると銀鏡が生じる。Bのケトン基はCH_3CO-ではないので，ヨードホルム反応は起こさない。

㋑ Aにはヒドロキシ基，Bにはアミノ基がある。アミノ酸は，ニンヒドリン水溶液と温めると青紫～赤紫色を呈する。ヒドロキシ基はNaと反応してH_2を発生するが，A，B共通のカルボキシ基も同じ反応をするので判別には用いられない。

㋒ Aはベンゼン環をもつアミノ酸なので，キサントプロテイン反応陽性で，濃硝酸と熱すると黄色になる。

㋓ Aは CH₂〈CH=CH／CH₂-CH₂〉CH₂　Bは CH₂〈CH₂-CH₂／CH₂-CH₂〉CH₂

AにはC=Cがあるので，Br_2を付加し，臭素水を脱色する。

CH₂〈CH=CH／CH₂-CH₂〉CH₂ + Br₂
→ CH₂〈CHBr-CH₂Br／CH₂-CH₂〉CH₂

㋔ デンプンはヨウ素デンプン反応を示すが，セルロースには特徴ある呈色反応はない。デンプンにヨウ素ヨウ化カリウム水溶液を加えると，アミロースは濃青色，アミロペクチンは赤紫色を示す。

[解答]

	ア	イ	ウ	エ	オ
a欄					
b欄	6	3	7	2	4
c欄	1	3	5	6	3
d欄	A	B	A	A	A

Ⅶ　出題者が求めたポイント……有機物の推定

㋐ ナフタレンの酸化により生じる酸無水物は無水フタル酸なのでBはフタル酸

⟨ベンゼン環⟩〈COOH／COOH〉(B) → ⟨ベンゼン環⟩〈CO／CO〉O + H₂O

ヨードホルム反応陽性のアルコールは$CH_3CH(OH)-$構造をもつから，$CH_3CH(OH)R$と表される。よってジエステルAは ⟨ベンゼン環⟩〈COOCH(CH₃)R¹／COOCH(CH₃)R²〉と表される。

Aの分子式$C_{13}H_{16}O_4$より $R^1 + R^2 = CH_4$　$R^1 = H$，$R^2 = CH_3$ となるから，アルコールは エタノールCH_3CH_2OHと2-プロパノール$CH_3CH(OH)CH_3$である。

㋑ 題意より Fはニトロトルエン，Dはトルイジンで

ある。

$$CH_3C_6H_5 \xrightarrow[\text{ニトロ化}]{\text{HNO}_3, \text{H}_2\text{SO}_4} CH_3C_6H_4NO_2 \text{ (F)}$$

$$CH_3C_6H_4NO_2 \xrightarrow[\text{還元}]{\text{Sn, HCl}} CH_3C_6H_4NH_2 \text{ (D)}$$

　Cはトルイジンとカルボン酸Eのアミドで $CH_3C_6H_4NHCOR$，分子式 $C_9H_{11}NO$ より　$R=CH_3$。よってEは酢酸で，Cは $CH_3C_6H_4NHCOCH_3$。塩素一置換体の数よりパラ置換体である。

$$\underset{\text{NHCOCH}_3}{\overset{\text{CH}_3}{\bigcirc}} \cdot \underset{\text{NHCOCH}_3}{\overset{\text{CH}_3}{\bigcirc}} \cdot \underset{\text{NHCOCH}_3}{\overset{\text{CH}_3}{\bigcirc}}$$

（・は塩素置換する位置）

(ウ)　$CH_3COONa + NaOH \rightarrow CH_4 + Na_2CO_3$
　　　$(CH_3COO)_2Ca \rightarrow CH_3COCH_3 \text{ (G)} + CaCO_3$

問2.　$2CH_3 \text{--}\langle\bigcirc\rangle\text{--} NO_2 + 3Sn + 14HCl$

　　　　　$\rightarrow 2CH_3 \text{--}\langle\bigcirc\rangle\text{--} NH_3Cl + 3SnCl_4 + 4H_2O$

　F 2 mol の反応に Sn 3 mol が必要であるから，F 1.0 mol の反応に必要な Sn は 1.5 mol である。

[解答]

問1. A:
$$\underset{\underset{O}{\|}}{\overset{\overset{O}{\|}}{\bigcirc}} \begin{matrix} C\text{-}O\text{-}CH_2CH_3 \\ C\text{-}O\text{-}CHCH_3 \\ \qquad CH_3 \end{matrix}$$
　　　C: $H_3C\text{--}\langle\bigcirc\rangle\text{--}NH\text{-}\underset{\underset{O}{\|}}{C}\text{-}CH_3$

問2.　1.5 mol　　問3.　B：フタル酸　G：アセトン

化 学

解答

25年度

```
C 方式 試 験
```

I 出題者が求めたポイント……原子量

(1) 原子量は，^{12}C 原子を 12 としたときの原子の相対質量である。

(2) 同位体のある場合は，各同位体の相対質量の平均となるので，(同位体の相対質量×存在比) の和が原子量となる。^{10}B の存在比を x〔%〕とすると ^{11}B は $(100-x)$〔%〕であるから

$$10 \times \frac{x}{100} + 11 \times \frac{100-x}{100} = 10.8$$

$$x = 20 \text{〔%〕}, \quad 100 - x = 80 \text{〔%〕}$$

(3) ^{12}C の原子量を 60 とすると，60 g が ^{12}C 原子 1 mol の質量になる。このとき ^{12}C 原子の絶対質量 ($= 1.993 \times 10^{-23}$) は変らないから 1 mol 中の原子数が 5 倍になる。すなわち粒子何個を 1 まとめとして扱うかという単位が変るので，単位中に mol を含む量の数値が 5 倍または 1/5 になる。①→10 g, ②→112 L, ④→4.16×10^6 Pa·L/(K·mol)，⑤→0.20 mol となる。一方③と⑥はモルと関係ない絶対的な値なので，③は 1.43 g/L, ⑥は 1.66×10^{-23} g のままである。

[解答]
①2 ②5 ③3 ④6 ⑤9 ⑥3 ⑦6

II 出題者が求めたポイント……実在気体と理想気体

問1. 1 mol の理想気体について，状態方程式より

$$pV_{\text{perfect}} = RT \qquad V_{\text{perfect}} = \frac{RT}{p}$$

これを式(1)に代入すると

$$Z = \frac{V_{\text{m}}}{\frac{RT}{p}} = \frac{pV_{\text{m}}}{RT}$$

問2. 理想気体では $Z = 1$ であるから，式(1)の値が 1 に近いものほど理想気体に近い→水素が該当。

問3. Z の値が大きいと体積は大きい。図より 7.50×10^5 Pa での Z の値は水素＞メタン＞エチレンであるから体積もこの順に大きい。

問4. 実在気体の体積が理想気体とずれる原因は，実在気体の分子には大きさがあり，分子間に引力が働くからである。この 2 つの事項の影響は，圧力の低いときは分子間力，圧力の高いときは分子の体積が大きく現れるので，図の圧力の範囲では分子間力の大小を考えればよい。エチレンは長方形，メタンは正四面体形でいずれも無極性分子であるが，エチレンの方がメタンより炭素原子が多く，従って電子数，陽子数が多いため分子間に働くファンデルワールス力は強い。よってエチレンの方が分子同士強く引かれ体積は小さくなる。分子の原子数 (陽子数) が多いと分子量は大きいので，解答は②となる。

問5. 題意より，メタン，エチレン，水素とも温度が高いと $p-Z$ 曲線は 1 に近付く，すなわち理想気体に近付く。また与えられた図より，圧力が低いと 3 つの気体とも $p-Z$ 曲線は 1 に近付く，すなわち理想気体に近付いている。

問6. 圧力を 1.013×10^5 Pa から 2.026×10^5 Pa にすると，ボイルの法則により体積は 1/2 になる。よって

$$\frac{1}{2}(at+b) = ct+d$$

$$(a-2c)t + (b-2d) = 0$$

これより $a = 2c, \quad b = 2d$

[解答]
⑧2 ⑨1 ⑩5 ⑪2 ⑫4 ⑬2 ⑭6

III 出題者が求めたポイント……金属イオンの反応

実験1. 少量の OH^- で沈殿が生じ，過剰に加えると沈殿が溶けるのは両性金属 Al, Zn, Pb (Sn) のイオン。

$$Pb^{2+} \rightarrow Pb(OH)_2 \text{（白）} \rightarrow [Pb(OH)_4]^{2-}$$
$$Al^{3+} \rightarrow Al(OH)_3 \text{（白）} \rightarrow [Al(OH)_4]^-$$
$$Zn \rightarrow Zn(OH)_2 \text{（白）} \rightarrow [Zn(OH)_4]^{2-}$$

実験2. 少量の OH^- で生じた沈殿が過剰の NH_3 水に溶けるのは NH_3 と錯イオンをつくる Zn^{2+} (Ag^+, Cu^{2+})

$$Zn(OH)_2 + 4NH_3 \rightarrow [Zn(NH_3)_4]^{2+} + 2OH^-$$

$Pb(OH)_2$, $Al(OH)_3$ は NH_3 水に溶けないので⑮はこのどちらかであるが，選択肢より $Al(OH)_3$ となる。

実験3. OH^- で生じる緑白色沈殿は $Fe(OH)_2$。$Fe(OH)_3$ は赤褐色，$Cu(OH)_2$ は青白色である。

$$Fe^{2+} + 2OH^- \rightarrow Fe(OH)_2$$

実験4. FeS (塩基性で沈殿) は黒色。

実験5. OH^- で生じる暗褐色沈殿は Ag_2O。塩基性酸化物なので塩基には溶けない。

$$2Ag^+ + 2OH^- \rightarrow Ag_2O + H_2O$$

実験6. Cl^- で白色沈殿をつくるのは Ag^+ (Pb^{2+})。$AgCl$ は NH_3 水に可溶である。

$$Ag^+ + Cl^- \rightarrow AgCl$$
$$AgCl + 2NH_3 \rightarrow [Ag(NH_3)_2]^+ + Cl^-$$

問2. イオン化傾向は Al＞Fe＞Ag の順である。

[解答]
⑮6 ⑯8 ⑰4 ⑱2 ⑲1 ⑳1

IV 出題者が求めたポイント……反応の進行とエネルギー，平衡定数

問1. 与えられた生成熱を熱化学方程式で表すと

$$H_2 \text{（気）} + 1/2 O_2 \text{（気）} = H_2O \text{（気）} + 242 \text{ kJ} \quad \cdots\cdots①$$
$$C \text{（黒鉛）} + 1/2 O_2 \text{（気）} = CO \text{（気）} + 111 \text{ kJ} \quad \cdots\cdots②$$
$$C \text{（黒鉛）} + O_2 \text{（気）} = CO_2 \text{（気）} + 394 \text{ kJ} \quad \cdots\cdots③$$

①×(−1)＋②×(−1)＋③ より

$$CO \text{（気）} + H_2O \text{（気）} = CO_2 \text{（気）} + H_2 \text{（気）} + 41 \text{ kJ}$$

[別解] 生成物の生成熱の総和－反応物の生成熱の総

和＝反応熱　より
$q = (394 \text{〔kJ/mol〕} \times 1 \text{〔mol〕} + 0 \text{〔kJ/mol〕})$
$- \begin{pmatrix} 111 \text{〔kJ/mol〕} \times 1 \text{〔mol〕} \\ + (242 \text{〔kJ/mol〕} \times 1 \text{〔mol〕}) \end{pmatrix} = 41 \text{〔kJ〕}$

問2. 下図より, 逆反応の活性化エネルギー$Q = E_a + q$

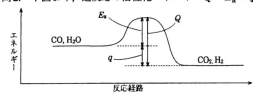

問3. 与式の右向きの反応は発熱反応($q > 0$)であるから, 冷却すると発熱方向の右向きに反応が進む。

問4. CO 1 molとH_2O 1 molが反応するとCO_2 1 molとH_2 1 molが生じるから, 反応が進行しても全物質量は変らず, n 〔mol〕 + n 〔mol〕 = $2n$ 〔mol〕である。よって平衡時のH_2の物質量は
$2n$ 〔mol〕 $\times \alpha = 2n\alpha$ 〔mol〕
で, CO_2の物質量も$2n\alpha$ 〔mol〕である。
このときCO, H_2O共に$2n\alpha$ 〔mol〕反応しているから, それぞれ$(n - 2n\alpha)$ 〔mol〕になっている。
従って各物質のモル濃度は
$[CO] = [H_2O] = \dfrac{n - 2n\alpha}{V}$ 〔mol/L〕

$[CO_2] = [H_2] = \dfrac{2n\alpha}{V}$ 〔mol/L〕

$K = \dfrac{[CO_2][H_2]}{[CO][H_2O]}$

$= \dfrac{\dfrac{2n\alpha}{V} \text{〔mol/L〕} \times \dfrac{2n\alpha}{V} \text{〔mol/L〕}}{\dfrac{n - 2n\alpha}{V} \text{〔mol/L〕} \times \dfrac{n - 2n\alpha}{V} \text{〔mol/L〕}}$

$= \dfrac{(2\alpha)^2}{(1 - 2\alpha)^2}$

[解答]
㉑ 9　㉒ 1　㉓ 2　㉔ 6

Ⅴ 出題者が求めたポイント……酸化還元反応

実験A　$H_2O_2 + 2H^+ + 2e^- \to 2H_2O$　……①
　　　　$2I^- \to I_2 + 2e^-$　……②
①+② によりe^-を消去し, 変化しなかった$2K^+$とSO_4^{2-}を両辺に加えて整理すると
$2KI + H_2SO_4 + H_2O_2$
$\to I_2 + K_2SO_4 + 2H_2O$
試薬は過不足なく反応するから反応液はI_2が僅かに溶けた状態で, 褐色である。I_2はデンプンにより青色(青紫色)を示す。

実験B　$H_2O_2 \to O_2 + 2H^+ + 2e^-$　……①
　　　　$MnO_4^- + 8H^+ + 5e^- \to Mn^{2+} + 4H_2O$　……②
①×5 +②×2　でe^-を消去し, $2K^+$と$3SO_4^{2-}$を加えて整理する。
$2KMnO_4 + 3H_2SO_4 + 5H_2O_2$
$\to K_2SO_4 + 2MnSO_4 + 8H_2O + 5O_2$

H_2O_2はe^-を放出するから還元剤(実験Aでは酸化剤)。
Mnの酸化数　MnO_4^- : $x + (-2) \times 4 = -1$
　$x = +7$　　Mn^{2+} : イオンの電荷より$+2$
Oの酸化数　H_2O_2 : 他の場合と異なり-1
　O_2 : 単体なので 0
Mnの酸化数の減る$KMnO_4$は酸化剤, Oの酸化数の増すH_2O_2は還元剤である。
反応式より$KMnO_4$ 2 molの反応でO_2 5 molが発生するとわかる。

実験C　$2H_2O_2 \to 2H_2O + O_2$
MnO_2は触媒として働き, H_2O_2は酸化剤としても還元剤としても働いている。
O_2は水に溶け難いので, 水上置換法で捕集する。

問4. 触媒は反応を速くするが, 反応生成量は変化させない。このとき触媒はある量あれば反応速度はH_2O_2の濃度に左右され, 触媒の量にはよらない。逆に触媒の量が少ないときは, 反応速度は触媒の量に比例する。問題文では不分明であるが, MnO_2の量は充分あったとみなすと, 触媒の量を2倍にしても$V-t$曲線は前と変らないことになり, 図③が該当する。

[解答]
㉕ 6　㉖ 5　㉗ 2　㉘ 5　㉙ 8　㉚ 7　㉛ 2　㉜ 5　㉝ 3

Ⅵ 出題者が求めたポイント……有機物の判別, 推定

問1. ①は HCOOH　②は $(COOH)_2$
③は $\begin{array}{l} CH(OH)COOH \\ CH(OH)COOH \end{array}$　④は $C_{17}H_{35}COOH$
⑤は $CH_3CH(OH)COOH$
⑥は ベンゼン環に COOH, COOH　⑦は HOOC\C=C/H, H/ \COOH
⑧は HOOC\C=C/COOH, H/ \H　⑨は $C_{17}H_{31}COOH$

(ア) 炭素数3で-OHと-COOHをもつから⑤
(イ) $C_{17}H_{31}COOH$には1分子中C=Cが2個含まれる。
(ウ) HCOOHにはアルデヒド基が含まれ, 銀鏡反応陽性である。　H-C(=O)(O-H)
(エ) $(COOH)_2 \to 2CO_2 + 2H^+ + 2e^-$
(オ) シス型のマレイン酸が該当する。

問2. C : 165 〔mg〕 $\times \dfrac{12.0}{44.0} = 45.0$ 〔mg〕

H : 54 〔mg〕 $\times \dfrac{2.0}{18.0} = 6.0$ 〔mg〕

$\dfrac{45.0}{12.0} : \dfrac{6.0}{1.0} = 3.75 : 6.0 = 5 : 8$

Bの組成式はC_5H_8(式量68.0)
分子量　$100 - 18 = 82$　以下なので分子式はC_5H_8
A→Bの変化は濃硫酸による脱水反応なので, Aの分子式は　$C_5H_8 + H_2O$ より　$C_5H_{10}O$である。

[解答]
㉞ 5　㉟ 9　㊱ 1　㊲ 2　㊳ 8　㊴ 5　㊵ 10

Ⅵ 出題者が求めたポイント……糖の識別と反応

問1. ①はα-グルコースが枝分かれして結合……アミロペクチン　②はβ-グルコースが直鎖に結合……セルロース　③はグルコース＋フルクトース……スクロース　④はグルコース＋ガラクトース……ラクトース　⑤はフルクトース　⑥はリボース　である。

(ア)　フルクトース(果糖)が該当

(イ)　水に易溶なので多糖ではない。加水分解するから二糖類，還元性がないからスクロースとなる。

(ウ)　ヨウ素反応赤紫色なのでアミロペクチン。アミロースは青色を示す。

(エ)　RNAの構成糖はリボース，DNAはデオキシリボースである。

問2.　反応は　$(C_6H_{10}O_5)_n + nH_2O \rightarrow nC_6H_{12}O_6$

$$C_6H_{12}O_6 \rightarrow 2C_2H_5OH + 2CO_2$$

生じる単糖Aの物質量は多糖①(分子量$162n$)のn倍なので

$$\frac{81\,[g]}{162n\,[g/mol]} \times n = 0.50\,[mol]$$

発生したCO_2は　$\dfrac{22\,[g]}{44\,[g/mol]} = 0.50\,[mol]$

CO_2 0.50 molが生じたとき反応した単糖Aは0.25 molなので，反応率は　$\dfrac{0.25[mol]}{0.50[mol]} \times 100 = 50[\%]$

CO_2 0.50 molが生じたとき生じたエタノールは0.50 molなので　46 [g/mol] × 0.50 [mol] = 23 [g]

[解答]
41 5　42 3　43 1　44 6　45 5　46 10　47 2　48 3

明治薬科大学　薬学部入試問題と解答

平成 30 年 6 月 13 日　初版第 1 刷発行

編　集　みすず学苑中央教育研究所

発行所　株式会社ミスズ　　　　　　　　　　　　定価　本体 3,600 円＋税

　　　　〒167－0053

　　　　東京都杉並区西荻南 2 丁目 1 7 番 8 号

　　　　　　　　ミスズビル 1 階

　　　　電　話　０３（５９４１）２９２４(代)

印刷所　タカセ株式会社

　　　本書の一部又は全部の複製、転写、コピーは著作権に触れるので禁止する。

●本シリーズ掲載の入試問題について、万一、掲載許可手続きに遺漏や不備があると思われる
　ものがありましたら、当社までお知らせ下さい。

●乱丁・落丁等につきましてはお取り替えいたします。

●内容についてのお問合せは、具体的な質問内容を明記のうえ、ハガキ・封書を当社宛にお送
　りいただくか、もしくは下記のメールアドレスまでお問合せ願います。

〈 お問合せ用メールアドレス：info-mgckk@misuzu-gakuen.jp 〉